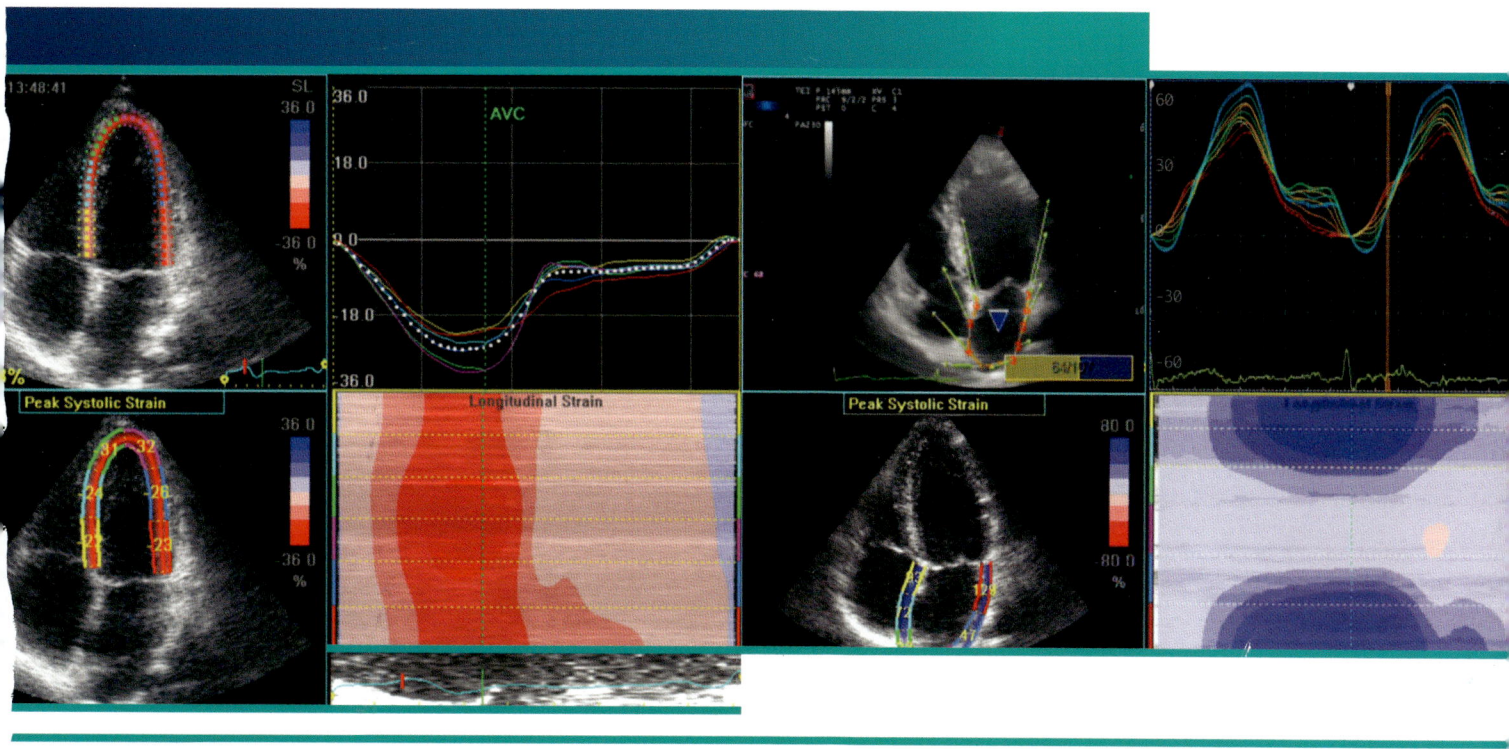

ECOCARDIOGRAFIA

ECOCARDIOGRAFIA
Novas Técnicas

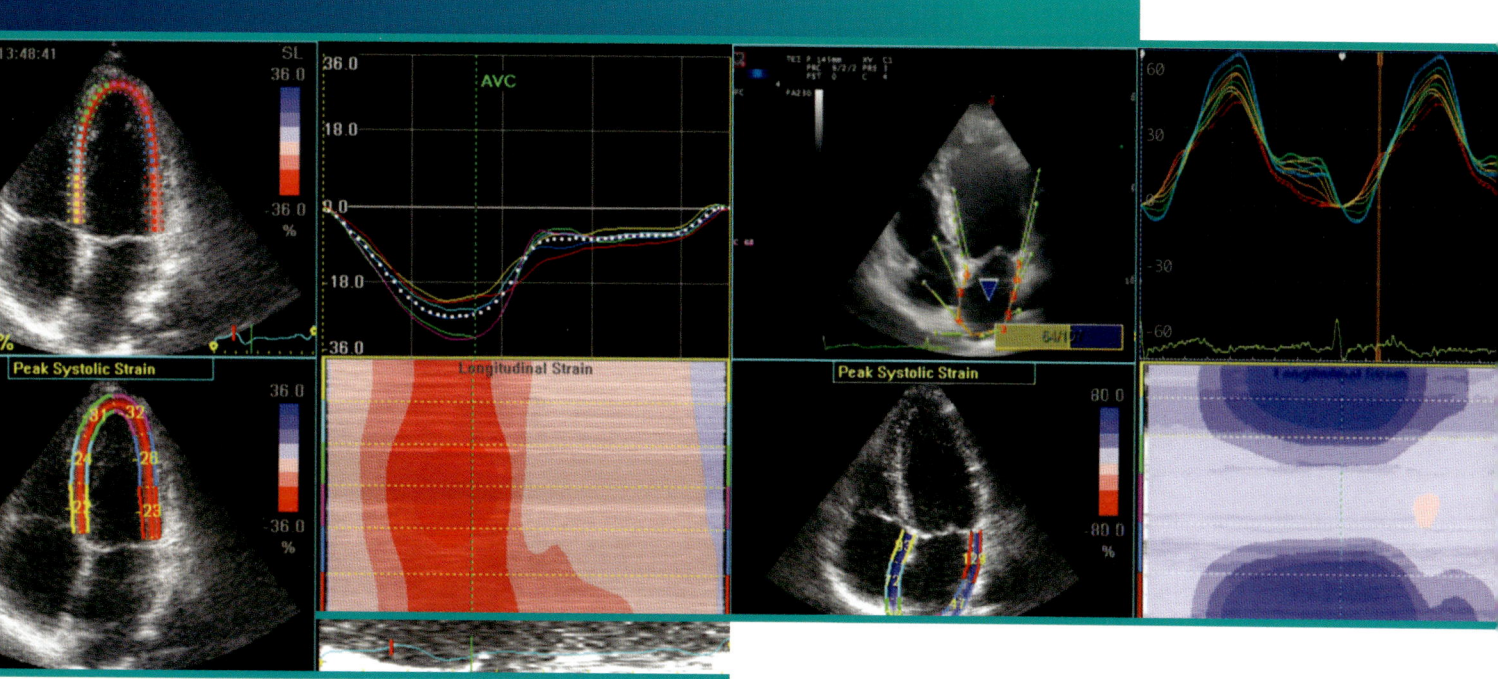

Tomás F. Cianciulli
Jefe de Ecocardiografía del Hospital Dr. Cosme Argerich
Fellow of the American College of Cardiology
Miembro Titular de la Sociedad Argentina de Cardiología
Investigador del Ministerio de Salud del Gobierno de la Ciudad de Buenos Aires
Director del Curso Anual de Ecocardiografía de la Asociación Médica Argentina
Ex Director del Consejo de Ecocardiografía de la Sociedad Argentina de Cardiología
Profesor de la Maestría de Ultrasonido en Cardiología de la Facultad de Ciencias Médicas de la Universidad Nacional de La Plata

Horacio A. Prezioso
Ex Jefe de Ecocardiografía del Hospital Dr. Cosme Argerich (1990-2010)
Miembro Titular de la Sociedad Argentina de Cardiología
Director del Curso Anual de Ecocardiografía de la Asociación Médica Argentina

Jorge A. Lax
Subjefe de Ecocardiografía del Hospital Dr. Cosme Argerich
Director Médico de Ecocardiografía del Instituto Médico Especializado Alexander Fleming
Fellow of the American College of Cardiology
Miembro Titular de la Sociedad Argentina de Cardiología
Ex Director del Consejo de Ecocardiografía de la Sociedad Argentina de Cardiología
Miembro de la Sociedad Americana de Ecocardiografía
Profesor de la Maestría de Ultrasonido en Cardiología de la Facultad de Ciencias Médicas de la Universidad Nacional de La Plata

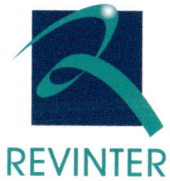

REVINTER

ECOCARDIOGRAFIA – Novas Técnicas
Copyright © 2012 by Livraria e Editora Revinter Ltda.

ISBN 978-85-372-0451-1

Todos os direitos reservados.
É expressamente proibida a reprodução
deste livro, no seu todo ou em parte,
por quaisquer meios, sem o consentimento
por escrito da Editora.

Tradução:
MARISE ZAPPA (Caps. 1 a 5, 15 e 16)
Tradutora, RJ

RAFAEL ANSELMÉ CARLOS (Caps. 6 a 8)
Tradutor, RJ

CLAUDIA SANTOS GOUVÊA (Caps. 9 a 11)
Tradutora, RJ

ISABELLA RACHEL NOGUEIRA DE BARROS (Caps. 12 a 14)
Tradutora, RJ

Revisão Técnica:
LUCIANA PAEZ ROCHA
Graduação em Medicina pela Faculdade de Medicina de Petrópolis, RJ
Pós-Graduação em Cardiologia pelo Instituto de Pós-Graduação Médica do Rio de Janeiro
Pós-Graduação em Terapia Intensiva pelo Instituto de Pós-Graduação Médica do Rio de Janeiro
Médica do Serviço de Cardiologia Intensiva do Hospital Barra D'Or – Rio de Janeiro, RJ
Coordenadora do Serviço de Emergência do Hospital Joari – Campo Grande, RJ

CIP-BRASIL. CATALOGAÇÃO-NA-FONTE
SINDICATO NACIONAL DOS EDITORES DE LIVROS, RJ

Cianciulli, Tomás F.
  Ecocardiografia : novas técnicas / Tomás F. Cianciulli, Horacio A. Prezioso, Jorge A. Lax ; [Marise Zappa ... et al.]. - Rio de Janeiro : Revinter, 2012.
  il.

  Tradução de: Nuevas técnicas en ecocardiografía
  Inclui bibliografia e índice
  ISBN 978-85-372-0451-1

  1. Ecocardiografia. I. Prezioso, Horacio A. II. Lax, Jorge A. III. Título

12-0514.   CDD: 616.1207543
              CDU: 616.12-07

Nota: A medicina é uma ciência em constante evolução. À medida que novas pesquisas e experiências ampliam os nossos conhecimentos, são necessárias mudanças no tratamento clínico e medicamentoso. Os autores e o editor fizeram verificações junto a fontes que se acredita sejam confiáveis, em seus esforços para proporcionar informações acuradas e, em geral, de acordo com os padrões aceitos no momento da publicação. No entanto, em vista da possibilidade de erro humano ou mudanças nas ciências médicas, nem os autores e o editor nem qualquer outra parte envolvida na preparação ou publicação deste livro garantem que as instruções aqui contidas são, em todos os aspectos, precisas ou completas, e rejeitam toda a responsabilidade por qualquer erro ou omissão ou pelos resultados obtidos com o uso das prescrições aqui expressas. Incentivamos os leitores a confirmar as nossas indicações com outras fontes. Por exemplo, e em particular, recomendamos que verifiquem as bulas em cada medicamento que planejam administrar para terem a certeza de que as informações contidas nesta obra são precisas e de que não tenham sido feitas mudanças na dose recomendada ou nas contraindicações à administração. Esta recomendação é de particular importância em conjunto com medicações novas ou usadas com pouca frequência.

Título original:
Nuevas técnicas en ecocardiografía
Copyright © 2012 Ediciones Journal S.A.
Viamonte 2146 1 "A" (C1056ABH) CABA, Argentina
ediciones@journal.com.ar | www.journal.com.ar

Livraria e Editora REVINTER Ltda.
Rua do Matoso, 170 – Tijuca
20270-135 – Rio de Janeiro – RJ
Tel.: (21) 2563-9700 – Fax: (21) 2563-9701
livraria@revinter.com.br – www.revinter.com.br

Sumário

Colaboradores vii
Prefácio ix
Sumário de vídeos xi

1 Doppler tecidual, imagens de sincronização tecidual, modo M anatômico curvo e deslocamento 1
Tomás F. Cianciulli ▪ Omar Prieto (H) ▪ Adriana N. Dorelle
Introdução 1
Doppler tecidual pulsado e colorido 1
Imagens de sincronização tecidual 5
Modo M anatômico curvo 8
Deslocamento do miocárdio 10

2 Deformação miocárdica 15
Tomás F. Cianciulli ▪ Omar Prieto (H) ▪ Ariel Desseno ▪ Stefano Pedri
Introdução 15
Deformação miocárdica 15
Comparação entre a análise da deformação bidimensional e a deformação derivada do Doppler tecidual colorido 37

3 Rotação e torção miocárdicas – importância na análise da função ventricular esquerda 55
Eduardo Guevara

4 Ecocardiografia tridimensional 69
Ricardo Ronderos ▪ Gustavo P. Avegliano
Introdução, história e evolução técnica 69
Situação atual 73
Ecocardiografia 3D na avaliação da função cardíaca 78

5 Insuficiência cardíaca 117
Horacio A. Prezioso ▪ Martín A. Beck
Estimativa das pressões de enchimento do ventrículo esquerdo 117
Insuficiência cardíaca 120
Avaliação na insuficiência cardíaca diastólica 127

6 Terapia de ressincronização cardíaca 131
Daniel E. Ferreiro
Introdução 131
Análise de dissincronia 132
Conclusão 156

7 Marca-passos definitivos 159
Gerardo Marambio

8 Doença coronária ... 173
Jorge A. Lax ▪ Alejandra M. Bermann
Índice pós-sistólico ... 176
Infarto do miocárdio ... 176
Viabilidade pós-infarto do miocárdico ... 181
Ultrassonografia de estresse – isquemia e viabilidade ... 183

9 Valvulopatias ... 185
Jorge A. Lax ▪ Alejandra M. Bermann
Insuficiência mitral ... 185
Insuficiência aórtica ... 187
Estenose aórtica ... 189

10 Hipertrofia fisiológica e patológica ... 193
Luis Alberto Morita
Introdução ... 193
O coração do atleta ... 194
HVE fisiológica e patológica ou "a sombra da miocardiopatia hipertrófica" ... 196
Aplicação de novas tecnologias ... 198
Conclusão ... 208

11 Miocardiopatias hipertróficas ... 211
María Cristina Saccheri
Comprometimento ventricular direito ... 217
Função atrial ... 218
Fase pré-clínica ... 220
Estratificação de risco de morte súbita e prognóstico ... 221
Avaliação do tratamento ... 222

12 Miocardiopatias restritivas ... 227
Fabio L. Weich Glogier ▪ Juliana Vilkas Ansorena

13 Função atrial ... 241
Tomás F. Cianciulli
Aplicações clínicas ... 248
Conclusões ... 253

14 Função ventricular direita ... 257
Ricardo J. Méndez ▪ Jorge J. Redruello
Introdução ... 257
Função ventricular direita ... 258
Outras aplicações clínicas ... 261
Conclusões ... 267

15 Cardiopatias congênitas no adulto ... 269
Claudio María Bussadori ▪ Biagio Castaldi ▪ Mario Carminati
Conclusões ... 283

16 Outras aplicações das novas técnicas em ecocardiografia ... 285
María Fernanda Gonda ▪ Lorena R. Balletti ▪ Mabel Florentin ▪ Juan Guerra
Miocardite ... 285
Toxicidade por quimioterápicos ... 288
Transplante cardíaco ... 293
Diabetes melito ... 299
Esteroides anabólicos androgênicos ... 303
Acromegalia ... 306
Doença da tireoide ... 308
Distrofias neuromusculares ... 309
Esclerose sistêmica ... 313
Próximos avanços ... 313

Índice remissivo ... 317

Colaboradores

Gustavo P. Avegliano
Subjefe de la Sección Ultrasonido Cardiovascular del Instituto Cardiovascular de Buenos Aires
Docente de la Maestría de Ultrasonido en Cardiología de la Facultad de Ciencias Médicas de la Universidad Nacional de La Plata
Investigador del Centro de imágenes computarizadas y tecnologías de simulación en Biomedicina; Universidad Pompeu Fabra, Barcelona, España

Lorena R. Balletti
Médica cardióloga de la Sección de Ecocardiografía del Hospital Dr. Cosme Argerich
Miembro Adscripta de la Sociedad Argentina de Cardiología

Martín A. Beck
Médico cardiólogo de la Sección de Ecocardiografía del Hospital Dr. Cosme Argerich
Miembro Adherente de la Sociedad Argentina de Cardiología

Alejandra M. Bermann
Médica cardióloga de la Sección de Ecocardiografía del Hospital Dr. Cosme Argerich
Miembro Adherente de la Sociedad Argentina de Cardiología

Claudio María Bussadori
Investigador del Departamento de Cardiología Pediátrica y Cardiopatías Congénitas del Adulto, Hospital IRCCS San Donato, Milán, Italia

Mario Carminati
Director del Departamento de Cardiología Pediátrica y Cardiopatías Congénitas del Adulto, Hospital IRCCS San Donato, Milán, Italia
Miembro de la Sociedad Europea de Cardiología

Biagio Castaldi
Médico cardiólogo del Departamento de Cardiología Pediátrica y Cardiopatías Congénitas del Adulto, Hospital IRCCS San Donato, Milán, Italia
Miembro de la Sociedad Europea de Cardiología

Ariel Desseno
Ingeniero biomédico. Gerente de Producto y Ventas de Ultrasonido de General Electric para Latinoamérica Sur

Adriana N. Dorelle
Técnica en prácticas cardiológicas. División Cardiología. Hospital Dr. Cosme Argerich
Docente de la Escuela de Técnicos en Prácticas Cardiológicas GCBA

Daniel E. Ferreiro
Ex Jefe del Laboratorio de Ecocardiografía del Instituto de Cardiología del Hospital Español de Buenos Aires
Médico cardiólogo de la Sección de Ecocardiografía del Hospital Dr. Cosme Argerich
Miembro Titular de la Sociedad Argentina de Cardiología
Miembro de la Comisión Directiva del Consejo de Ecocardiografía de la Sociedad Argentina de Cardiología

Mabel Florentin
Médica cardióloga de la Sección de Ecocardiografía del Hospital Dr. Cosme Argerich

María Fernanda Gonda
Médica cardióloga de la Sección de Ecocardiografía del Hospital Dr. Cosme Argerich
Médica cardióloga del Departamento de Medicina ambulatoria del Instituto de Cardiología y Cirugía Cardiovascular de la Fundación Favaloro

Juan E. Guerra
Jefe de Ecocardiografía del Hospital Abel Zubizarreta
Médico cardiólogo de la Sección de Ecocardiografía del Hospital Dr. Cosme Argerich

Eduardo Guevara
Jefe de la Sección de Ecocardiografía del Instituto de Cardiología y Cirugía Cardiovascular de la Fundación Favaloro
Fellow of the American College of Cardiology
Ex Director del Consejo de Ecocardiografía de la Sociedad Argentina de Cardiología

Gerardo Marambio
Médico cardiólogo de la Sección de Ecocardiografía del Hospital Dr. Cosme Argerich
Miembro Adherente de la Sociedad Argentina de Cardiología

Ricardo J. Méndez
Médico cardiólogo de la Sección de Ecocardiografía del Hospital Dr. Cosme Argerich
Miembro Titular de la Sociedad Argentina de Cardiología
Associated Fellow of the American College of Cardiology

Luis Alberto Morita
Médico cardiólogo de la Sección de Ecocardiografía del Hospital Dr. Cosme Argerich

Stefano Pedri
Departamento de Planificación de Productos de Esaote S.p.A. Florencia, Italia. Responsable del Desarrollo del Producto speckle tracking
Licenciado en Tecnologías de la Información, Universidad de Pisa, Italia

Omar Prieto (H)
Médico cardiólogo de la Sección de Ecocardiografía del Hospital Dr. Cosme Argerich
Miembro Adherente de la Sociedad Argentina de Cardiología
Afiliated of the American College of Cardiology

Jorge J. Redruello
Médico cardiólogo de la Sección de Ecocardiografía del Hospital Rivadavia
Médico cardiólogo de la Sección de Ecocardiografía del Hospital Dr. Cosme Argerich
Miembro Titular de la Sociedad Argentina de Cardiología

Ricardo Ronderos
Jefe del Servicio de Diagnóstico por Imágenes del Instituto Cardiovascular de Buenos Aires
Director del Instituto de Cardiología de La Plata
Profesor Adjunto de posgrado en Cardiología
Director de la Maestría en Ultrasonido en Cardiología de la Facultad de Ciencias Médicas de la Universidad Nacional de La Plata

María Cristina Saccheri
Médica cardióloga de la Sección de Ecocardiografía
Médica cardióloga del Consultorio de Miocardiopatías Hipertróficas del Hospital Dr. Cosme Argerich
Miembro Adherente de la Sociedad Argentina de Cardiología

Juliana Vilkas Ansorena
Médica cardióloga de la Sección de Ecocardiografía del Hospital Dr. Cosme Argerich

Fabio L. Weich Glogier
Médico cardiólogo de la Sección de Ecocardiografía del Hospital Dr. Cosme Argerich
Médico cardiólogo de la Sección de Ecocardiografía del Hospital Penna
Miembro Adherente de la Sociedad Argentina de Cardiología

Nosso agradecimento aos seguintes profissionais

Dra. Mariagrazia Bella (Presidente Esaote Latinoamérica S.A.) por sua constante assistência e suporte.
TPC Daniela Nuñez (Tecnoimagen para productos ESAOTE) por sua assistência técnica.
TPC Francis Frank (Philips) pela assistência técnica.

Prefácio

Escrever um prefácio sobre *Ecocardiografia – Novas Técnicas* é um desafio. Muito mais fácil foi ler o magnífico livro apresentado pelos Dr. Cianciulli, Prezioso e Lax. Novas técnicas, realmente. E boas novas para a ecocardiografia, que renasce com todo o vigor dos seus 50 anos de existência. A deformação miocárdica e suas implicâncias anatomofisiológicas vêm causando uma revolução na velha fisiologia. Agora a sístole invade o enchimento ventricular e a diástole resume-se ao enchimento passivo? Nem tanto, ambas as fases funcionam de maneira harmônica e coordenada. O coração bate com eficiência por longos anos, porque tem contração helicoidal, com gasto de energia e distribuição de forças otimizadas. A nova técnica de deformação miocárdica aferida pelo *speckle tracking* mostra-nos esta eficiência, produto da perfeição da natureza e da evolução filogenética que os organismos sofreram no decorrer dos milhões de anos de existência na face da Terra. O coração dos vermes, dos anfíbios, dos pássaros e dos mamíferos tem-se aperfeiçoado ao longo do tempo e, provavelmente, continuará evoluindo.

Doppler tecidual, velocidade, deslocamento e deformação miocárdica são minuciosamente explicados nos capítulos iniciais, com especial atenção para a torção apical. A deformação miocárdica é demonstrada utilizando o conceito de velocidade vetorial e o rastreamento de *speckles*. A ecocardiografia tridimensional é apresentada em um extenso capítulo pleno de detalhes técnicos, realçado pela clareza dos exemplos, incluindo o 3D transesofágico e a avaliação tridimensional da valva mitral. Os capítulos destinados aos grandes tópicos, como insuficiência cardíaca, terapia de ressincronização, marca-passos, coronariopatias, valvopatias e miocardiopatias são apresentados de forma eficiente e com excelente material gráfico. Destaque especial aos capítulos sobre as funções atrial e ventricular direita, realmente uma novidade muito bem-vinda. O capítulo do pessoal do San Donato de Milão srobre cardiopatias congênitas no adulto é excelente, assim como também o capítulo sobre cadiotoxicidade, transplante, miocardite e doenças sistêmicas, que finaliza a obra brilhantemente.

Especial destaque à qualidade gráfica, sempre presente nos livros da Editora Revinter. O CD anexo ao livro mostra exemplos de vários capítulos.

Concluindo, um livro novo para novas técnicas, magnificamente apresentado, com ilustrações da mais alta qualidade e autores que mostram, com toda competência e poder de síntese, temas que parecem complexos, mas se tornam fáceis de entender.

José Maria Del Castillo
Especialização em Cardiologia e Ecocardiografia
Doutorado em Medicina pela Universidade Nacional de La Plata, Argentina
Médico do Pronto-Socorro Cardiológico Universitário de Pernambuco, da Universidade de Pernambuco
Diretor da Escola de Ecocardiografia de Pernambuco e
Coordenador dos Cursos de Ecocardiografia do Cetrus de São Paulo e Pernambuco

Prefácio

Ecocardiografia – *Novas Técnicas* procura explicar as novidades tecnológicas que permitiram preencher uma lacuna na interpretação da função do miocárdio. Depois do contínuo avanço tecnológico que impulsionou a ecocardiografia com Doppler como um exame radiológico de rotina, as mudanças tiveram um alcance maior, direcionando-se, principalmente, para a "intimidade" do miocárdio.

A compreensão destes avanços está ligada ao risco de se escrever sobre algo novo, ainda em estágio de evolução, sabendo-se das futuras implicações do que foi escrito. No entanto, nós, da equipe médica do Serviço de Ecocardiografia do Hospital Cosme Argerich, ao ver que, aos poucos, incorporávamos a ecocardiografia às decisões clínicas, aceitamos o desafio de escrever um livro conscientes dos riscos. Colaboradores convidados, de reconhecida capacidade e muito experientes, animaram-se a compartilhar conosco tal projeto.

Não nos esqueçamos de que, apesar de ser um livro eminentemente técnico, nosso objetivo é que ele seja utilizado na prática clínica diária e, individualmente, nos pacientes, na tomada cotidiana de decisões. Destacamos que, embora os autores de cada capítulo estejam comprometidos com a pesquisa e a docência, o objetivo principal de todos eles é o cuidado prestado a seus pacientes.

O livro aborda o Doppler tecidual, o deslocamento do miocárdio, a deformação, a rotação e a torção ventricular, o papel destas técnicas na insuficiência cardíaca e na assincronia ventricular, assim como na presença de marca-passos, doenças coronarianas ou valvulares, hipertrofia primária ou secundária, cardiopatia congênita no adulto e outras patologias menos frequentes. Também discute a importância das novas técnicas de imagem para avaliar o ventrículo direito e os átrios, e dedica um capítulo à ecocardiografia tridimensional. Mas todas estas novas técnicas não têm razão de ser se não forem utilizadas juntamente com a ecocardiografia tridimensional. Por exemplo, conhecem-se bem quais são as indicações clássicas da cirurgia em uma regurgitação valvar esquerda. Entretanto, os pontos de corte para determinar quando o ventrículo esquerdo começa a apresentar problemas não são exatos. Neste caso, o estudo da deformação do miocárdio seria um método complementar e tornaria esta avaliação mais precisa.

Assim, depois de muitos anos dedicados à cardiologia e à ecocardiografia, e com o surgimento de múltiplas modalidades de imagens, continuamos a nos surpreender com a capacidade de crescimento da ecocardiografia e como ela continua sendo a técnica de imagem mais completa dentro da cardiologia.

Por fim, gostaríamos de agradecer a muitas pessoas que colaboraram conosco.

Ao Dr. Carlos Bertolasi, chefe de Cardiologia do Hospital Argerich, do qual sentimos saudades e nos lembramos como grande mestre insubstituível.

Aos nossos companheiros de todas as épocas da vida, colegas e amigos, espalhados pela Argentina e pelo mundo.

À editora *Ediciones Journal*, pelo carinho e dedicação para conosco e pela cuidadosa preparação do livro.

Aos nossos pais, nossas esposas e filhos, sem os quais teríamos tido mais tempo para estudar, embora menos humanidade para entender.

Tomás Cianciulli
Horacio Prezioso
Jorge Lax

Sumário de vídeos

Capítulo 2	**Deformação miocárdica**	
Vídeo 1	Deformação da fibra miocárdica.	
Vídeo 2	Esquema da deformação miocárdica longitudinal.	
Vídeo 3	Deformação miocárdica radial.	
Vídeo 4	Deformação miocárdica circunferencial.	
Vídeo 5	Deformação e velocidade de deformação. Uma mesma deformação pode ter distinta velocidade de deformação.	
Vídeo 6	Ressonância magnética cardíaca com rotulagem para avaliar a deformação miocárdica.	
Vídeo 7	Deformação miocárdica longitudinal com varredura pontual a partir do corte apical de quatro câmaras.	
Vídeo 8	Deformação miocárdica bidimensional longitudinal a partir do corte apical de quatro câmaras em um indivíduo normal. ■ Amostra de interesse sobre os segmentos do miocárdio. ■ Valores de deformação longitudinal de pico, calculados automaticamente em cada um dos seis segmentos. ■ Curvas de deformação de cada um dos segmentos. ■ Modo M anatômico curvo da deformação longitudinal.	
Vídeo 9	Representação gráfica em forma de "olho de boi" da deformação longitudinal bidimensional de pico sistólico (DLPS) em um indivíduo normal, obtida nas três incidências apicais do ecocardiograma bidimensional.	
Vídeo 10	Deformação miocárdica longitudinal obtida com o método de velocidade vetorial. São demonstradas apenas as velocidades endocárdicas.	
Vídeo 11	Deformação miocárdica longitudinal obtida com o método de velocidade vetorial. São demonstradas as velocidades endocárdicas e epicárdicas simultaneamente.	
Vídeo 12	Deformação vetorial bidimensional da parede livre do ventrículo direito – nota-se uma direção coincidente com a do septo interventricular.	
Vídeo 13	Deformação miocárdica longitudinal tridimensional.	
Capítulo 6	**Terapia de ressincronização cardíaca**	
Vídeo 14	Deformação longitudinal bidimensional derivada do Doppler tecidual colorido.	
Vídeo 15	Imagem de sincronização tecidual do corte apical de quatro câmaras em um indivíduo saudável.	
Vídeo 16	Imagem de sincronização tecidual do corte apical de três câmaras em um indivíduo saudável.	
Vídeo 17	Ecocardiografia tridimensional com medida dos volumes no fim da diástole e no fim da sístole de todos os segmentos miocárdicos em um indivíduo normal.	
Capítulo 7	**Marca-passos definitivos**	
Vídeo 18	Doppler pulsado tecidual derivado do Doppler tecidual colorido em um paciente com sincronia ventricular.	
Vídeo 19	Doppler pulsado tecidual derivado do Doppler tecidual colorido em um paciente com assincronia ventricular oito meses após a implantação de um marca-passo apical.	
Vídeo 20	Deformação miocárdica bidimensional obtida pelo método de velocidade vetorial em um paciente com assincronia intraventricular 15 anos após a implantação de um marca-passo apical.	

Capítulo 11 — Miocardiopatias hipertróficas

Vídeo 21 — Doppler pulsado tecidual derivado do Doppler tecidual colorido com homogeneização das velocidades septais em um paciente com MH.

Vídeo 22 — Deslocamento do miocárdio derivado do Doppler tecidual colorido com homogeneização de seus valores no septo interventricular em um paciente com MH.

Vídeo 23 — Deformação miocárdica longitudinal derivada do Doppler tecidual colorido do septo interventricular em um paciente com miocardiopatia hipertrófica.

Vídeo 24 — Deformação miocárdica longitudinal derivada de varredura pontual em um paciente com miocardiopatia hipertrófica.

Vídeo 25 — Deformação bidimensional da parede livre do ventrículo direito em um paciente com MH.

Vídeo 26 — Deformação longitudinal bidimensional do átrio esquerdo em um paciente com MH.

Capítulo 12 — Miocardiopatias restritivas

Vídeo 27 — Deformação radial em um paciente com endomiocardiofibrose.

Vídeo 28 — Ecocardiograma bidimensional do corte apical de quatro câmaras em um paciente com doença de Fabry e comprometimento cardíaco com marcada hipertrofia ventricular esquerda.

Vídeo 29 — Deformação miocárdica longitudinal bidimensional do ventrículo esquerdo em um paciente com amiloidose.

Vídeo 30 — Deformação miocárdica longitudinal bidimensional do átrio esquerdo em um paciente com endomiocardiofibrose.

Vídeo 31 — Deformação miocárdica longitudinal bidimensional normal do ventrículo esquerdo em um paciente com pericardite constritiva.

Capítulo 13 — Função atrial

Vídeo 32 — Deformação longitudinal bidimensional do átrio esquerdo.

Vídeo 33 — Deformação longitudinal bidimensional do átrio direito em um indivíduo normal

Capítulo 15 — Cardiopatias congênitas no adulto

Vídeo 34 — Paciente com severa disfunção sistólica do VD por estenose do conduto pulmonar implantado anos antes para corrigir uma insuficiência pulmonar grave desenvolvida após intervenção para corrigir uma tetralogia de Fallot. Os valores longitudinais de deformação da parede livre do VD e do septo direito encontram-se muito reduzidos.

Vídeo 35 — Mesmo paciente do vídeo anterior 12 meses após o implante de uma válvula Melody. As deformações longitudinais parietal e septal aumentaram quanto aos valores pré-operatórios (-19%), mas não a ponto de se normalizarem.

Vídeo 36 — Deformação longitudinal do VE em um paciente com estenose de um conduto pulmonar antes do implante percutâneo de uma válvula pulmonar. O VE é pequeno, e a deformação longitudinal global foi notavelmente diminuída.

Vídeo 37 — Paciente do vídeo anterior um ano após o implante da válvula Melody. A deformação longitudinal e os volumes do VE normalizaram-se.

Vídeo 38 — Paciente com CIA. As deformações parietal e septal do VD encontram-se aumentadas.

Vídeo 39 — Paciente com *situs inversus* e transposição corrigida dos grandes vasos. O VE, que suporta a circulação pulmonar, apresenta uma deformação global diminuída, mas com um padrão de deformação segmentar típico do ventrículo esquerdo, com valores mais elevados no ápice.

Vídeo 40 — Paciente submetido à cirurgia de Mustard com a medida da deformação radial do ventrículo direito sistêmico.

Vídeo 41 — Deformação circunferencial basal do ventrículo esquerdo aumentada 24 horas após o fechamento percutâneo da CIA.

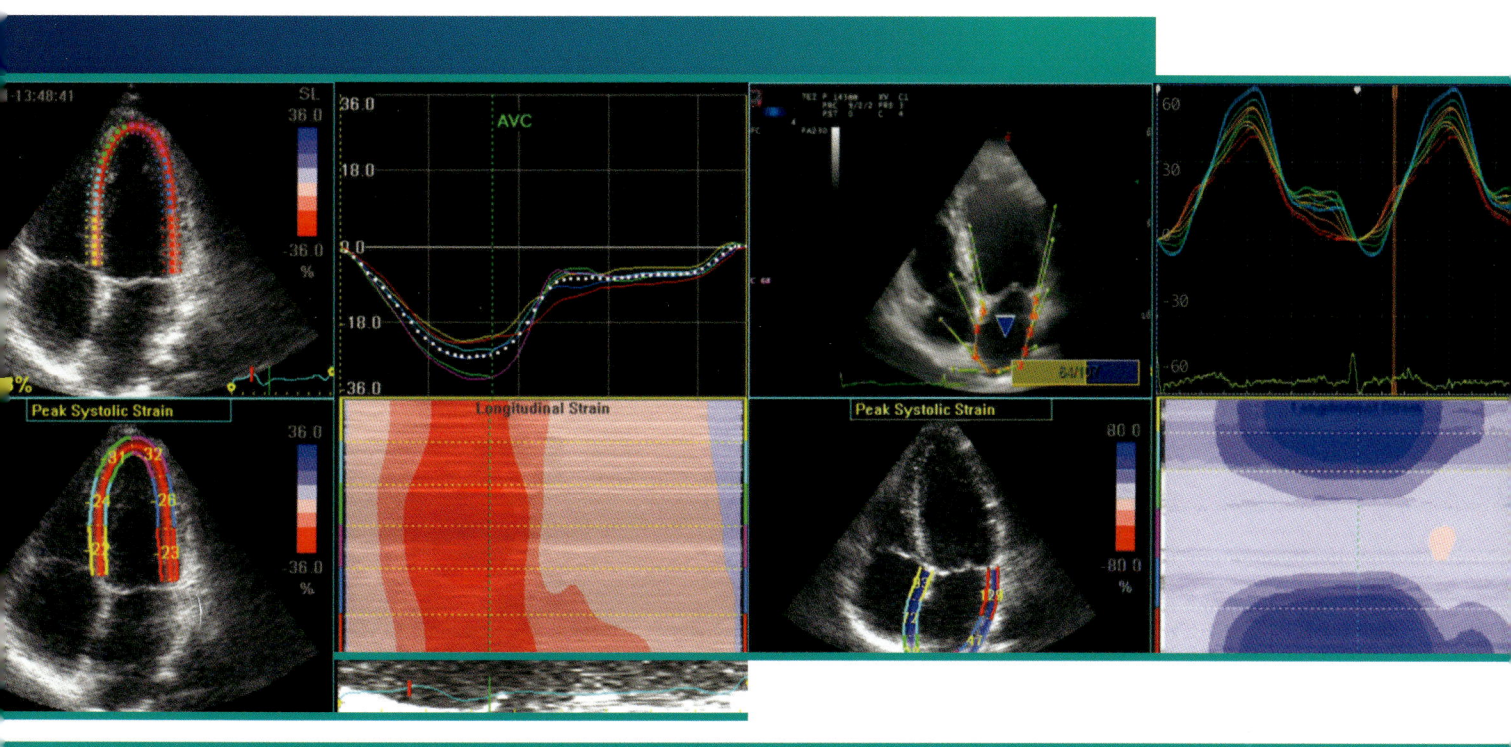

ECOCARDIOGRAFIA

1 Doppler tecidual, imagens de sincronização tecidual, modo M anatômico curvo e deslocamento

Tomás F. Cianciulli ■ Omar Prieto (H) ■ Adriana N. Dorelle

INTRODUÇÃO

A ecocardiografia está amplamente difundida no diagnóstico das doenças cardiovasculares, já que não só avalia a estrutura, a função e a hemodinâmica, mas também facilita a interpretação da fisiopatologia cardiovascular.

Desde o seu surgimento, na década de 1970, a ecocardiografia vem enriquecendo-se e desempenhando um papel fundamental no diagnóstico e na tomada de decisões na prática clínica diária cardiológica. Assim foram agregadas à ecocardiografia modo M a ecocardiografia bidimensional, o Doppler do fluxo sanguíneo, a ecocardiografia transesofágica, a ecocardiografia sob estresse, a cintilografia miocárdica, a ecocardiografia tridimensional e o Doppler pulsado tecidual convencional.

Nos últimos anos as mudanças têm sido mais profundas ou qualitativamente mais sofisticadas, visto que foram agregadas técnicas que quantificam a velocidade e a deformação do miocárdio, permitindo melhor avaliação da função ventricular, como o Doppler tecidual colorido, o deslocamento do miocárdio (varredura tecidual), as imagens de sincronização tecidual (imagem de sincronização tecidual), a deformação do músculo, a velocidade dessa deformação (*strain rate*), a deformação derivada da ecocardiografia bidimensional (varredura pontual) e as técnicas que estudam a rotação e a torção do ventrículo esquerdo.

O objetivo deste capítulo é explicar algumas dessas técnicas e suas aplicações clínicas. Serão discutidos os conceitos básicos do Doppler tecidual pulsado e colorido, das imagens de sincronização tecidual, do modo M anatômico curvo e do deslocamento do miocárdio. No capítulo 2, "Deformação miocárdica", serão analisados novos conceitos.

DOPPLER TECIDUAL PULSADO E COLORIDO

O Doppler pulsado permite medir a velocidade do sangue; neste exame os sinais provenientes do tecido miocárdico são eliminados de modo que haja um aumento do filtro da parede. Há 2 décadas, Isaaz et al.[1] demonstraram que, ao se reduzir o filtro da parede e diminuir o limite de Nyquist, eram reveladas as velocidade de contração e relaxamento do músculo cardíaco. Esta técnica recebeu o nome de Doppler tecidual, tendo grande importância clínica e sendo utilizada rotineiramente. O Doppler tecidual mede a velocidade do tecido miocárdico e essa informação pode ser visualizada por diferentes maneiras (Figura 1.1).

Além disso, o Doppler tecidual (Figura 1.2) é a base do desenvolvimento de novas técnicas derivadas dele (Doppler pulsado tecidual de fluxo contínuo [*off-line*], deslocamento, deformação e velocidade de deformação).

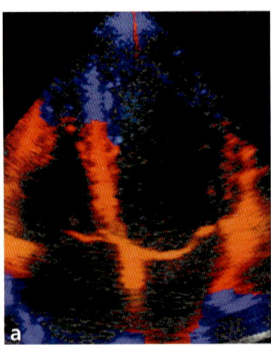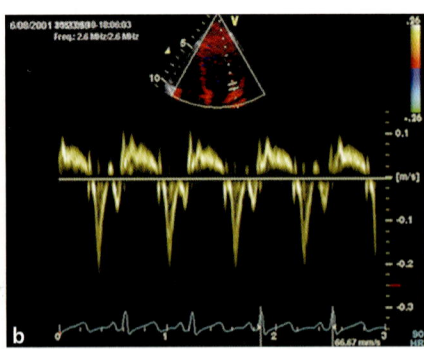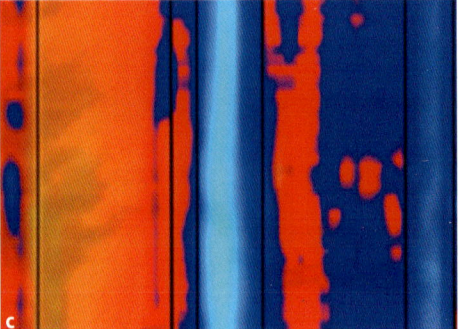

Figura 1.1 Modalidades do Doppler tecidual. **a** Doppler tecidual bidimensional colorido. **b** Doppler pulsado tecidual derivado do Doppler tecidual colorido. **c** Modo M colorido.

O Doppler tecidual "tinge" o miocárdio com as mesmas cores que o Doppler do fluxo sanguíneo:[2] de vermelho, quando se aproxima do transdutor, na sístole; e de azul, quando se afasta, na diástole. Acrescentam-se ainda as cores amarela para as velocidades altas que se aproximam do transdutor, e a cor celeste para as velocidades altas que se afastam (ver barra vertical colorida da Figura 1.3).

O Doppler tecidual colorido permite obter o modo M anatômico curvo (MMAC), que mede as velocidades miocárdicas de todos os segmentos nos quais é traçada a linha do MMAC (Figura 1.3).

As curvas do Doppler pulsado tecidual podem ser obtidas por Doppler tecidual colorido contínuo, ou seja, sem a presença do paciente (Figura 1.4).

As velocidades obtidas com o Doppler pulsado tecidual contínuo são ligeiramente inferiores às obtidas com o Doppler em tempo real, visto que representam as velocidades médias, enquanto as velocidades do Doppler pulsado tecidual em tempo real representam as velocidades de pico (Figura 1.5).

O Doppler pulsado tecidual em tempo real permite apenas analisar um segmento por vez, enquanto o Doppler tecidual contínuo analisa múltiplos segmentos miocárdicos de forma simultânea (Figura 1.6).

Durante a sístole todos os segmentos do coração se contraem e se movimentam em sentido longitudinal, enquanto o ápice se mantém fixo. Isso produz um movimento longitudinal em pistão que contribui, em grande porcentagem, para o movimento cardíaco. Esta contração longitudinal é registrada pela ecocardiografia somente na base de ambos os ventrículos.

Normalmente, nas vias apicais, existe uma redução das velocidades do Doppler tecidual pulsado desde a base até o ápice; esse gradiente longitudinal reduzido é causado pelo encurtamento longitudinal do miocárdio. As velocidades máximas são encontradas no plano do anel mitral e vão diminuindo até alcançar o ápice, que tem velocidade miocárdica muito baixa (Figura 1.6).

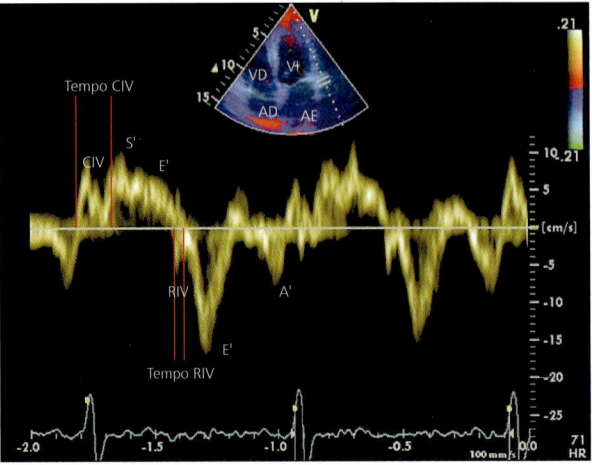

Figura 1.2 Doppler tecidual colorido de um indivíduo normal (acima, corte apical de quatro câmaras), com a amostra de interesse colocada sobre a parede lateral do VE; o Doppler pulsado tecidual (abaixo) é obtido em tempo real *(on-line)*. S': velocidade tecidual de pico sistólica; E': velocidade tecidual de pico diastólica precoce; A': velocidade tecidual de contração atrial; RIV: relaxamento isovolumétrico tecidual; CIV: contração isovolumétrica tecidual.

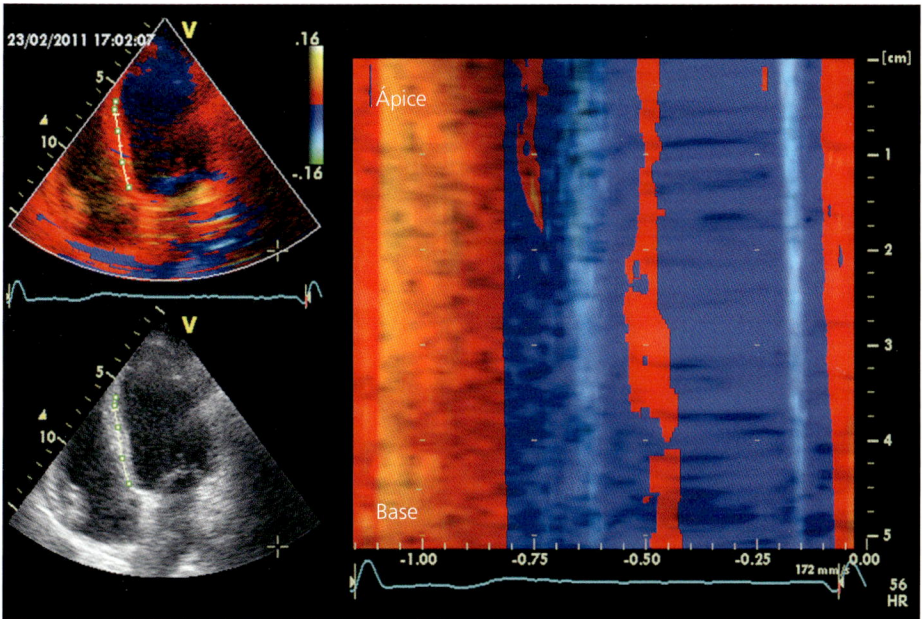

Figura 1.3 Modo M anatômico curvo do septo interventricular de um indivíduo normal. A partir do corte apical de quatro câmaras traça-se uma linha, da base ao ápice, que permite ver (à direita) o mapa das velocidades do septo durante todo o ciclo cardíaco. Marca-se de vermelho a sístole (S) e a diástole (D), e de azul o enchimento ventricular rápido (E) e a contração atrial (A). A ordenada indica a distância (em cm) desde o septo basal até o apical. No eixo X marca-se a representação gráfica do tempo (em ms).

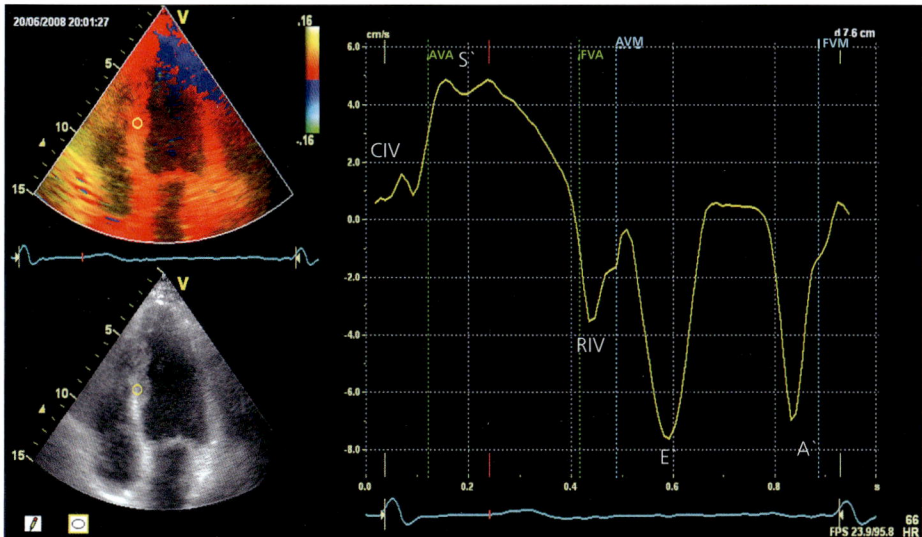

Figura 1.4 Exemplo de um Doppler tecidual colorido de um indivíduo normal no qual se faz o registro do Doppler pulsado tecidual contínuo do septo interventricular.

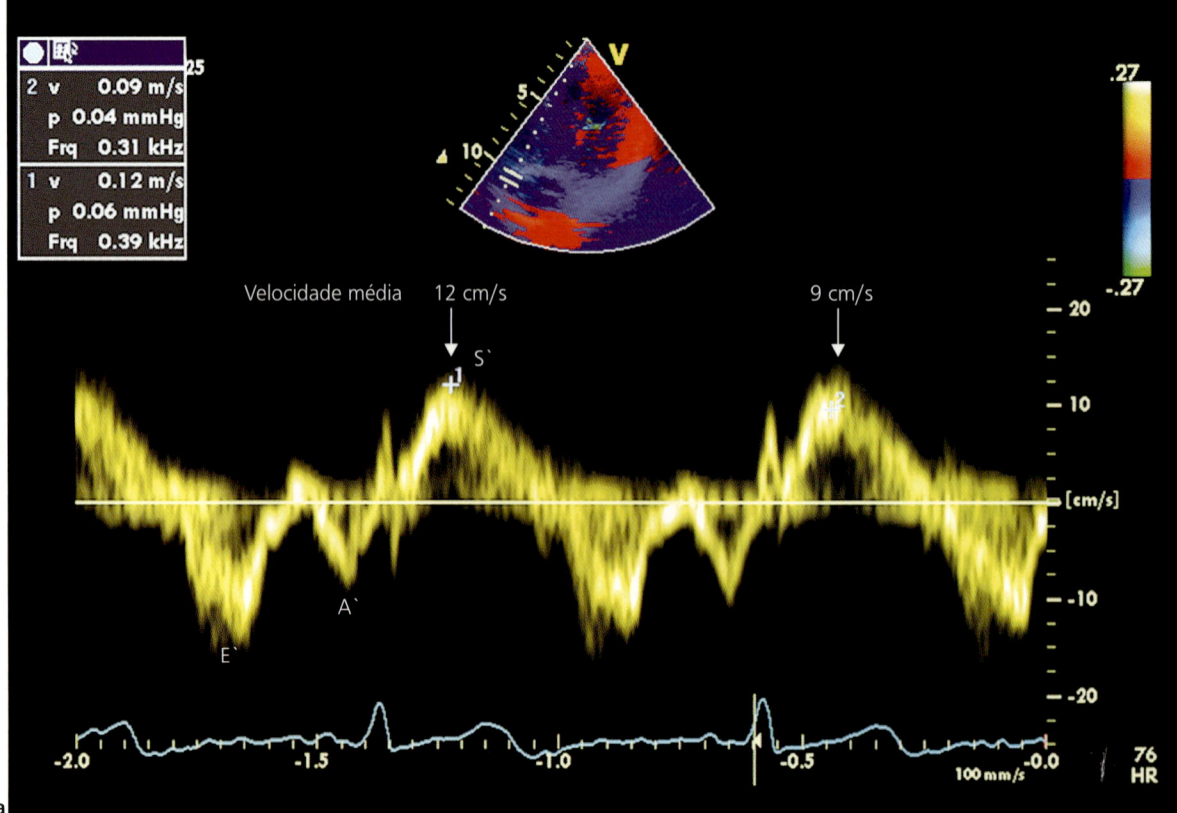
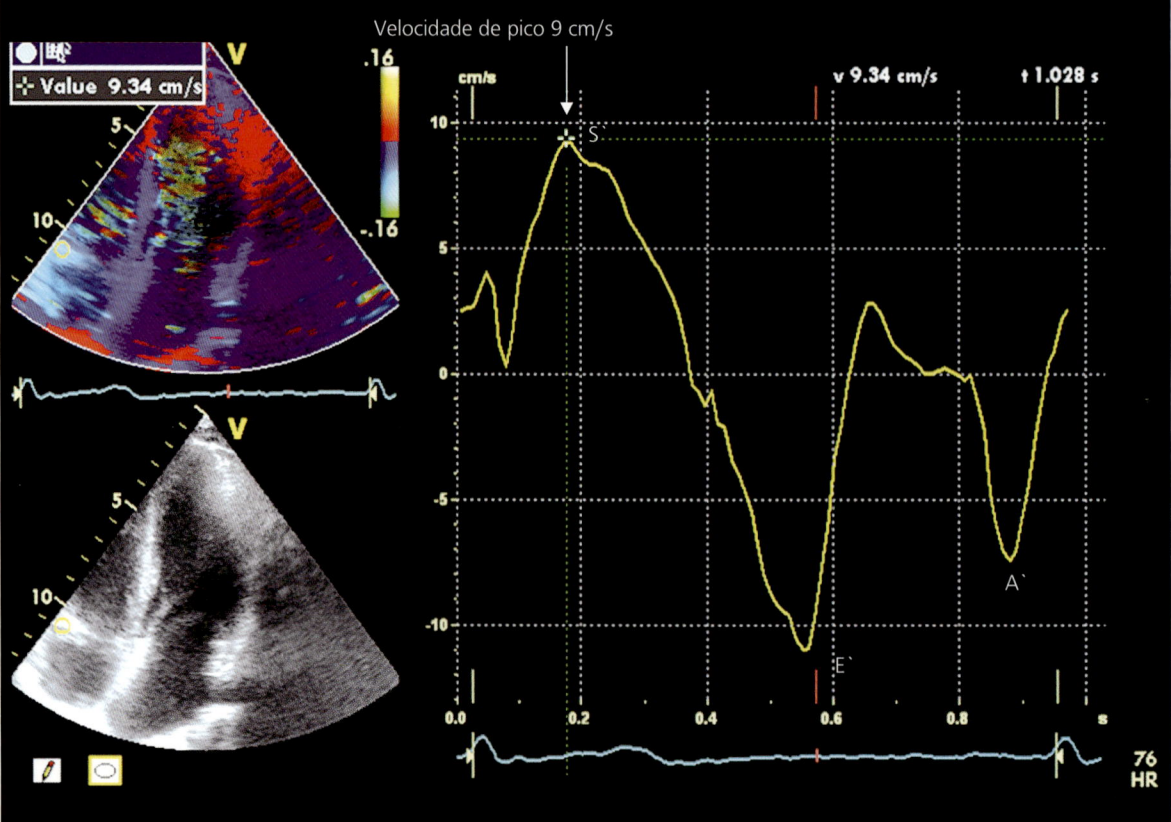

Figura 1.5 Doppler pulsado tecidual (DPT) em tempo real (**a**) e Doppler pulsado tecidual contínuo, derivado do Doppler tecidual colorido (**b**). Notar que a velocidade média do DPT em tempo real (9 cm/s) coincide com a obtida com o DPT contínuo, enquanto a velocidade pico (12 cm/s) do DPT em tempo real é maior que a do DPT contínuo. S': velocidade tecidual de pico sistólica; E': velocidade tecidual diastólica precoce; A': velocidade tecidual de contração atrial.

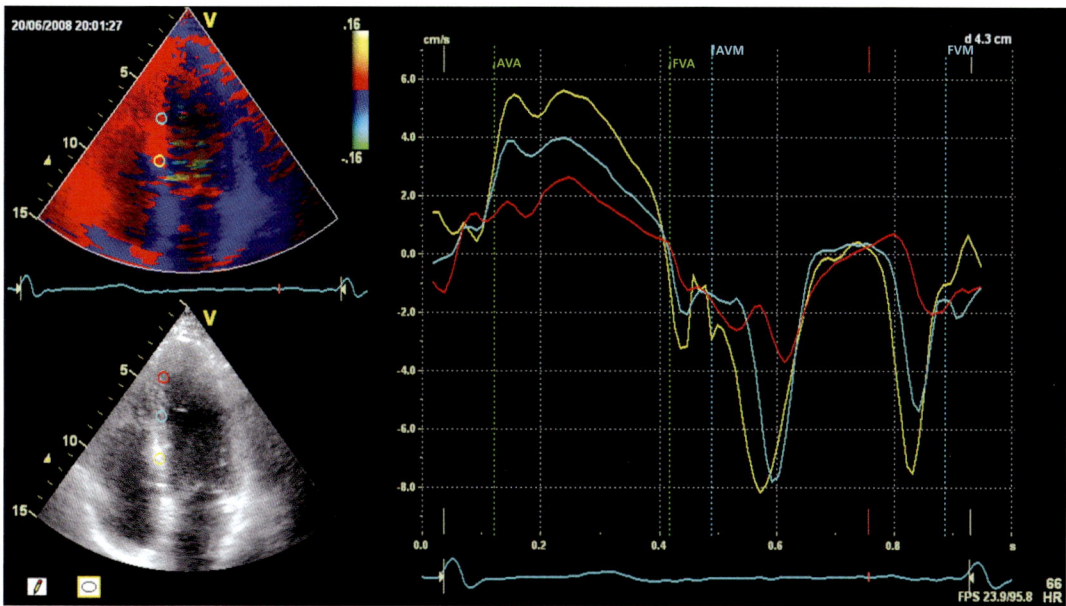

Figura 1.6 Doppler tecidual colorido a partir do corte apical de quatro câmaras. À direita são mostradas as curvas do Doppler pulsado tecidual no septo basal (amarelo, com velocidades mais altas), no septo mediano (celeste, com velocidades intermediárias) e no septo apical (vermelho, com velocidades mais baixas).

IMAGENS DE SINCRONIZAÇÃO TECIDUAL

A técnica de imagem de sincronização tecidual (IST) representa uma nova ferramenta para demonstrar a sincronia ou a assincronia cardíaca, e utiliza a informação derivada do Doppler tecidual colorido. Mede-se o tempo de pico da velocidade miocárdica sistólica durante o período de ejeção, entre a abertura e o fechamento da válvula aórtica. Automaticamente, o tempo de pico da velocidade miocárdica sistólica do Doppler pulsado tecidual se transforma em um código colorido, permitindo uma fácil e imediata identificação dos segmentos atrasados na sístole ou em assincronia. Se o pico de velocidade sistólica ocorrer sem atraso eletromecânico, o miocárdio colore-se de verde, o que indica sincronia (Figura 1.7). Se o pico ocorrer tardiamente na sístole, colore-se de amarelo/laranja se a assincronia for moderada, e de vermelho se a assincronia for grave (Figuras 1.7 a 1.11). O começo e o fim do período no qual as imagens de sincronização tecidual são analisadas se situam no momento de abertura e de fechamento aórtico. Quando a velocidade de pico ocorre na diástole, as contrações pós-sistólicas não serão detectadas, a menos que se modifique o final do intervalo que será analisado depois do fechamento aórtico.

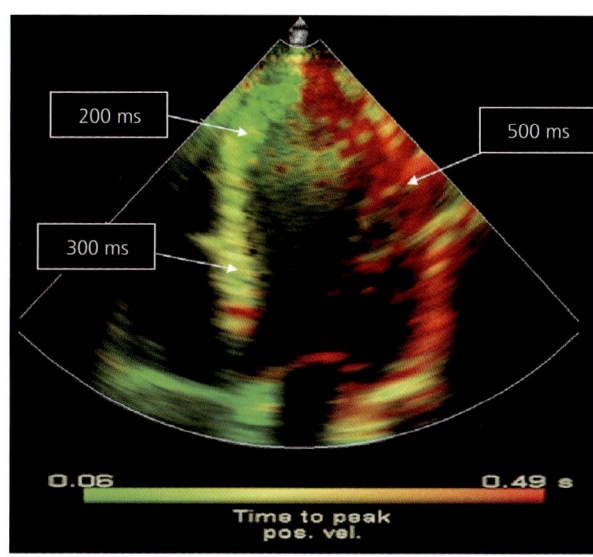

Figura 1.7 Imagem de sincronização tecidual a partir do corte apical de quatro câmaras, com escala de cores na parte inferior em um paciente com assincronia intraventricular. A parede lateral se tinge de vermelho porque o tempo de pico da contração miocárdica é de 400 ms, o que indica uma assincronia grave. O septo posterobasal se tinge de amarelo (250 ms) em razão de assincronia leve, e o septo apical de verde (150 ms) porque está em sincronia.

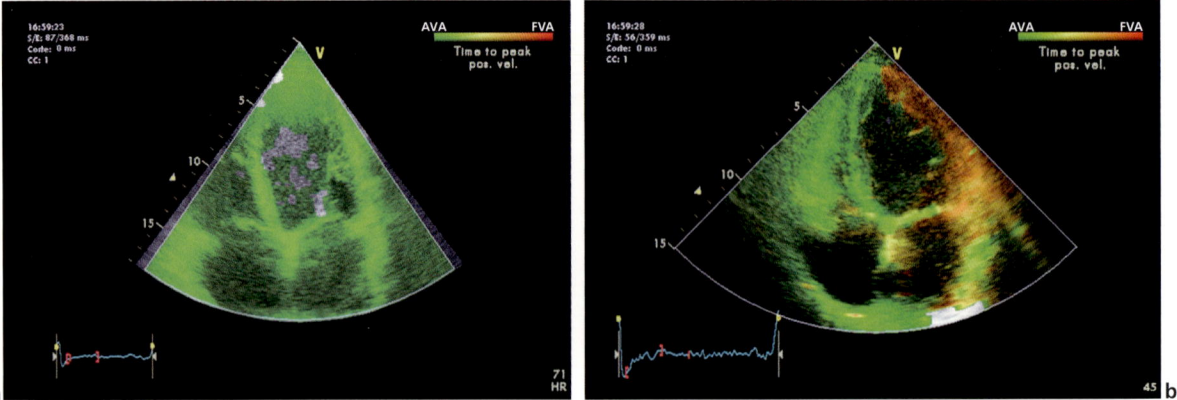

Figura 1.8 Visão das imagens de sincronização tecidual (corte apical de quatro câmaras) em um indivíduo normal (**a**) e em um paciente com BRE e assincronia intraventricular (**b**). O tempo de pico do Doppler pulsado tecidual é representado, graficamente, em cores (escala na margem superior direita). A cor vermelha na parede lateral indica um atraso em alcançar a velocidade sistólica de pico do Doppler pulsado tecidual.

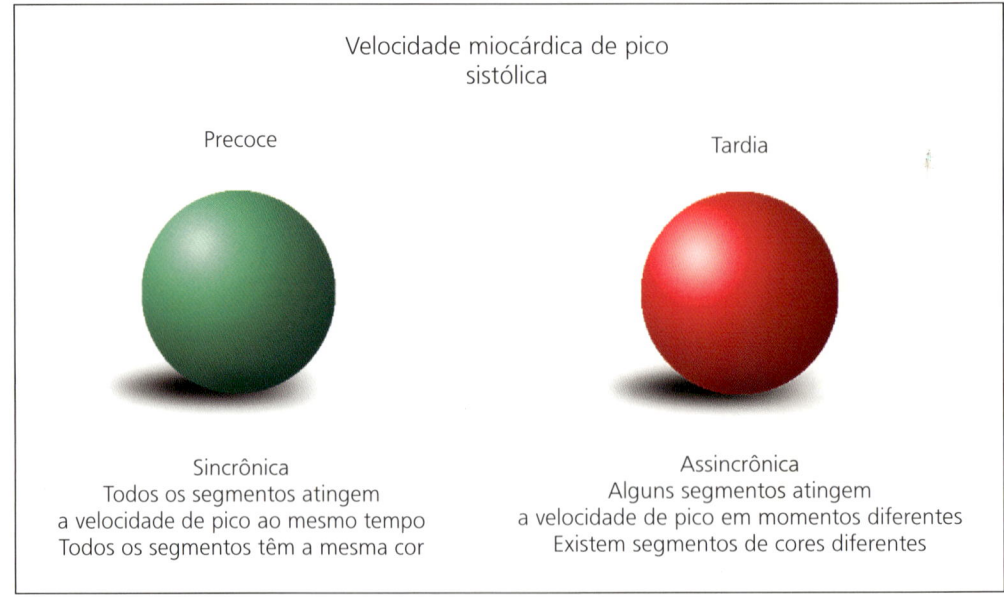

Figura 1.9 Significado das cores nas imagens de sincronização tecidual.

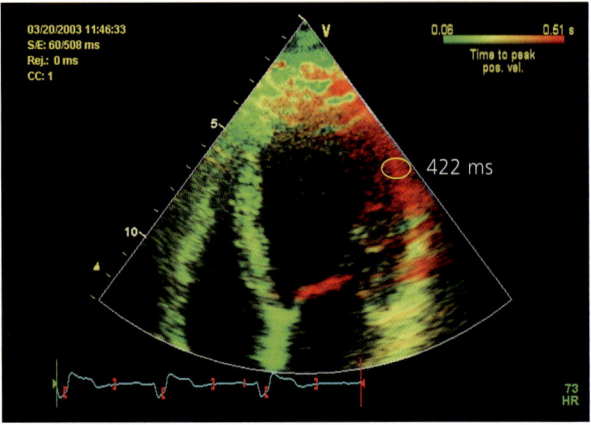

Figura 1.10 A cor vermelha da parede lateral indica que há uma assincronia. Com o registro da parede lateral (círculo amarelo), mede-se, automaticamente, o tempo de pico sistólico de 422 ms. A cor verde do septo interventricular indica que há uma sincronia. Colocando-se outro calibrador sobre o septo (círculo vermelho) mede-se o tempo normal de pico sistólico de 80 ms. O atraso da parede lateral com relação ao septo é de 342 ms (422-80).

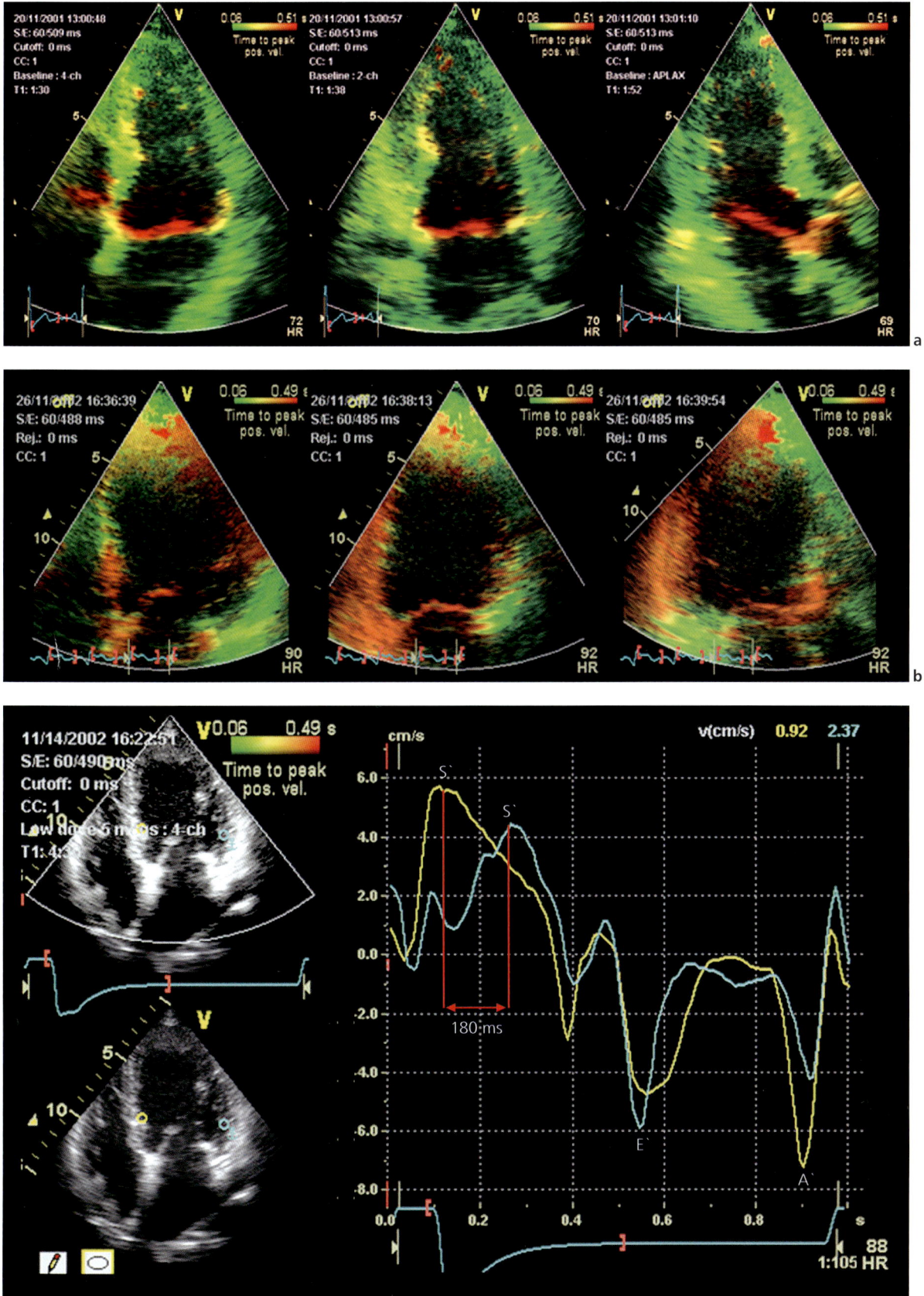

Figura 1.11 a As três vias apicais colorem-se de verde em um indivíduo normal com sincronia intraventricular. b Paciente com insuficiência cardíaca e BRE com assincronia nas paredes lateral, inferior e posterior, coloridas de vermelho. c As curvas do Doppler pulsado tecidual, através das imagens de sincronização tecidual, podem ser produzidas da mesma forma que as curvas derivadas do Doppler tecidual colorido. As curvas permitem quantificar o atraso nas paredes opostas: a S' da curva celeste (parede lateral) encontra-se atrasada 180 ms (seta vermelha) com relação à curva amarela (septo interventricular). A imagem de sincronização tecidual faz esse cálculo em cada um dos segmentos e mostra os valores, coloridos, para uma fácil interpretação (mapa verde/vermelho).

Os valores correspondentes aos diferentes atrasos eletromecânicos são os seguintes, embora sejam aproximados e dependentes do ciclo cardíaco:

- Verde (50-150 ms): sincronia.
- Amarelo (150-250 ms): ligeira assincronia.
- Laranja (250-350 ms): assincronia moderada.
- Vermelho (350-500 ms): assincronia grave.

A sincronização tecidual também pode ser representada graficamente, de forma simples, por um mapa como um "olho de boi", onde são mostrados os milissegundos que levam os 12 segmentos (seis basais e seis mediais) para alcançar a velocidade de pico S' – velocidade tecidual de pico sistólica (Figuras 1.12 a 1.15).

Como as imagens de sincronização tecidual são ângulo-dependentes, devem ser complementadas ou checadas com a detecção do atraso das paredes opostas, utilizando o Doppler pulsado tecidual dos segmentos basais (Figura 1.11) e, de preferência, com as curvas de deformação bidimensional, especialmente a da deformação derivada da ecocardiografia bidimensional radial, tema que será discutido no Capítulo 2, "Deformação miocárdica". No Capítulo 6, "Terapia de ressincronização cardíaca", discutir-se-á, com pormenores, a utilização destas novas técnicas na terapia de ressincronização cardíaca.

MODO M ANATÔMICO CURVO

Outra maneira de analisar o Doppler tecidual colorido é utilizando o modo M anatômico curvo (MMAC). Desenha-se uma linha curva sobre a parede do miocárdio, desde a base do septo até o ápice (Figura 1.3), e obtém-se a velocidade tecidual de todo o ciclo cardíaco. A vantagem dessa metodologia sobre o Doppler tecidual colorido bidimensional é que ela oferece uma imagem estática com melhor resolução temporal. Como no modo M tradicional, o eixo horizontal representa o tempo e, o eixo vertical, a distância. Os números sobre o eixo vertical do modo M correspondem à distância, que vai da base ao ápice, do contorno traçado na imagem bidimensional, o que permite quantificar vários segmentos de forma simultânea e comparar as fases do ciclo cardíaco (contração isovolumétrica, ejeção, relaxamento isovolumétrico e diástole).

Pode-se concluir que, com o MMAC, o operador pode estimar, de forma rápida e simples, diferentes alterações nas funções mecânica e funcional cardíacas, interpretando em tempo real as tonalidades de cor que estão representadas em um quadro anexo à tela do ecocardiógrafo ou nos diferentes monitores utilizados.

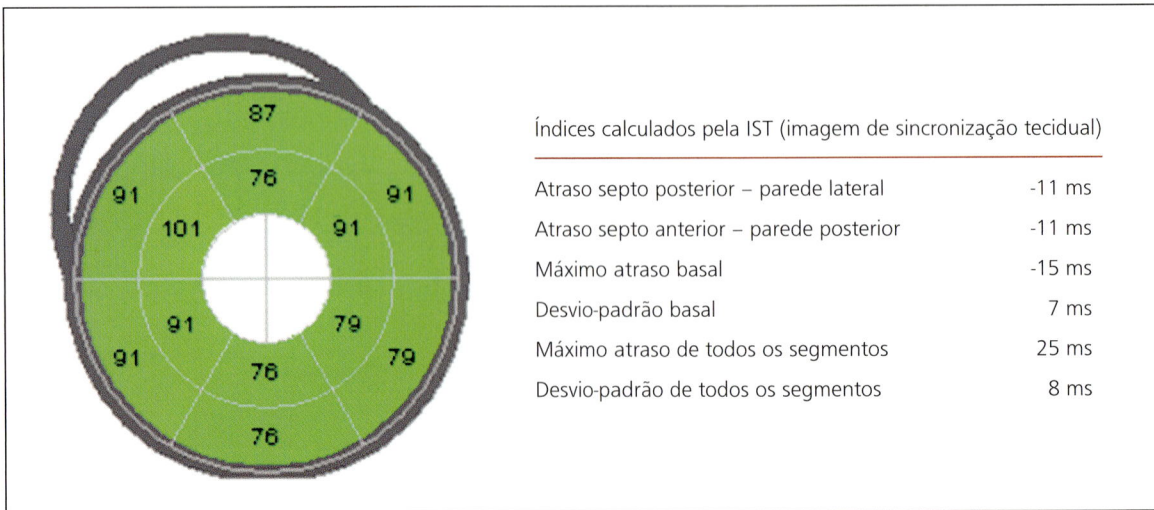

Figura 1.12 Representação gráfica, como um "olho de boi", das imagens de sincronização tecidual em um indivíduo saudável. Os números mostram quantos milissegundos o ventrículo esquerdo leva para contrair com relação ao QRS (tempo que vai desde a abertura da válvula aórtica ao pico de onda S').

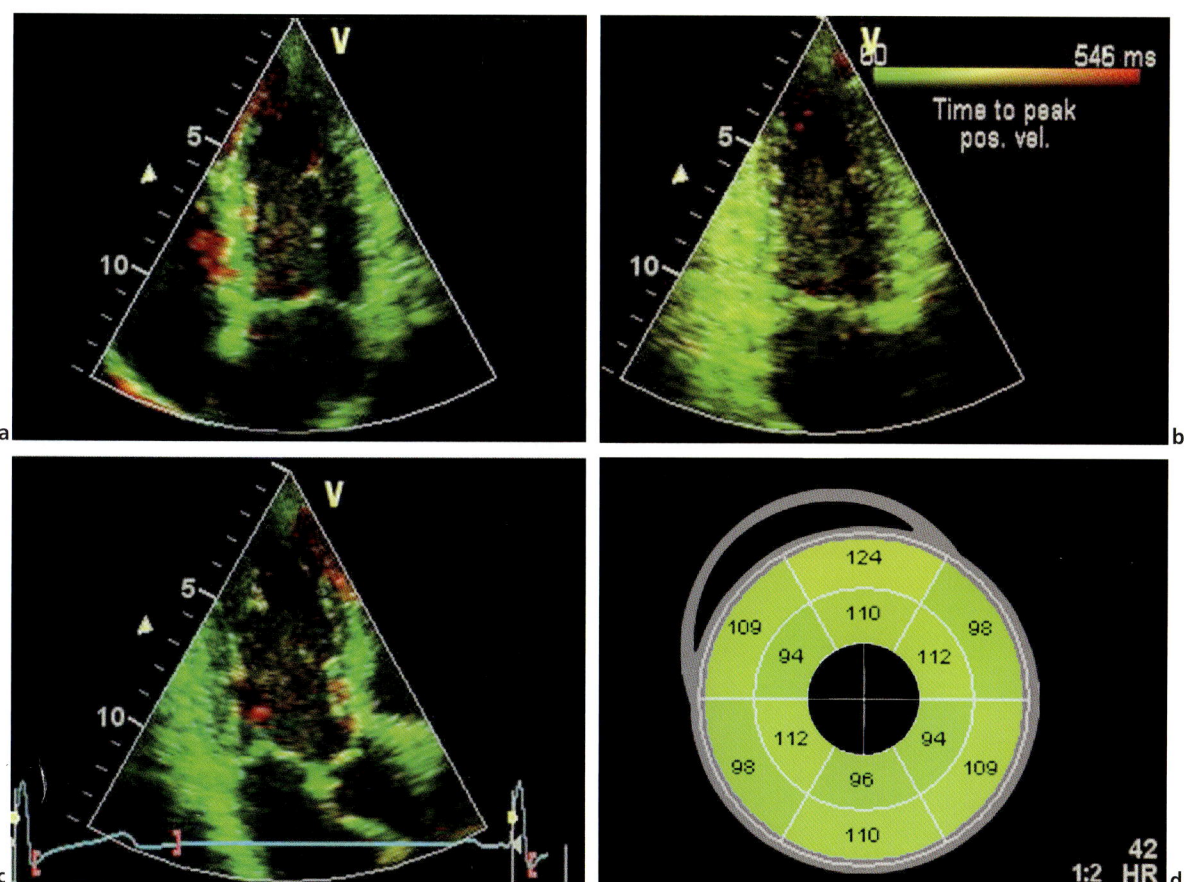

Figura 1.13 Imagens de sincronização tecidual. Os três cortes apicais e o "olho de boi" colorem-se de verde porque há uma sincronia intraventricular. Notar que na obtenção das imagens dimensionais houve uma redução da largura da imagem local, sem perder nenhum segmento miocárdico. Esta redução é necessária para obter resultados mais exatos. **a** Corte apical de quatro câmaras. **b** Corte apical de duas câmaras. **c** Corte apical de três câmaras. **d** Mapa" olho de boi": notar que estão representados apenas os valores dos seis segmentos basais e seis medianos, mas não dos apicais, em razão da limitação em poder quantificá-los com esta técnica ângulo-dependente.

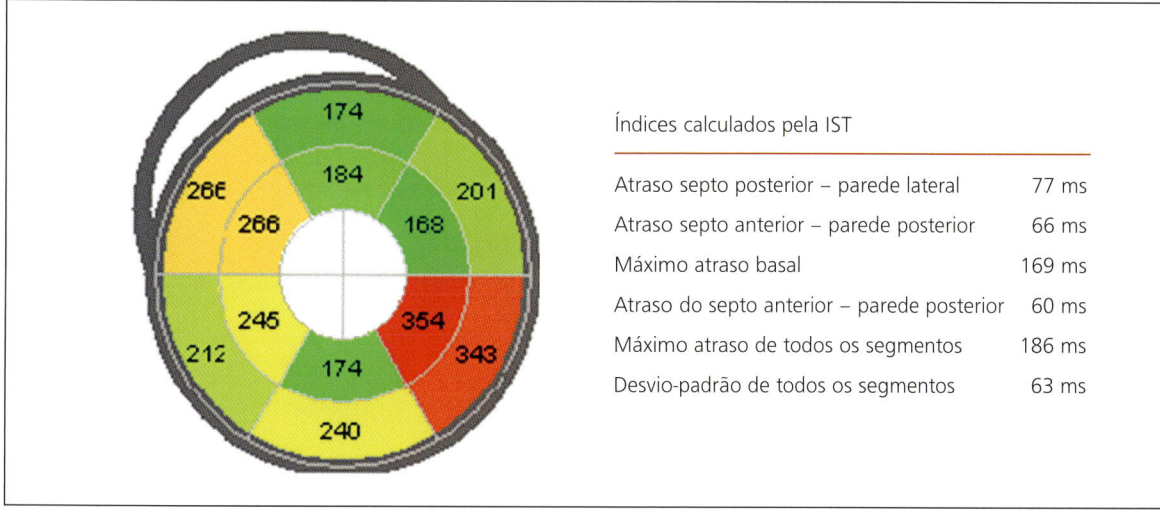

Figura 1.14 Representação gráfica em forma de "olho de boi" das imagens de sincronização tecidual. Observa-se um atraso significativo na ativação mecânica da parede lateral do VI. Os critérios de assincronia intraventricular que estão presentes neste caso são: 1) atraso septalateral > 65 ms, atraso septal – parede posterior > 65 ms, máximo atraso basal > 110 ms, máximo atraso de todos os segmentos > 100 ms, e desvio-padrão de todos os segmentos > 33 ms.

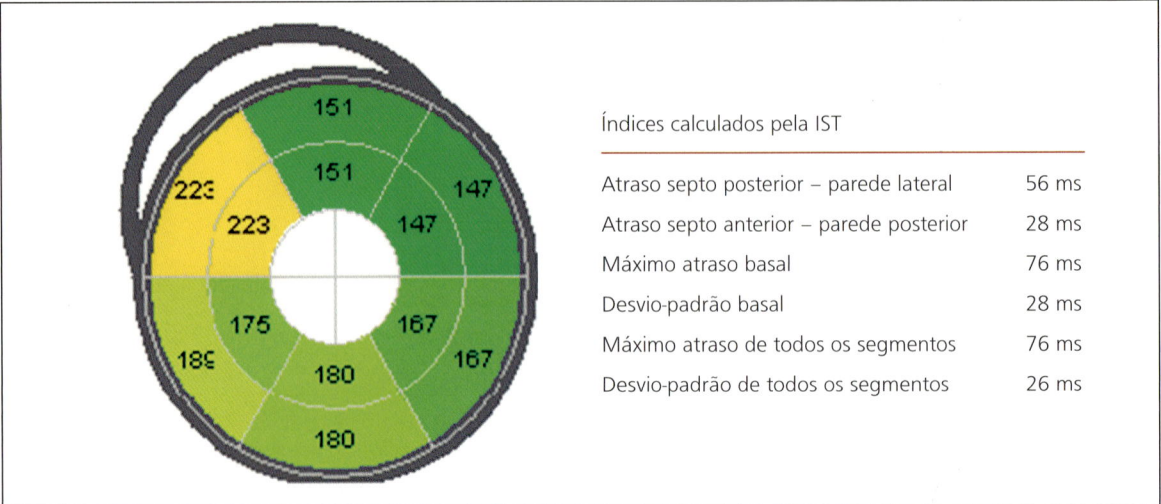

Figura 1.15 No mesmo paciente da Figura 1.12, depois do implante de um marca-passo biventricular, comprova-se o desaparecimento do atraso apresentado pela parede lateral do ventrículo esquerdo.

DESLOCAMENTO DO MIOCÁRDIO

De modo semelhante à medição de excursão sistólica no plano do anel mitral (ESPAM), derivada do modo M (Figuras 1.16 e 1.17), surge o deslocamento miocárdico (varredura tecidual) deste anel. Ambos são obtidos por cortes apicais. A vantagem do deslocamento é que com ele não apenas são medidos os segmentos basais, mas também os medianos e apicais.

A excursão sistólica do plano do anel mitral (ESPAM) é utilizada para avaliar a função sistólica global do ventrículo esquerdo.[3] Um valor superior a 14 mm está relacionado com uma fração de ejeção normal (superior a 55%). Um deslocamento do anel mitral inferior a 5 mm está relacionado com uma grave disfunção sistólica ventricular esquerda[4] (fração de ejeção inferior a 30%).

A partir da imagem do Doppler tecidual colorido, em corte apical de quatro câmaras, pode-se fazer o cálculo do deslocamento longitudinal de cada segmento do miocárdio,[3] medido em milímetros. O deslocamento pode ser mostrado de forma bidimensional com barras coloridas (Figuras 1.18 a 1.21) ou com curvas de deslocamento (Figura 1.21).

O deslocamento do miocárdio é medido por cortes apicais. O ventrículo esquerdo (VE) normal mostra um deslocamento baixo no ápice, enquanto o anel mitral mostra um deslocamento mais alto (Figura 1.21).

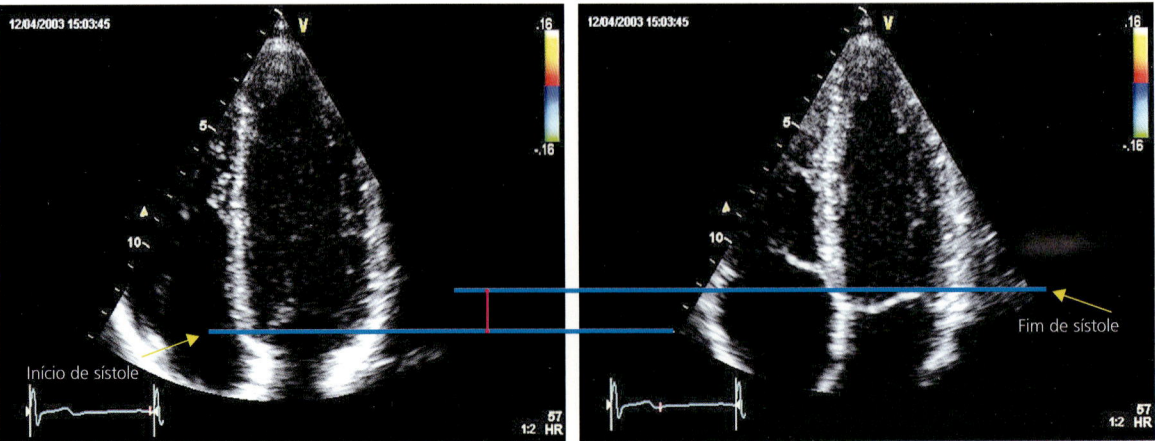

Figura 1.16 Excursão sistólica do plano do anel mitral medido com ecocardiografia bidimensional. Corte apical de quatro câmaras. Mede-se a distância do trajeto do anel mitral desde o início até o fim da sístole ventricular.

1 | Doppler tecidual, imagens de sincronização tecidual, modo M anatômico curvo e deslocamento

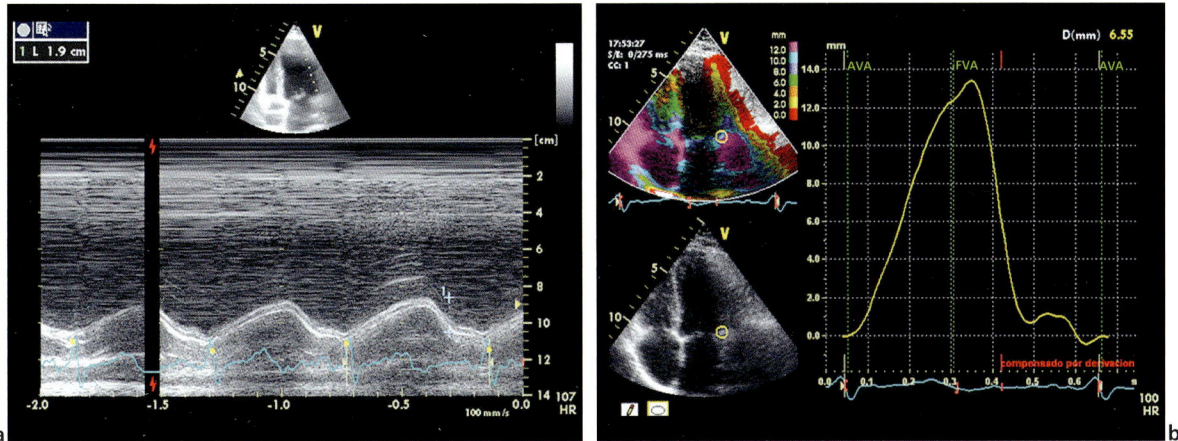

Figura 1.17 Comparação entre o eco modo M e o deslocamento do miocárdio para a medição do deslocamento da parede laterobasal do VE. **a** Excursão sistólica do plano do anel mitral com ecocardiografia em modo M derivado do corte apical de quatro câmaras (1,9 cm). **b** O deslocamento (varredura tecidual) do anel lateral mitral é de 1,4 cm.

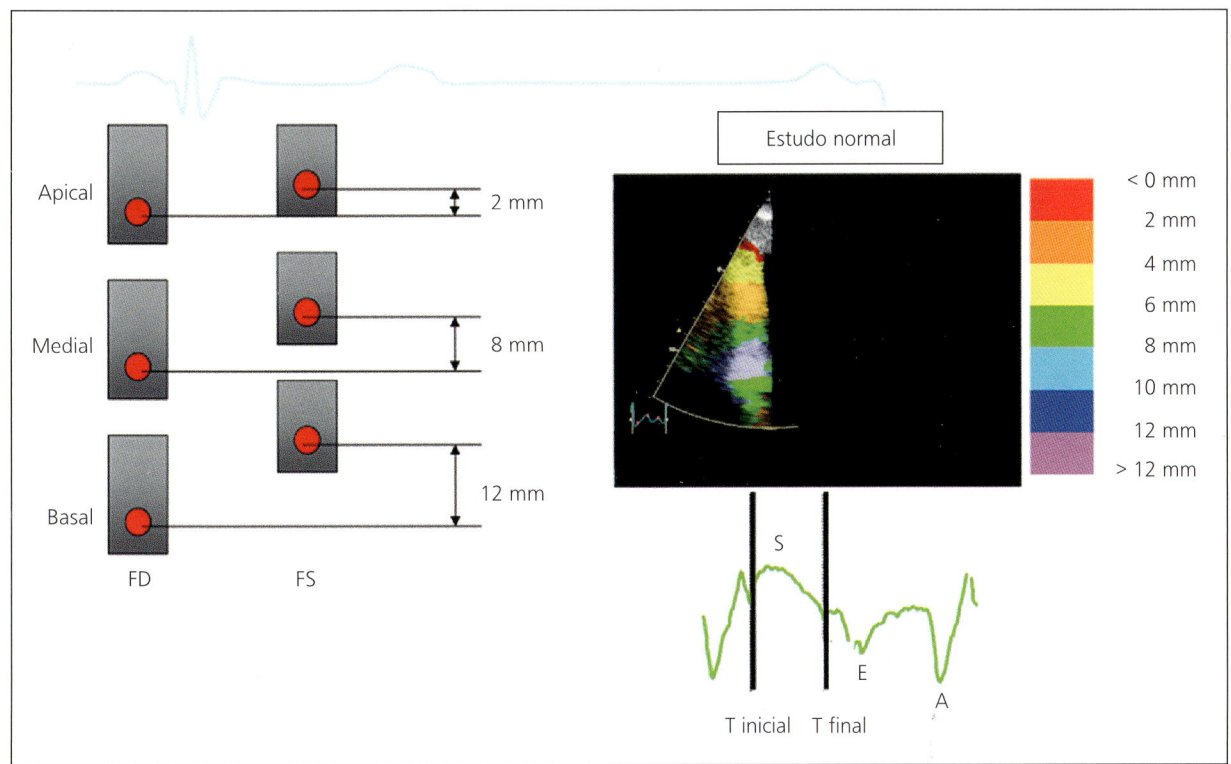

Figura 1.18 O deslocamento do miocárdio representa a distância percorrida durante a sístole (S). A magnitude do movimento é traçada com barras coloridas, sobre a ecocardiografia bidimensional, no septo interventricular, e representa a distância em mm. FD: fim da diástole; FS: fim da sístole.

ECOCARDIOGRAFIA – Novas Técnicas

Cor	Deslocamento (mm)
Preta	≤ -2
Cinza	-2 a -1
Branca	-1 a 0
Vermelha	0 a 2
Amarela	2 a 4
Laranja	4 a 6
Verde	6 a 8
Azul	8 a 10
Turquesa	10 a 12
Púrpura	≥ 12

Figura 1.19 Deslocamento do miocárdio e cores correspondentes.

O gradiente reduzido do deslocamento do miocárdio, da base até o ápice, é similar ao da velocidade observada com o Doppler pulsado tecidual (Figura 1.22).

A identificação de uma diminuição do deslocamento do miocárdio (Figura 1.23) identifica uma disfunção localizada (isquemia ou infarto) ou generalizada (miocardiopatia dilatada).

Foi demonstrado que existe uma boa correlação entre o deslocamento do miocárdio medido com o Doppler tecidual e a fração de ejeção.[4]

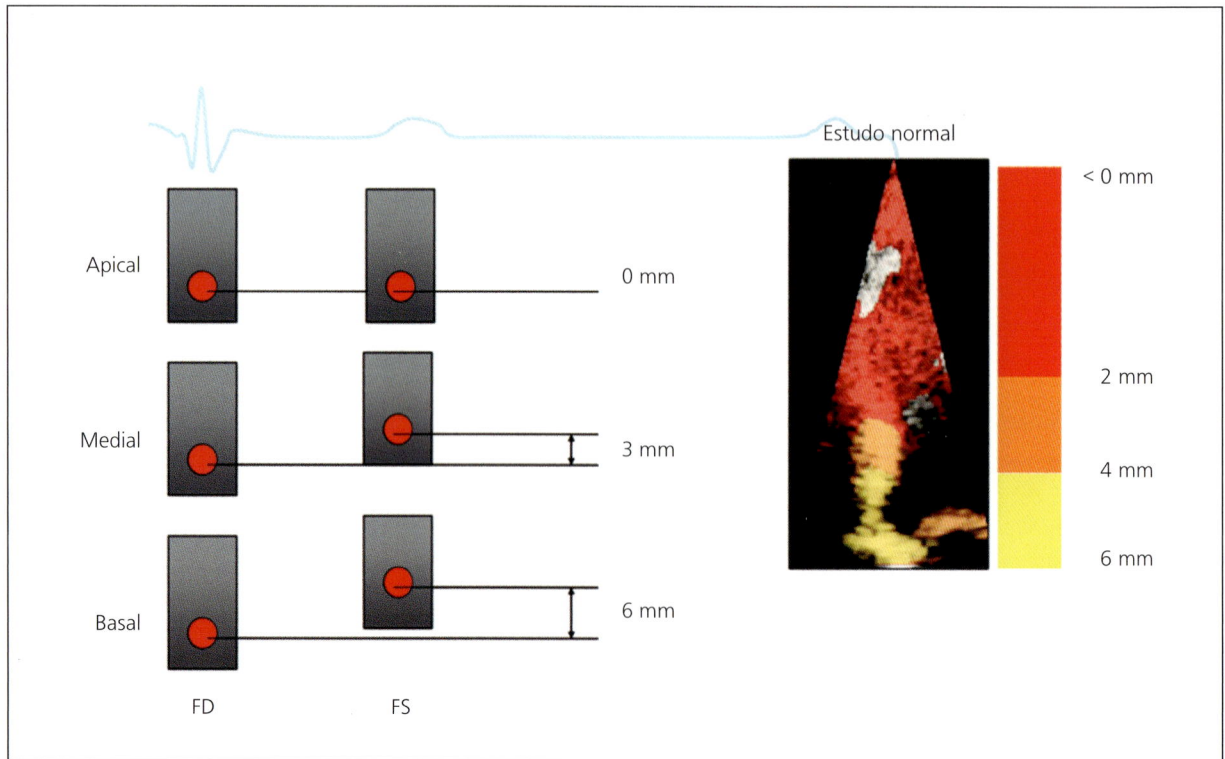

Figura 1.20 Deslocamento do miocárdio em um paciente com infarto anterosseptal. O septo interventricular (SIV) mediano e apical não mostra deslocamento durante a sístole (vermelho). O SIV basal tem diminuição da sua motilidade (laranja e amarelo). FD: fim da diástole; FS: fim da sístole.

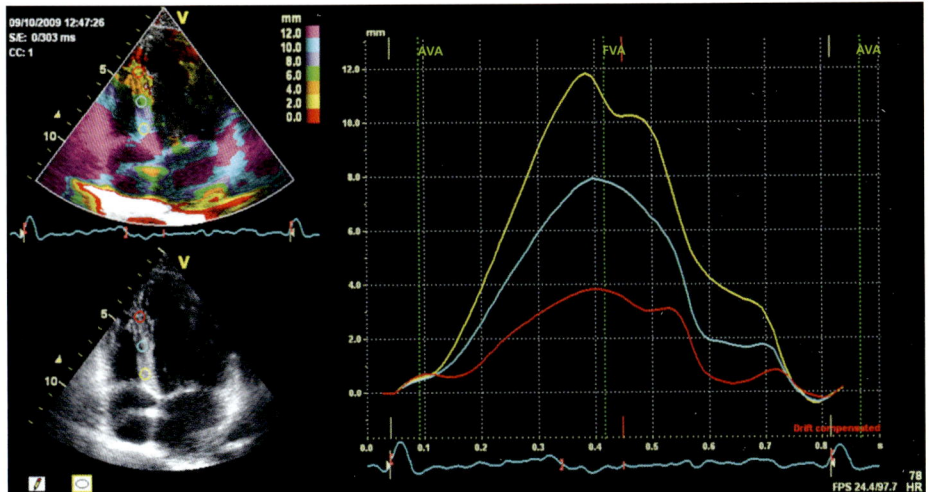

Figura 1.21 Exemplo do deslocamento do miocárdio, durante um ciclo cardíaco, em um corte apical de quatro câmaras de um indivíduo normal. A barra vertical colorida indica o deslocamento em mm (0-12 mm). À direita, veem-se três curvas que representam o deslocamento dos segmentos basal, mediano e apical do septo interventricular. Notar um deslocamento maior da curva do segmento basal (em amarelo) que a curva mediana (celeste) e um deslocamento menor da curva apical (em vermelho). As cores das curvas não têm relação com a cor do deslocamento do miocárdio, superposto à ecocardiografia bidimensional.

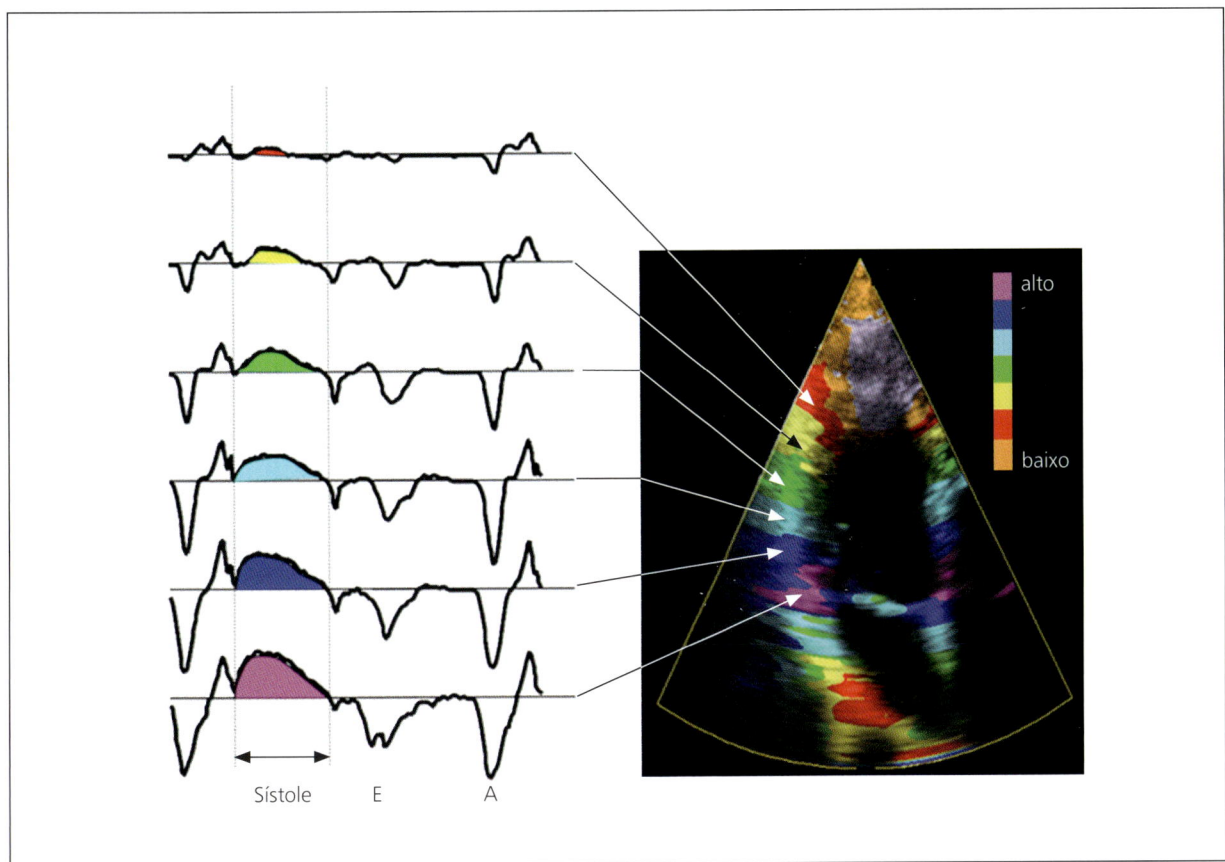

Figura 1.22 Avaliação do deslocamento do miocárdio por corte apical de três câmaras (à direita) com as curvas do Doppler pulsado tecidual (à esquerda), que representa, graficamente, o gradiente reduzido da base ao ápice.

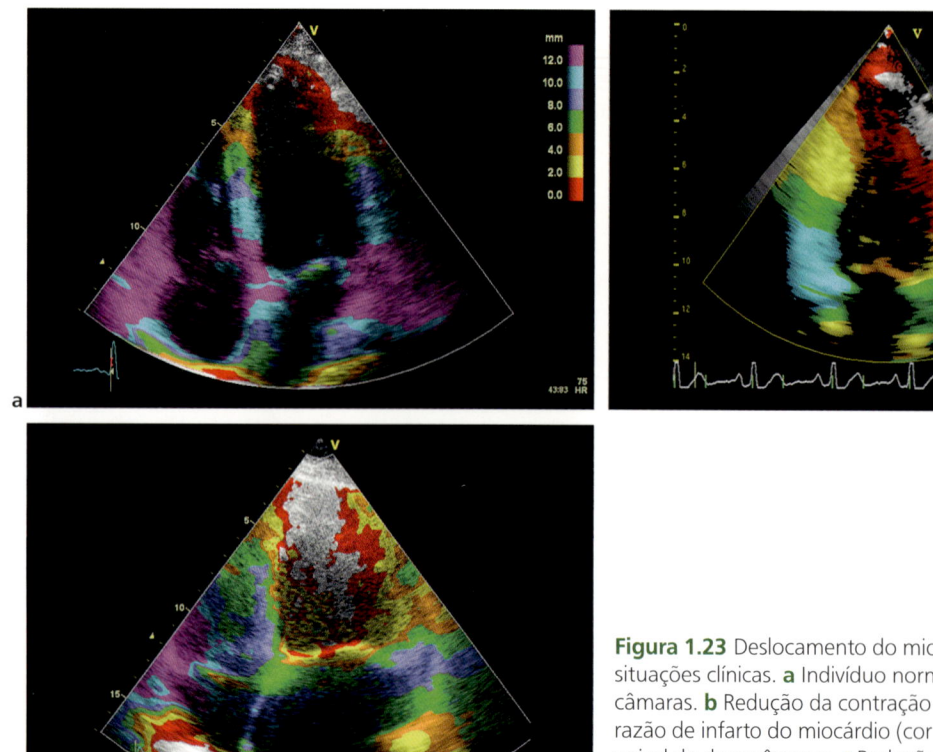

Figura 1.23 Deslocamento do miocárdio em três diferentes situações clínicas. **a** Indivíduo normal, corte apical de quatro câmaras. **b** Redução da contração na parede anterior em razão de infarto do miocárdio (cor vermelha), a partir do corte apical de duas câmaras. **c** Redução generalizada do deslocamento do miocárdio em decorrência de miocardiopatia dilatada (corte apical de quatro câmaras).

REFERÊNCIAS BIBLIOGRÁFICAS

1. Isaaz K, Thompson A, Ethevenot G, Cloez JL, Brembilla B, Pernot C. Doppler echocardiographic measurement of low velocity motion of the left ventricular posterior wall. *Am J Cardiol* 1989;64:66-75.
2. Sutherland GR, Stewart MJ, Groundstroem KW, Moran CM, Fleming A, Guell-Peris FJ, Riemersma RA, Fenn LN, Fox KA, McDicken WN. Color Doppler myocardial imaging: a new technique for the assessment of myocardial function. *J Am Soc Echocardiogr* 1994;7:441-58.
3. Pan C, Hoffmann R, Kuhl H, Severin E, Franke A, Hanrath P. Tissue tracking allows rapid and accurate visual evaluation of left ventricular function. *Eur J Echocardiogr* 2001;2:197-202.
4. Hoffmann R, Kuhl H, Severin E, Franke A, Hanrath P. Tissue tracking allows rapid and accurate visual evaluation of left ventricular function. *Eur J Echocardiogr* 2001;2:197-202.

2 Deformação miocárdica

Tomás F. Cianciulli ■ Omar Prieto (H) ■ Ariel Desseno ■ Stefano Pedri[*]

INTRODUÇÃO

O estudo das paredes do coração colocou à prova diferentes ferramentas da ecocardiografia, das quais muitas ficaram no esquecimento e outras dependiam muito da experiência do operador.

Com o avanço da tecnologia, apareceram alternativas que, atualmente, possibilitam não só uma análise qualitativa, mas também quantitativa. E, entre elas, a que mais se sobressai é o estudo da deformação das fibras musculares que compõem a arquitetura do miocárdio.

DEFORMAÇÃO MIOCÁRDICA

Depois da ativação eletromecânica, o miocárdio se deforma durante a sístole em decorrência do encurtamento do sarcômero (vídeo 1). Esta deformação ativa produz uma redução do tamanho do ventrículo esquerdo (VE) e a ejeção de um determinado volume sistólico. A geometria regional é restaurada na diástole em razão de um relaxamento ativo, seguido de um enchimento passivo durante a contração atrial.

A análise da deformação fornece parâmetros da função sistólica e diastólica de cada um dos segmentos miocárdicos nas três direções do espaço: longitudinal (fibras subendocárdicas), radial (fibras mesocárdicas) e circunferencial (fibras subepicárdicas). O *software* dos ecocardiógrafos calcula a deformação em sentido longitudinal (base–ápice), radial (endocardio–epicárdio) e circunferencial (tangencial).

Em condições normais, durante a sístole ventricular, as fibras longitudinais encurtam-se até o ápice e engrossam em sentido radial, enquanto as fibras circunferenciais convergem para o centro, reduzindo o eixo de contração.

É possível, também, determinar a função do ventrículo esquerdo comprimido calculando a diferença entre a rotação da base (que ocorre em sentido horário) e do ápice (em sentido anti-horário): define-se tal função como torção (sistólica) e distorção (diastólica).

Como o tecido miocárdico é incompressível, o volume da parede ventricular permanece constante durante o ciclo cardíaco e sofre modificações, basicamente, em três dimensões (Figura 2.1): longitudinal (vídeo 2), radial (vídeo 3) e circunferencial (vídeo 4). Alguns programas de análise também permitem medir a deformação transversal, que é equivalente à deformação radial, mas avaliada pelas vias apicais. Esta última medição tem sido amplamente utilizada no campo da avaliação da sincronia[1] e na resposta às intervenções de correção de cardiopatias congênitas.

A deformação miocárdica é a alteração que o miocárdio sofre durante o ciclo cardíaco com relação a sua dimensão inicial. As fibras do miocárdio podem sofrer encurtamento (deformação negativa) ou alongamento (deformação positiva). É um parâmetro adimensional se for expresso

---

*Agradecemos ao engenheiro Gianni Pedrizzetti, da faculdade de Engenharia Civil e Ambiental da Universidade de Trieste (Itália), por sua revisão crítica do manuscrito.

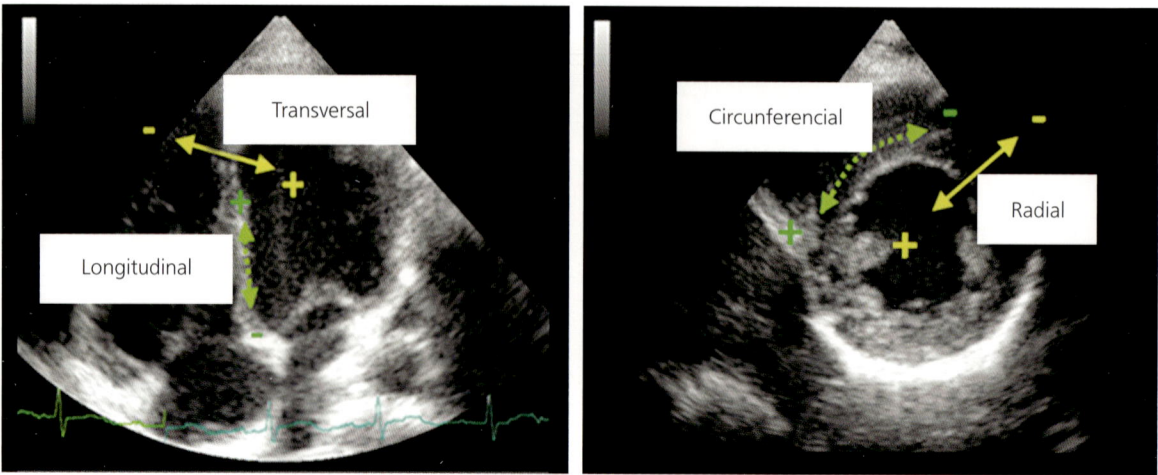

Figura 2.1 A deformação miocárdica ocorre em diferentes direções: longitudinal, radial (transversal) e circunferencial.

como porcentagem (Figura 2.2), se for representado pela letra grega épsilon (ε), ou se for calculado pela seguinte fórmula:

$$\varepsilon = \frac{L - L_o}{L_o} = \frac{\Delta L}{L_o}$$

Onde ε é a deformação, L_o é o comprimento inicial, L é o comprimento instantâneo no momento da medição e ΔL é a variação do comprimento (Figura 2.2).

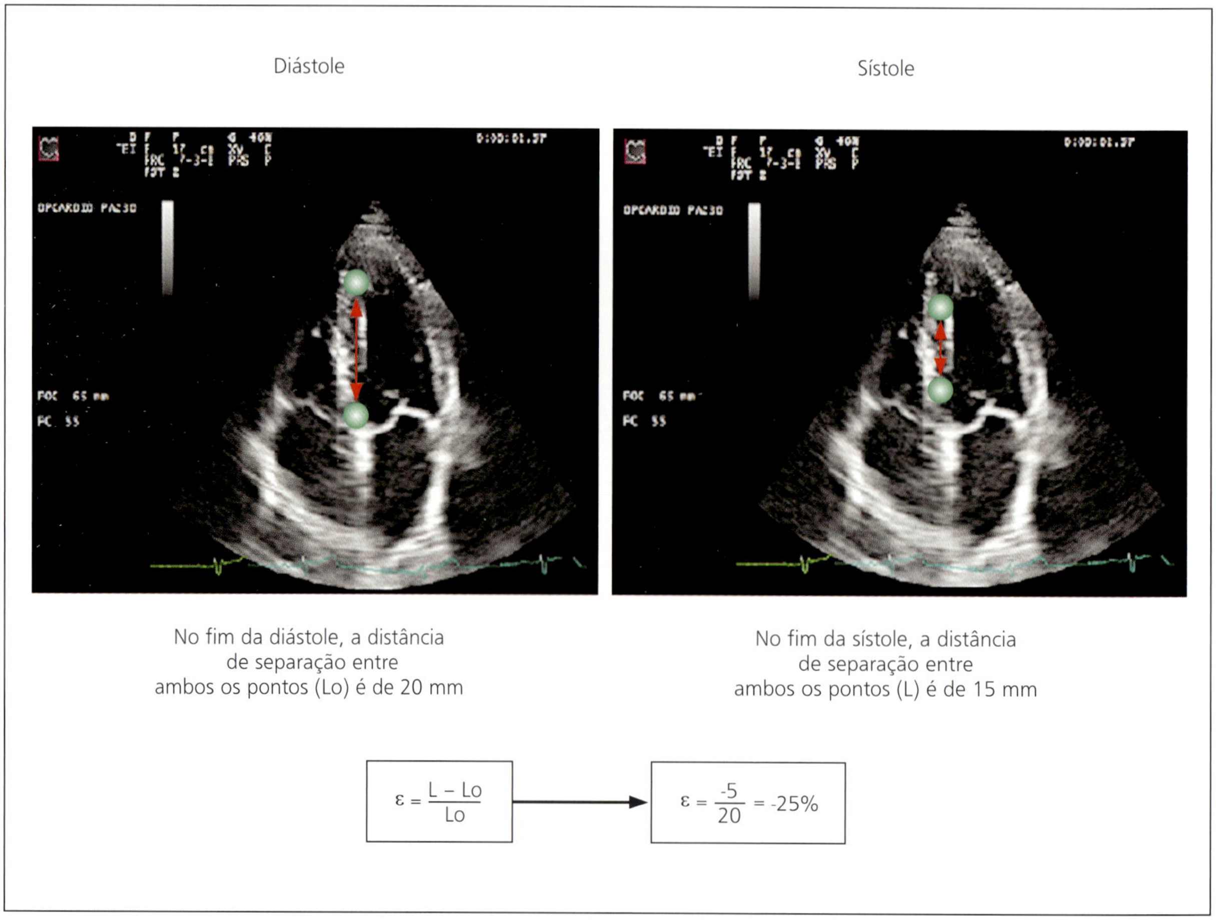

Diástole — Sístole

No fim da diástole, a distância de separação entre ambos os pontos (L_o) é de 20 mm

No fim da sístole, a distância de separação entre ambos os pontos (L) é de 15 mm

$$\varepsilon = \frac{L - L_o}{L_o} \longrightarrow \varepsilon = \frac{-5}{20} = -25\%$$

Figura 2.2 Exemplo que mostra o cálculo de deformação e porque ele é negativo.

A deformação regional representa a fração de ejeção regional, enquanto a medição integrada, ou seja, a deformação global do fim da sístole reflete a fração de ejeção do VE.[2]

Existe uma excelente correlação entre a fração de ejeção ventricular esquerda, obtida com ressonância magnética, e a deformação global de pico sistólica obtida a partir do corte apical de quatro câmaras.

O tempo no qual ocorre a deformação permite medir a velocidade produzida por ela. A velocidade de deformação (*strain rate*) é calculada pela seguinte fórmula:

$$SR = \frac{\varepsilon}{\Delta t}$$

Onde ε é a deformação e Δt a variação do tempo.

A velocidade da deformação é representada pela letra épsilon com um ponto em cima, ou simplesmente com as siglas SR *(strain rate)*, e sua unidade é 1/s ou s^{-1}.

Para esclarecer os conceitos de deformação e velocidade de deformação, como exemplo, pode-se ver o vídeo 5 e fazer os cálculos das Figuras 2.3 e 2.4.

A fim de que as medições da deformação miocárdica derivadas do Doppler tecidual sejam confiáveis, é preciso que o ângulo entre o transdutor e os segmentos miocárdicos analisados seja inferior a 15 graus. Heimdal *et al*.[3] demonstraram que um ângulo de 25 graus pode reduzir a velocidade de pico de deformação longitudinal em 50%, razão pela qual esta tecnologia não é aplicada nas regiões apicais.

Além disso, para melhor obtenção das imagens é conveniente que se faça uma adequação da taxa de quadros/segundo. As curvas de deformação miocárdica mais confiáveis são obtidas com imagens que têm mais de 180 quadros/segundo.

A deformação e a velocidade de deformação são mais confiáveis quando a imagem ecocardiográfica é de boa qualidade e quando se reduz a relação sinal/ruído do Doppler tecidual colorido.

A deformação e a velocidade de deformação fornecem uma informação complementar, semelhante a que se obtém em uma viagem: a distância percorrida é tão importante como a velocidade com a qual o veículo completou essa distância.

Existem duas metodologias para analisar a deformação miocárdica: o Doppler tecidual colorido e a ecocardiografia bidimensional (varredura tecidual). Estas duas técnicas serão descritas a seguir.

Deformação e velocidade de deformação derivadas do Doppler tecidual colorido

Para obter imagens adequadas para a análise de deformação é necessário um excelente sinal do eletrocardiograma, que permitirá um adequado disparo sobre o complexo QRS. Também é

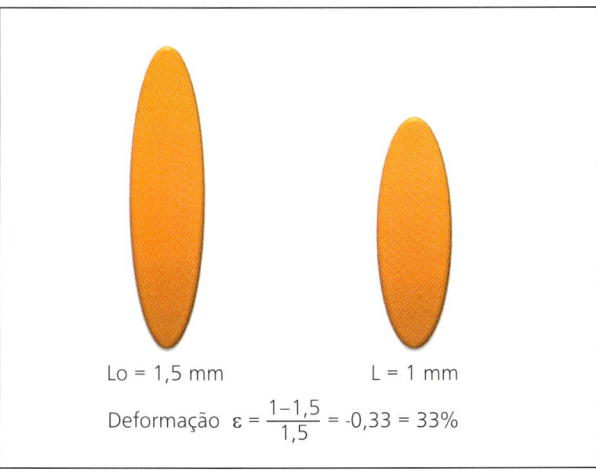

Figura 2.3 Gráfico que mostra um exemplo de deformação.

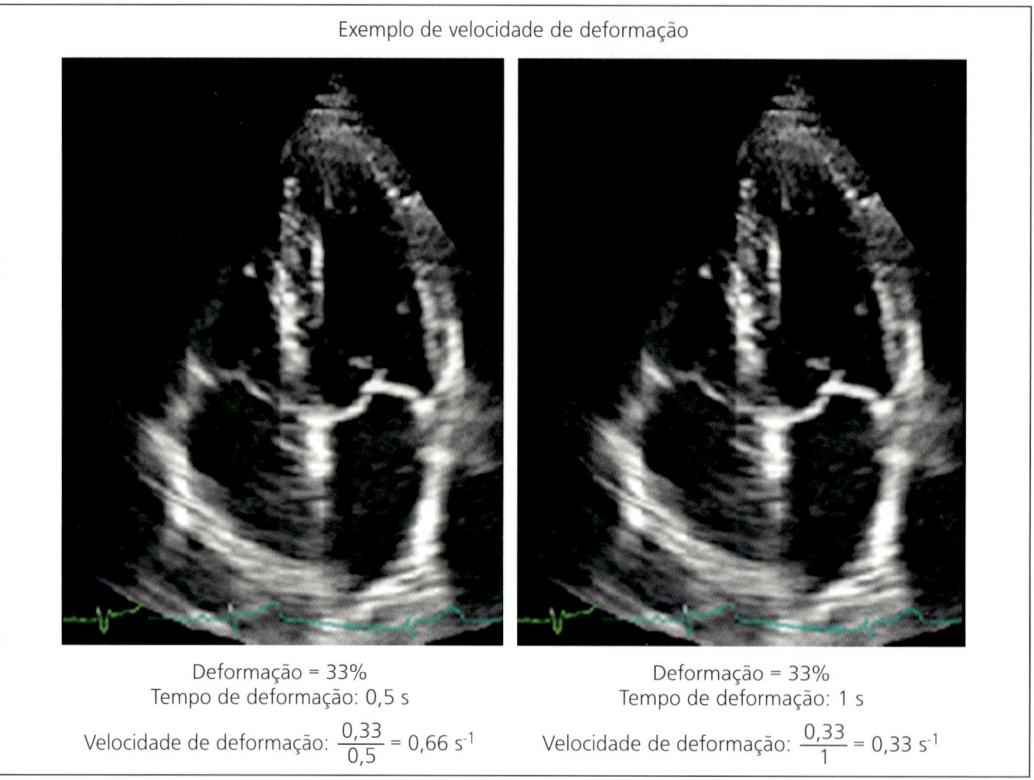

Figura 2.4 Exemplo de velocidade de deformação. Uma mesma deformação pode ter velocidade diferente de deformação.

importante fazer um fluxograma aórtico a fim de medir a abertura e o fechamento da válvula aórtica, que serão muito úteis depois para que se obtenha, posteriormente, as curvas de deformação miocárdica. Além disso, deve-se ajustar a escala da velocidade para evitar a saturação do sinal. Para melhorar a resolução temporal e espacial da deformação dever-se-á reduzir a largura da imagem regional e, para reduzir o ruído do sinal, recomenda-se fazer a captura digital das imagens em apneia respiratória.

Quando se visualiza a deformação derivada do Doppler tecidual em um gráfico de curvas (Figura 2.5), podem-se identificar as diferentes fases do ciclo cardíaco: durante a sístole, a deformação é negativa (onda S), com um pico antes do fechamento da válvula aórtica e representa o encurtamento máximo longitudinal miocárdico durante a contração (ou deformação sistólica de pico). O valor normal da deformação sistólica de pico oscila entre −15% e −20%. Na diástole, a deformação retorna a zero e alcança o comprimento inicial antes do início do ciclo cardíaco; depois completa as três fases com curvas positivas: enchimento rápido (onda E), seguido de uma fase de enchimento lento (diástase) e de contração atrial (onda A).

Como a velocidade de deformação descreve a mudança de tal processo durante o ciclo cardíaco, de modo semelhante ao que ocorre ao se fazer a análise das curvas de deformação, as fases do ciclo cardíaco também podem ser identificadas. Assim quando o miocárdio se encurta, a curva de velocidade de deformação é negativa (Figura 2.6) e alcança seu valor mais negativo durante a porção mais empinada da curva. Na diástole, existem duas ondas positivas, que correspondem à onda E e à onda A. Entre elas existe um intervalo sem-variações porque, durante a diástase, não ocorrem mudanças na velocidade de deformação miocárdica. As deflexões da curva da velocidade de deformação são similares a um Doppler pulsado tecidual invertido.

A velocidade de deformação se correlaciona bem com os índices de contratilidade, independentemente da carga, razão pela qual fornece informações importantes sobre a função miocárdica regional.

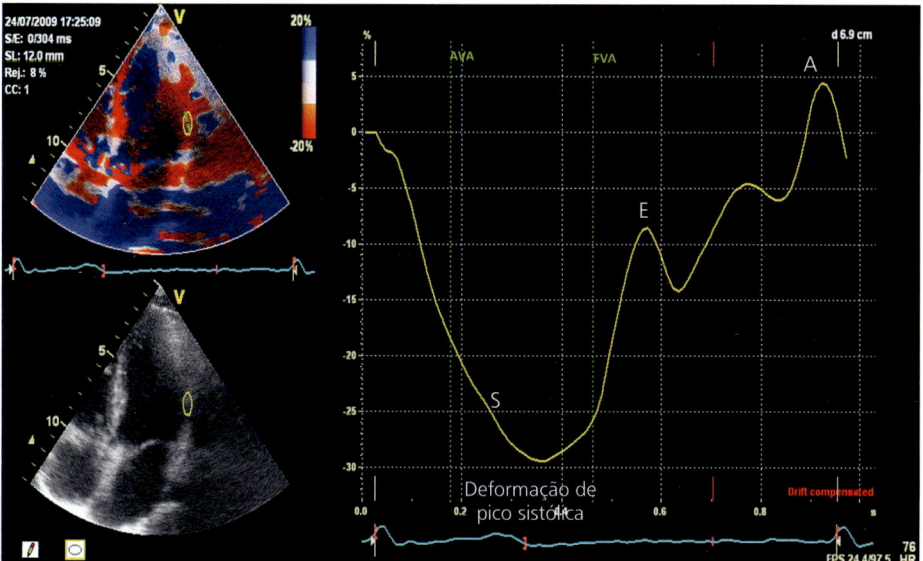

Figura 2.5 Deformação miocárdica derivada do Doppler tecidual colorido. Corte apical de quatro câmaras de um indivíduo normal (à esquerda). O círculo amarelo na parede lateral do VE representa a amostra de interesse que permite obter a curva de deformação longitudinal (à direita), que atinge uma deformação de pico sistólica de –30%. O eixo "y" representa o grau de deformação (%) e o eixo "x" o tempo (ms) de um ciclo cardíaco. A linha verde representa os eventos cardíacos: abertura (AVA) e fechamento da válvula aórtica (FVA). S: onda sistólica; E: onda de enchimento rápido; A: onda de contração auricular.

As curvas de deformação e velocidade de deformação longitudinal são obtidas a partir do corte apical de três câmaras. A partir do corte apical de quatro câmaras é que se faz a análise da porcentagem e da velocidade de deformação septal e da parede lateral do VE, assim como da parede lateral do VD (Figura 2.6). Através do corte apical de duas câmaras obtém-se o mesmo parâmetro da parede anterior e da inferior; e do corte apical de três câmaras serão obtidos parâmetros iguais ao do septo anterior e da parede posterior.

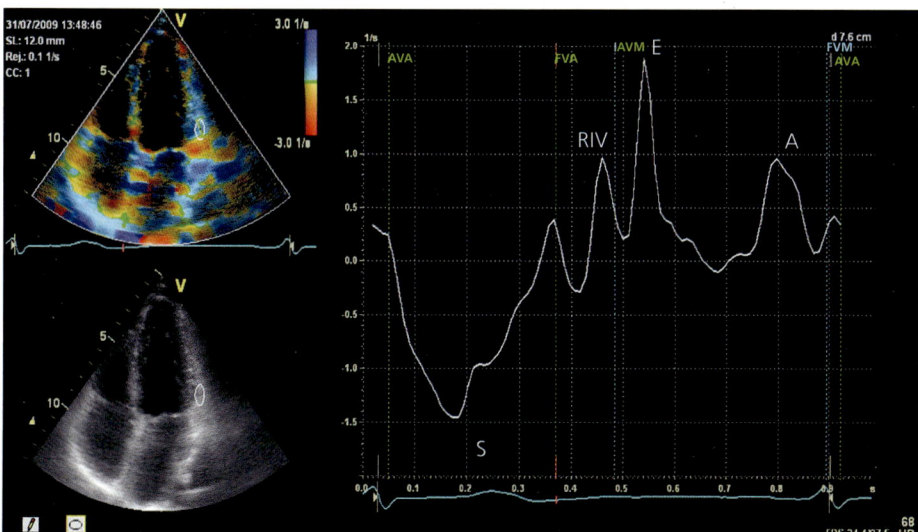

Figura 2.6 Curva de velocidade de deformação longitudinal, derivada do Doppler tecidual colorido, com a amostra (círculo amarelo) na parede lateral do VE em um indivíduo normal. O eixo "y" representa a velocidade de deformação (s^{-1}) e o eixo "x" representa um ciclo cardíaco. A curva de velocidade de deformação é negativa na sístole (S) e atinge um valor de 1,5 s^{-1}. A curva velocidade de deformação é positiva durante o relaxamento isovolumétrico (RIV), o enchimento rápido (E) e a contração atrial (A). AVA: abertura da válvula aórtica, FVA: fechamento da válvula aórtica; AVM: abertura da válvula mitral; FVM: fechamento da válvula mitral.

O mapeamento colorido da velocidade de deformação na sístole (Figura 2.7) varia do amarelo (se for baixa) ao vermelho (se for alta) e, na diástole, varia do celeste (velocidade baixa) ao azul (velocidade alta). As curvas utilizadas na medição da velocidade de deformação são as mais afetadas pelo ruído, que degrada a qualidade da imagem.

Todos os métodos que são obtidos pelo Doppler tecidual colorido são ângulo-dependentes, mas a velocidade de deformação é a mais afetada por este fator. Por isso é muito importante alinhar os cortes apicais a fim de evitar erros.

Os parâmetros de avaliação da deformação miocárdica derivados do Doppler tecidual colorido são mais precisos que a velocidade do Doppler pulsado tecidual e do que o deslocamento (varredura tecidual), porque há uma eliminação do movimento passivo, mas, quando ocorre muito ruído nessas curvas, tais parâmetros não se tornam muito confiáveis.

No plano longitudinal, a deformação miocárdica derivada do Doppler pulsado tecidual aumenta dos segmentos basais até os mediais (Figura 2.8). Esta tendência segue até o ápice, mas, devido ao aumento do ângulo do Doppler, a qualidade do sinal diminui tão rapidamente que não se costuma calcular os valores da deformação apical. Este gradiente incremental é normal (observa-se com maior nitidez usando-se outras ferramentas que serão relatadas posteriormente), mas é oposto ao obtido com o Doppler pulsado tecidual (Figura 1.22) e com o deslocamento (Figura 1.21).

Em um infarto, o segmento comprometido pode mostrar um deslocamento adequado e uma velocidade normal em razão do efeito de arraste do tecido vizinho sadio, mas não terá deformação sistólica e a velocidade de deformação será igual a zero.

No entanto, as medições da deformação derivadas do Doppler tecidual colorido apresentam várias limitações (Tabela 2.1). A mais importante delas é que faz medições em apenas uma dimensão, enquanto o miocárdio se deforma em três dimensões. Outra limitação é que depende do ângulo e do movimento de translação.

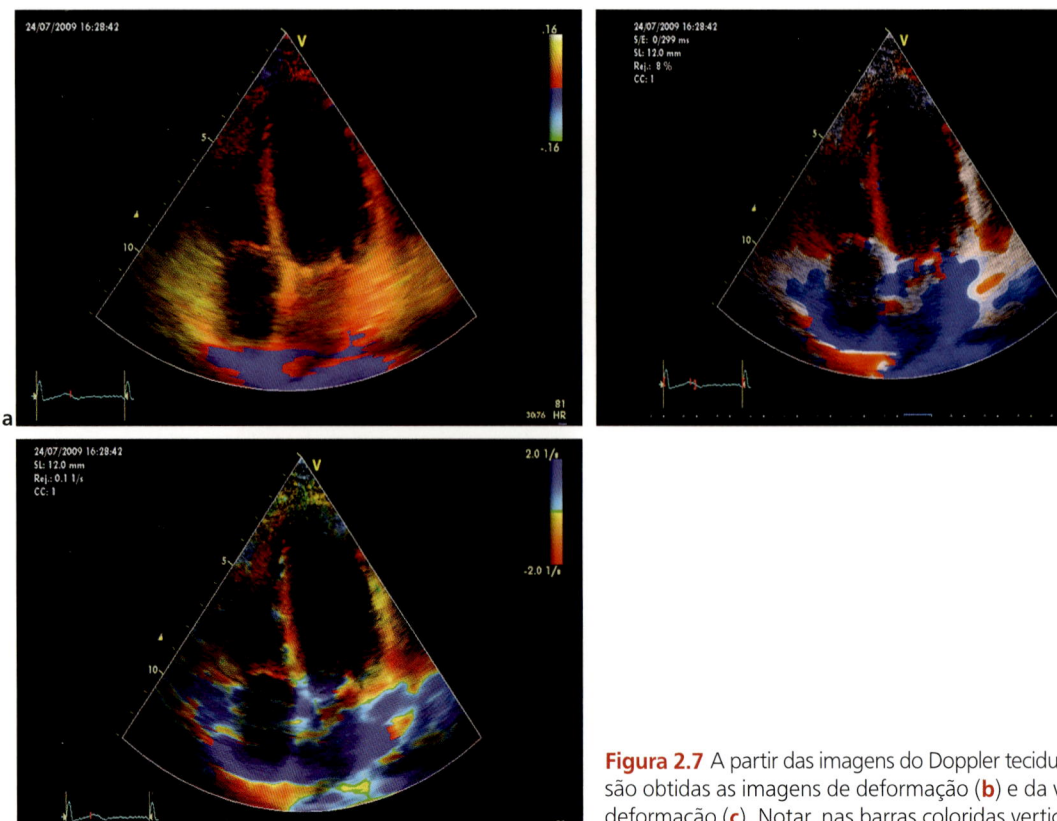

Figura 2.7 A partir das imagens do Doppler tecidual colorido (**a**) são obtidas as imagens de deformação (**b**) e da velocidade de deformação (**c**). Notar, nas barras coloridas verticais, a cor atribuída a cada uma das técnicas.

Tabela 2.1 Limitação do Doppler tecidual colorido na avaliação da deformação miocárdica

- Analisa a deformação somente em algumas áreas do miocárdio e em apenas uma dimensão
- Depende do ângulo e do movimento de translação cardíaca
- Leva muito tempo para analisar todos os segmentos miocárdicos
- Dificuldade para alinhar o ventrículo direito
- É difícil obter os quadros por segundo suficientes quando se utiliza um ângulo maior em pacientes com corações muito dilatados
- É impossível avaliar os movimentos de rotação e torção ventricular
- Apresenta elevada variabilidade interobservador

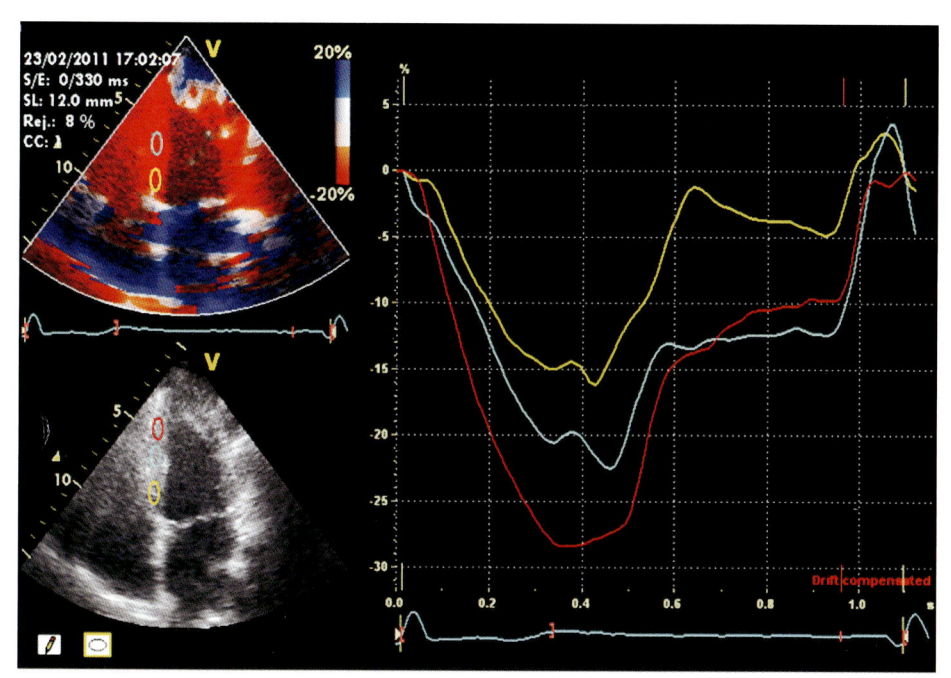

Figura 2.8 Curvas de deformação derivadas do Doppler tecidual colorido obtidas em um indivíduo normal com aumento do valor da deformação desde a base até o ápice.

Além disso, a obtenção das imagens em todos os segmentos miocárdicos analisados leva muito tempo. Estas limitações fazem com que os resultados observados tenham uma alta variabilidade (10% a 25%). Isto explicaria porque esta técnica não é muito difundida na prática clínica diária.

Recentemente, foi incorporado aos equipamentos um *software* especial que permite medir a deformação a partir da ecocardiografia bidimensional com a técnica da varredura pontual que, como descrito a seguir, supera as desvantagens da avaliação da deformação miocárdica com o Doppler tecidual colorido.

Deformação miocárdica bidimensional derivada da varredura pontual

Levando-se em consideração as tonalidades de cinza dentro da imagem bidimensional, ao se observar as paredes do coração podem ser vistos pequenos grânulos, superpostos uns sobre os outros, resultantes da interação do ultrassom com a estrutura do miocárdio. A tais grânulos se deu o nome de espículas *(speckles),* que podem ser consideradas como uma espécie de marca digital (Figura 2.9).

Figura 2.9 Típico padrão granulado dentro do miocárdio do septo interventricular. O retângulo esquerdo representa a localização inicial das espículas no fim da diástole.
A diminuição da distância dessas espículas durante a sístole ventricular (retângulo direito) permite medir a deformação miocárdica. VD: ventrículo direito; AD: átrio direito; VE: ventrículo esquerdo; AE: átrio esquerdo.

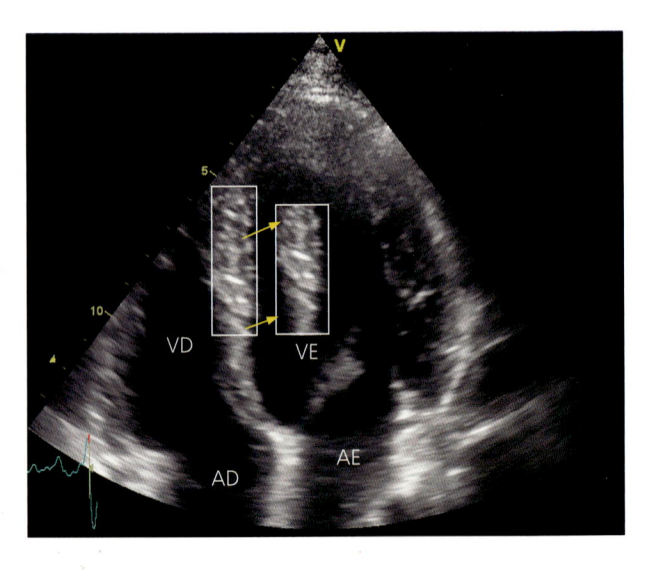

Se analisarmos o movimento destes grânulos com relação à estrutura do coração, veremos que os mesmos sofrem um deslocamento (varredura). Juntando os conceitos de grânulos e o deslocamento, surge a técnica denominada varredura pontual.[4]

O estudo da deformação bidimensional é semelhante ao da deformação derivada do Doppler tecidual colorido, mas sem as desvantagens mencionadas.[4] Como já foi dito anteriormente, o Doppler tecidual avalia o mecanismo do miocárdio com relação ao transdutor. O estudo da deformação miocárdica bidimensional estuda o movimento miocárdico com relação ao miocárdio adjacente.

Estas espículas estão uniformemente distribuídas no miocárdio. Cada espícula pode ser identificada, o que possibilita observar a mudança da sua posição, quadro a quadro, durante um ciclo cardíaco, tanto na ecocardiografia bidimensional como no MMAC (Figura 2.10).

O conceito de deformação miocárdica derivada da ecocardiografia bidimensional foi tirado da etiqueta da ressonância magnética cardíaca (RMC). A etiqueta é a uma espécie de grade que

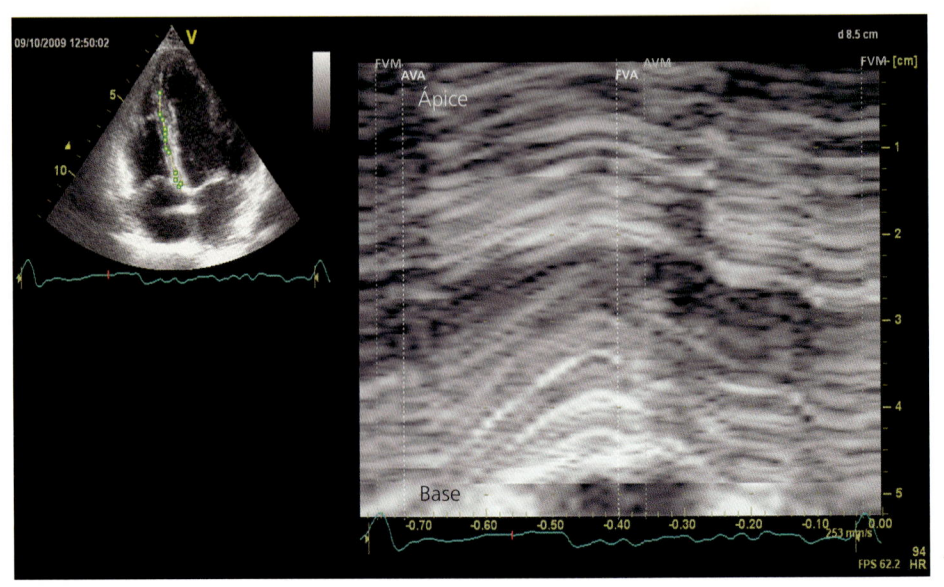

Figura 2.10 Modo M anatômico curvo (MMAC) das espículas. Foi traçado um MMAC desde o septo basal até o septo apical; nota-se como o padrão manchado do eco (quer dizer, das espículas) acompanha o movimento miocárdico com movimentos curvos. É evidente que existe um movimento maior na base do que no ápice. O acompanhamento da diminuição da distância entre essas espículas é a base da deformação miocárdica bidimensional. No eixo "x" faz-se a representação gráfica do tempo (ms), e no eixo "y" a representação da distância (cm), desde o septo apical até o basal.

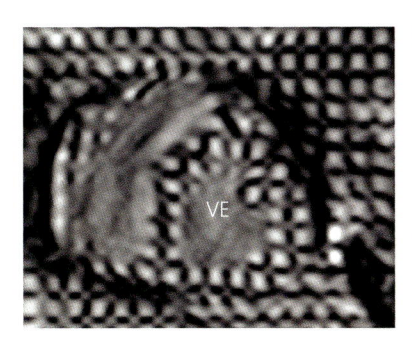

Figura 2.11 Ressonância magnética cardíaca. Eixo menor do VE. Observar a grade de quadrados que se superpõe sobre a imagem cardíaca, cuja modificação durante a sístole possibilita medir a deformação miocárdica de cada quadro.

se superpõe sobre a imagem cardíaca e permite medir a deformação (Figura 2.11 e vídeo 6), mas na prática é pouco utilizada.[5] Diferentemente da etiquetagem da RMC, a deformação miocárdica bidimensional tem uma resolução espacial e temporal maior, o que possibilitou sua ampla difusão em diferentes situações clínicas.

A grande vantagem da análise da deformação miocárdica bidimensional, com relação à derivada do Doppler tecidual colorido, é que não depende do ângulo do ultrassom nem do movimento de translação cardíaca, leva menos tempo, é mais fácil, exata e permite analisar o ápice do ventrículo esquerdo (região ignorada pelo Doppler tecidual colorido). Além disso, obtém de forma simultânea os componentes longitudinal, radial e circunferencial da deformação em todos os segmentos miocárdicos.[4]

A deformação miocárdica bidimensional analisa o movimento da parede em tempo real e tem potencial para se converter no método padrão de avaliação ecocardiográfica automática da função cardíaca. A apresentação do resultado da deformação miocárdica em todos os segmentos miocárdicos através de um ciclo cardíaco poderia ser um problema em razão da grande quantidade de dados obtidos. Para solucionar tal impasse, os resultados são expressos como uma imagem em que são mostrados três gráficos simultaneamente: 1) o modo bidimensional com escala colorida de deformação, 2) o modo M anatômico curvo ao longo do miocárdio e sua correspondente escala de deformação e 3) as curvas gráficas diante do tempo (seis, neste caso), mais a média (tracejada de branco) (Figura 2.12).

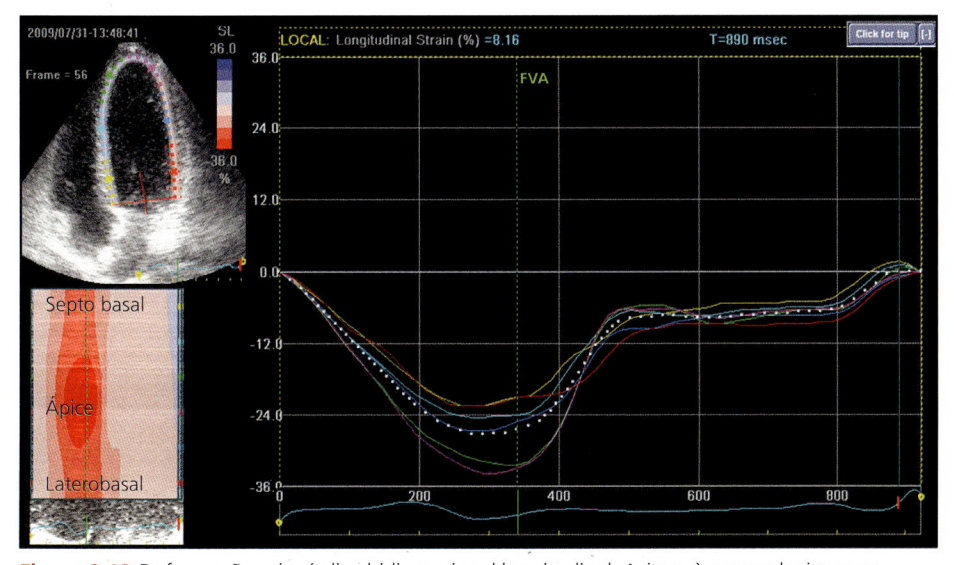

Figura 2.12 Deformação miocárdica bidimensional longitudinal. Acima, à esquerda: imagem bidimensional do corte apical de quatro câmaras com a correspondente escala de cores de deformação. Abaixo, à esquerda: modo M anatômico curvo que, na porção superior, representa a deformação do septo basal; no centro, a deformação do ápice e, na porção inferior, a deformação da parede laterobasal. Observe que a área mais vermelha está no centro e representa a localização da maior deformação no ápice ventricular. No painel da direita é traçado o gráfico das curvas de deformação dos seis segmentos analisados. Os segmentos basais atingem uma deformação de –24%, e os apicais chegam a ter uma deformação sistólica de –35%.

Quando o VE se contrai (Figura 2.1), o miocárdio se encurta de forma longitudinal e circunferencial (deformação negativa), e se engrossa em sentido radial e transversal (deformação positiva).

A análise da deformação miocárdica derivada da varredura pontual permite medir a deformação longitudinal e transversal a partir dos cortes apicais, e a deformação radial e circunferencial a partir do menor eixo paraesternal esquerdo (Figura 2.1).

A análise da deformação miocárdica longitudinal (Figura 2.12) é representada, graficamente, por uma curva negativa e com um pico próximo ao fechamento aórtico. Esta curva da deformação de pico sistólico representa o encurtamento longitudinal miocárdico máximo durante a contração. Em um indivíduo normal varia entre –17% e –21%.[6]

As curvas de deformação circunferencial também são negativas e alcançam o pico próximo ao fechamento aórtico (Figura 2.13). Seu valor normal ligeiramente é maior que a deformação longitudinal e varia entre –16% e –23%.[6]

Por outro lado, as curvas da deformação radial (Figura 2.14) e transversal são positivas e também alcançam seu pico próximo ao fechamento aórtico. Seu valor normal é significativamente maior que a deformação longitudinal e varia entre 40% e 60%.[6]

Alguns dos pacotes de análise de dados medem, automaticamente, a deformação global de pico sistólico de cada um dos três cortes apicais e as médias. A deformação global média de pico sistólico tem boa correlação com a fração de ejeção.[7]

O ventrículo esquerdo se contrai na sístole em sentidos longitudinal e também radial. A disposição das fibras miocárdicas através da parede ventricular é muito individual;[8,9] as fibras subendocárdicas e subepicárdicas se alinham de modo longitudinal, de forma espiral, e as mesoparietais se alinham circunferencialmente. Estas últimas são as responsáveis pela contração radial no eixo menor do VE (análogo ao movimento dos foles de um acordeão), enquanto as primeiras causam a contração longitudinal (de modo similar ao movimento de um pistão). Esta disposição das fibras é tão eficiente que, apenas com uma redução de 15%-20% do comprimento do miócito (deformação longitudinal), obtém-se de 40% a 60% no espessamento da parede (deformação radial), o que permite ao VE alcançar uma fração de ejeção de 60% (Figura 2.15).

A deformação miocárdica bidimensional também pode ser utilizada para a avaliação funcional do VD. A partir do corte apical de quatro câmaras pode-se calcular a deformação longitudinal da parede lateral (Figura 2.16). Os valores normais são superiores aos do VE e também mostram um incremento da base ao ápice. A partir do menor eixo paraesternal esquerdo calcula-se a defor-

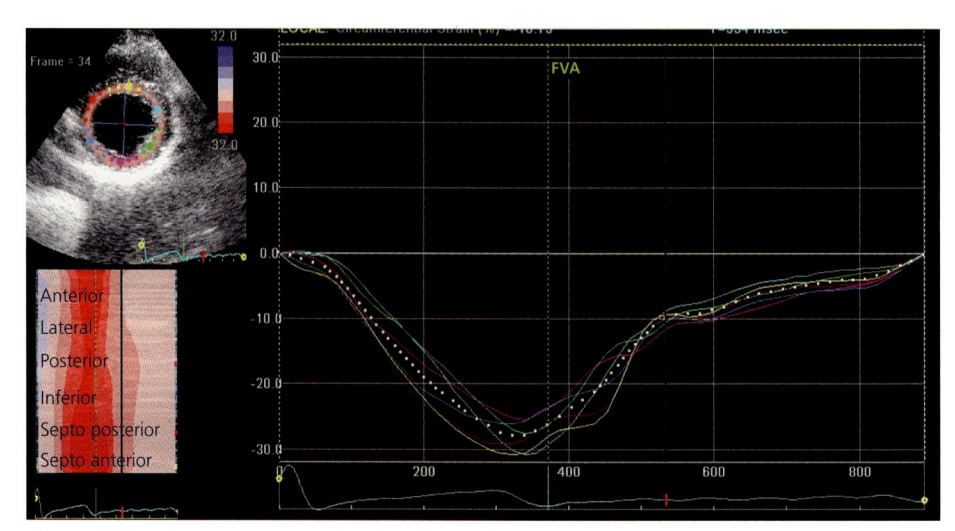

Figura 2.13 Deformação miocárdica circunferencial obtida a partir do eixo curto do VE, nos músculos papilares, em um indivíduo normal. Acima, à esquerda: eixo menor com a amostra de interesse sobre o miocárdio dos seis segmentos. Abaixo, à esquerda: modo M anatômico curvo da deformação circunferencial. No painel da direita veem-se curvas de deformação de cada um dos seis segmentos.

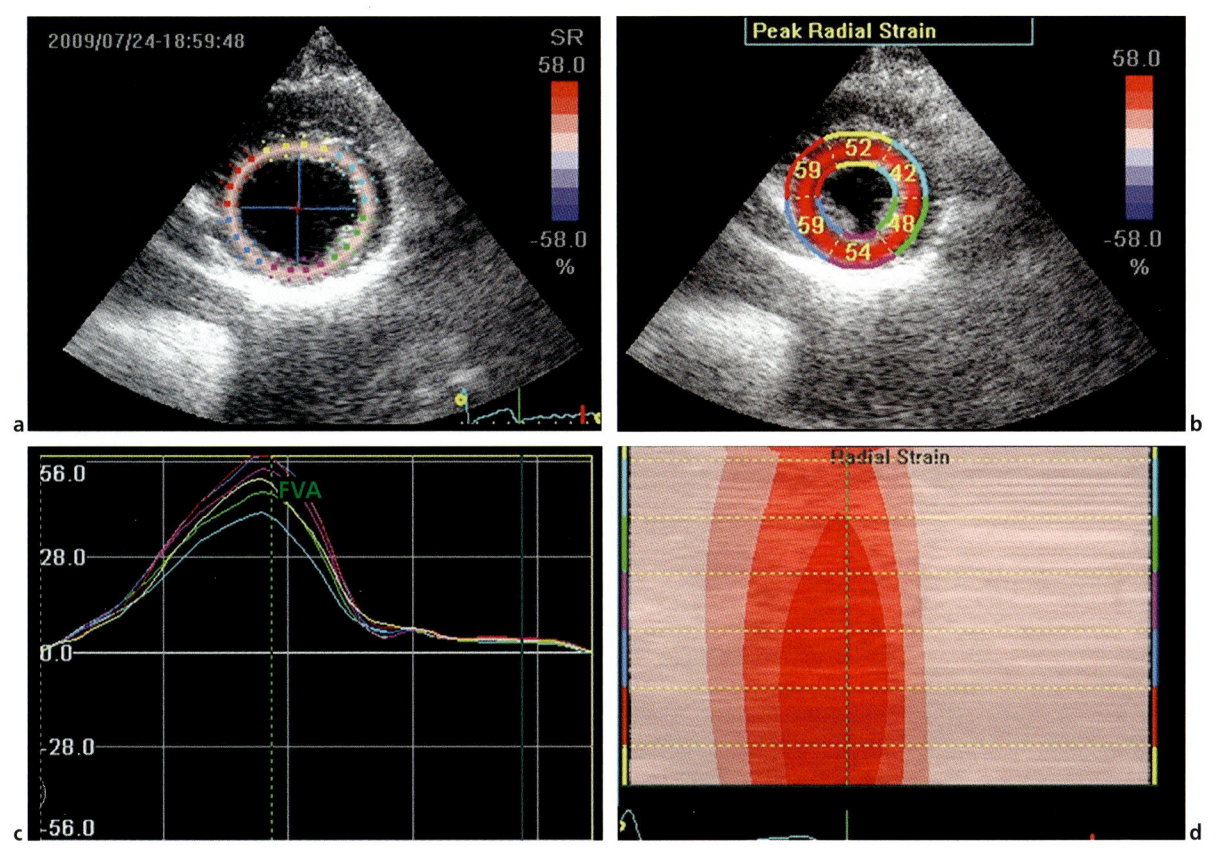

Figura 2.14 Deformação miocárdica radial obtida a partir do eixo curto do VE, nos músculos papilares, em um indivíduo normal. Imagem quadrática. **a** Eixo menor com a amostra de interesse sobre o miocárdio dos seis segmentos. **b** Eixo menor com o valor da deformação radial pico, calculada automaticamente em cada um dos seis segmentos. **c** Curvas de deformação de cada um dos segmentos. **d** Modo M anatômico curvo na deformação radial.

mação radial (Figura 15.11) e circunferencial (Figura 15.12) do VD, como se verá de forma detalhada no Capítulo 14, "Função ventricular direita", e no Capítulo 15, "Cardiopatias congênitas do adulto".

Para chegar a uma análise adequada da deformação miocárdica, existem duas regras básicas: 1) para poder acompanhar com precisão o deslocamento das espículas, deve-se obter uma ecocardiografia de alta qualidade técnica, utilizando sempre harmônicas; e 2) deve-se utilizar um nível de frequência entre 40 e 80 quadros/segundo (q/s), que é muito mais baixo se comparado ao do Doppler tecidual colorido (superior a 180 c/s). As taxas de quadro por segundo ideais para medir a deformação miocárdica derivada da ecocardiografia bidimensional são, aproximadamente, 80% da frequência cardíaca. Se os q/s forem baixos (p. ex., de 20 a 40), o tempo entre cada quadro é tão longo que se perde a capacidade para detectar o deslocamento das espículas de um quadro para outro, mas, se for superior a 80, perdemos a resolução espacial e não se nota com exatidão as mudanças na deformação.

A deformação bidimensional é simples de ser feita e pode ser analisada, dependendo do *software* utilizado, em um ou vários batimentos cardíacos. Os ciclos cardíacos adquiridos podem ser processados posteriormente ou em tempo real.

Os dois métodos disponíveis para a análise de deformação miocárdica bidimensional são:

- Método com "varredura pontual".
- Método com velocidade vetorial (VV).

Ambos os métodos foram amplamente testados e comparados com a ressonância magnética cardíaca[10] e com a sonomicrometria em modelos animais de isquemia-reperfusão e de interven-

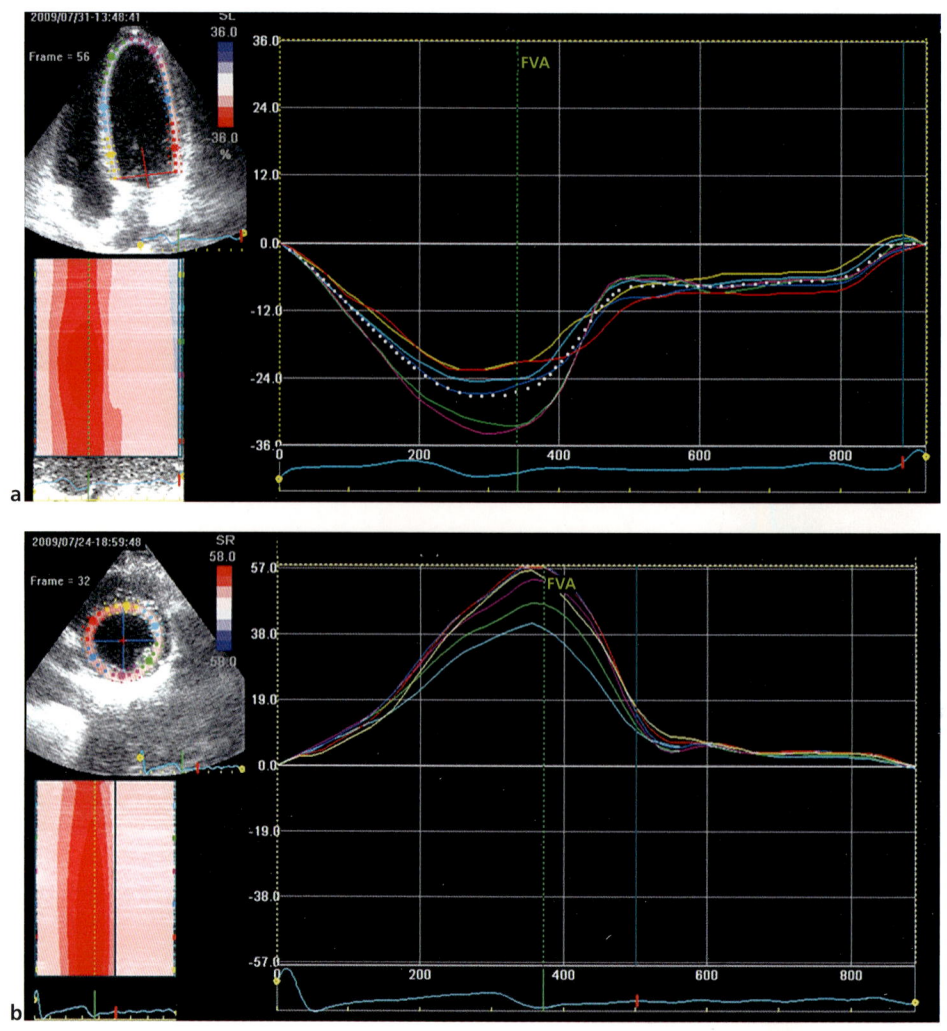

Figura 2.15 Comparação da deformação longitudinal (acima) e radial (abaixo). **a** Imagem bidimensional da deformação. **b** Deformação em modo M anatômico curvo.

ções farmacológicas.[11] Além disso, foram validados em várias situações clínicas. Essencialmente, possibilitam um novo enfoque na avaliação funcional dos ventrículos, com base no estudo da contração e do relaxamento das fibras miocárdicas nas diferentes direções da deformação (longitudinal, circunferencial e radial) de ambos os ventrículos, assim como do mecanismo de torção e distorção do VE.

A maior diferença entre os dois métodos é que a tecnologia de velocidade vetorial (VV) utiliza uma região de interesse ROZ, menor, de aproximadamente 16 *pixels*,[12] o que lhe permite acompanhar a deformação ventricular pela análise de regiões do miocárdio muito menores que aquelas examinadas com a varredura pontual, que fornecem, exclusivamente, valores transmurais indiretos, divididos por segmento. A tecnologia VV permite estudar, de modo independente, a função septal direita e esquerda, ou diferenciar a função das fibras subendocárdicas e das subepicárdicas (Figura 2.17).

Por outro lado, a tecnologia ST utiliza ROI maiores, de aproximadamente 40 *pixels*, e somente fornece dados médios transmurais agrupados por segmentos, sem poder separar o endocárdio e o epicárdio (Figura 2.18).

Ao se fazer uma comparação de ambos os métodos, logo se percebem as diferenças fundamentais: a primeira delas é que o método VV oferece a possibilidade de mostrar o vetor de velocidade superposto sobre a imagem bidimensional, possibilitando melhor percepção da contratili-

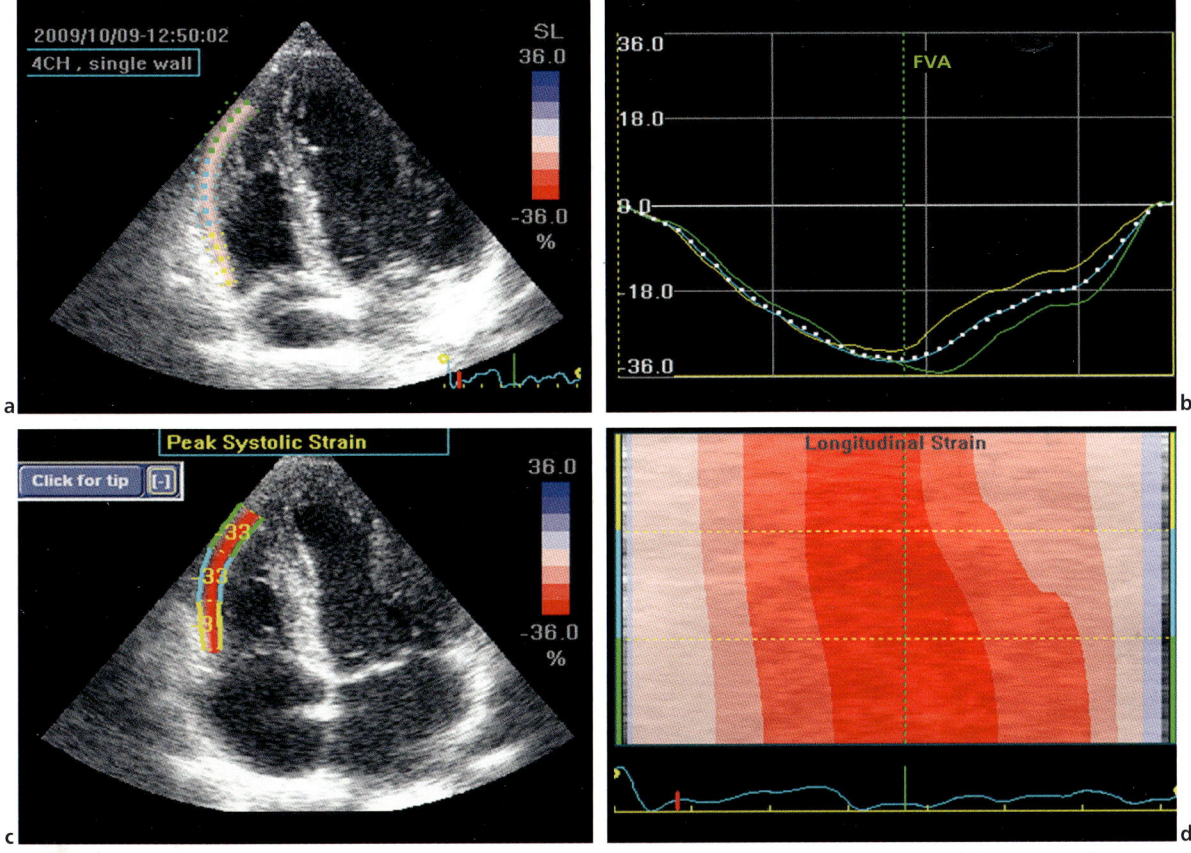

Figura 2.16 Imagem quadrática do VD. **a** Imagem bidimensional da deformação longitudinal do VD, obtida a partir do corte apical de quatro câmaras em um indivíduo normal. **b** Curvas de deformação do VD. **c** Porcentagem da deformação nos três segmentos da parede livre do VD. **d** Deformação longitudinal em modo M anatômico curvo.

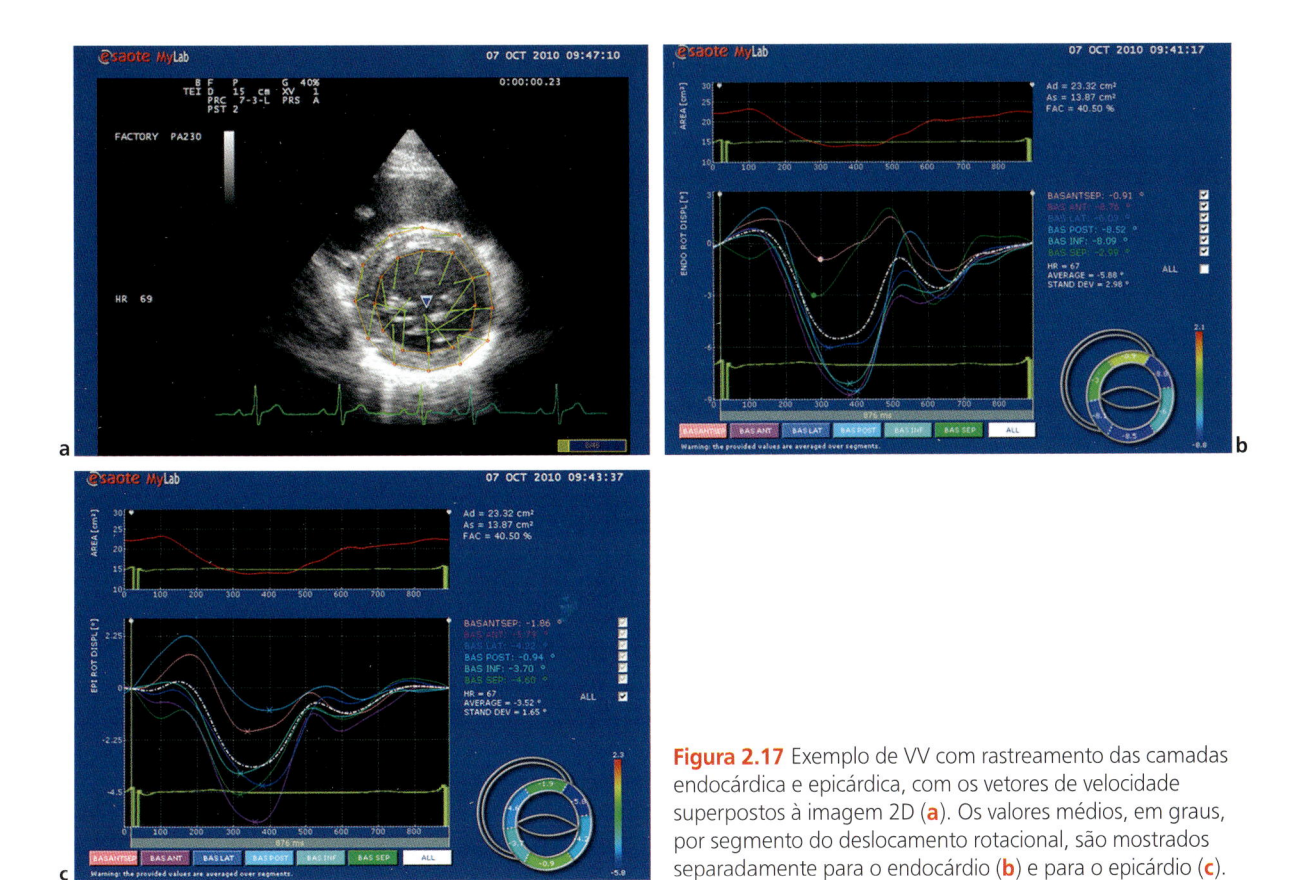

Figura 2.17 Exemplo de VV com rastreamento das camadas endocárdica e epicárdica, com os vetores de velocidade superpostos à imagem 2D (**a**). Os valores médios, em graus, por segmento do deslocamento rotacional, são mostrados separadamente para o endocárdio (**b**) e para o epicárdio (**c**).

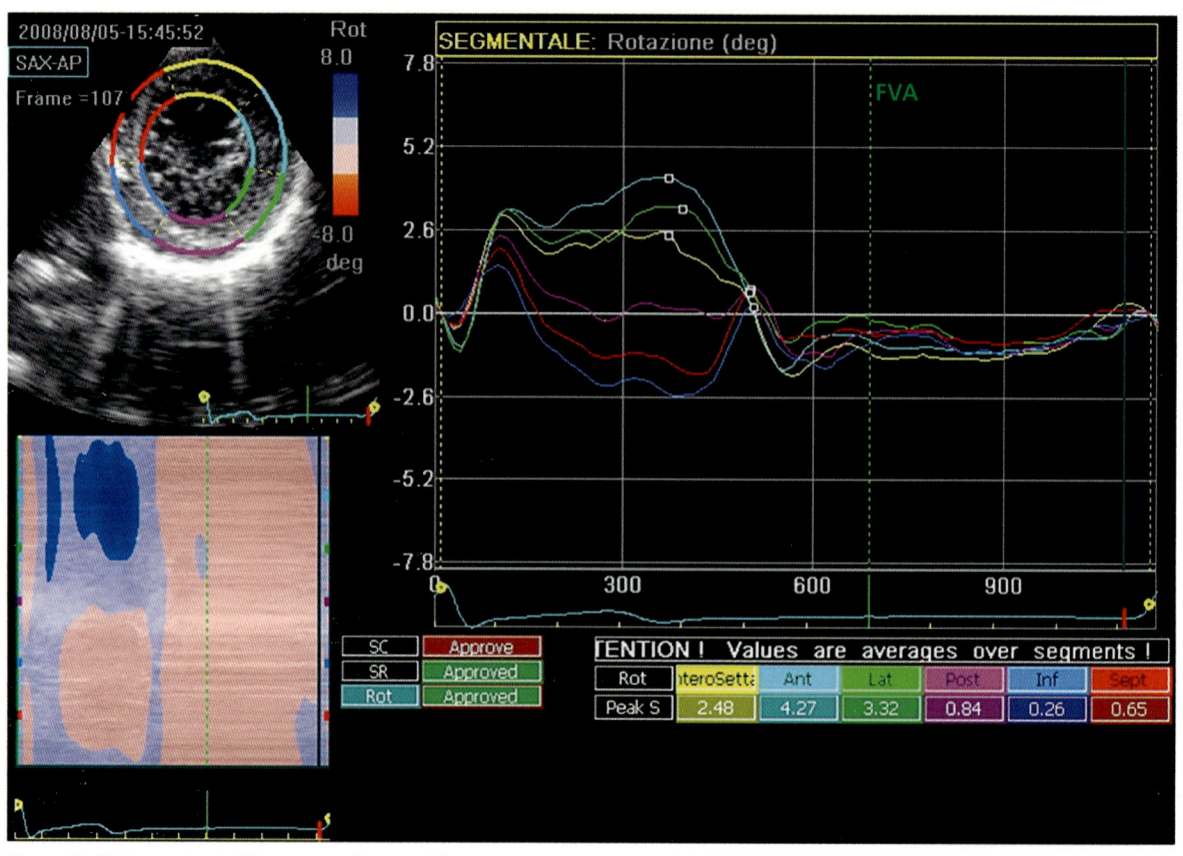

Figura 2.18 Exemplo de ST com os valores médios, em graus, por segmento, do deslocamento rotacional.

dade parietal, principalmente com relação à sincronia ventricular. E a segunda reside no fato de que o método VV quantifica, de forma independente, a deformação miocárdica nas diferentes camadas do miocárdio, já que discrimina a deformação no subendocárdio e no subepicárdio.

A seguir serão detalhadas as sucessivas etapas de ambos os métodos.

Deformação miocárdica bidimensional derivada da varredura pontual

Pegar uma imagem do fluxograma do Doppler pulsado na via de saída do VE e marcar o tempo de abertura e fechamento cardíaco (Figura 2.19).

Pegar imagens dos cortes apicais do eixo maior, de quatro e duas câmaras (isso é feito para avaliar a deformação longitudinal e transversal) (Figura 2.20).

- Já completada a primeira etapa, o *software* do equipamento oferece a opção de escolher cada um dos cortes que serão guardados para se fazer uma análise.

- Depois são marcados três pontos em cada corte, que originarão o traçado automático das paredes através do ecocardiógrafo.

- Assim será obtida uma amostra viável para ser analisada, que será chamada de "região de interesse" (ROI). Esta amostra somente pode ser analisada de forma global e suas posteriores modificações serão feitas com base nos três pontos selecionados.

- Aparecerá na tela a análise automática que dá como validados, pela letra "V", os segmentos que apresentam uma excelente análise bidimensional e, com um "X", os que dão margem a dúvidas: o operador será o responsável por aceitar ou recusar a análise automática dos segmentos miocárdicos (Figura 2.21).

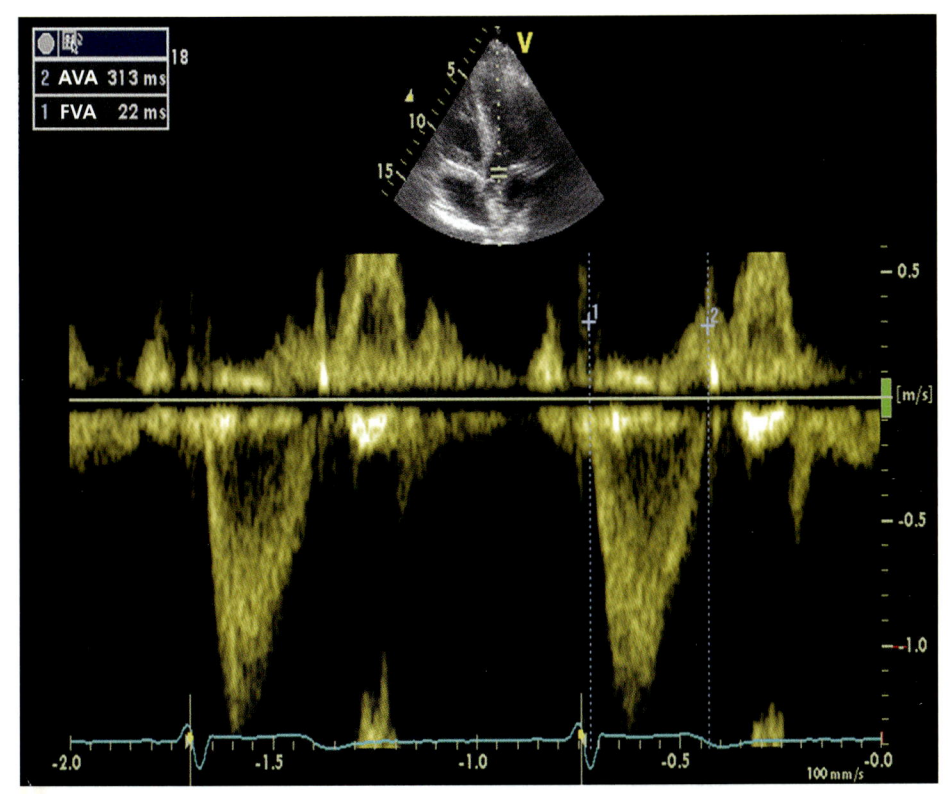

Figura 2.19 Doppler do fluxo aórtico com o tempo de abertura e fechamento da válvula aórtica com relação ao QRS do ECG. A abertura e o fechamento aórtico ocorrem a 22 e 313 ms do pico da onda R (marcado com uma linha vertical amarela).

- Para finalizar o processo usando a metodologia ST, obtêm-se informações da análise de deformação miocárdica longitudinal de cada um dos cortes (Figuras 2.22 e 2.23, vídeos 7 e 8) e depois, finalmente, da visão e da avaliação global utilizando a imagem "olho de boi" (Figura 2.24 e vídeo 9).
- Por essa técnica pode-se completar a análise da deformação miocárdica radial, circunferencial, a rotação e a torção (ver Capítulo 3, "Rotação e torção miocárdicas: importância na análise da função ventricular esquerda"). Para isso, pegam-se imagens do menor eixo paraesternal na válvula mitral, nos músculos papilares e na região apical.

Deformação miocárdica derivada da velocidade vetorial

Este novo método, desenvolvido na Europa, foi incorporado por algumas marcas de ecocardiógrafos com nomes diferentes (VVI, *Velocity Vector Imaging* no ecógrafo Acuson e *Xstrain* no ecógrafo Esaote) e possibilita medir a deformação bidimensional por varredura pontual, seguindo algoritmos que analisam a margem endocárdica ou epicárdica.[13,14]

A avaliação automática da velocidade em um ponto específico do miocárdio é obtida a partir da comparação do deslocamento da imagem em torno de tal ponto em dois quadros consecutivos. A velocidade é calculada como o quociente entre o deslocamento e o intervalo de tempo decorrido, como se vê na Figura 2.25.

Esta técnica permite o acompanhamento e a análise independente do endocárdio e do epicárdio, selecionando cada um dos segmentos que serão estudados, além de avaliar o gradiente fisiológico de contratilidade do VE que existe entre essas duas camadas.

Em um coração normal, a deformação longitudinal subendocárdica é maior que a subepicárdica, e a explicação fisiológica para isso pode estar na complexa orientação das fibras miocárdicas e nas características do tecido não compressivo. Este gradiente entre as camadas endocárdica e

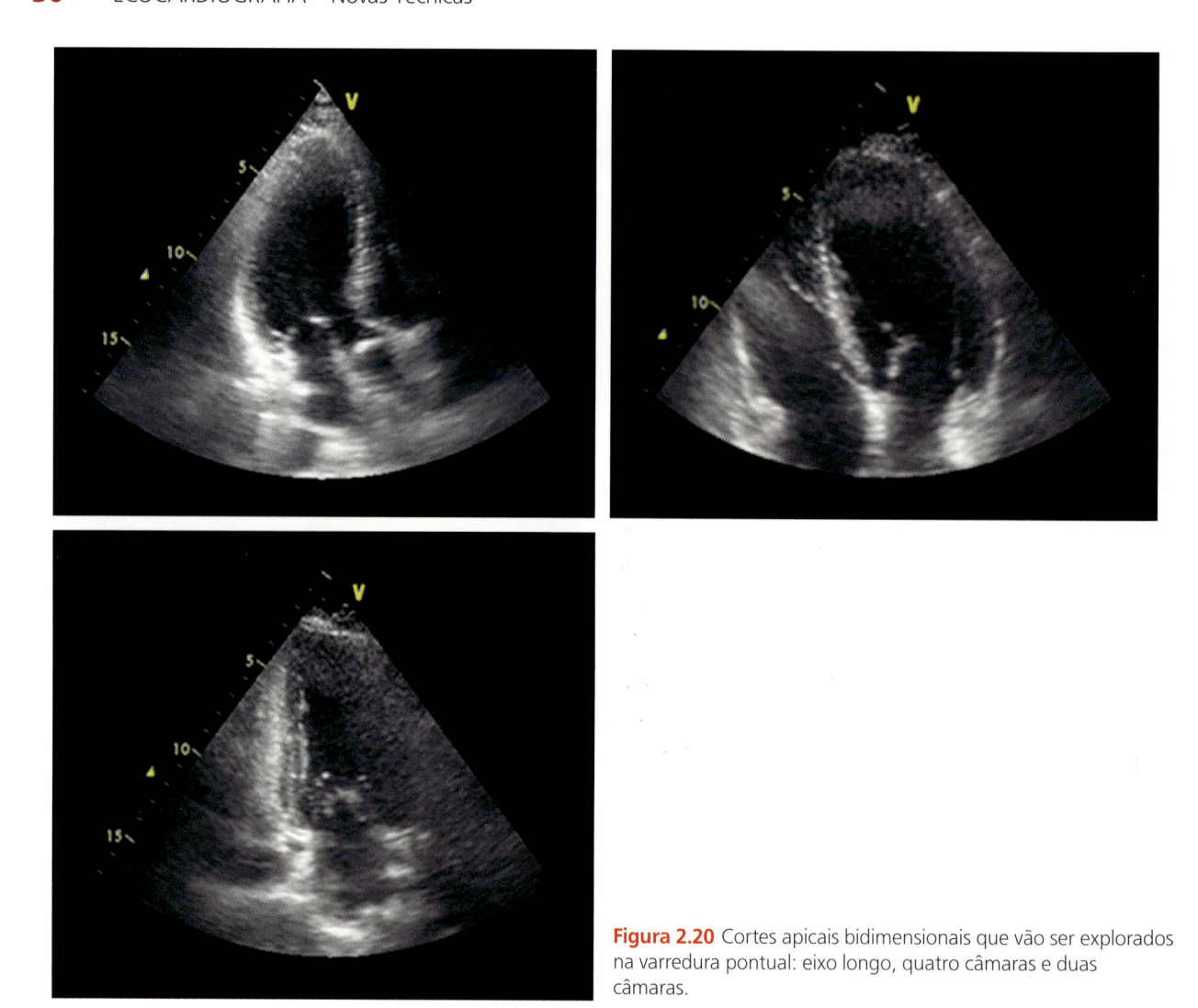

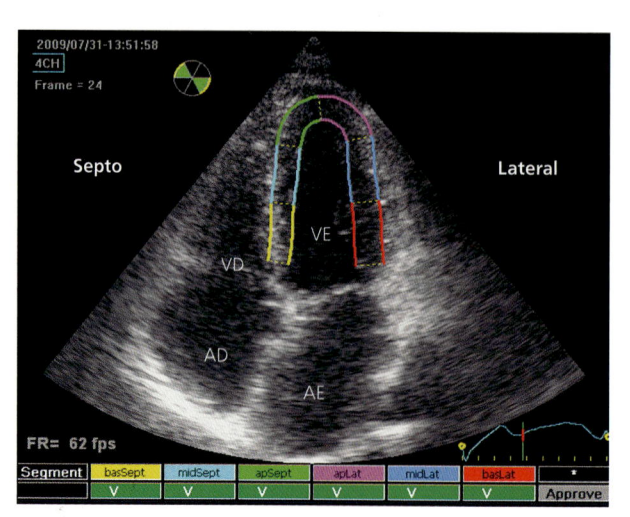

Figura 2.20 Cortes apicais bidimensionais que vão ser explorados na varredura pontual: eixo longo, quatro câmaras e duas câmaras.

Figura 2.21 Corte apical de quatro câmaras. Observar, na margem inferior da imagem, a validação com a letra "V" daqueles segmentos que o *software* obteve e reconheceu como válidos. AE: átrio esquerdo; AD: átrio direito; VD: ventrículo direito; VE: ventrículo esquerdo.

2 | Deformação miocárdica

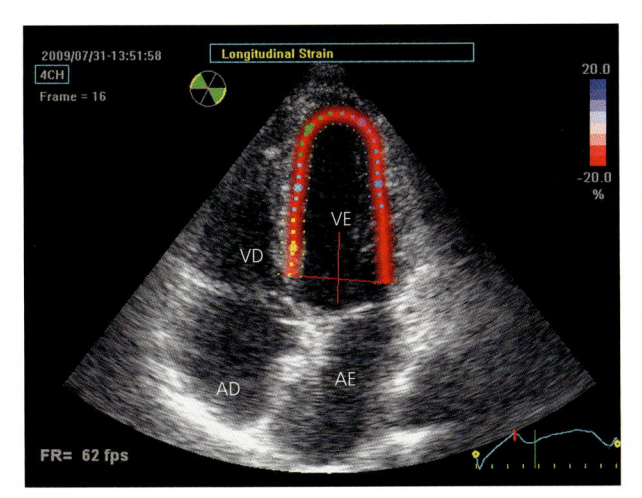

Figura 2.22 Deformação miocárdica no corte apical de quatro câmaras com ST. Em vermelho vê-se a deformação bidimensional longitudinal do VE em um indivíduo normal. A imagem bidimensional, na sístole, se colore de vermelho porque a fibra miocárdica encurta seu comprimento inicial.
AE: átrio esquerdo; AD: átrio direito; VD: ventrículo direito; VE: ventrículo esquerdo.

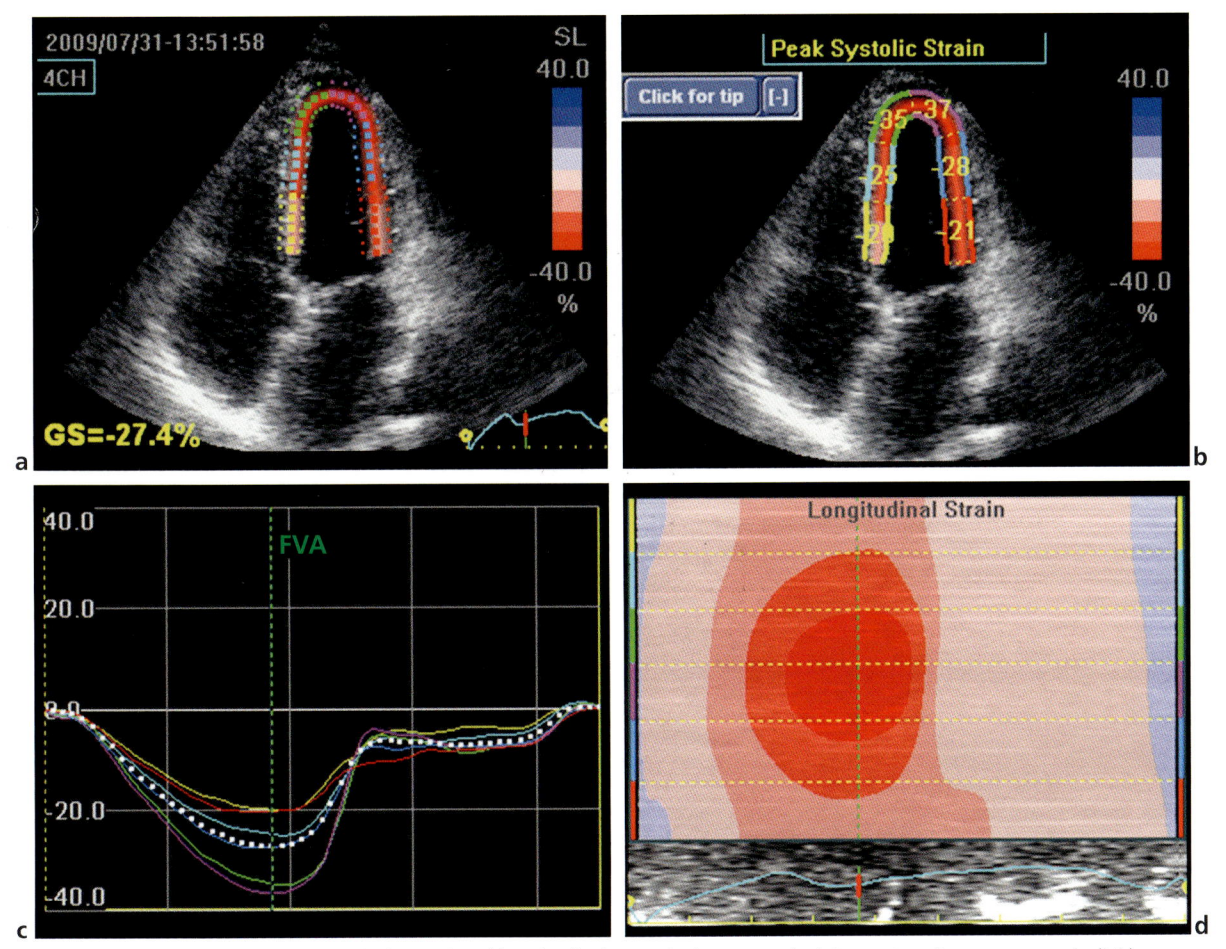

Figura 2.23 Deformação miocárdica bidimensional longitudinal a partir do corte apical de quatro câmaras em um indivíduo normal. **a** Amostra de interesse sobre os segmentos do miocárdio do VE. **b** Valores de deformação longitudinal de pico, calculados automaticamente em cada um dos segmentos. **c** Curvas de deformação de cada um dos segmentos. **d** Modo M anatômico curvo da deformação longitudinal.

Figura 2.24 Representação gráfica em "olho de boi" da deformação bidimensional longitudinal de pico sistólico (DSGP) em um indivíduo normal. Observe que os valores aumentam da base ao ápice. Os valores expressos abaixo do "olho de boi" correspondem à média da deformação sistólica em cada um dos cortes apicais. A deformação longitudinal média das três vias apicais com os 7 segmentos analisados (DSGP_Avg) é de –26,7%.

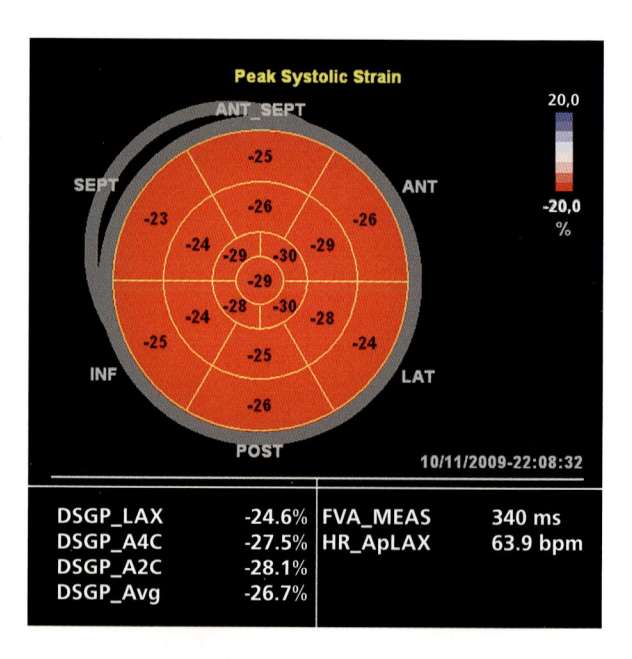

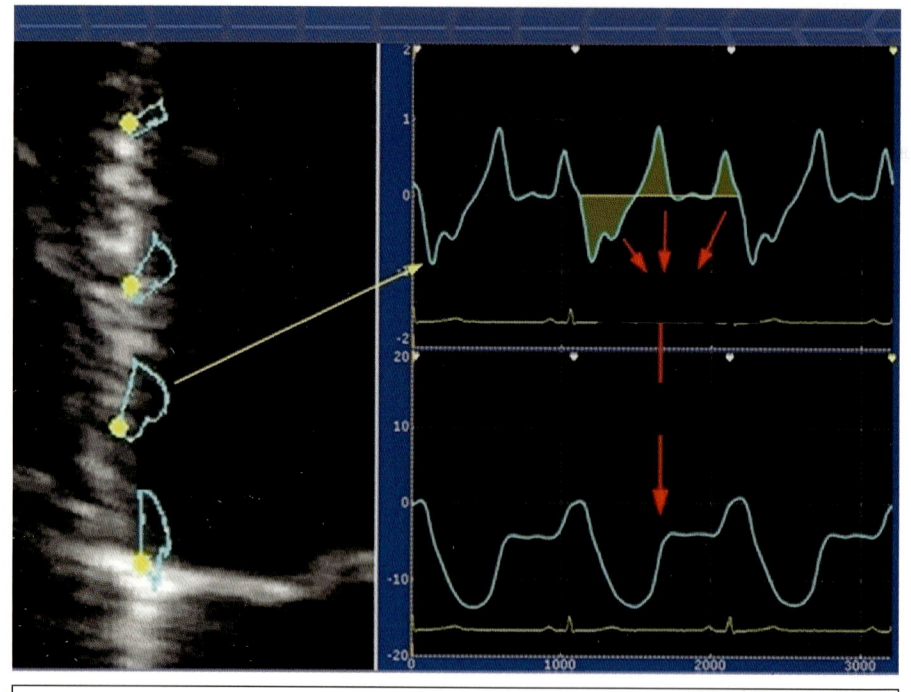

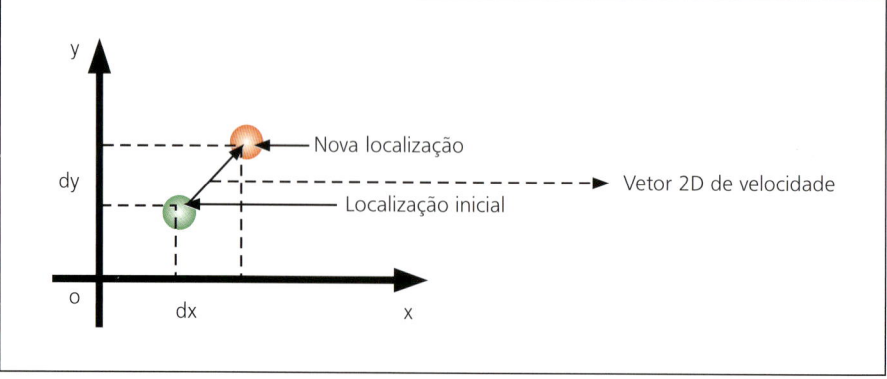

Figura 2.25 A velocidade local pode ser representada como um vetor superposto à imagem bidimensional. Seu deslocamento durante o ciclo cardíaco gera um caracol, do qual se derivam a deformação e a velocidade de deformação.

epicárdica foi demonstrado por ressonância magnética cardíaca e pode ser evidenciado nitidamente com a técnica do VV.

A seguir detalharemos, passo a passo, como são obtidas as informações com a técnica do VV:

- Obter imagens bidimensionais excelentes nos três cortes apicais (quatro câmaras, duas câmaras e maior eixo apical) e nos três cortes paraesternais (menor eixo da válvula mitral, músculos papilares e ápice).
- Em cada um dos cortes são marcados os pontos de referência a partir dos quais são traçados os vetores de intersecção que permitem padronizar a análise. Depois seleciona-se a intersecção entre esses vetores e a união com o endocárdio (Figura 2.26).
- Posteriormente faz-se uma avaliação apenas do endocárdio (vídeo 10) ou do endocárdio e do epicárdio de forma conjunta (Figura 2.27 e vídeo 11).
- Cada um dos pontos selecionados, quer seja do endocárdio ou do epicárdio, pode ser modificado de forma manual.
- Finalmente, entra-se no menu de análise a fim de se obter curvas, valores, gráficos e a visualização de deslocamento vetorial (Figuras 2.28 a 2.32 e vídeo 12).

A técnica de VV pode estudar, de forma independente, o endocárdio e o epicárdio, por isso dá a chance de estudar o chamado "esqueleto septal". As duas margens do septo interventricular são formadas por fibras miocárdicas, com diferente orientação espacial, pertencentes a diferentes componentes da faixa miocárdica helicoidal ventricular, além de apresentar um distinto padrão de deformação longitudinal. As fibras septais esquerdas pertencem ao segmento descendente da hélice interna que cobre quase toda a porção esquerda do septo, e estão orientadas em sentido anteroposterior. A porção direita do septo é formada pelo segmento ascendente da hélice interna,

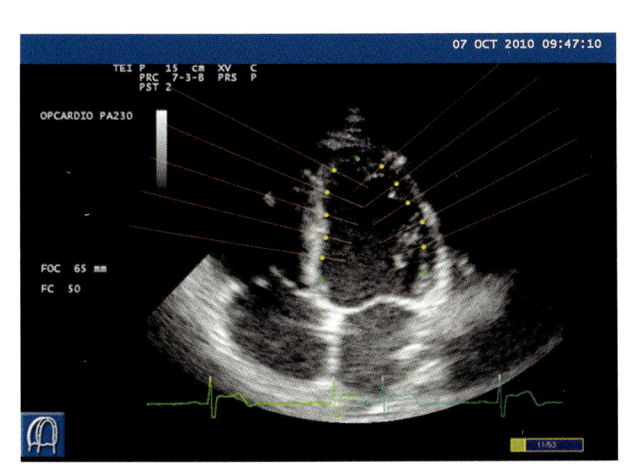

Figura 2.26 Imagem bidimensional que mostra, em cor verde, três pontos (um localizado no septo basal, um na parede lateral e outro no ápice cardíaco). A partir deles, o *software* traça linhas que se cruzam, perpendicularmente, com a margem endocárdica, onde manualmente se faz a marcação da interseção linha–subendocárdio, que corresponde aos pontos amarelos.

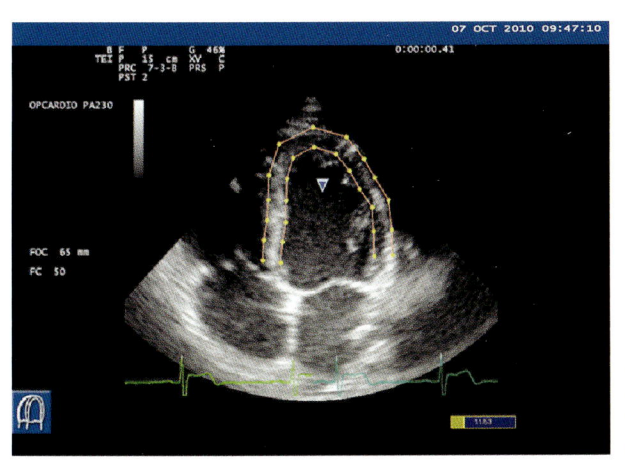

Figura 2.27 Imagem do corte apical de quatro câmaras em que foi selecionada a avaliação simultânea do endocárdio e do epicárdio.

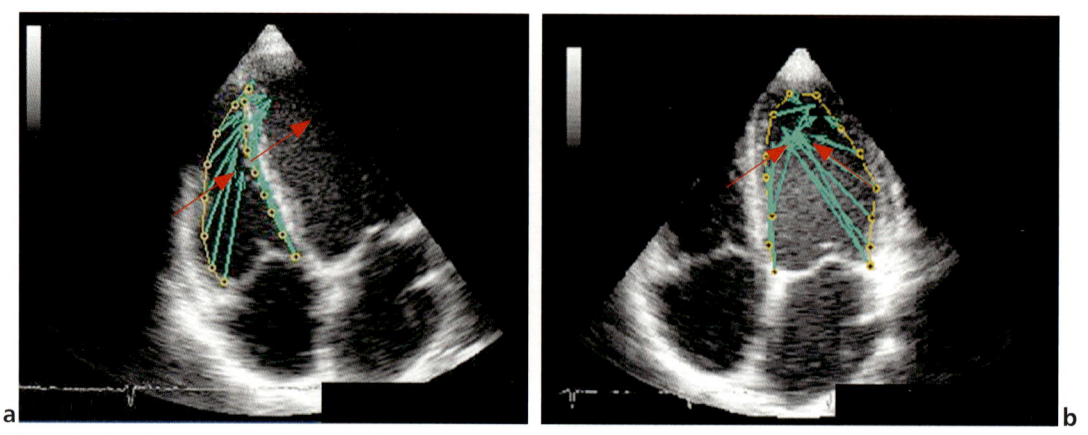

Figura 2.28 A deformação bidimensional vetorial da parede livre do VD (**a**) mostra uma direção coincidente com a do septo interventricular, enquanto os vetores de contração do ventrículo esquerdo (**b**) são opostos.

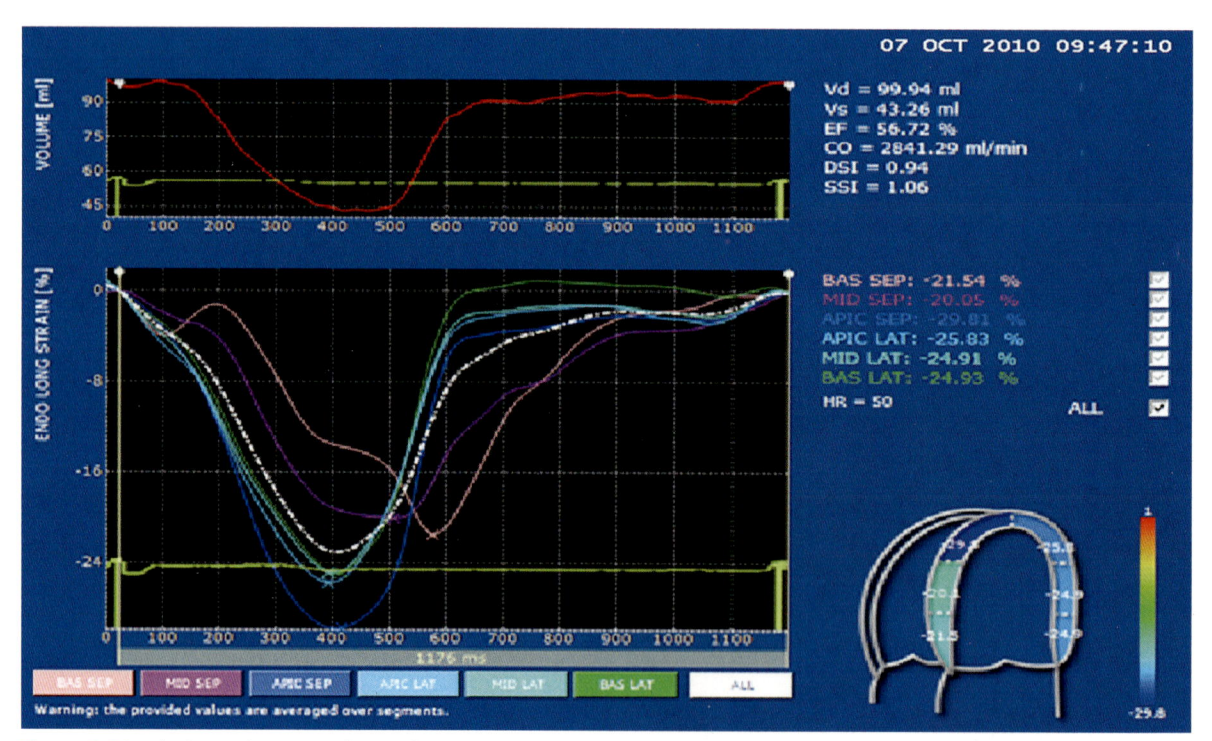

Figura 2.29 Painel superior: curva das mudanças de volume do VE (em vermelho) e o ECG (em verde). À direita, o volume diastólico (VD) de 99,94 mL, o volume sistólico (Vs) de 43,26 mL, a fração de ejeção do VE (EF) de 56,72%, o débito cardíaco (DC) de 2.841,29 mL/min, o índice de esfericidade diastólico (DSI) de 0,94 e o índice de esfericidade sistólico (SSI) de 1,06. Painel inferior: curvas de deformação endocárdica longitudinal e, à direita, a segmentação do corte apical de quatro câmaras com seus valores de deformação endocárdica longitudinal.

pela região posterior, enquanto na porção anterior está ligada à hélice externa, que se une à via de saída do ventrículo direito: todas as fibras têm um trajeto retilíneo.[14] O limite entre o septo direito e o esquerdo é visível tanto nos preparados anatômicos como nas projeções ecocardiográficas (Figura 2.33).

A parede lateral do VD é formada por fibras dispostas quase que exclusivamente em sentido longitudinal. Estas características do septo e da parede livre fazem com que, no septo direito, os valores da deformação longitudinal sejam sempre maiores que os do septo esquerdo, sem diferenças significativas nos três segmentos.

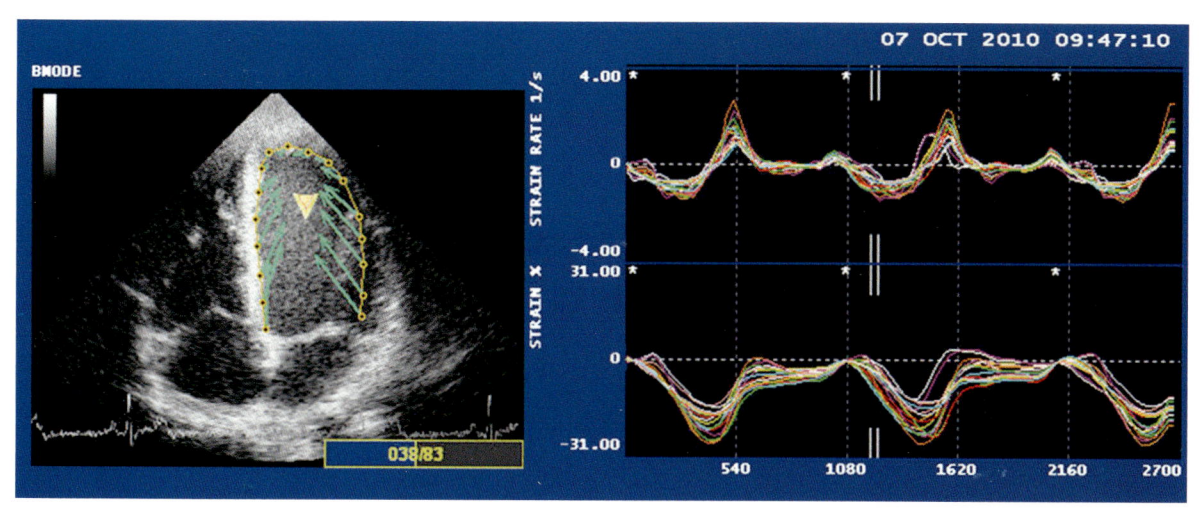

Figura 2.30 Deformação miocárdica bidimensional derivada da velocidade endocárdica vetorial. À esquerda: corte apical de quatro câmaras. Durante a sístole, os vetores septais e laterais se dirigem de forma simultânea e uniforme em direção oposta (até o centro da cavidade). À direita: abaixo se veem as curvas da deformação (%) e, acima, as curvas da velocidade de deformação (s^{-1}) dos seis segmentos analisados, durante os batimentos. As curvas homogêneas e bem superpostas indicam que o VE se contrai sincronicamente.

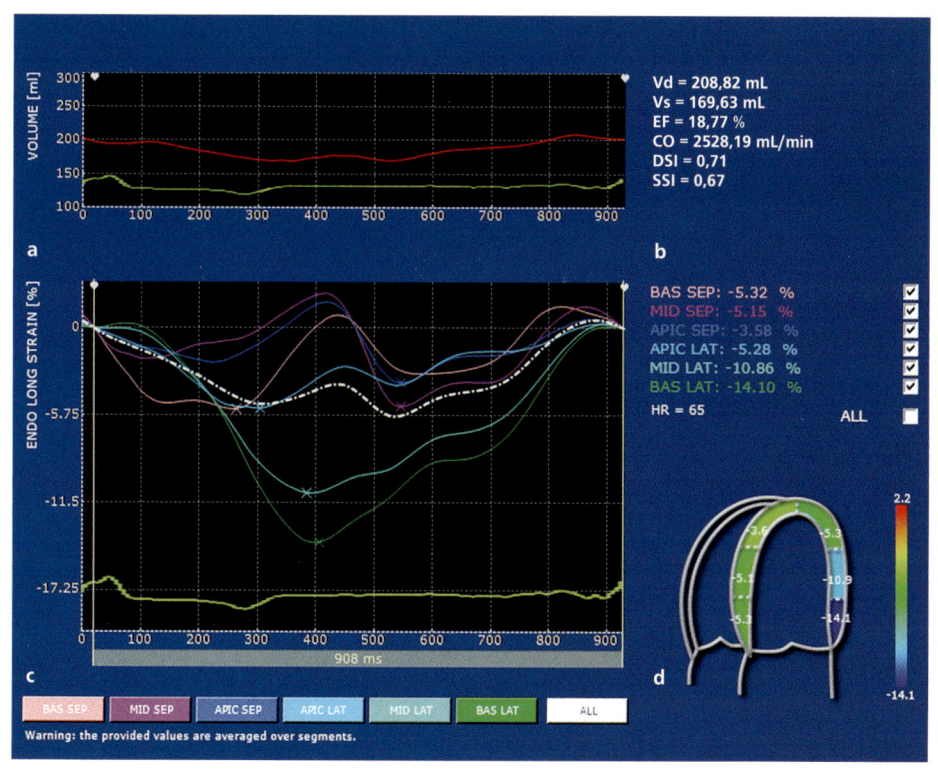

Figura 2.31 Alteração na deformação miocárdica em uma miocardiopatia dilatada isquêmica necrótica. **a** Curva das mudanças de volume do VE (em vermelho) com o ECG (em verde). **b** Volume do fim da diástole (Vd): 208,82 mL, volume do fim da sístole (Vs): 169,63 mL, fração de ejeção (EF): 18,77%, volume-minuto (CO): 2.528,19 mL/min, índice de esfericidade diastólico (DSI): 0,71, índice de esfericidade sistólico (SSI): 0,67. **c** As curvas de deformação longitudinal mostram uma nítida redução dos valores, principalmente no septo e no ápice. **d** Representação do corte apical de quatro câmaras com os valores da deformação.

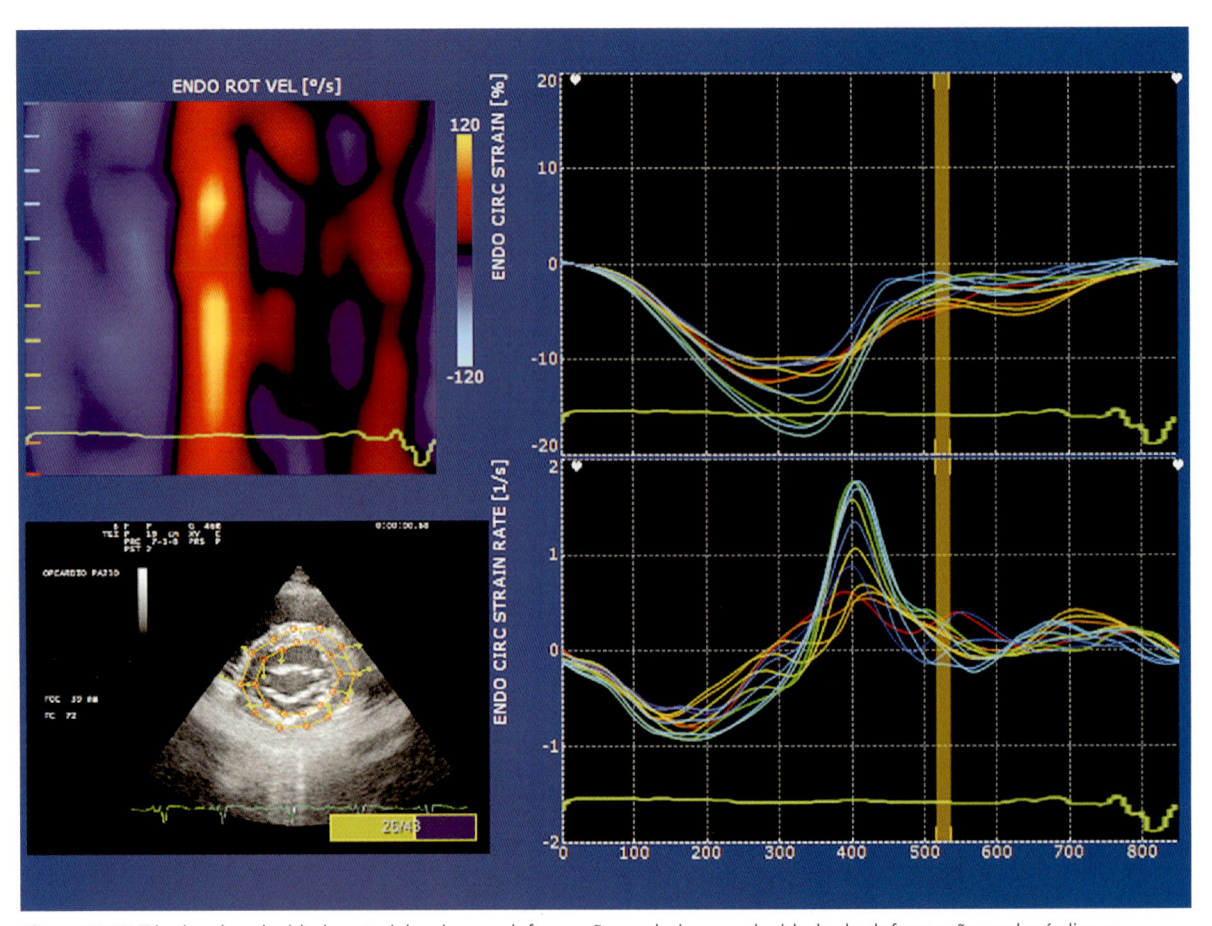

Figura 2.32 Técnica da velocidade vetorial: acima, a deformação e, abaixo, a velocidade de deformação endocárdica e circunferencial no eixo curto paraesternal na válvula mitral, em um indivíduo normal.

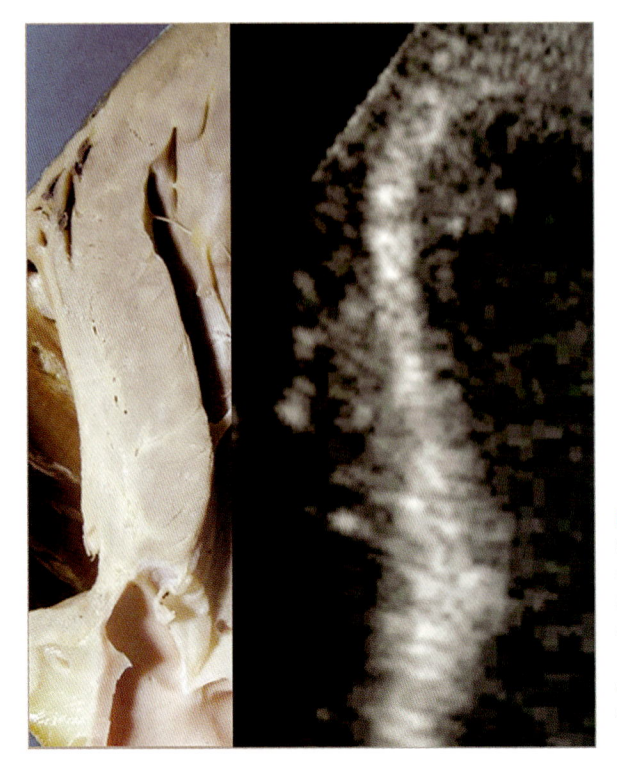

Figura 2.33 No corte anatômico, a diferente disposição das fibras evidencia o limite entre o segmento ascendente (septo direito) e o segmento descendente (septo esquerdo).
Na imagem ecocardiográfica, o limite corresponde à linha hiperercogênica no centro do septo, denominado "esqueleto septal".

Outras considerações sobre deformação miocárdica

Uma pergunta que frequentemente se faz diante dessa nova tecnologia na análise da deformação do tecido miocárdico é: qual é o grau de fidelidade de cada um desses métodos?

O fato de ambos os métodos fornecerem resultados idênticos depende da experiência do operador. A obtenção da deformação miocárdica bidimensional é rápida e em poucos minutos podem ser obtidas todas as informações necessárias. Uma limitação parcial, principalmente para os equipamentos que utilizam ST, é a presença de fibrilação atrial, já que, para que os resultados possam ser processados e representativos, é preciso que não haja uma variação muito grande na duração do ciclo cardíaco. Sendo assim, os resultados serão consistentes nos três cortes.

Outras limitações são as seguintes: é necessária uma imagem de boa qualidade, existe muita suavização automática e, para evitar ruídos e artefatos, calcculam-se as médias. Por isso os valores de deformação bidimensional são menores que os da deformação derivada do Doppler tecidual colorido.

Não foram descritas diferenças na deformação entre homens e mulheres, mas sim que a porcentagem de deformação é menor nos indivíduos com mais de 50 anos.

Também não foi estabelecido se existem segmentos mais difíceis de serem analisados, mas parece que os segmentos inferiores e basais apresentariam menor confiabilidade.

Tudo parece indicar que, mesmo um método bem desenvolvido, com uma capacidade de analisar até 30 quadros por segundo e uma magnífica resolução temporal e espacial, nem sempre é exato e seriam necessários programas com o dobro de quadros por segundo para demonstrar disfunções segmentares suaves. Neste contexto, a deformação miocárdica bidimensional é uma ferramenta muito sensível. Nossa visão permite apenas analisar a excursão e o espessamento (radial e transversal), enquanto a deformação bidimensional permite quantificar a deformação em todos os eixos (longitudinal, radial, circunferencial e transversal), a rotação e a torção ventricular.

A partir da deformação miocárdica bidimensional longitudinal também podem ser obtidas curvas de velocidade similares às do Doppler tecidual, expressas em cm/s (Figura 2.34); às da velocidade de deformação, expressas em s^{-1} (Figura 2.35), as do deslocamento longitudinal expressas em mm (Figura 2.36); e às do deslocamento transversal ou espessamento, medidas em mm (Figura 2.37).

Pela deformação longitudinal podem ser obtidas informações de todos os segmentos sob a forma de "olho de boi" do deslocamento longitudinal (Figura 2.38) e transversal (Figura 2.39).

Já da análise bidimensional circunferencial também podem ser obtidas as curvas de deformação e velocidade de deformação circunferencial (Figura 2.40). Da deformação bidimensional radial são obtidas as curvas de deformação (%), a velocidade de deformação radial (s^{-1}) (Figura 2.41) e as do deslocamento radial (mm) (Figura 2.42).

COMPARAÇÃO ENTRE A ANÁLISE DA DEFORMAÇÃO BIDIMENSIONAL E A DEFORMAÇÃO DERIVADA DO DOPPLER TECIDUAL COLORIDO

A análise da deformação derivada do Doppler é ângulo-dependente e não pode ser feita no ápice por ele estar situado perpendicularmente ao feixe ultrassônico. Também não podem ser analisados os eixos curtos do ventrículo esquerdo. A deformação miocárdica bidimensional não é ângulo-dependente e pode-se analisar o ápice, nos menores eixos, medir parâmetros de deformação em sentido radial e circunferencial.

Quando se mede a deformação bidimensional, pode-se notar que existe um gradiente incremental desde a base até o ápice, ou seja, que nos segmentos apicais a deformação é maior que nos segmentos basais.[15,16] O coração é como um pistão, onde a base se deforma pouco e o ápice se deforma mais (Figura 2.43).

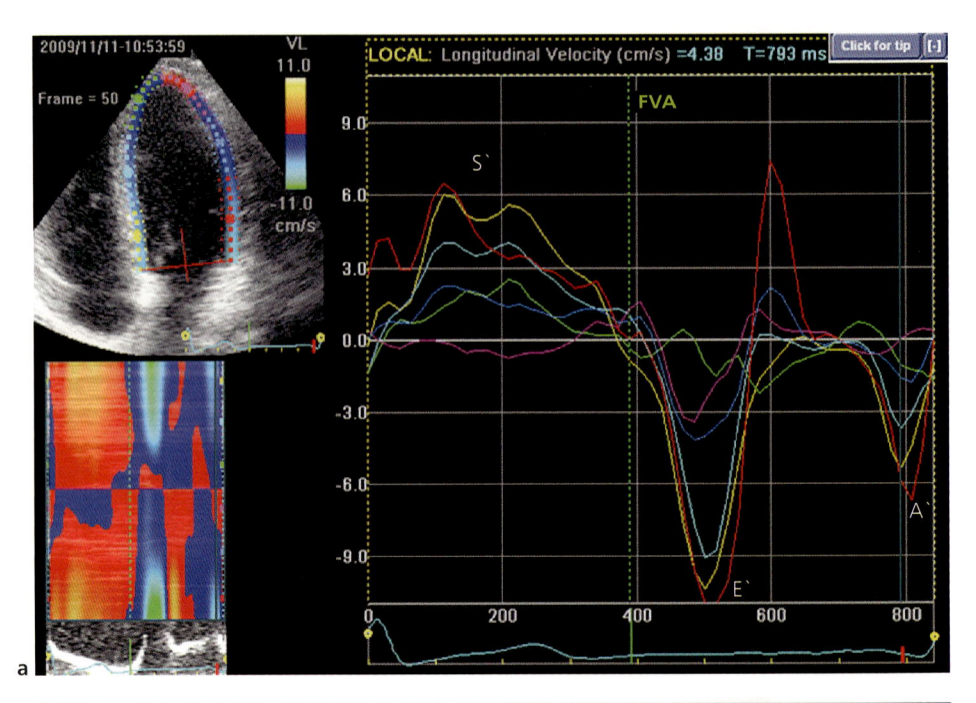

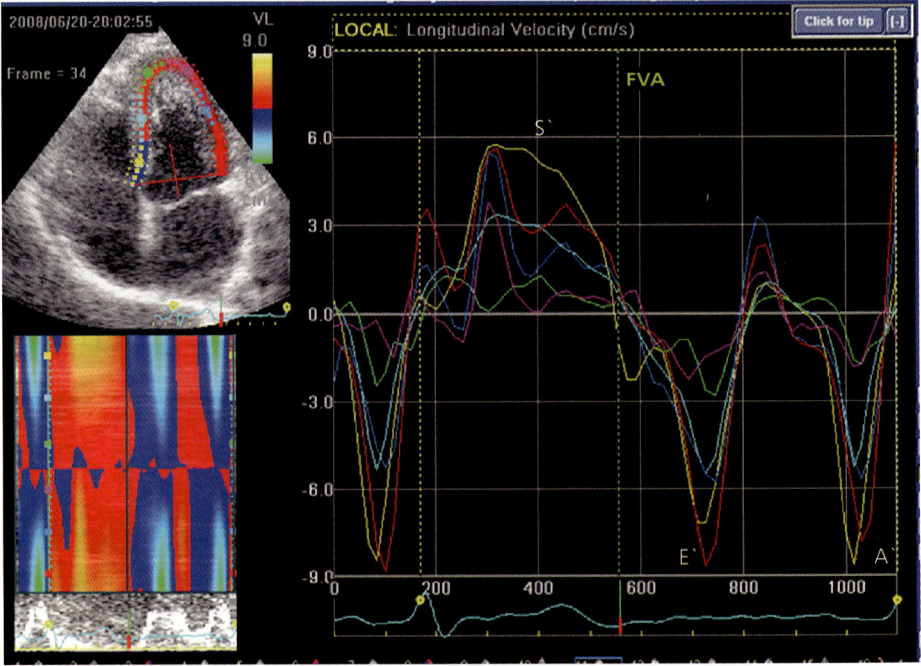

Figura 2.34 Curvas de velocidade miocárdica derivadas da deformação bidimensional longitudinal em mulher saudável, de 28 anos, com uma relação E/A > 1 (**a**) e em uma mulher saudável, de 60 anos, com uma relação E/A < 1 (**b**). Observe o aumento da velocidade tecidual durante a contração em razão da idade.

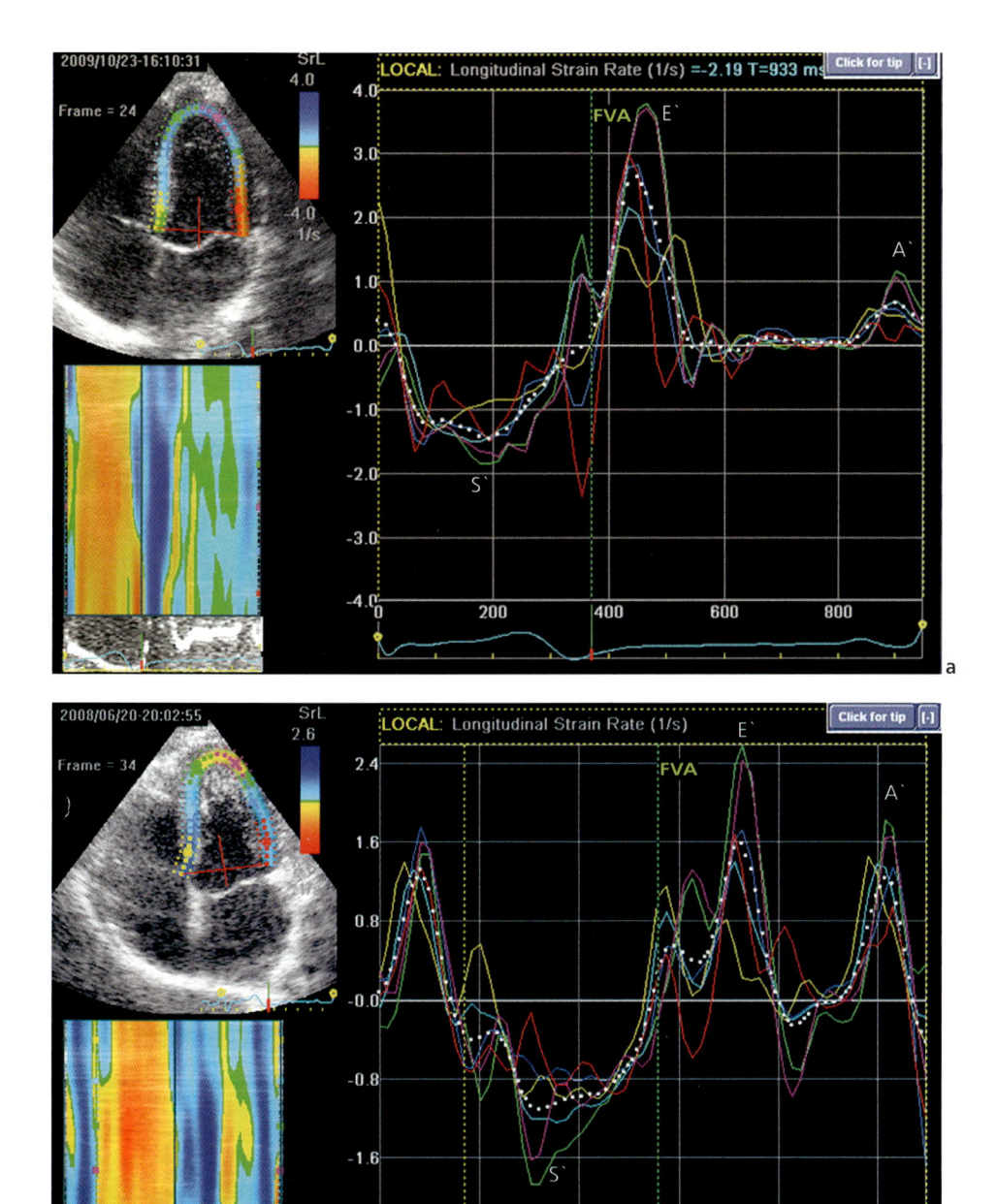

Figura 2.35 Curvas de velocidade de deformação derivadas da análise bidimensional longitudinal obtida em mulher saudável, de 28 anos, com uma relação E/A > 1 (**a**) e em uma mulher saudável, de 60 anos, com um aumento da velocidade pico A sem chegar a inverter a relação E/A (**b**). Observe o aumento da velocidade tecidual durante a contração em razão da idade.

Figura 2.36 Curvas de deslocamento longitudinal derivadas da deformação bidimensional longitudinal obtidas em um indivíduo normal. O deslocamento longitudinal, expresso em mm, é equivalente ao deslocamento da trajetória do tecido derivado do Doppler tecidual colorido e diminui dos segmentos basais aos apicais.

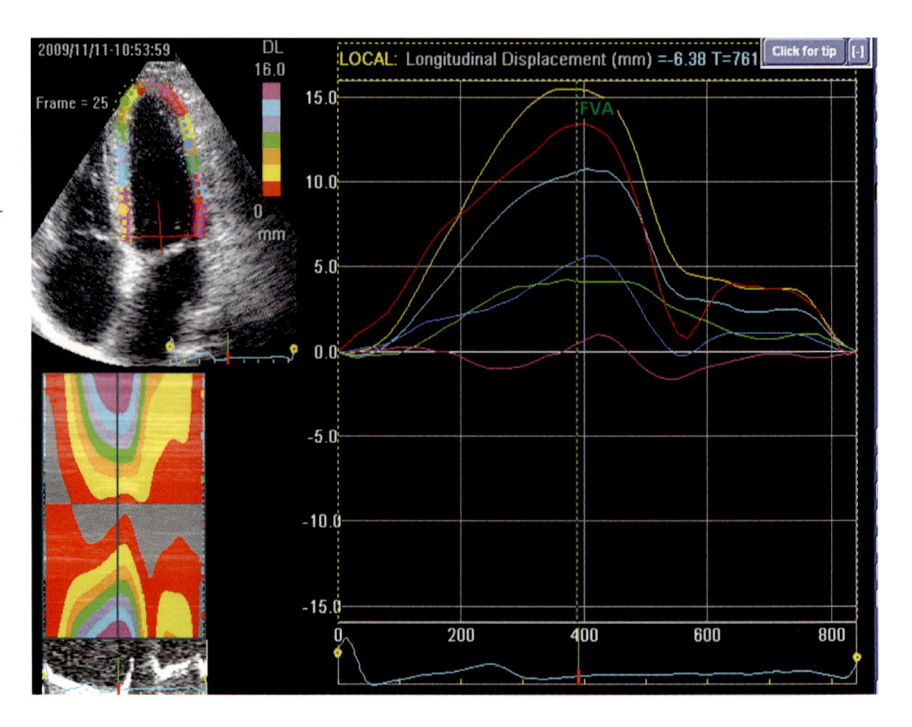

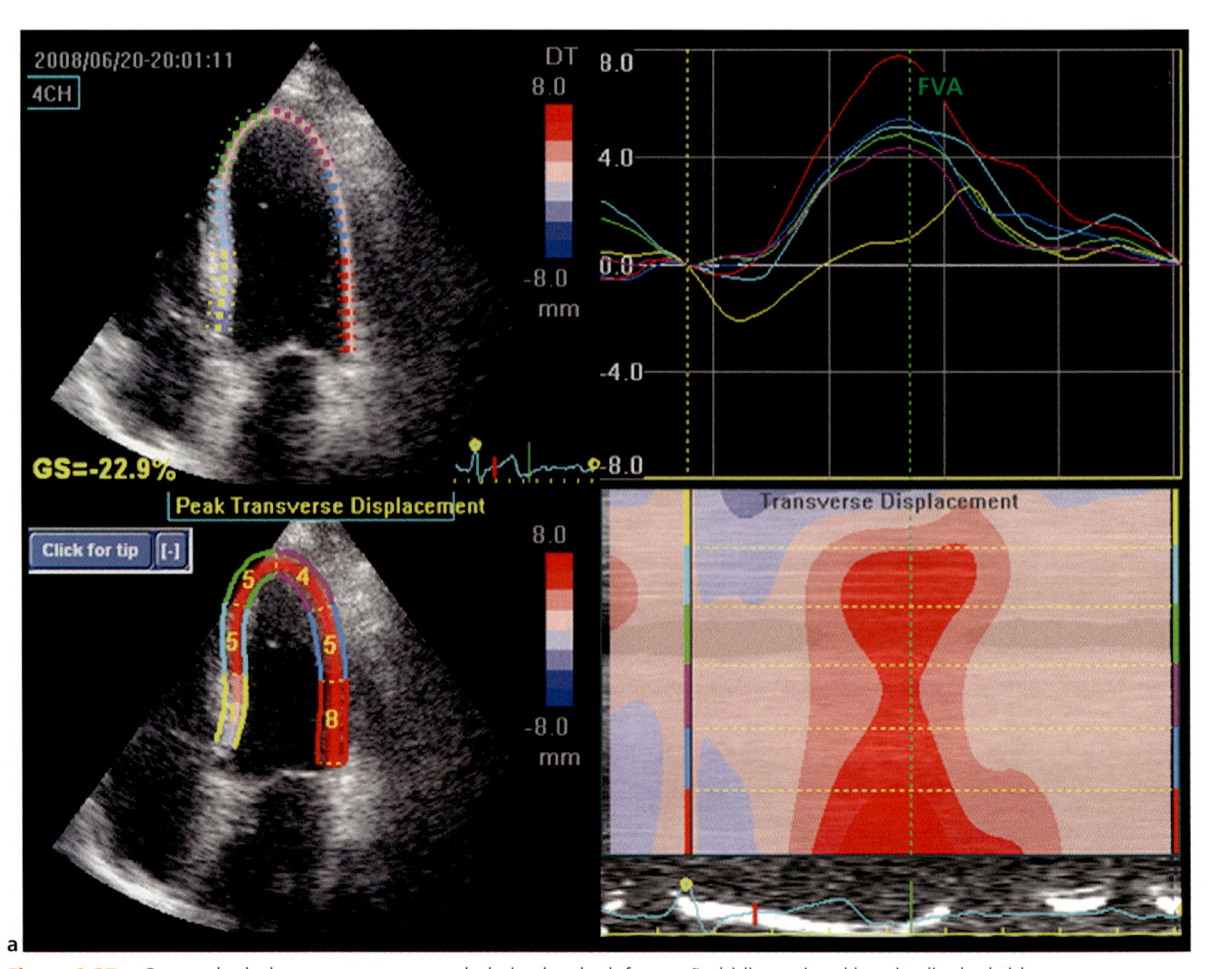

Figura 2.37 a Curvas de deslocamento transversal, derivadas da deformação bidimensional longitudinal, obtidas em um indivíduo normal. As curvas de deslocamento transversal, medidas em mm, são equivalentes à excursão sistólica da cada segmento miocárdico. O deslocamento transversal em pico em indivíduos normais tem grande amplitude e ocorre no fim da sístole.

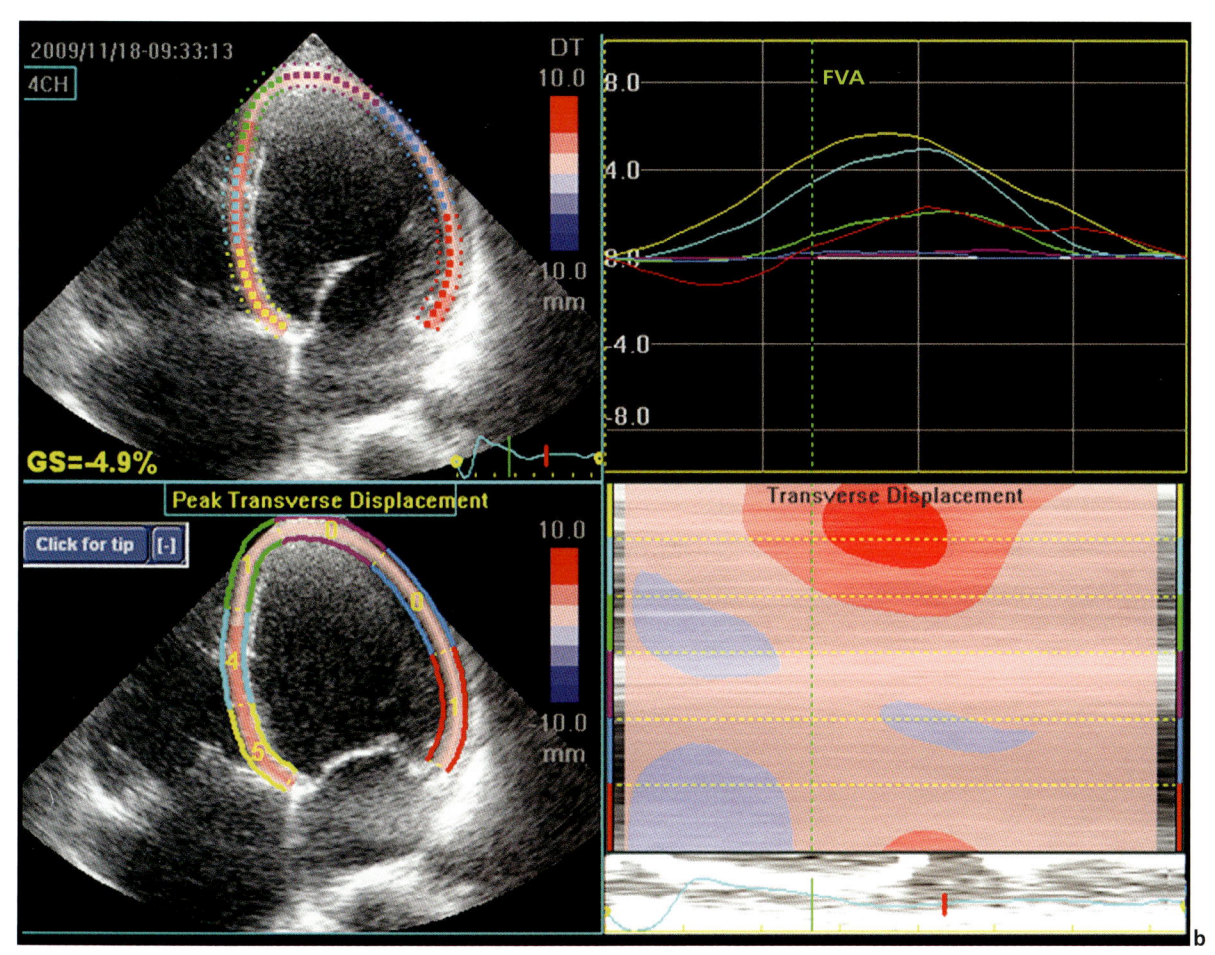

Figura 2.37 b *(Cont.)* Curvas de deslocamento transversal derivadas da deformação bidimensional longitudinal, obtidas em um paciente com miocardiopatia dilatada. As curvas de deslocamento transversal, medidas em mm, são equivalentes à excursão sistólica de cada segmento miocárdico. O deslocamento transversal em pico tem menor amplitude e não ocorre no mesmo momento, mostrando a presença de assincronia intraventricular.

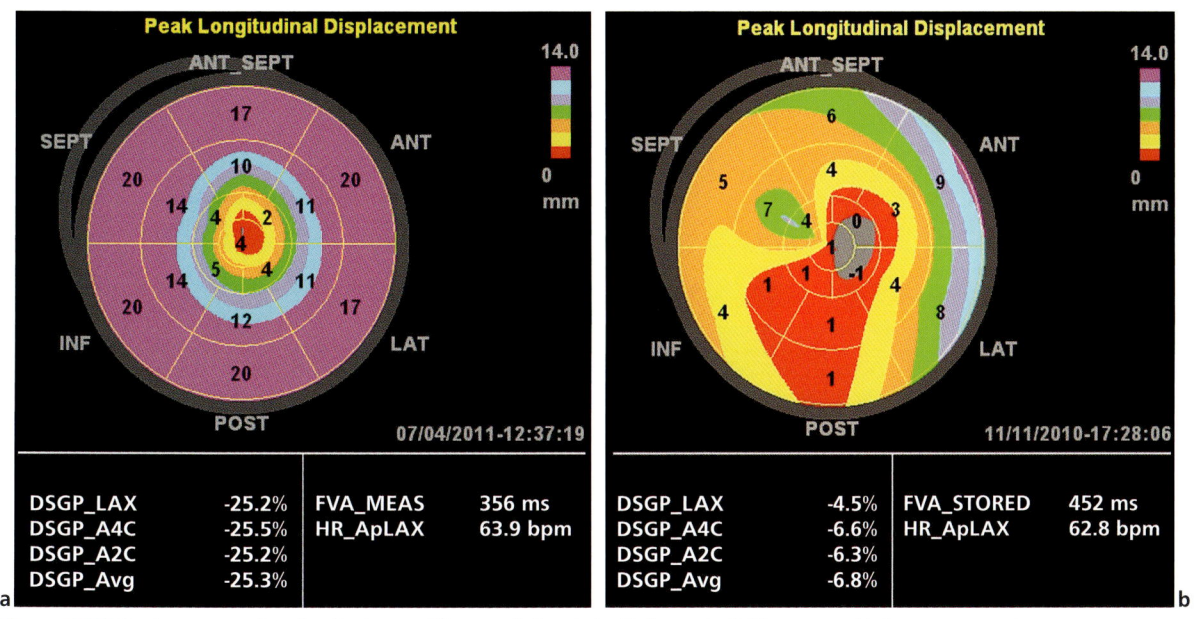

Figura 2.38 Deslocamento longitudinal no gráfico em "olho de boi" de um indivíduo normal (**a**) e em um paciente com miocardipatia dilatada que apresenta severa disfunção sistólica e nítida redução do deslocamento longitudinal (**b**).

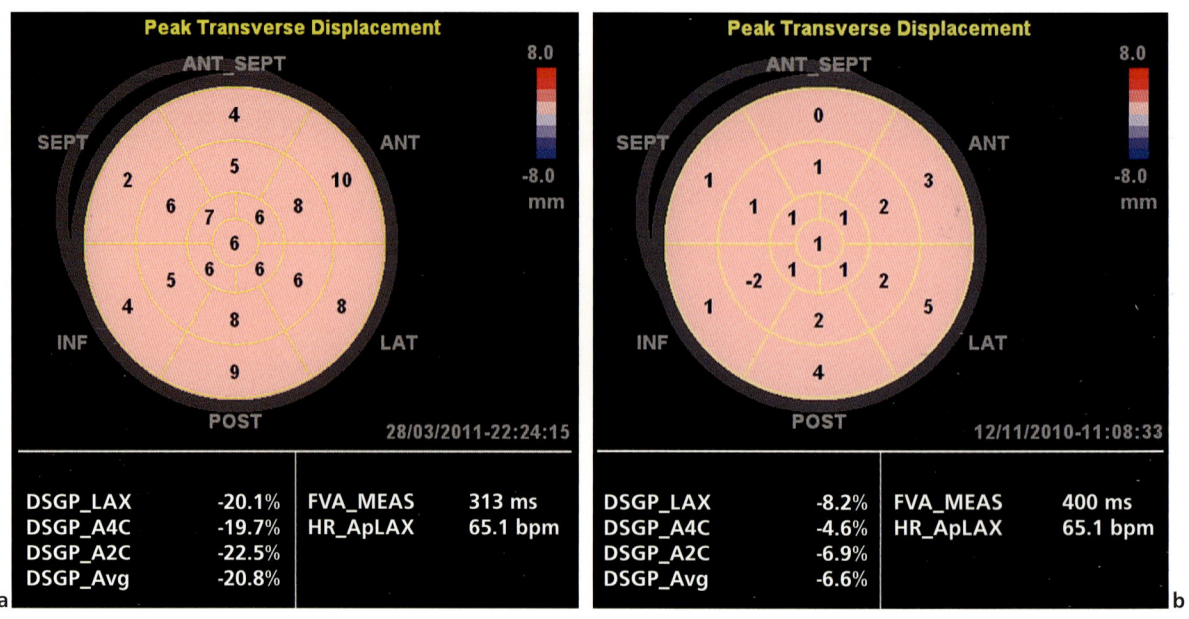

Figura 2.39 Deslocamento transversal no gráfico em "olho de boi" de um indivíduo normal (**a**) e em um paciente com miocardiopatia dilatada, que apresenta disfunção sistólica com nítida redução do deslocamento transversal (**b**).

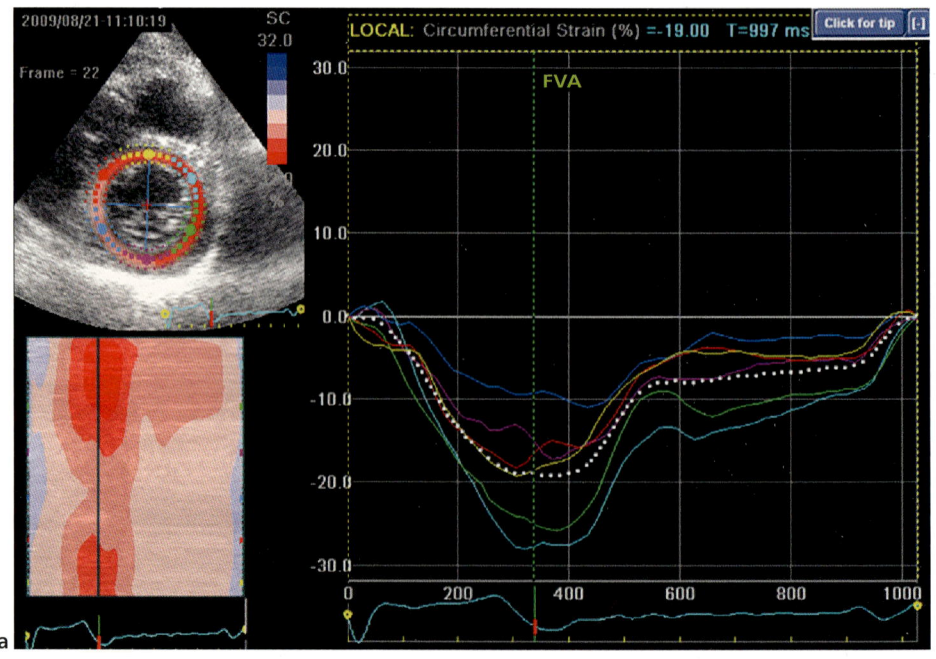

Figura 2.40 a Deformação bidimensional circunferencial (%) em um indivíduo normal.

2 | Deformação miocárdica 43

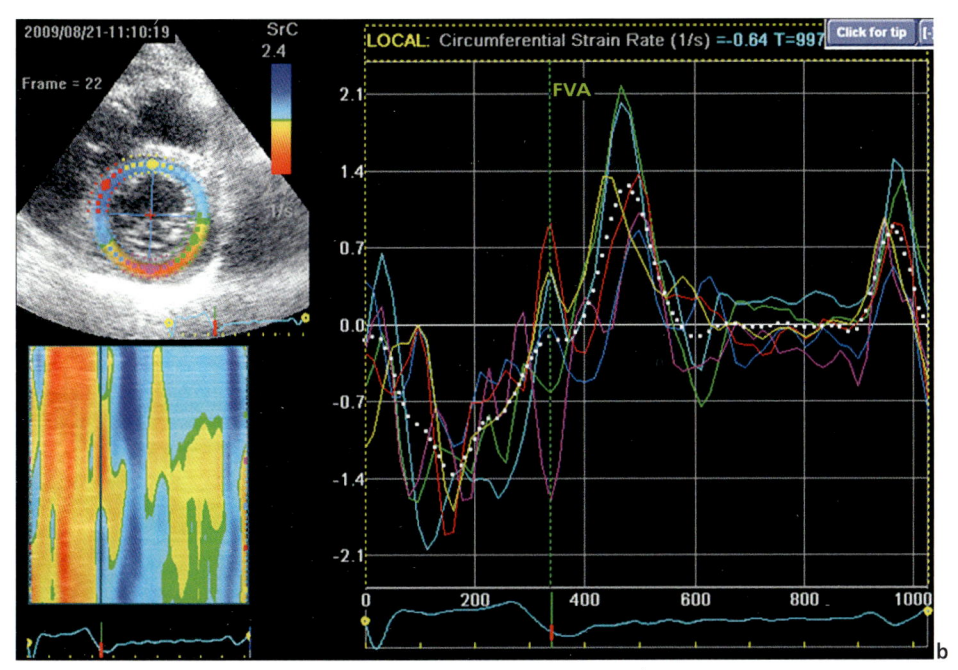

Figura 2.40 *(Cont.)* **b** Velocidade de deformação circunferencial (s⁻¹) em um indivíduo normal.

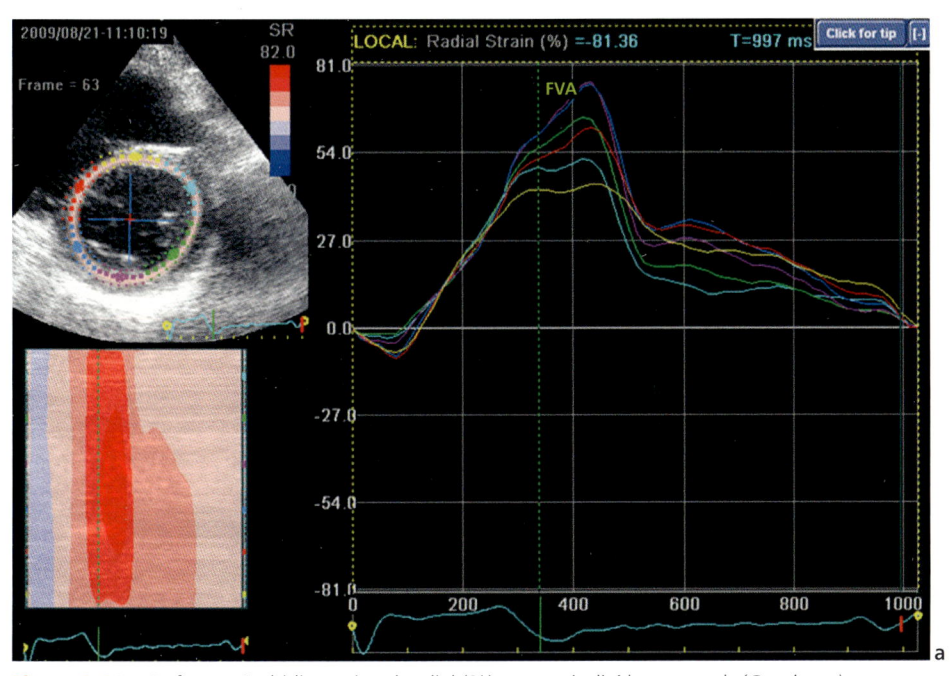

Figura 2.41 a Deformação bidimensional radial (%) em um indivíduo normal. *(Continua.)*

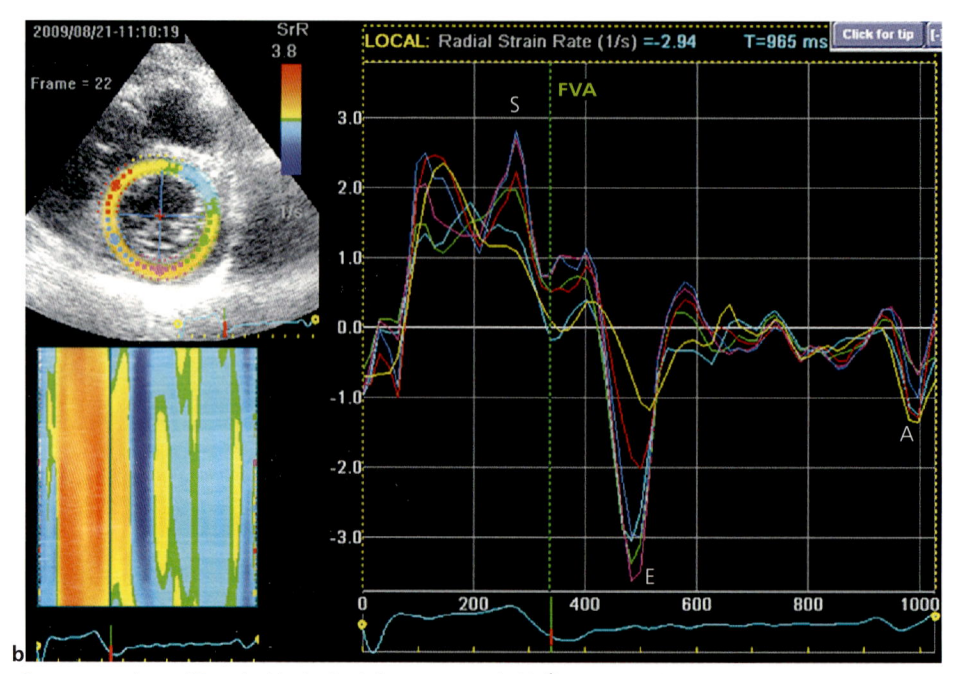

Figura 2.41 *(Cont.)* **b** Velocidade de deformação radial (s⁻¹) em um indivíduo normal.

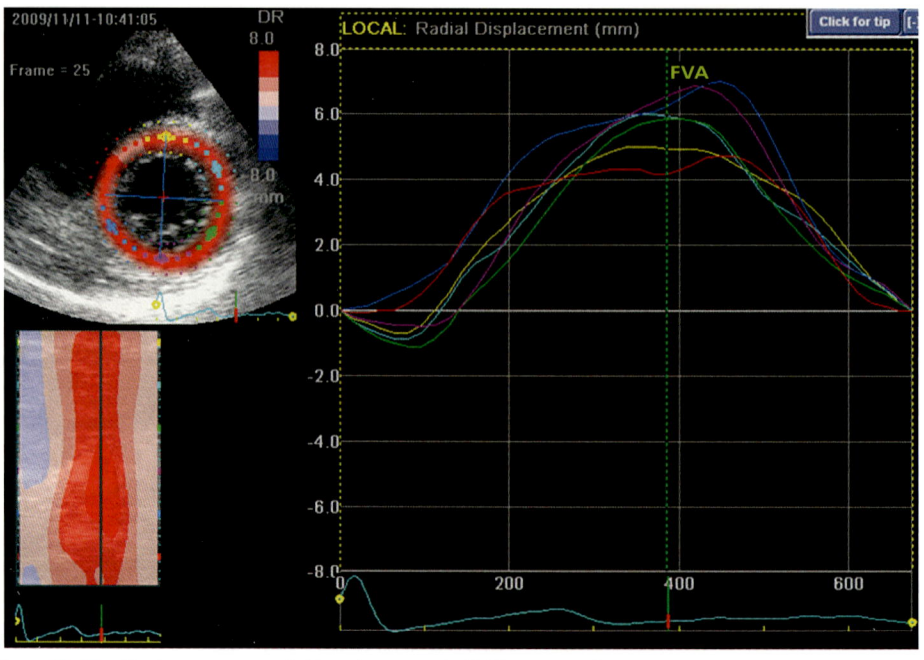

Figura 2.42 a Deslocamento radial (mm) em um indivíduo normal.

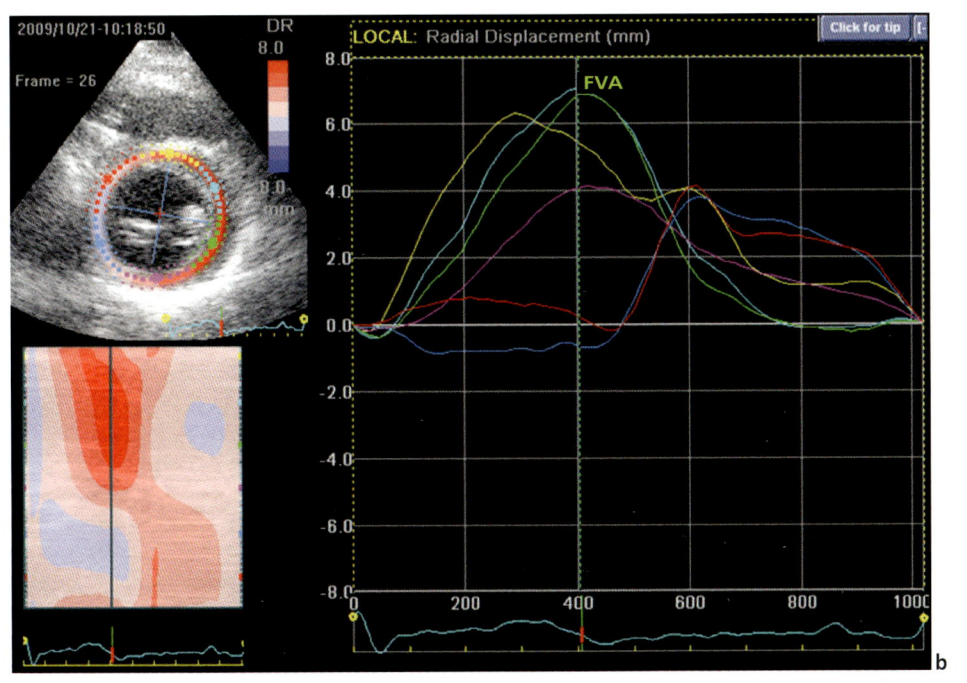

Figura 2.42 *(Cont.)* **b** Deslocamento radial (mm) em um paciente com infarto inferoposterior, no qual o deslocamento radial da parede inferior (curva celeste) e posterior (curva vermelha) se encontram muito reduzidos.

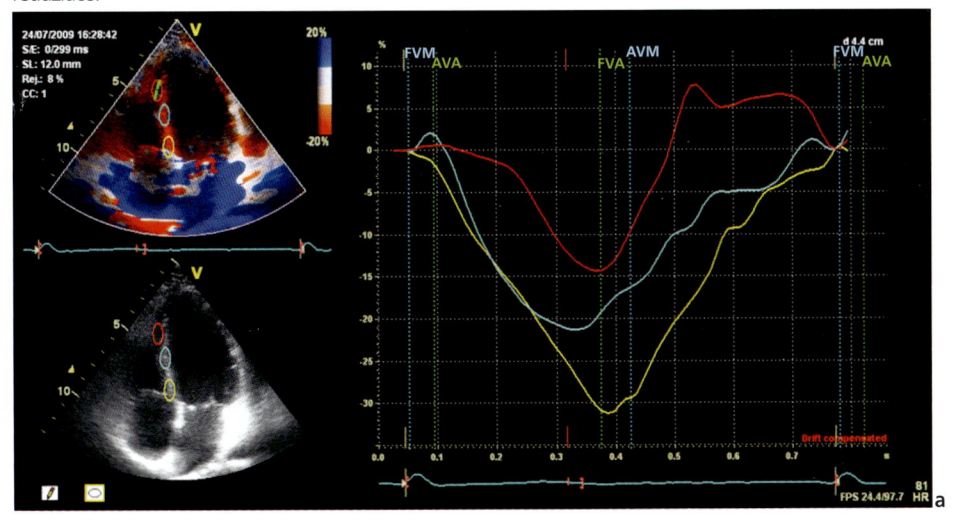

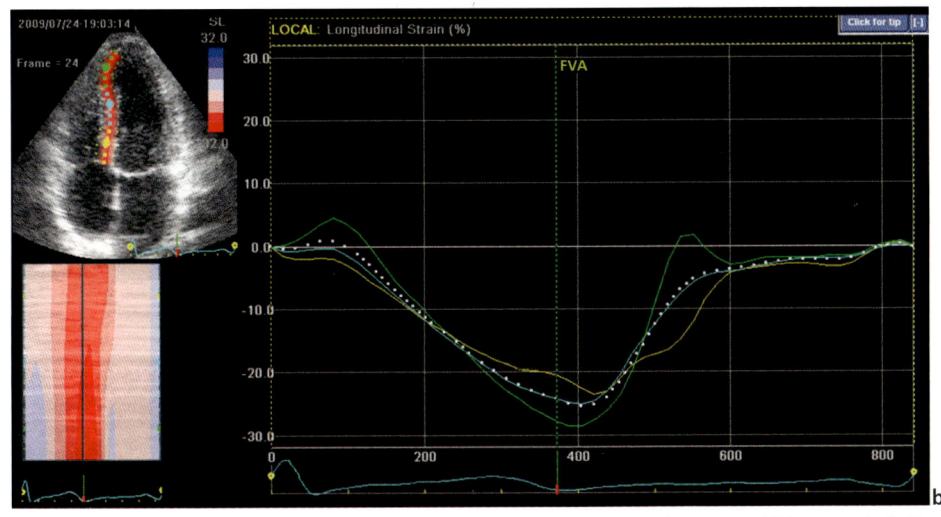

Figura 2.43 Deformação derivada do Doppler tecidual colorido (**a**) e da varredura pontual (**b**) em um indivíduo normal. Os valores da deformação em pico aumentam desde a base até o ápice (gradiente incremental).

Embora a análise da deformação miocárdica da ecocardiografia bidimensional e do derivado do Doppler tecidual colorido não forneça os mesmos valores (a deformação miocárdica derivada da varredura pontual tem valores menores que os obtidos com o Doppler tecidual colorido), as médias obtidas por estes dois métodos apresentam uma boa correlação.

A análise pelo Doppler tecidual colorido não é confiável quando a parede miocárdica analisada encontra-se mal alinhada com o feixe ultrassônico. Isso não é problema para o modo bidimensional. Por outro lado, a deformação miocárdica bidimensional apresenta baixa resolução temporal na presença de alta frequência cardíaca, o que também não é problema para o Doppler tecidual colorido, que utiliza uma taxa de quadros por segundo mais alta (150 q/s a 250 q/s).

Outra diferença entre ambas as técnicas é que a análise bidimensional é mais fácil de ser feita, enquanto a deformação derivada do Doppler tecidual colorido requer um treinamento maior. Para analisar todos os segmentos dos três cortes apicais, o tempo do pós-processamento das imagens é muito menor para a deformação miocárdica bidimensional (aproximadamente dois minutos) e maior (em torno de 11 minutos) para a deformação derivada do Doppler tecidual.

Apesar do grande avanço na modalidade bidimensional, sua principal limitação é a grande dependência da qualidade da imagem. Outra limitação é a variabilidade da deformação miocárdica radial: depende muito do traçado da margem endocárdica e da largura da região de interesse.

A reprodutibilidade da deformação bidimensional é melhor que a derivada do Doppler tecidual colorido. A variabilidade intraobservador e interobservador da deformação miocárdica bidimensional é baixa e varia entre 3,6% a 5,3%, e 7% a 11,8%, respectivamente.[4]

Levando-se, ainda, em consideração tudo o que está relacionado com as diferenças entre as duas técnicas, elas também devem ser consideradas como método complementar na quantificação da função miocárdica.

A Tabela 2.2 resume as novas técnicas ecocardiográficas que foram explicadas no decorrer deste Capítulo.

Extensão da varredura pontual para 4D

Tudo o que foi explicado anteriormente foi desenvolvido com base em imagens 2D (bidimensionais), para as quais são impostas algumas limitações técnicas, principalmente no que diz respeito à elevada velocidade de quadros/segundo (cerca de 60 q/s), já que é preciso poder acompanhar cada espícula, de um quadro a outro, sem perdê-la de vista entre ambos os quadros. O maior problema ocorre quando uma destas espículas não sofre transação ao longo de uma linha, dentro do mesmo plano da imagem 2D, mas se desloca, elevando-se em direção a um dos planos, por cima ou por baixo do plano de registro, desaparecendo bruscamente da imagem, e deixando o sistema sem as informações suficientes para fazer uma análise.

Agora é possível aplicar a mesma técnica de deformação miocárdica 2D usando um volume obtido em 4D, com a vantagem de que são estudados múltiplos planos, formando um volume. O índice de volumes por segundo (vol/s) pode ser, então, significativamente mais baixo (em torno de 25-30 vol/s), e ainda assim permitir o acesso à informação necessária para obter curvas e valores de contração suficientemente confiáveis.

Sendo assim, torna possível obter novas informações, como a deformação da área (composição da deformação longitudinal e da deformação circunferencial), e derivar a deformação miocárdica radial a partir da mudança da área; dessa forma conserva-se o volume e se obtém uma nítida melhora na confiabilidade desta medida de deformação miocárdica.

Com esta ferramenta, o algoritmo pode criar um modelo do miocárdio como uma rede tridimensional e obter uma quantidade maior de vetores de deslocamento de cada espícula, descartando aqueles que apresentam um movimento aparentemente errático, e processar apenas os que sejam coerentes no deslocamento (relação sinal/ruído mais alta que na varredura pontual 2D). Simultaneamente, o sistema obtém um indicador de confiabilidade de cada vetor e, ao calcular o resultado regional, fará uma ponderação de cada um segundo seu próprio índice de confiabilidade a fim de oferecer um resultado mais homogêneo e seguro.

Tabela 2.2 Resumo das novas tecnologias em Ecocardiografia

Modalidade	Imagem paramétrica	Medição	Aplicação clínica
Doppler tecidual colorido	Velocidade	Mede as velocidades miocárdicas longitudinais (cm/s)	Avaliação global e regional das funções sistólica e diastólica
Deslocamento (*tissue tracking*)	Distância	Mede o deslocamento longitudinal do miocárdio (mm)	Fácil identificação das anormalidades das funções miocárdicas global e regional
Imagens de sincronização tecidual	Sincronia	Codifica em cores o tempo desde a Q até o pico de velocidade miocárdica	Avaliação da assincronia intraventricular antes da terapia de ressincronização cardíaca
Deformação derivada do Doppler tecidual colorido	Deformação	Mede a deformação miocárdica regional (%)	Avaliação de doença coronariana
Taxa de deformação derivada do Doppler tecidual colorido	Velocidade de deformação	Mede a velocidade da deformação miocárdica (1/s)	Avaliação de doença coronariana
Deformação derivada da varredura pontual	Deformação	Mede a deformação miocárdica regional (%)	Avaliação das deformações miocárdicas longitudinal, radial e circunferencial

Complementarmente, já que o sistema identificou as margens endocárdicas e pericárdicas, pode calcular a massa ventricular e a fração de ejeção em função do tempo.

Na Figura 2.44 observa-se um modelo tridimensional do VE e como o algoritmo também faz a análise da espícula transmuralmente a fim de obter um resultado regional. Também analisa, individualmente, a qualidade do sinal de cada uma e elimina aquelas que são muito diferentes das suas vizinhas mais próximas.

Na Figura 2.45 observa-se como se obtém um vetor tridimensional de cada nó da rede miocárdica a partir dos quais o sistema é capaz de calcular os valores de deformação longitudinal, circunferencial, radial e a área.

Figura 2.44 Modelo 3D de análise de deformação: simplifica-se o acompanhamento das espículas. As flechas azuis são os chamados confundidores, ou seja, as espículas que se diferem das suas vizinhas mais próximas.

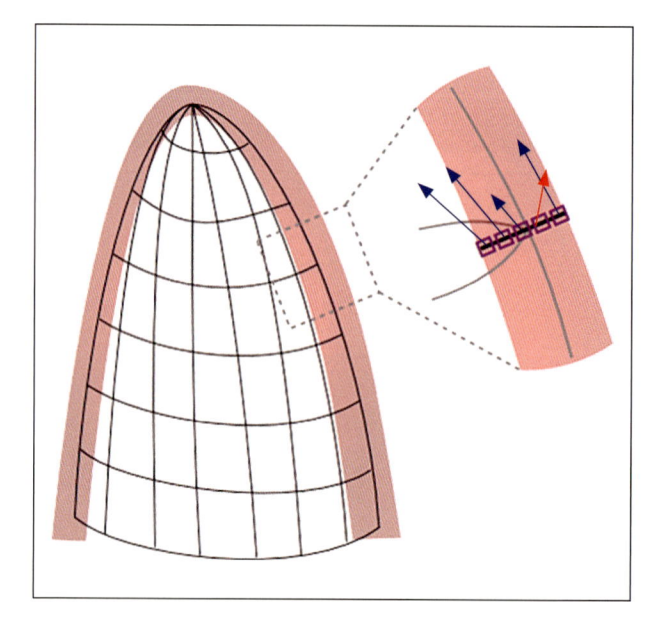

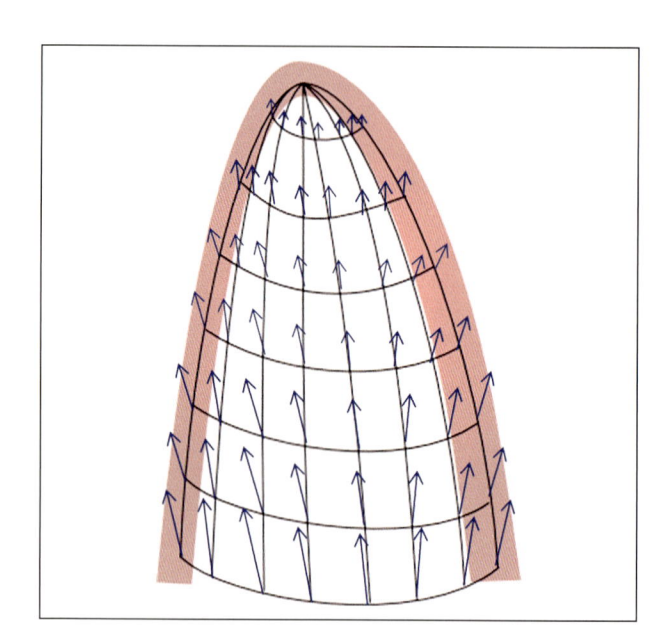

Figura 2.45 Deformação miocárdica com a representação dos vetores tridimensionais.

Na Figura 2.46 e no vídeo 13 observa-se um resultado final típico, totalmente idêntico a uma varredura pontual bidimensional, mas com resultados com base no VE. Neste caso o sistema gera quatro relatórios, cada um deles com base em um tipo de deformação. A Figura 2.46 mostra o resultado da deformação longitudinal.

O sistema também gera um novo tipo de deformação denominado deformação da área, que é a porcentagem de contração da área da parede miocárdica. Essa deformação é obtida através do produto entre a deformação longitudinal e a deformação circunferencial. Assim se faz uma avaliação mais completa do miocárdio. Como o tecido miocárdico é incompressível (seu volume não é variável), a deformação radial também é derivada da redução dessa área, já que a mesma quantidade de redução da área leva a um aumento na espessura parietal, visto que o volume deve-se manter constante. Desta forma, origina-se a deformação radial correspondente, sem ser afetada pelos problemas da deformação radial bidimensional (baixa densidade de linhas de ultrassom e pouca resolução lateral para poder analisá-lo).

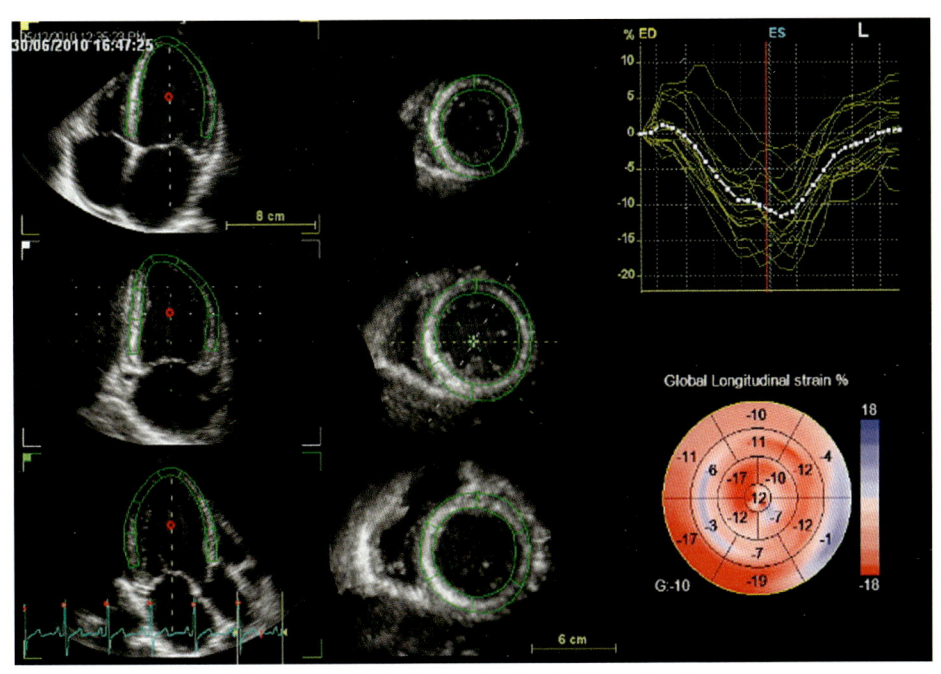

Figura 2.46 Exemplo de deformação miocárdica longitudinal tridimensional.

Contrações pós-sistólicas

As contrações pós-sistólicas (CPS) são uma anormalidade no início do relaxamento ventricular precoce, e se constituem em um marcador sensível da isquemia aguda do miocárdio, mas não são específicas da doença coronariana, podendo aparecer também em indivíduos saudáveis e em pacientes com miocardiopatia hipertrófica.[17]

Em um miocárdio normal, toda contração ocorre durante a sístole ventricular, com muito pouco encurtamento pós-sistólico depois do fechamento da válvula aórtica.[18]

Em indivíduos saudáveis, estas contrações estão localizadas, geralmente, nos segmentos basais, e não ultrapassam 20% do encurtamento miocárdico total. O mecanismo das CPS em indivíduos saudáveis não está bem definido, mas pode estar relacionado à mudança do formato do VE e ao movimento de desrotação que ocorre durante o período de relaxamento isovolumétrico.

As CPS patológicas ocorrem devido à presença de uma contração ativa demorada, também chamada de tardoquinesia ou movimento pós-sistólico. Embora ainda não se conheça seu mecanismo, estudos experimentais em animais sugerem que elas são um marcador da recuperação funcional depois da reperfusão coronária,[19] quer dizer, de um miocárdio viável.

As contrações pós-sistólicas podem ser obtidas a partir das curvas de deformação derivadas do Doppler tecidual (Figura 2.47) ou das obtidas com a ecocardiografia bidimensional (Figura 2.48).

Note que, com o ecocardiograma, as CPS simultâneas podem ser representadas em seis segmentos analisados, enquanto as CPS derivadas do Doppler tecidual colorido não podem ser analisadas no ápice ventricular.

A partir do mapa em "olho de boi" da deformação miocárdica bidimensional obtém-se o "olho de boi" das CPS. Além disso, o *software* mede o índice pós-sistólico (Figura 2.49) através da seguinte fórmula:

$$IPS = \frac{DPS - DFS}{DPS} \times 100 \ (\%)$$

Onde IPS é o índice pós-sistólico, DPS é a deformação pós-sistólica e DFS a deformação do fim da sístole.

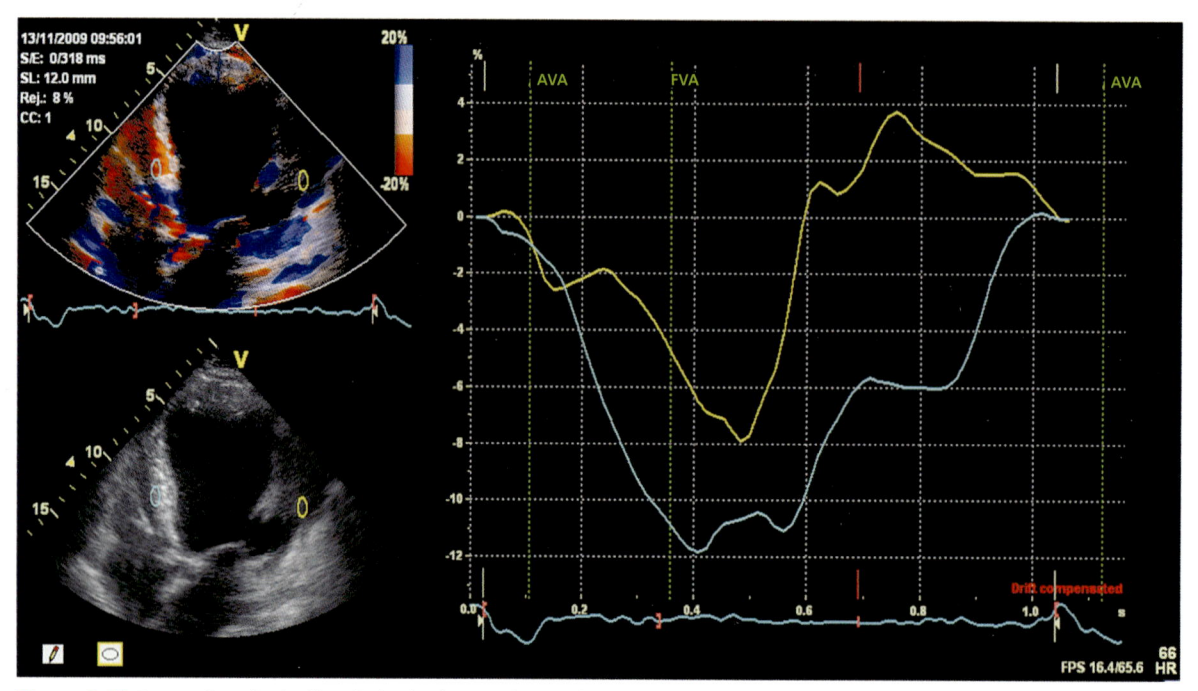

Figura 2.47 Contração pós-sistólica derivada do Doppler tecidual colorido a partir do corte apical de quatro câmaras. A curva de deformação do septo (cor celeste) faz seu pico imediatamente após o fechamento da válvula aórtica, enquanto a deformação da parede lateral (cor amarela) tem um pico mais tardio (contração pós-sistólica).

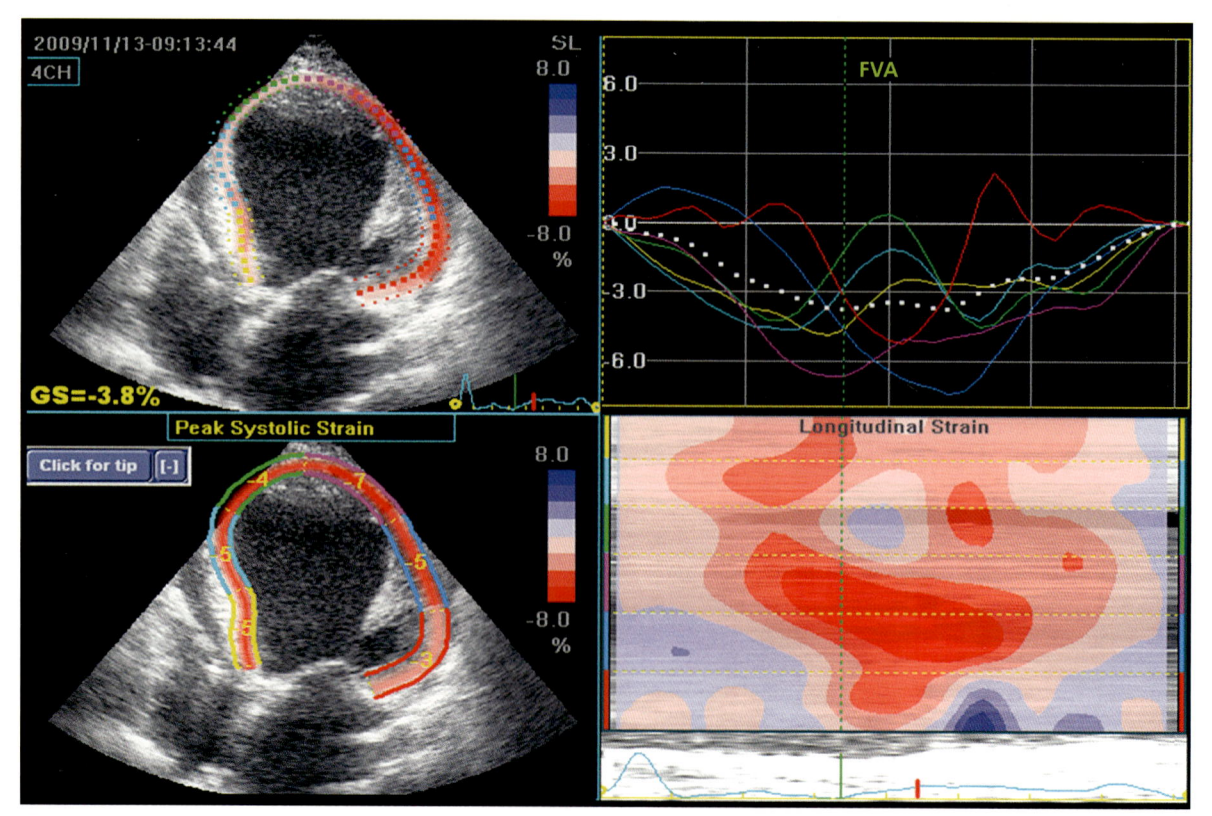

Figura 2.48 Contrações pós-sistólicas derivadas do exame bidimensional. No mesmo paciente da figura anterior, a curva de deformação bidimensional longitudinal da parede lateromedial (cor celeste) tem uma contração pós-sistólica, enquanto a deformação do septo basal (cor amarela) tem seu pico no fechamento aórtico (FVA). Abaixo, à direita, observa-se o modo M anatômico curvo com a deformação–pico da parede latereromedial (*) bastante afastada do fechamento sistólico.

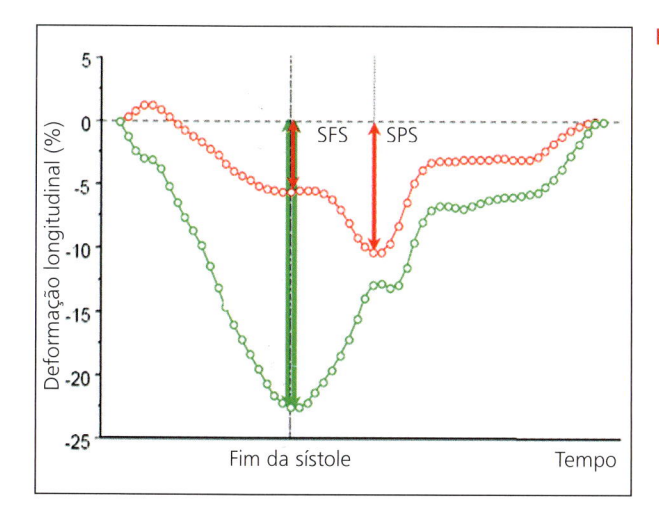

Figura 2.49 Cálculo do índice pós-sistólico.

O IPS é um marcador de isquemia mais sensível que as CPS. Ele inclui as CPS e o grau de deformação do fim da sístole. Os segmentos normais têm uma elevada deformação no fim da sístole e, caso tenham algumas CPS, o IPS será baixo. Os segmentos isquêmicos com CPS têm uma baixa deformação do fim da sístole e, portanto, o IPS será alto.

Um indivíduo normal pode ter um IPS entre 2,5% e 7,8% (Figura 2.50). Um paciente com infarto inferior pode ter um IPS entre 3% e 28% (Figura 2.51), mas os pacientes com infarto ante-

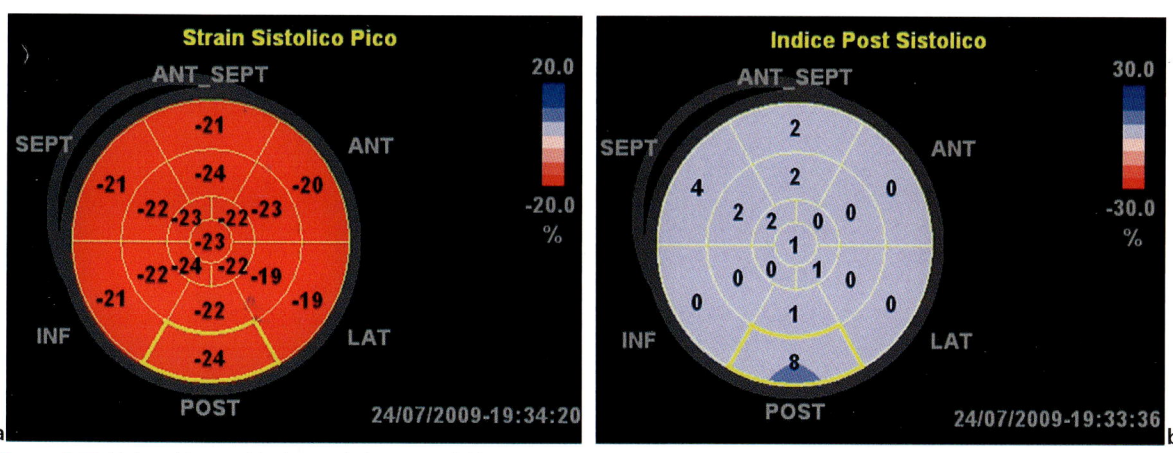

Figura 2.50 Voluntário saudável com deformação bidimensional longitudinal normal (**a**) e com poucas contrações pós-sistólicas (**b**) localizadas, principalmente, nos segmentos basais.

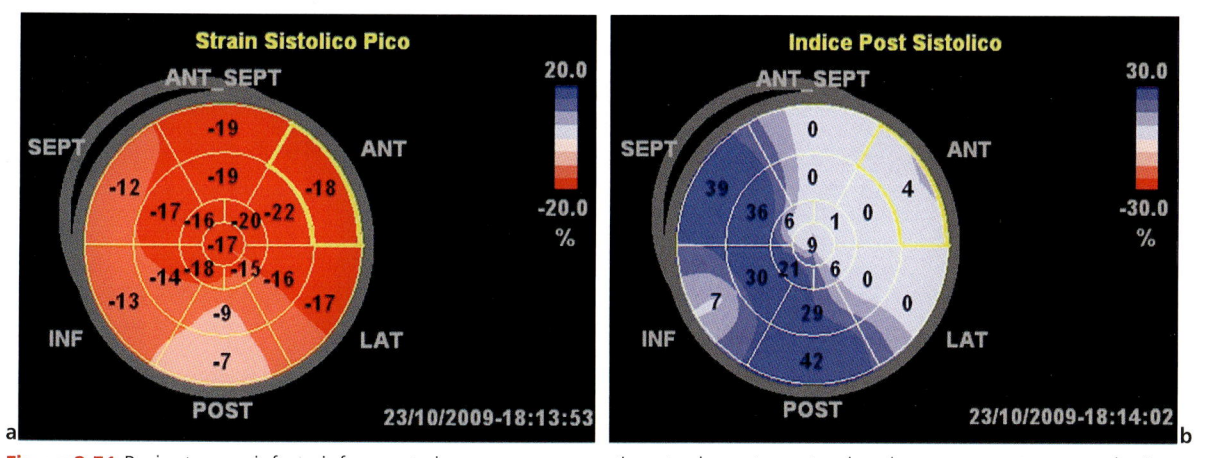

Figura 2.51 Paciente com infarto inferoposterior com comprometimento do septo posterobasal, que apresenta uma redução da deformação bidimensional longitudinal na região inferoposterior e no septo posterobasal (**a**) e contrações pós-sistólicas nos mesmos segmentos (**b**).

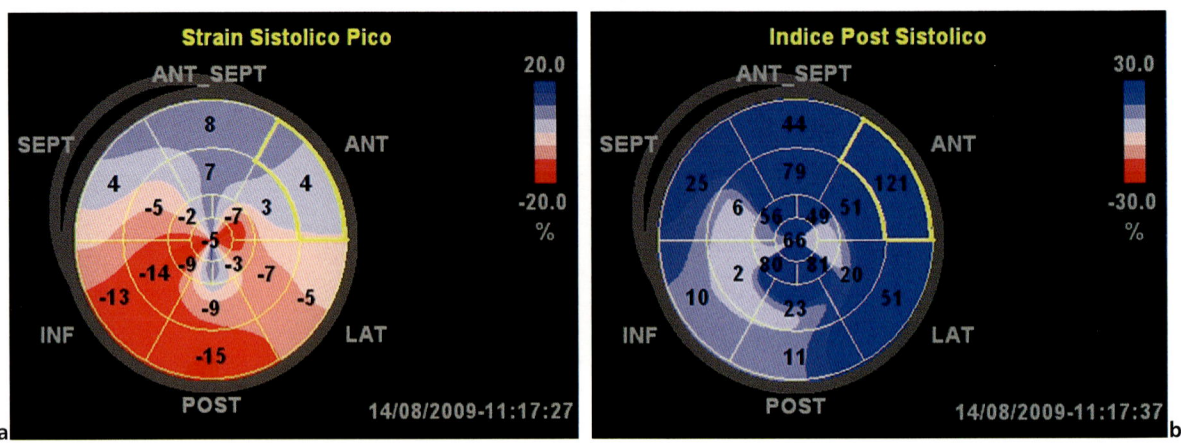

Figura 2.52 Paciente com infarto anterosseptal, com redução da deformação bidimensional longitudinal na região anterior, septal e lateral (**a**) e contrações pós-sistólicas localizadas na região infartada (**b**).

rior têm o IPS maior, oscilando entre 13% e 48% (Figura 2.52). A distribuição das CPS coincide com a região da artéria responsável pelo infarto.

O intervalo entre o fechamento aórtico e o pico das CPS é mais prolongado no infarto anterior e inferior do que nos indivíduos normais. O miocárdio isquêmico mostra uma contração ativa demorada, enquanto o miocárdio necrótico mostra um retrocesso elástico passivo.[20]

REFERÊNCIAS BIBLIOGRÁFICAS

1. Tanaka H, Nesser HJ, Buck T, Oyenuga O, Jánosi RA, Winter S *et al*. Dyssynchrony by speckle-tracking echocardiography and response to cardiac resynchronization therapy: results of the Speckle Tracking and Resynchronization (STAR) study. *Eur Heart J* 2010;31:1690-700.
2. Brown J, Jenkins C, Marwick TH. Use of myocardial strain to assess global left ventricular function: a comparison with cardiac magnetic resonance and 3-dimensional echocardiography. *Am Heart J* 2009;157:10, 21-5.
3. Heimdal A, Pislaru C, Abraham TP, Belohlavek M. Angle dependency of Strain Rate imaging in an open chest pig. *Eur Heart J* 2000;21:334.
4. Perk G, Tunick PA, Kronzon I. Non-Doppler two-dimensional strain imaging by echocardiography – from technical considerations to clinical applications. *J Am Soc Echocardiogr* 2007;20:234-43.
5. Reisner SA, Lysyansky P, Agmon Y, Mutlak D, Lessick J, Friedman Z. Global longitudinal strain: a novel index of left ventricular systolic function. *J Am Soc Echocardiogr* 2004;17:630-3.
6. Wang J, Khoury DS, Yue Y, Torre-Amione G, Nagueh SF. Preserved left ventricular twist and circumferential deformation, but depressed longitudinal and radial deformation in patients with diastolic heart failure. *Eur Heart J* 2008;29:1283-9.
7. Amundsen BH, Helle-Valle T, Edvardsen T, Torp H, Crosby J, Lyseggen E *et al*. Noninvasive Myocardial Strain Measurement by Speckle Tracking Echocardiography – Validation Against Sonomicrometry and Tagged Magnetic Resonance Imaging. *J Am Coll Cardiol* 2006;47:789-93.
8. Torrent-Guasp F. La estructuración macroscópica del miocardio ventricular. *Rev Esp Cardiol* 1980;33:265-87.
9. Torrent-Guasp F. Estructura y función del corazón. *Rev Esp Cardiol*. 1998;51:91-102.
10. Di Bella G, Zito C, Gaeta M, Cusmà Piccione M, Minutoli F, Donato R *et al*. Semiautomatic Quantification of Left Ventricular Function by 2D Feature Tracking Imaging Echocardiography. A Comparison Study with Cardiac Magnetic Resonance Imaging. *Echocardiography* 2010;27:791-9.
11. Pirat B, Khoury DS, Hartley CJ, Tiller L, Rao L, Schulz DG *et al*. A Novel Feature-Tracking Echocardiographic Method for the Quantitation of Regional Myocardial Function- Validation in an Animal Model of Ischemia-Reperfusion. *J Am Cardiol* 2008;51:651-9.
12. Valzania C, Bertini M, Domenichini G, Frisoni J, Ziacchi M, Biffi M *et al*. Ventricular Dyssynchrony at Echo: Detection by Two-Dimensional Tracking and Tissue Doppler Imaging in Candidates to Biventricular Pacing. *Computers in Cardiology* 2008;35:113-6.
13. Jurcut R, Pappas CJ, Masci PG, Hernots L, Szulik M, Bogaert J *et al*. Detection of Regional Myocardial Dysfunction in Patients with Acute Myocardial Infarction Using Velocity Vector Imaging. *J Am Soc Echocardiogr* 2008;21:879-86.

14. Kim KH, Park JC, Yoon HJ, Yoon NS, Hong YJ, Park HW *et al.* Usefulness of Aortic Strain Analysis by Velocity Vector Imaging as a New Echocardiographic Measure of Arterial Stiffness. *J Am Soc Echocardiogr* 2009;22:1382-8.
15. Hristov N, Liakopoulos OJ, Buckberg GD, Trummer G. Septal structure and function relationships parallel the left ventricular free wall ascending and descending segments of the helical heart. *Eur J Cardiothorac Surg* 2006;29:115-25.
16. Leitman M, Lysyansky P, Sidenko S, Shir V, Peleg E, Binenbaum M *et al.* Two-dimensional strain-a novel software for real-time quantitative echocardiographic assessment of myocardial function. *J Am Soc Echocardiogr* 2004;17:1021-9.
17. Carasso S, Yang H, Woo A, Vannan MA, Jamorski M, Wigle ED *et al.* Systolic myocardial mechanics in hypertrophic cardiomyopathy: novel concepts and implications for clinical status. *J Am Soc Echocardiogr* 2008;21:675-83.
18. Voigt JU, Lindenmeier G, Exner B, Regenfus M, Werner D, Reulbach U *et al.* Incidence and characteristics of segmental postsystolic longitudinal shortening in normal, acutely ischemic, and ?scarred myocardium. *J Am Soc Echocardiogr* ?2003;16:415-23.
19. Ehring T, Heusch G. Left ventricular asynchrony: an indicator of regional myocardial dysfunction. *Am Heart J* 1990;120:1047-57.
20. Skulstad H, Edvardsen T, Urheim S, Rabben SI, Stugaard M, Lyseggen E *et al.* Postsystolic shortening in ischemic myocardium: active contraction or passive recoil? *Circulation* 2002;106:718-24.

3 Rotação e torção miocárdicas – importância na análise da função ventricular esquerda

Eduardo Guevara*

Ao observar padrões universais, percebe-se que um dos mais constantes é o helicoide. A disposição helicoidal pode ser observada nos astros de uma galáxia, na filotaxia – com o objetivo de garantir maior recebimento de luz solar nas folhas de uma planta –, nos chifres de certos mamíferos, nas coberturas calcárias de alguns animais multicelulares e na dupla hélice do DNA (Figuras 3.1 e 3.2).

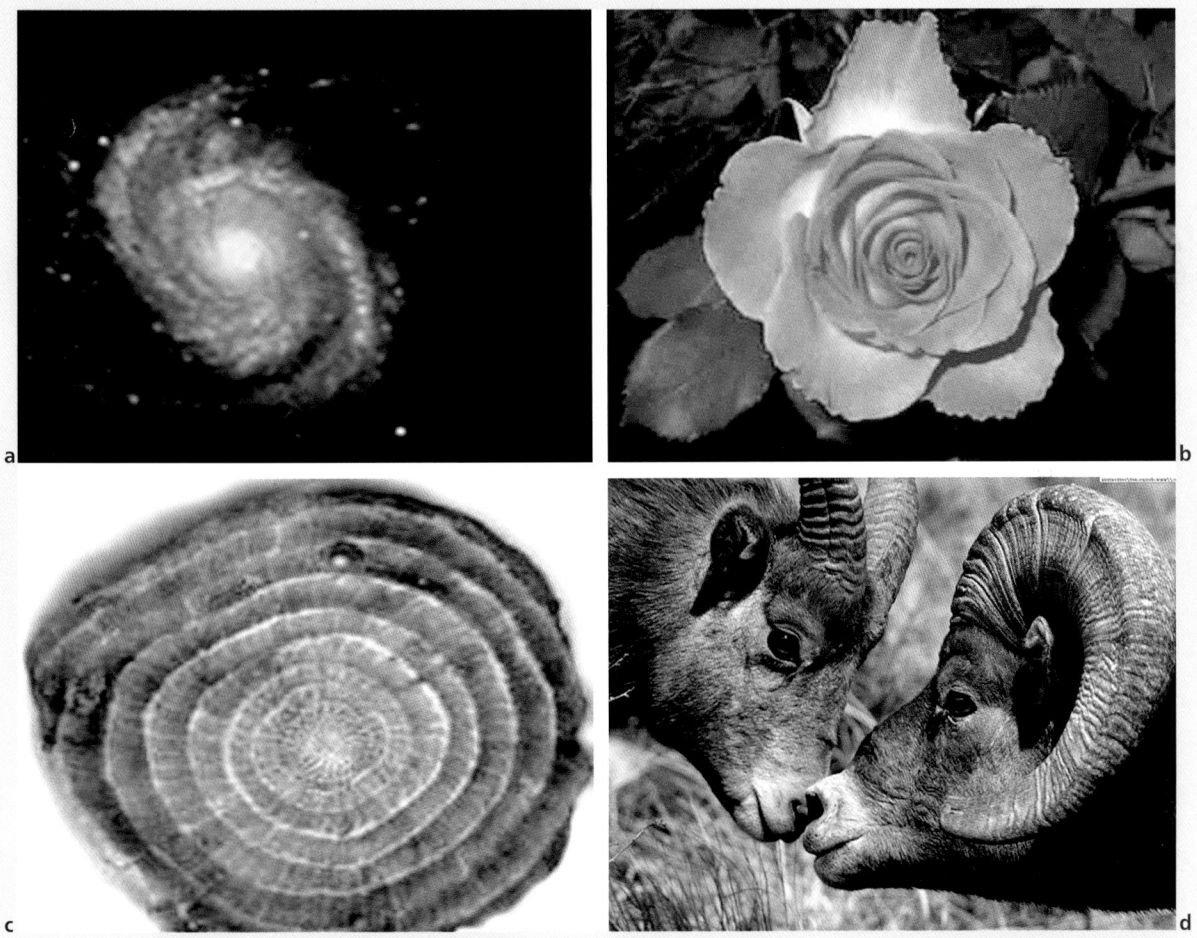

Figura 3.1 Disposição helicoidal de uma galáxia (**a**), das pétalas de uma rosa (**b**), da cobertura calcária de um *Nummulites* (foraminífero) (**c**) e de chifres caprinos (**d**).

---

*Agradecemos a colaboração da Dra. Paola Locatelli, doutoranda na Universidade Favaloro.

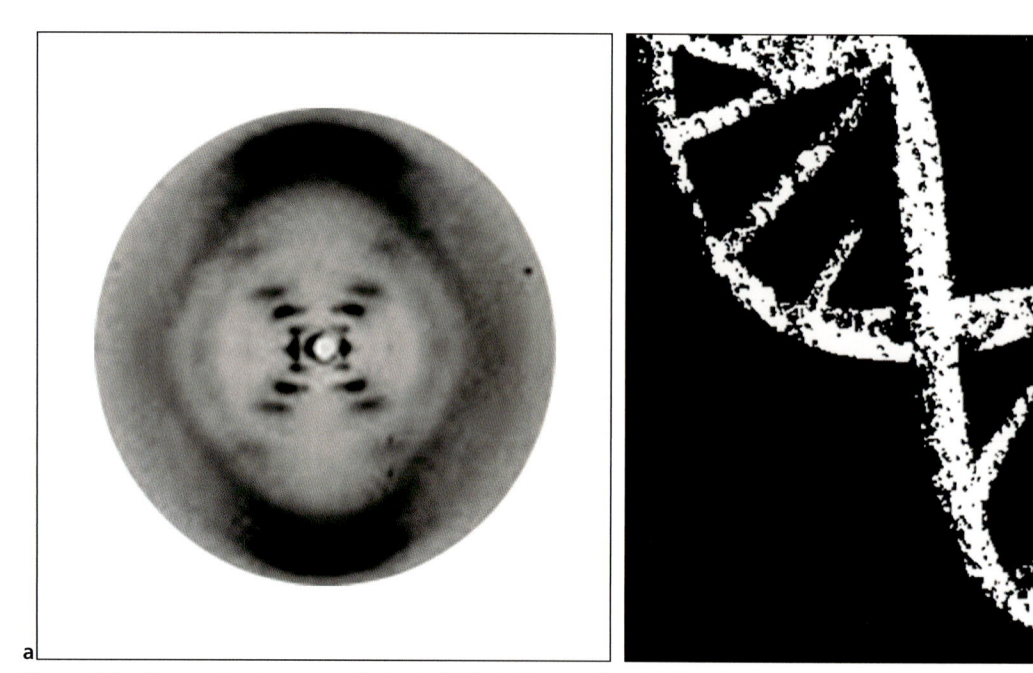

Figura 3.2 a Fotografia de uma molécula de DNA obtida por difração de raios X, por Rosalind Franklin. Graças a ela, Watson e Crick descreveram a dupla hélice do DNA (**b**), que lhes rendeu o Prêmio Nobel.

Os fluidos geram vórtices quando circulam sob certas condições e tais vórtices também apresentam um padrão helicoidal. Entre os exemplos mais conhecidos de vórtices estão os furacões e os redemoinhos, que afetam grandes massas de ar ou de água, respectivamente.

Os vórtices são formados por dois ramos, ambos helicoidais, nitidamente diferenciados: um interno, descendente e rápido, que faz sucção, e outro externo, ascendente e lento, que faz expulsão (Figura 3.3). Este modelo de vórtice, que gera forças de sucção e de expulsão, tem sido utilizado de forma mais eficiente na energia de turbinas e de motores de propulsão.

Em condições normais, a diminuição sistólica do comprimento do sarcômero é de 5% a 15%.[1] Efetivamente, o sarcômero normal tem um comprimento médio de 2,2 µm e, nas fibras

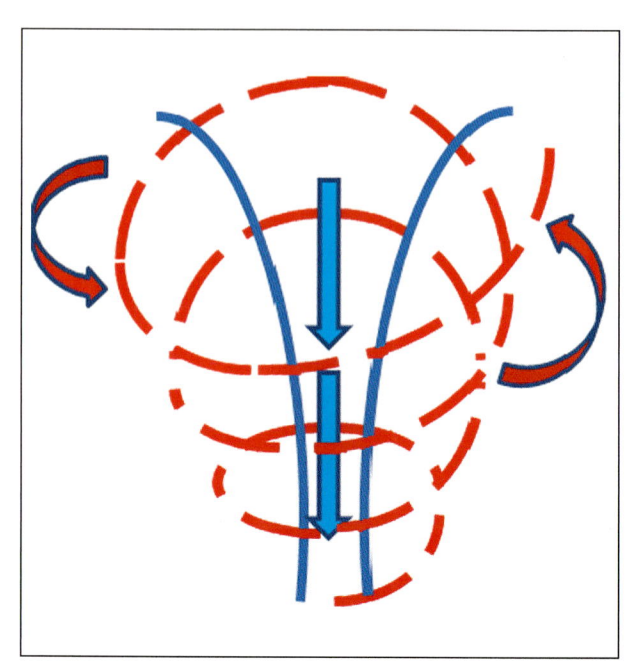

Figura 3.3 Esquema de um redemoinho com a fase rápida descendente e centrípeta, e a fase lenta ascendente e centrífuga.

mesoparietais, no ventrículo intacto, diminui de 2,05-2,15 μm para 1,85-1,95 μm durante a sístole.[2] Curiosamente, a variação diástole-sístole dos diâmetros ventriculares esquerdos, em sentido radial, é de 30% (fração de encurtamento), e a variação volumétrica global desta câmara é de 65% (fração de ejeção). Para desempenhar seu papel de forma mais eficiente, o coração se contrai e se relaxa através de movimentos opostos de rotação, na base e no ápice, determinando a torção do miocárdio ventricular.

Já no primitivo tubo cardíaco, o sangue deixa de ser impulsionado por movimentos peristálticos e passa a ter um fluxo pulsátil, com a formação de vórtices.[3] Desde o Renascimento, o miocárdio foi considerado um tecido homogêneo, em que todas as fibras se contraíam e se relaxavam simultaneamente; essa ideia foi reforçada pela visão, a olho nu, das imagens bidimensionais fornecidas pela angiografia e pela ecocardiografia.

Embora ainda existam algumas contradições sobre qual é a verdadeira arquitetura do miocárdio ventricular,[4] aceita-se que ele seja formado por laçadas de feixes musculares que se enrolam até formarem as distintas camadas do ventrículo esquerdo (VE) e da parede livre do ventrículo direito (VD), que origina um verdadeiro sincício.

Os feixes musculares que formam as paredes ventriculares têm uma disposição circunferencial no mesocárdio, enquanto no epicárdio e no endocárdio estão orientados em sentido predominantemente longitudinal. Esta arquitetura das fibras miocárdicas, junto com os movimentos de rotação e torção que apresenta o VE, contribuiria para gerar os gradientes de contração e relaxamento que são registrados ao longo do ciclo cardíaco.[5,6] Durante o período de ejeção, o miocárdio se encurta em todas as dimensões, isto é, em sentido longitudinal, circunferencial e radial. O encurtamento das fibras circunferenciais contribui para a redução do diâmetro ventricular no eixo curto; a deformação das fibras subendocárdicas é muito importante e, além de contribuir para o encurtamento, confere às regiões basais uma rotação horária (Figuras 3.4 e 3.5).

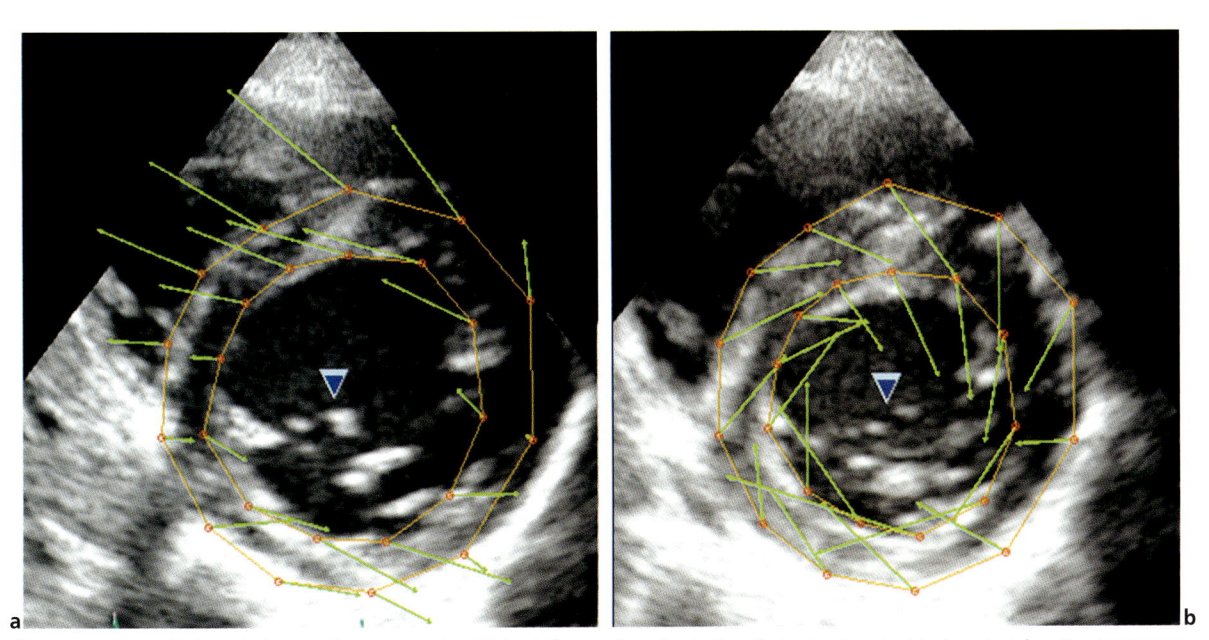

Figura 3.4 Rotação basal observada com o método da deformação miocárdica derivada da velocidade vetorial. **a** Contração isovolumétrica. **b** Sístole ventricular. A ativação eletromecânica começa a partir das fibras septais mediais e apicais subendocárdicas e se propaga até a base. Nesta primeira fase, que tem relação com a contração isovolumétrica (CIV), as fibras subendocárdicas fazem um movimento ativo, por meio do qual se encurtam, enquanto as subepicárdicas se estiram. Como consequência disso ocorre que, durante a CIV, o ápice cardíaco faz uma breve rotação em sentido horário. Depois da CIV, o impulso se difunde, ativando as estruturas subepicárdicas, que começam a se contrair, juntamente com as subendocárdicas e medioventriculares. Durante a contração sistólica, as fibras subepicárdicas da base giram em sentido horário. Cortesia do Dr. Claudio María Bussadori.

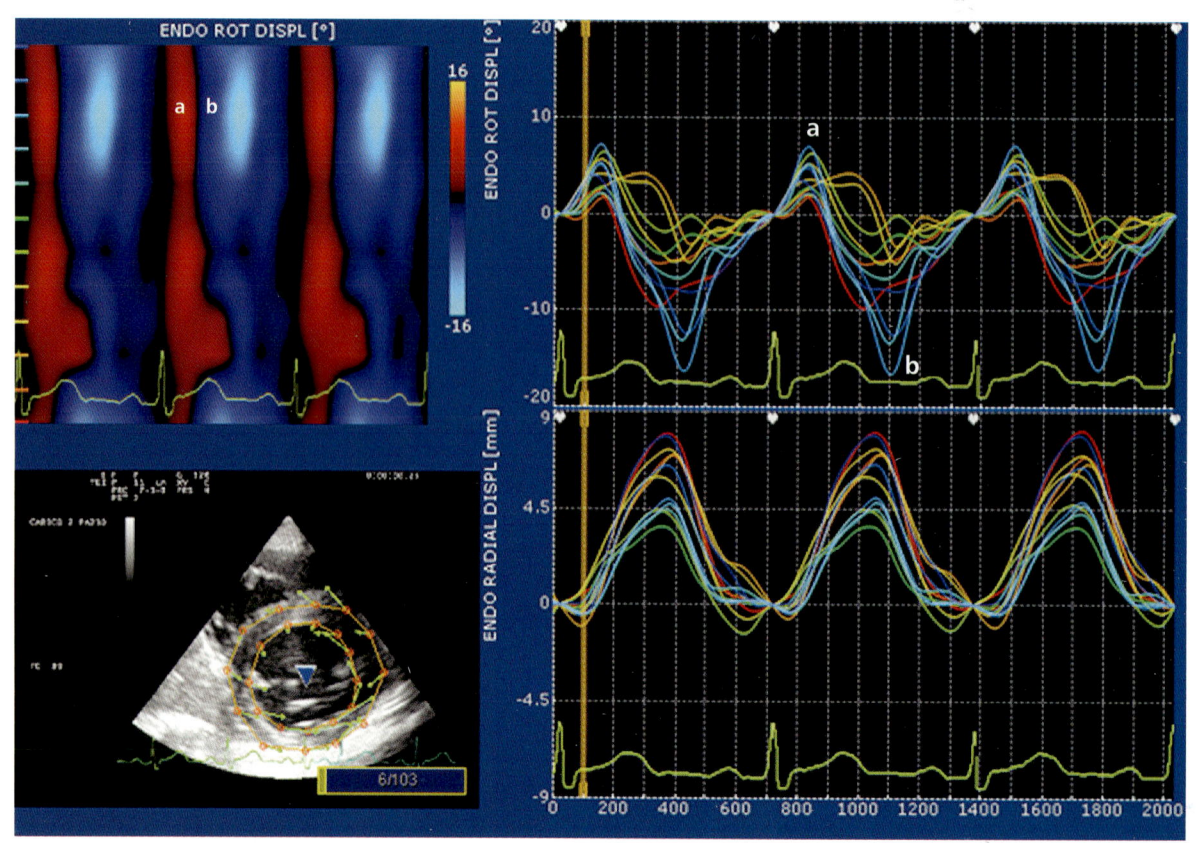

Figura 3.5 Análise da rotação basal com o método da deformação miocárdica derivada da velocidade vetorial. **a** Contração isovolumétrica. **b** Sístole. Nos gráficos, a rotação em sentido anti-horário é representada por valores positivos, e a horária por valores negativos. No modo M colorido, a rotação anti-horária é codificada de vermelho e a rotação horária de azul. Cortesia do Dr. Claudio María Bussadori.

A força de torção das fibras subepicárdicas, com maior raio de curvatura, que se contraem simultaneamente com as subendocárdicas e as circunferenciais, induzem a rotação anti-horária do ápice (Figuras 3.6 e 3.7).

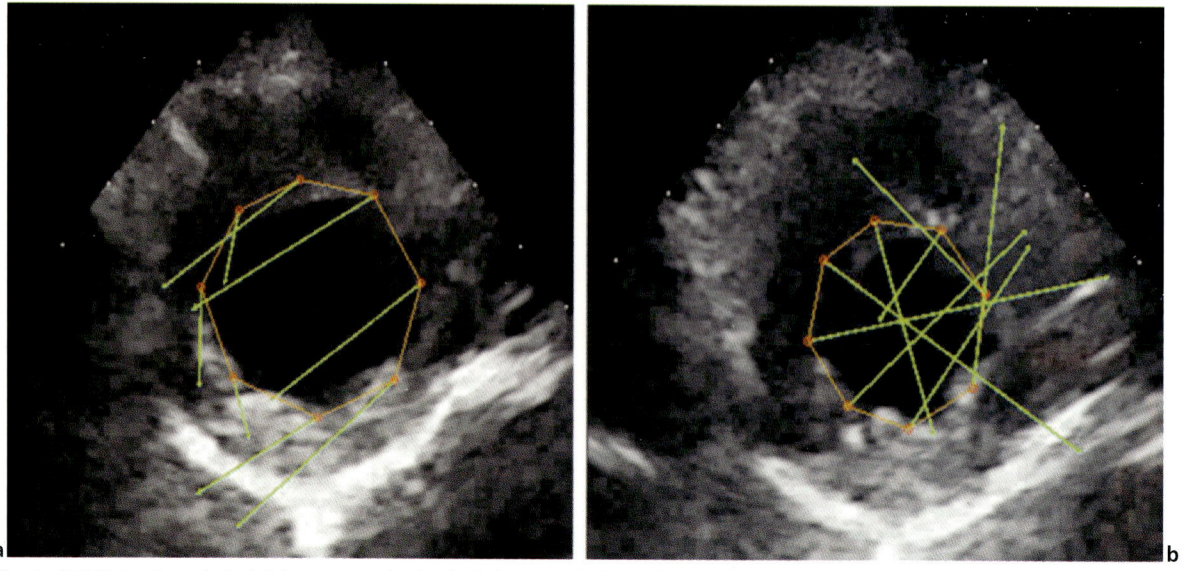

Figura 3.6 Rotação apical obtida com o método da deformação miocárdica derivada da velocidade vetorial. **a** Contração isovolumétrica. **b** Sístole. Cortesia do Dr. Claudio María Bussadori.

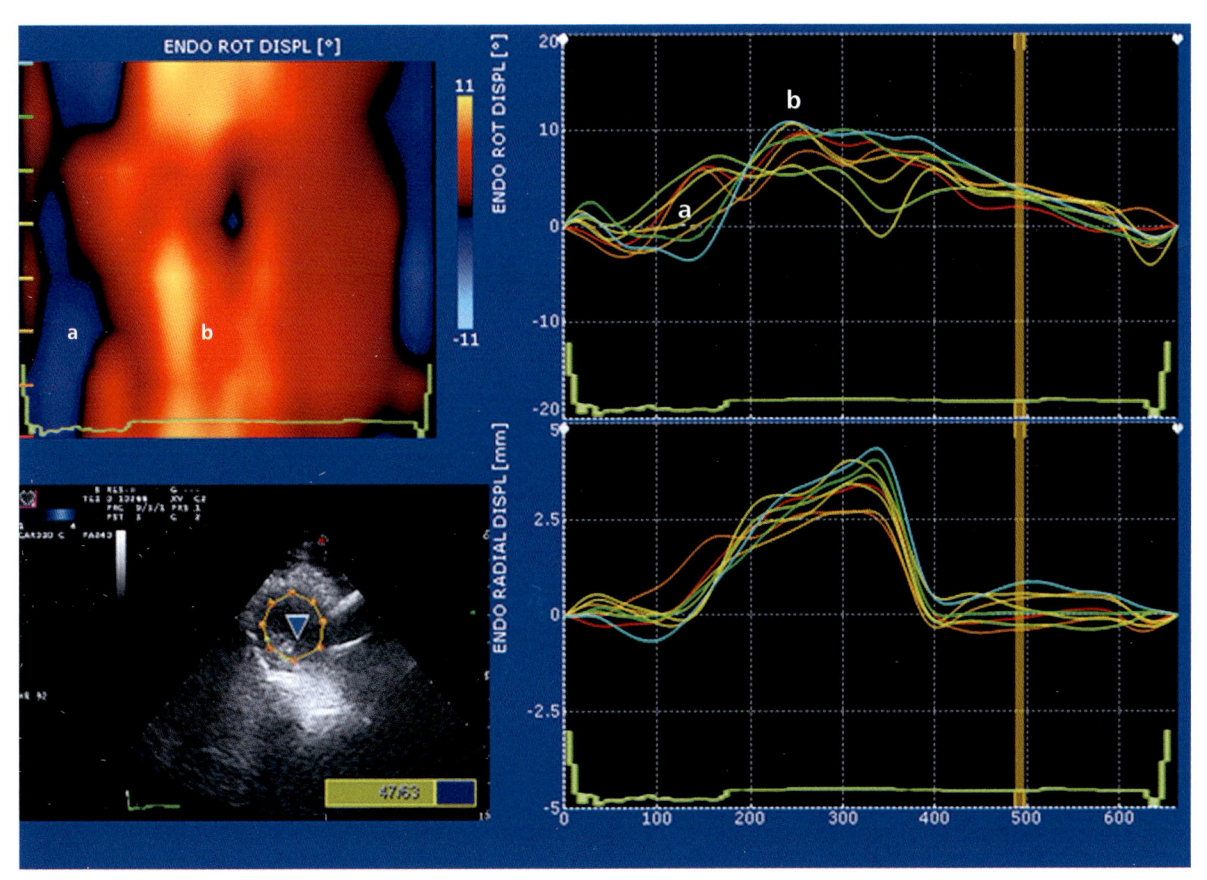

Figura 3.7 Análise da rotação apical obtida com o método da deformação miocárdica derivada da velocidade vetorial. **a** Contração isovolumétrica. **b** Sístole. Nos gráficos, a rotação em sentido anti-horário é representada por valores positivos, e a rotação em sentido horário por valores negativos. No modo M colorido, a rotação anti-horária é codificada de vermelho e a horária de azul. Cortesia do Dr. Claudio María Bussadori.

O resultado do sentido da rotação da base e do ápice determina a torção do VE, movimento semelhante ao que é feito para escorrer uma toalha molhada, que alcança maior eficiência mecânica, sem aumentar o gasto energético muscular. A torção é o resultado da subtração algébrica da rotação apical (anti-horária, positiva) menos a rotação basal (horária, negativa) (Figura 3.8).

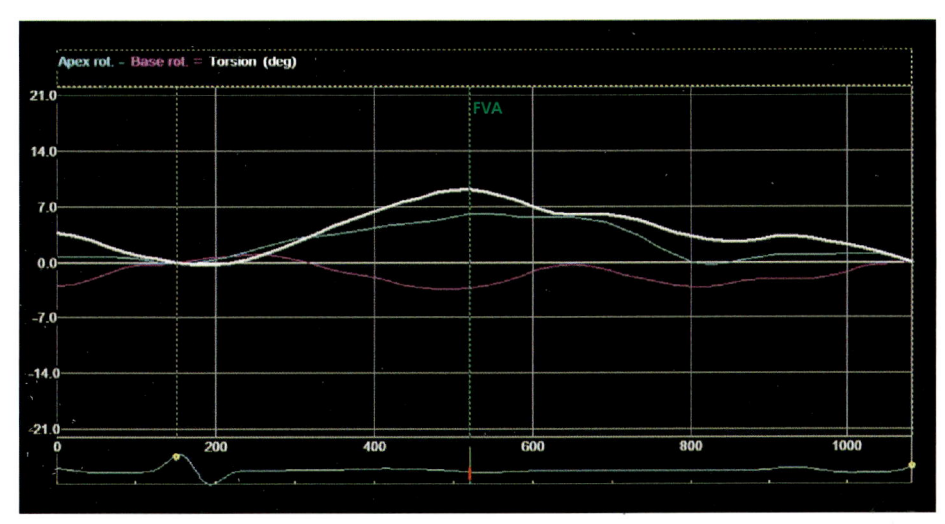

Figura 3.8 Curvas de rotação basal (lilás, negativa) e apical (púrpura, positiva) derivada do cálculo da deformação miocárdica com varredura pontual. Da subtração algébrica destas duas curvas se origina a torção (branca, positiva). Os valores de rotação e torção estão diminuídos por serem de um paciente com doença de Fabry.

A diástole se caracteriza pela expansão do ápice durante o período isovolumétrico diastólico, da base do ventrículo esquerdo durante a fase de enchimento rápido e, finalmente, pelo enchimento diastólico tardio.

Durante o começo da diástole, o relaxamento das fibras subendocárdicas basais e das subendocárdicas apicais dá lugar a um gradiente de pressão intraventricular base-ápice, que produz um efeito de aspiração facilitador do enchimento ventricular.

A análise de todos estes movimentos foi baseada no acompanhamento de microcristais implantados no miocárdio de animais de laboratório. A introdução de métodos não invasivos de diagnóstico por imagem tornou possível a análise pormenorizada da dinâmica cardíaca no ser humano.

No início, a rotação e a torção ventriculares eram analisadas através da ressonância magnética cardíaca (RMC); os estudos ultrassônicos foram incorporados rapidamente à avaliação desses fenômenos.[7,8] A introdução da deformação bidimensional com varredura pontual possibilitou medir a rotação dos diferentes segmentos do miocárdio (em graus), vistos do eixo curto do VE, ao longo de todo o ciclo cardíaco. Presume-se que, assim como a diminuição do encurtamento base-ápice revelaria alterações da contratilidade antes que houvesse uma diminuição na fração de ejeção, a avaliação da rotação e a torção do miocárdio ventricular permitiriam detectar as alterações do comportamento miocárdico de forma ainda mais precoce.[9]

A torção do VE aumenta com a idade (Figura 3.9), como consequência da evolução nos padrões de rotação basal e apical desde a primeira infância até a meia infância e, posteriormente, até a idade adulta (Figuras 3.10 e 3.11).

Com relação a isso, a rotação apical está sujeita a ligeiras modificações: permanece anti-horária de forma consistente, mas aumenta, aproximadamente, de 5% na infância para 7% nos adultos. Este aumento estaria relacionado com um desequilíbrio entre as camadas subendocárdicas e subepicárdicas, com maior predominância das fibras epicárdicas com o avanço da idade.[10] Com relação à rotação basal, foram observadas mudanças maiores, ou seja, de forma predominante anti-horária, durante a sístole na primeira infância, neutra na meia infância e se modificando com o passar dos anos até chegar a 3 ou 4 graus, em sentido horário, na adolescência, e permanecer ligeiramente horária nos adultos. Esta modificação da direção da rotação basal, somada a um aumento na rotação apical anti-horária, faria com que a torção líquida aumentasse de acordo com o crescimento do indivíduo. Isto determinaria certa mudança nos valores de torção pico, desde 5 graus, na infância, até valores maiores que 13 graus, na maturidade, resultante de alterações de maturação na arquitetura do VE durante o crescimento.

Apesar destas mudanças generalizadas com relação à idade, quando se ajustou para o comprimento do VE, os autores concluíram que os valores de torção e relaxamento (distorção) foram mais altos que na infância e na adolescência que na idade adulta.[11] Essa normalização da torção

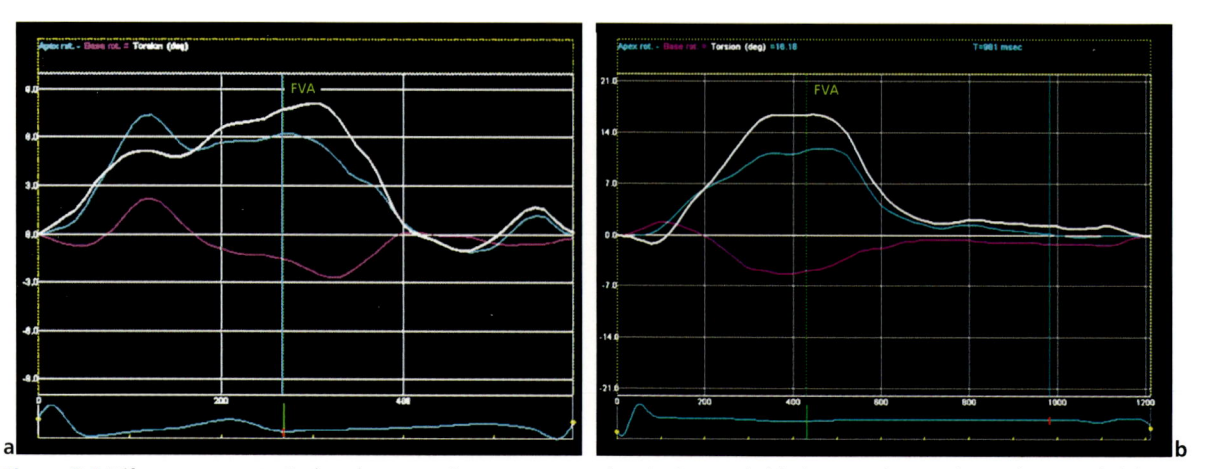

Figura 3.9 Diferenças na rotação basal e na torção entre um menino de 4 anos de idade, com doença de Duchenne-Erb (**a**) e um adulto de 48 anos, saudável (**b**) FVA: fechamento da válvula aórtica.

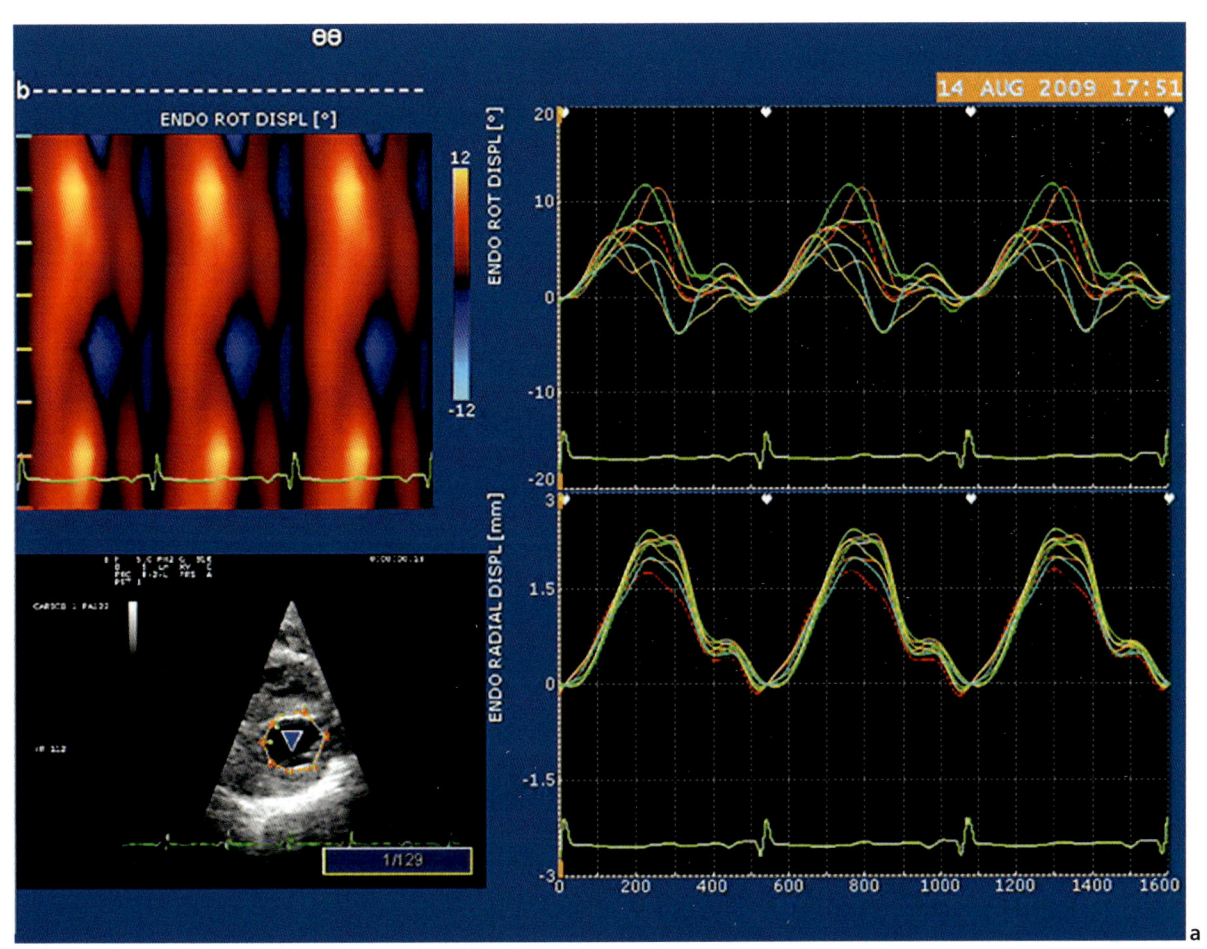

Figura 3.10 a Análise da rotação apical obtida com o método da deformação miocárdica derivada da velocidade vetorial. Rotação apical de um recém-nascido com um valor médio de 7,5 graus. Cortesia do Dr. Claudio María Bussadori. *(Continua.)*

do VE é semelhante em espécies tão diferentes como o ser humano e o rato, além das diferenças de tamanho, frequência cardíaca e massa ventricular.[12]

Não se pode deixar de levar em consideração que a torção do VE é influenciada pela carga e pela geometria ventricular. Em crianças com hipertrofia do VE, assim como em adultos com aumentos de pós-carga, a torção do VE está aumentada.[13,14] À medida que aumenta a idade, o miocárdio recupera sua forma inicial mais lentamente, o que estaria relacionado com o aparecimento da disfunção diastólica.

Também foi observado um atraso na distorção ventricular em pacientes com patologias caracterizadas por uma nítida alteração da função diastólica[15] (Figura 3.12).

Nos esportistas, os dados são contraditórios. Nos jogadores profissionais de futebol e em situações de repouso, a torção ventricular está diminuída, fato que teria o mesmo significado que a menor frequência cardíaca; achados semelhantes foram encontrados em ciclistas de elite.[16,17] Estes dados são divergentes dos apresentados por outros pesquisadores, o que pode ser explicado pelas diferenças nas populações e porque os primeiros trabalhos citados foram cortes transversais de uma população, enquanto o terceiro teve outro desenho.[18]

Em pacientes diabéticos do tipo I, bem controlados, foram observados aumentos na frequência cardíaca, na torção e na velocidade máxima de torção do VE, de 30%, 23% e 25%, respectivamente, comparados com um grupo de pacientes em controle. Assim como nos esportistas, a diminuição da torção foi interpretada como um mecanismo de adaptação cardíaca à atividade física; estes achados foram interpretados como sinais precoces de uma possível disfunção miocárdica em pacientes ainda assintomáticos.[19]

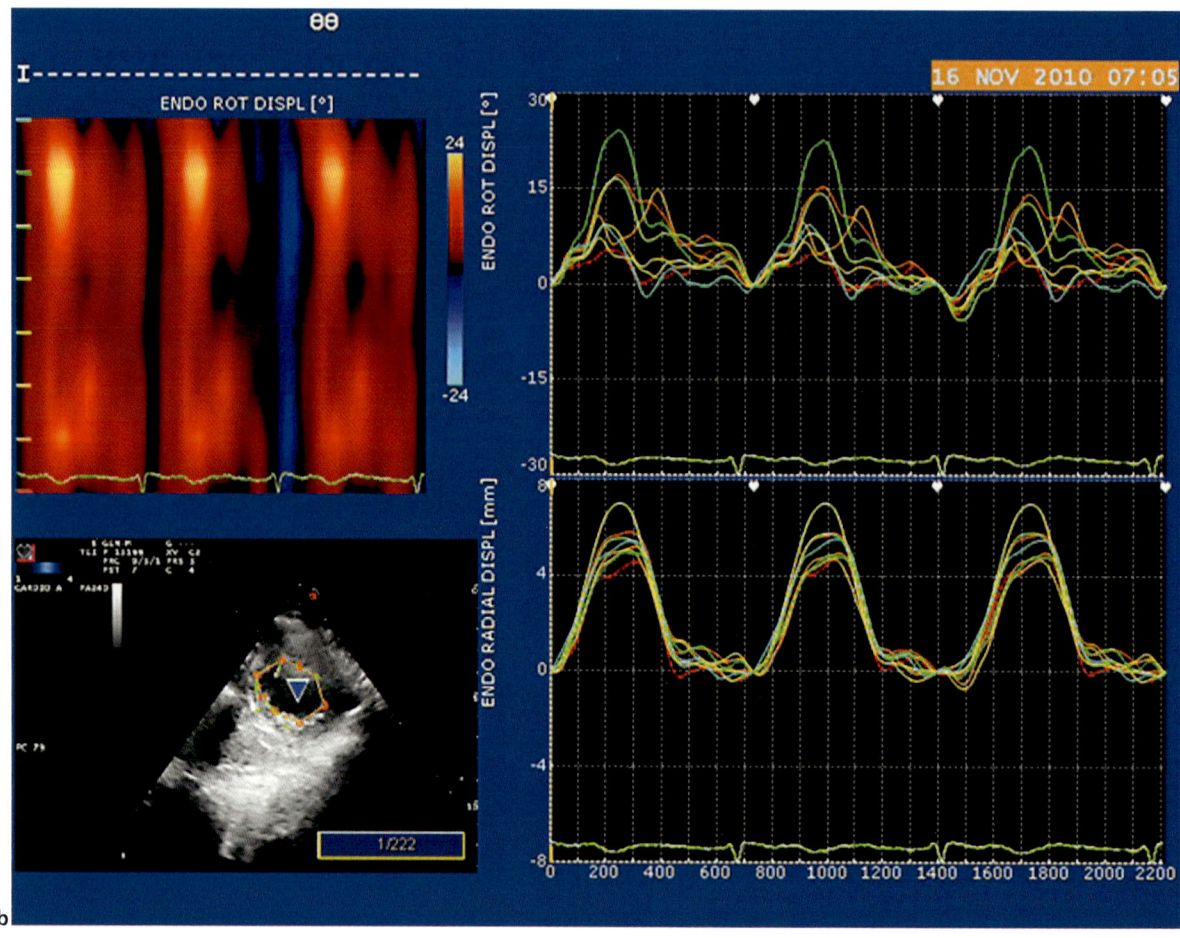

Figura 3.10 *(Cont.)* **b** Análise da rotação apical obtida com o método da deformação miocárdica derivada da velocidade vetorial. Rotação apical de um septuagenário, com valor médio de 13 graus. O ápice gira em sentido anti-horário, de forma constante desde o nascimento até a idade adulta, mas com o envelhecimento a rotação apical aumenta, razão pela qual também aumenta o cálculo da torção ventricular. Tal fato se deve à degeneração fibrosa que reduz a função subendocárdica, de forma que não se opõe ao sentido de rotação determinado pelas fibras subepicárdicas. A degeneração fibrosa reduz a elasticidade miocárdica e também influi na função diastólica, já que reduz a velocidade da distorção protodiastólica. Cortesia de Dr. Claudio María Bussadori.

Em animais de laboratório e em humanos foi demonstrado que a infusão de dobutamina aumentava, significativamente, a rotação anti-horária apical. Por outro lado, a isquemia induzida em cachorros, por oclusão da artéria descendente anterior, durante 10 minutos, causava uma grande deterioração. Em ambos os casos a isquemia apical não causou alterações na rotação do miocárdio desde o equador do VE até a base. No entanto, não se pode ignorar o fato de que, quando se fez a comparação com outros métodos de referência (sonomicrometria e RMC), a torção medida com varredura pontual foi menos exata para avaliar o nível basal do VE que o ápice.[20]

Um estudo recentemente publicado mostra que pacientes com infarto agudo do miocárdio, com 48 horas de evolução, avaliados por varredura pontual, apresentaram valores bem reduzidos de torção ventricular. Os parâmetros que se associaram, de modo independente, aos valores de torção ventricular sistólica máxima foram a fração de ejeção e o tamanho do infarto. Os parâmetros que se relacionaram, de forma independente, com a remodelação ventricular, depois de 6 meses foram a torção sistólica máxima e o tamanho do infarto. Chegou-se à conclusão de que valores de torção iguais ou menores que 1,44 graus/cm tiveram alta sensibilidade e especificidade para prever uma remodelação ventricular em 6 meses de acompanhamento, e que esse parâmetro, juntamente com o tamanho do infarto, foram os melhores previdentes do desenvolvimento deste fenômeno.[21]

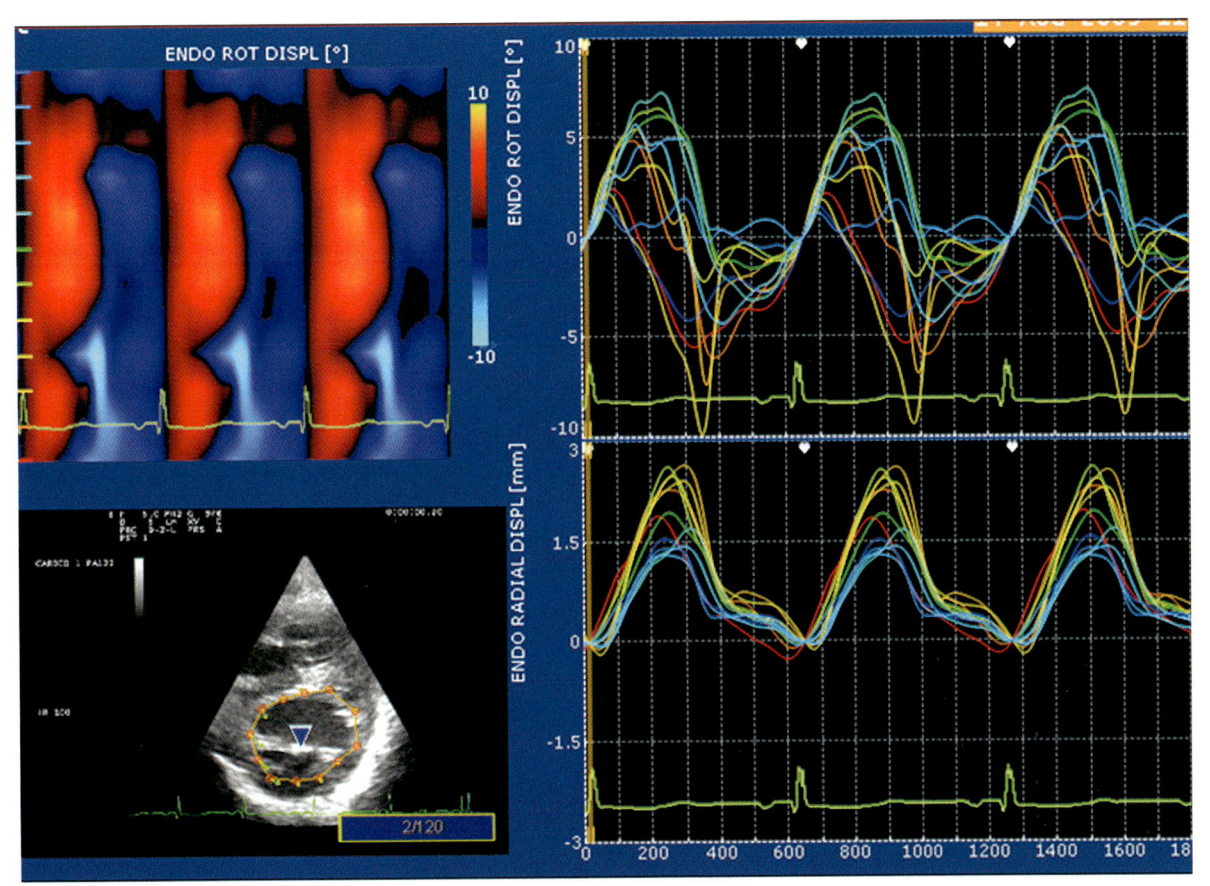

Figura 3.11 Análise da rotação basal em um recém-nascido: a rotação basal é anti-horária, com valor médio de 5 graus. Na infância, a rotação basal é anti-horária, depois sofre uma evolução até que, na juventude, se torna horária, para depois sofrer mais modificações na velhice. Cortesia do Dr. Claudio María Bussadori.

Em um pequeno grupo de pacientes com doença de Anderson-Fabry foi demonstrado que pacientes jovens que apresentavam resultados de ecocardiografia Doppler absolutamente normais apresentavam uma franca deterioração da torção ventricular, achado que poderia ser um parâmetro que deveria se levado em consideração no momento de se decidir o começo da terapia de substituição enzimática.[22]

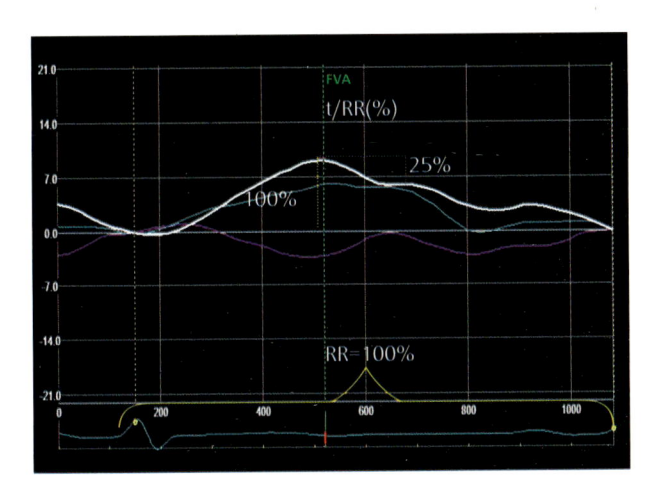

Figura 3.12 Cálculo do tempo que leva para completar os 25% iniciais da distorção ventricular, obtido por varredura pontual.

Os pacientes portadores de miocardiopatia hipertrófica (MH) não obstrutiva apresentaram menor deformação sistólica longitudinal, radial e circunferencial; também foi encontrado um atraso de 25% no tempo de distorção em razão de alterações no relaxamento diastólico com relação aos pacientes normais. Tais achados se correlacionaram com menor capacidade para fazer atividades físicas neste subgrupo de pacientes; a diminuição da deformação longitudinal e o atraso na distorção ventricular foram os melhores previdentes da deterioração da classe funcional (CF).[23] Em um recente trabalho observou-se que o atraso na fração da distorção apical discriminava, adequadamente, os pacientes que se encontravam em CF I-II dos que estavam em CF III-IV.[24] A análise da deformação ventricular, através de RMC, revelou que as alterações na deformação do músculo cardíaco eram generalizadas e que não se limitavam às regiões hipertróficas. Embora, habitualmente, os pacientes com hipertrofia com predomínio septal apresentem uma função sistólica conservada, os valores de deformação e velocidade de deformação encontram-se alterados em todo o miocárdio, com assincronia na contração evidenciada por um padrão heterogêneo de tempo de pico da deformação nas diferentes regiões.[25] No entanto, em outro estudo, foram incluídos pacientes portadores de hipertrofia assimétrica avaliados com ecocardiografia; foram observados valores alterados de deformação longitudinal, que se intensificaram nas áreas de maior espessura parietal. A heterogeneidade observada nos registros de deformação destes doentes estaria ausente nas hipertrofias de outra origem.[26] Este conceito é importante, visto que, na prática clínica, existem ocasiões nas quais o diagnóstico diferencial de CH, com relação a outras causas de hipertrofia, torna-se um pouco difícil. Com relação a isso, vários estudos têm trabalhado com a hipótese de que, efetivamente, existiriam padrões diferenciais de deformação nas diferentes patologias. Em uma das primeiras pesquisas em que se aventou esta hipótese, observou-se que os valores de deformação são significativamente menores nos pacientes com MH do que nos pacientes com hipertrofia secundária, em longos períodos de hipertensão arterial, ou em corações de atletas (ver Capítulo 10, "Hipertrofia fisiológica e patológica").

Trabalhos mais recentes demonstraram que a análise de deformação por ecocardiografia poderia prever a etiologia da hipertrofia, com alta sensibilidade e especificidade. Valores de deformação longitudinal global sistólica inferiores a –10,6% apresentaram uma alta correlação com o diagnóstico final de MH.[28]

A torção ventricular parecia ser maior nos pacientes com hipertrofia com relação aos controles normais.[29] Na RMC, nos pacientes com miocardiopatia dilatada (MCD) não isquêmica, a deformação e a velocidade de deformação miocárdica no tempo mostraram, de forma consistente, padrões de heterogeneidade regional na função do ventrículo esquerdo, e foi observada maior disfunção no septo interventricular, com estiramento sistólico no lugar de encurtamento, tanto em sentido circunferencial como longitudinal. Tal fenômeno seria provocado por maior tensão parietal nesta região, com consequente hipoperfusão relativa e disfunção miocárdica regional. A hipoperfusão subendocárdica relativa provocaria uma degeneração na contratilidade dessas fibras, o que levaria a uma diminuição da sua rotação anti-horária. Assim ter-se-ia uma menor oposição à rotação horária gerada pelas fibras subepicárdicas, dando, como resultado final, um aumento na torção do subendocárdio com relação ao subepicárdio.[30,31] Obviamente não se pode ignorar o papel das alterações intraventriculares da condução na formação destes fenômenos. Mais importante ainda é saber que as mudanças observadas na deformação e na torção, resultantes de alterações na perfusão, ocorreriam anteriormente às mudanças estruturais observadas nas fases avançadas da doença, de modo que isso possibilitaria a detecção precoce, ainda em fases potencialmente reversíveis, da MCD.[32]

Estudos ecocardiográficos com varredura pontual mostram que a torção ventricular, assim como sua velocidade de pico, são significativamente menores nos pacientes com MCD com relação aos pacientes sadios.[33]

Os pacientes portadores de MCD com bloqueio completo do ramo esquerdo (BRE) apresentam diminuição ou inversão da rotação apical do VE, com perda da torção ventricular (Figura 3.13). A terapia de ressincronização ventricular corrige parcial ou totalmente este fenômeno.[34]

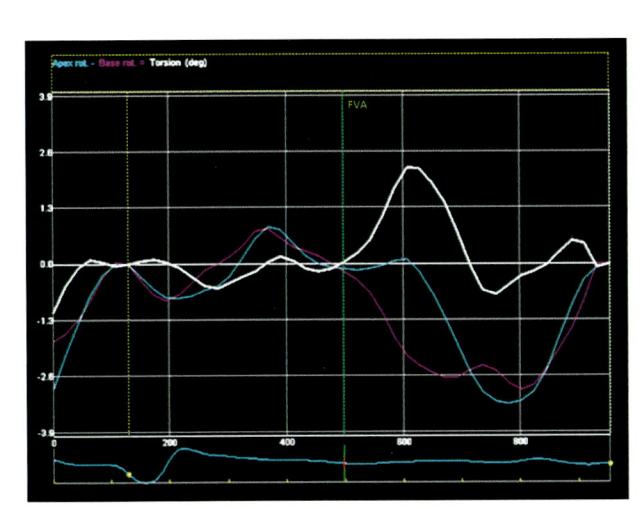

Figura 3.13 Rotações apical, basal e torção ventricular em uma miocardiopatia dilatada idiopática. Observar as anormalidades na rotação e a alteração na torção do VE.
FVA: fechamento da válvula aórtica.

Sabe-se que de 50% a 70% dos pacientes submetidos à terapia de ressincronização cardíaca respondem bem. A diminuição da deformação circunferencial, avaliada por RMC, em pacientes com MCD, assim como a heterogeneidade regional observada nos intervalos de deformação sistólica máxima, características dessa patologia, são bons indicadores de assincronia mecânica e, portanto, previdentes da eficácia dessa terapêutica.[35] A assincronia na deformação radial, avaliada por varredura pontual, demonstrou ter uma sensibilidade de 80% com especificidade de 67% para a detecção de pacientes que respondem à terapia de ressincronização cardíaca[36] (ver Capítulo 6, "Terapia de ressincronização cardíaca").

Embora ainda não estejam adequadamente estabelecidos os critérios diagnósticos da não compactação isolada do VE e suas variantes, foram observadas alterações regionais de deformação e torção tanto em sístole quanto em diástole.[37] Recentemente foi relatado que os portadores desta miocardiopatia, com ou sem defeitos na função ventricular, apresentam diminuição nos valores de deformação e velocidade média de deformação sistólica longitudinal, radial e da torção ventricular. Os parâmetros que melhor possibilitaram discriminar entre os doentes e os pacientes em controle foram a deformação sistólica longitudinal média dos seis segmentos na região apical, a rotação apical e a variação no tempo da torção. Isto permitiria reforçar os critérios diagnósticos atuais com base em características puramente morfológicas.[38]

Nesta sucinta revisão tratou-se de ressaltar e exemplificar a importância da análise da rotação e da torção ventriculares como uma nova forma de detectar o comprometimento miocárdico, assim como, também, ressaltar sua importância sob diferentes aspectos (idade, atividade física etc..) e nas patologias.

REFERÊNCIAS BIBLIOGRÁFICAS

1. Ross J Jr, Sonnenblick EH, Taylor RR, Spotnitz HM, Covell JW. Diastolic geometry and sarcomere lengths in the chronically dilated canine left ventricle. *Circ Res* 1971;28:49-61.
2. Brutsaert DL, Claes VA, and Goethals MA. Effect of Calcium on Force-Velocity-Length Relations of Heart Muscle of the Cat. *Circ Res* 1973;32:385-392.
3. Taber LA, Zhang J, Perucchio R. Computational model for the transition from peristaltic to pulsatile flow in the embryonic heart tube. *J Biomech Eng* 2007;129:441-9.
4. Le Grice I, Hnter P, Young A, Smaill B. The architecture of the heart: A data based model. *Phil Trans R Soc Lond* A 2001;359:1217-32.
5. Kocica MJ, Corno AF, Carreras-Costa F, Ballester-Rodes M, Moghbel MC, Cueva CN, Lackovic V, Kanjuh VI, Torrent-Guasp F. The helical ventricular myocardial band:global, three-dimensional, functional architecture of the ventricular myocardium. *Eur J Cardiothorac Surg* 2006;29:21-40.
6. Torrent Guasp F. La mecánica agonista-antagonista de los segmentos descendente y ascendente de la banda miocárdica ventricular. *Rev Esp Cardiol* 2001;54:1091-102.

7. Notomi Y, Setser RM, Shiota T, Martin-Miklovic MG, Weaver JA, Popović ZB, Yamada H, Greenberg NL, White RD, Thomas JD. Assessment of left ventricular torsional deformation by Doppler tissue imaging:validation study with tagged magnetic resonance imaging. *Circulation* 2005;111:1141-7.
8. Notomi Y, Lysyansky P, Setser RM, Shiota T, Popović ZB, Martin-Miklovic MG, Weaver JA, Oryszak SJ, Greenberg NL, White RD, Thomas JD. Measurement of ventricular torsion by two-dimensional ultrasound speckle tracking imaging. *J Am Coll* Cardiol 2005;45:2034-41.
9. Fail Re, Zacà V, Ballo P, Galderisi M, Mondillo SV. Echocardiography in the assessment of left ventricular longitudinal systolic function:current methodology and clinical applications. *Heart* 2010;15:23-37.
10. Lumens J, Delhaas T, Arts T, Cowan BR, Young AA. Impaired subendocardial contractile myofiber function in asymptomatic humans, as detected using MRI. *Am J Physiol Heart Circ Physiol* 2006;291:1573-9.
11. Notomi Y, Srinath G, Shiota T, Martin-Miklovic MG, Beachler L, Howell K, Oryszak SJ, Deserranno DG, Freed AD, Greenberg NL, Younoszai A, Thomas JD. Maturational and Adaptive Modulation of Left Ventricular Torsional Biomechanics Doppler Tissue Imaging Observation from Infancy to Adulthood. *Circulation* 2006;113:2534-41.
12. Henson RE, Song SK, Pastorek JS, Ackermann JJ, Lorenz CH. Left ventricular torsion is equal in mice and humans. *Am J Physiol Heart Circ Physiol* 2000;278:1117-23.
13. Stuber M, Scheidegger MB, Fischer SE, Nagel E, Steinemann F, Hess OM, Boesiger P. Alterations in the local myocardial motion pattern in patients suffering from pressure overloading due to aortic stenosis. *Circulation* 1999;100:361-8.
14. Takeuchi M, Nakai H, Kokumai M, Nishikage T, Otani S, Lang RM. Age related changes in left ventricular twist assessed by two dimensional speckle tracking imaging. *J Am Soc Echocardiogr* 2006;19:1077-84.
15. Notomi Y, Martin-Miklovic MG, Oryszak SJ, Shiota T, Deserranno D, Popovic ZB, Garcia MJ, Greenberg NL, Thomas JD. Enhanced ventricular untwisting during exercise:a mechanistic manifestation of elastic recoil described by Doppler tissue imaging. *Circulation* 2006;113:2524-33.
16. Zócalo Y, Bia D, Armentano RL, Arias L, López C etc.hart C, Guevara E. Assessment of training-dependent changes in the left ventricle torsion dynamics of professional soccer players using speckle-tracking echocardiography. Conf Proc IEEE. *Eng Med Biol Soc* 2007;2007:2709-12.
17. Nottin S, Doucende G, Schuster- Beck I, Dauzat M, Obert P. Alteration in left ventricular normal and shear strains evaluated by 2D-strain echocardiography in the athlete's heart. *J Physiol* 2008;586:4721-33.
18. Weiner RB, Hutter AM Jr, Wang F, Kim J, Weyman AE, Wood MJ, Picard MH, Baggish AL. The Impact of Endurance Exercise Training on Left Ventricular Torsion. *J Am Coll Cardiol Img* 2010;3:1001-9.
19. Chung J, Abraszewski P, Yu X, Liu W, Andrew J. Krainik, MD, MPH, Marvin Ashford, Shelton D. Caruthers, McGill JB, Wickline SA. Paradoxical Increase in Ventricular Torsion and Systolic Torsion Rate in Type I Diabetic Patients Under Tight Glycemic Control. *J Am Coll Cardiol* 2006;47:384-90.
20. Helle-Valle T, Crosby J, Edvardsen T, Lyseggen E, Amundsen BH, Smith HJ, Rosen BD, Lima JA, Torp H, Ihlen H, Smiseth OA. New noninvasive method for assessment of left ventricular rotation: speckle tracking echocardiography. *Circulation* 2005;112:3149-56.
21. Nucifora G, Marsan NA, Bertini M, Delgado V, Siebelink HM, van Werkhoven JM, Scholte AJ, Schalij MJ, van der Wall EE, Holman ER, Bax JJ. Reduced left ventricular torsion early after myocardial infarction is related to left ventricular remodeling. *Circ Cardiovasc Imaging* 2010;3:433-42.
22. Zócalo Y, Guevara E, Bia D, Fernández A, Casabé J H, Politei J, Cabrera G, Armentano R. Left ventricular torsión dynamics in patients with Fabry's disease. *Circulation* 2008;117:149.
23. Abozguiaa K, Nallur-Shivua G, Phan T, Ahmed I, Kalra R, Weaver RA McKenna WJ, Sanderson JE, Elliott P, Frenneaux MP. Left ventricular strain and untwist in hypertrophic cardiomyopathy: Relation to exercise capacity. *Am Heart J* 2010;159:825-32.
24. Carasso S, Yang H, Woo A, Jamorski M, Wigle ED, Rakowski H. Diastolic myocardial mechanics in hypertrophic cardiomyopathy. *J Am Soc Echocardiogr* 2010;23:164-71.
25. Mishiro Y, Oki T, Iuchi A, Tabata T, Yamada H, Abe M, Onose Y, Ito S, Nishitani H, Harada M, Taoka Y. Regional left ventricular myocardial contraction abnormalities and asynchrony in patients with hypertrophic cardiomyopathy evaluated by magnetic resonance spatial modulation of magnetization myocardial tagging. *Jpn Circ J* 1999;63:442-6.
26. Yang H, Sun JP, Lever HM, Popovic ZB, Drinko JK, Greenberg NL, Shiota T, Thomas JD, Garcia MJ. Use of strain imaging in detecting segmental dysfunction in patients with hypertrophic cardiomyopathy. *J Am Soc Echocardiogr* 2003;16:233-9.
27. Palka P, Lange A, Fleming AD, Donnelly JE, Dutka DP, Starkey IR, Shaw TR, Sutherland GR, Fox KA. Differences in myocardial velocity gradient measured throughout the cardiac cycle in patients with hypertrophic cardiomyopathy, athletes, and patients with left ventricular hypertrophy due to hypertension. *J Am Coll Cardiol* 1997;30:760-8.

28. Kato TS, Noda A, Izawa H, Yamada A, Obata K, Nagata K, Iwase M, Murohara T, Yokota M. Discrimination of nonobstructive hypertrophic cardiomyopathy from hypertensive left ventricular hypertrophy on the basis of strain rate imaging by tissue Doppler ultrasonography. *Circulation* 2004;110:3808-14.
29. Young AA, Kramer CM, Ferrari VA, Axel L, Reichek N. Three dimensional left ventricular deformation in hypertrophic cardiomyopathy. *Circulation* 1994;90:854-67.
30. Götte MJW, Germans T, Rüssel IK, Zwanenburg JJM, Marcus JT, van Rossum AC, van Veldhuisen DJ. Myocardial Strain and Torsion Quantified by Cardiovascular Magnetic Resonance Tissue Tagging:Studies in Normal and Impaired Left Ventricular Function. *J Am Coll Cardiol* 2006;48:2002-11.
31. Van den Heuvel AF, van Veldhuisen DJ, van der Wall EE *et al*. Regional myocardial blood flow reserve impairment and metabolic changes suggesting myocardial ischemia in patients with idiopathic dilated cardiomyopathy. *J Am Coll Cardiol* 2000;35:19-28.
32. Prinzen FW, Arts T, Hoeks APG, Reneman RS. Discrepancies between myocardial blood flow and fiber shortening in the ischemic border zone as assessed with video mapping of epicardial deformation. *Pflugers Arch* 1989;415:220-9.
33. Saito M, Okayama H, Nishimura K, Ogimoto A, Ohtsuka T, Inoue K, Hiasa G, Sumimoto T, Funada J, Shigematsu Y, Higaki J. Determinants of left ventricular untwisting behaviour in patients with dilated cardiomyopathy:analysis by two-dimensional speckle tracking. *Heart* 2009;95:290-96.
34. Lamia B, Tanabe M, Kim HK, Johnson L, Gorcsan J 3rd, Pinsky MR:Quantifying the role of regional dyssynchrony on global left ventricular performance. *J Am Coll Cardiol Cardiovasc Imaging* 2009;2:1350-6.
35. Nelson GS, Curry CW, Wyman BT, Kramer A, Declerck J, Talbot M, Douglas MR, Berger RD, McVeigh ER, Kass DA. Predictors of systolic augmentation from left ventricular preexcitation in patients with dilated cardiomyopathy and intraventricular conduction delay. *Circulation* 2000;101:2703-9.
36. Tanaka H, Nesser HJ, Buck T, Oyenuga O, Jánosi RA, Winter S, Saba S, Gorcsan J 3rd.Dyssynchrony by speckle-tracking echocardiography and response to cardiac resynchronization therapy:results of the Speckle Tracking and Resynchronization (STAR) study. *Eur Heart J* 2010;31:1690-700.
37. Williams RI, Masani ND, Buchalter MB, Fraser AG. Abnormal myocardial strain rate in noncompaction of the left ventricle. *J Am Soc Echocardiogr* 2003;16:293-6.
38. Bellavia D, Michelena HI, Martinez M, Pellika PA, Bruce CJ, Connolly HM, Villarraga HR, Veress G, Oh JK, Miller FA. Speckle myocardial imaging modalities for early detection of myocardial impairment in isolated left ventricular non-compaction. *Heart* 2010;96:440-7.

4 Ecocardiografia tridimensional

Ricardo Ronderos ■ Gustavo P. Avegliano

INTRODUÇÃO, HISTÓRIA E EVOLUÇÃO TÉCNICA

O desenvolvimento da ecocardiografia permitiu analisar as estruturas cardíacas e suas funções utilizando o ultrassom para enumerar dados anatômicos e funcionais, da melhor forma possível, em cada momento da sua evolução tecnológica. O subsequente desenvolvimento desta técnica possibilitou avançar desde as imagens em uma só dimensão (modos A e B) ao modo M (movimento ou tempo), sempre com a vantagem de mostrar as imagens em tempo real.

Com a aplicação do movimento de varredura de um ou vários transdutores de forma mecânica, entraram em cena as imagens em duas dimensões, que não perderam a vantagem da resolução temporal. Ao combinar múltiplos transdutores com dispositivos eletrônicos que regularam sua ativação, houve melhora significativa na resolução espacial e temporal, aprofundando a aproximação da visão topográfica com a alta resolução temporal ("tempo real"). O uso desta modalidade (ecocardiografia bidimensional) se estendeu rapidamente e de forma bem-sucedida, permitindo utilizá-la no diagnóstico de praticamente todas as doenças cardíacas.[1]

No entanto, faltavam melhores e maiores informações com relação à função e à hemodinâmica, o que foi conseguido por Doppler pulsado, um grande avanço que abriu as portas para a análise de fluxos intracavitários, com um nível de precisão com relação à localização dos fenômenos circulatórios, não alcançado com o Doppler contínuo. A criação de imagens paramétricas, onde os cálculos obtidos com o Doppler pulsado eram sobrepostos nas imagens da ecocardiografia bidimensional em "tempo real" (ecocardiografia com Doppler colorido), transformou esta técnica em uma poderosa ferramenta de diagnóstico, que revolucionou a prática cardiológica e transferiu o laboratório de hemodinâmica das salas de cateterismo invasivo para a sala de ecocardiografia.

Nos anos 1980, a ecocardiografia tinha a seu alcance o diagnóstico de, praticamente, todas as doenças cardíacas, com exceção das lesões das artérias coronárias. Inúmeros trabalhos científicos demonstraram a utilidade da ecocardiografia bidimensional com Doppler, não só para o diagnóstico, como também para a tomada de decisões clínicas.[1,2]

Outras técnicas diagnósticas por imagens que dividem com a ecocardiografia a condição de incruentas (tomografia computadorizada, ressonância magnética), com excelente resolução temporal, não puderam, durante muitos anos, fazer um estudo adequado do coração em razão de sua baixa resolução temporal, mas combinaram a resolução espacial com a reconstrução tridimensional dos órgãos imóveis (rim, fígado etc.); desta forma, conseguiu-se mostrar uma anatomia virtual com uma qualidade até então inimaginável.

Por que não pensar que, apesar da enorme deficiência diagnóstica da ecocardiografia bidimensional, a possibilidade de imagens tridimensionais melhoraria ainda mais a capacidade da ecocardiografia e que, com sua ajuda, poder-se-ia entender não só a anatomia das estruturas cardíacas, mas também, de maneira mais próxima da realidade, os complexos mecanismos da função das válvulas e das cavidades?

ECOCARDIOGRAFIA – Novas Técnicas

Desde a década de 1980, mas com grande impulso durante os anos 1990, houve várias tentativas para desenvolver a ecocardiografia tridimensional (3D), inicialmente sem poder manter a capacidade do "tempo real", já que as imagens, tanto anatômicas quanto funcionais, dependiam de complexos *softwares* de reconstrução, o que é feito logo depois da obtenção das imagens.[3,4]

Na obtenção de imagens sequenciais, engatilhadas pelo ECG e, ocasionalmente, com os movimentos respiratórios, por meio de sequências de varredura horizontal, rotação em 360 graus ou movimentos similares aos de um leque, foram aplicados dispositivos mecânicos aos exames transtorácicos; obteve-se maior sucesso com os dispositivos eletrônicos do que com os transesofágicos, que geravam bases de dados em duas dimensões, que eram organizadas, de modo quase artesanal, em computadores com o *software* adequado[3,4] (Figuras 4.1 e 4.2). Com o passar do tempo, estes sistemas conseguiram obter imagens de alta qualidade, com uma excelente realidade

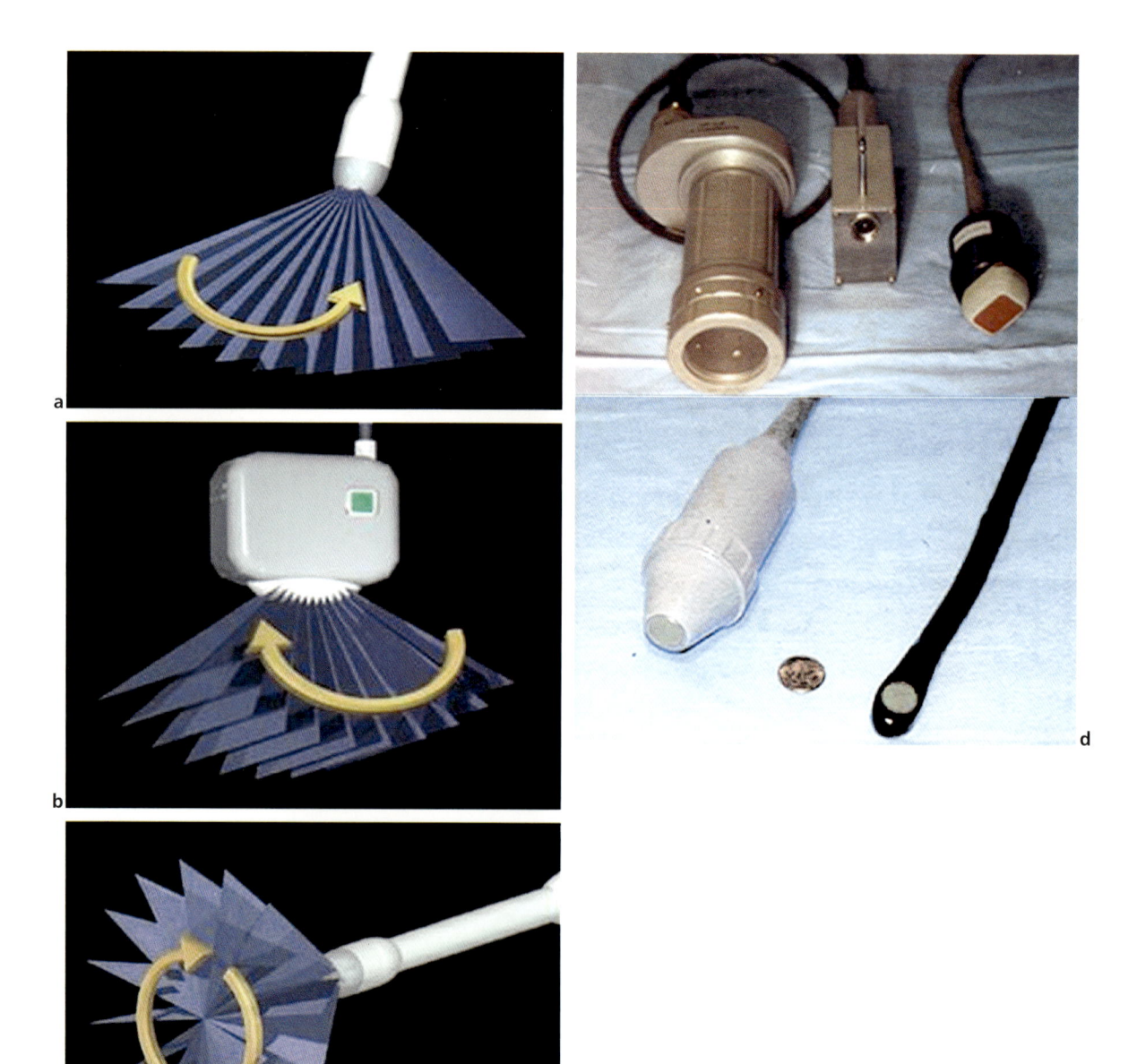

Figura 4.1 a Modelo de obtenção em leque. **b** Modelo de obtenção em varredura linear. **c** Modelo de obtenção rotatório de 360 graus. **d** Dispositivos mecânicos acoplados a transdutores 2D convencionais (acima) e transdutores transtorácico e transesofágico com capacidade eletrônica de varredura (abaixo).

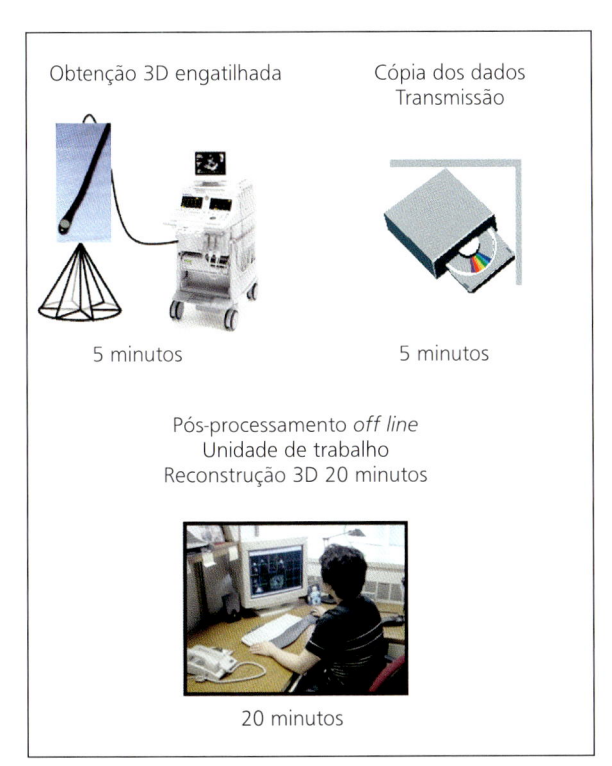

Figura 4.2 Esquema do processo de obtenção, transmissão de dados e organização, e corte de imagens tridimensionais na ecocardiografia transesofágica.

Obtenção 3D engatilhada — 5 minutos
Cópia dos dados Transmissão — 5 minutos
Pós-processamento *off line* Unidade de trabalho Reconstrução 3D 20 minutos — 20 minutos

anatômica e aceitável resolução temporal, embora ainda sem a capacidade de "tempo real", uma das grandes vantagens da ecocardiografia bidimensional.

Aqueles sistemas que buscavam alcançar a tridimensionalidade em "tempo real" (4D) sofriam de uma perda significativa da resolução temporal[3,4] (Figura 4.3). No entanto, abriram o horizonte para a interpretação mais ajustada da fisiologia cardíaca e, principalmente, da anatomia do coração.

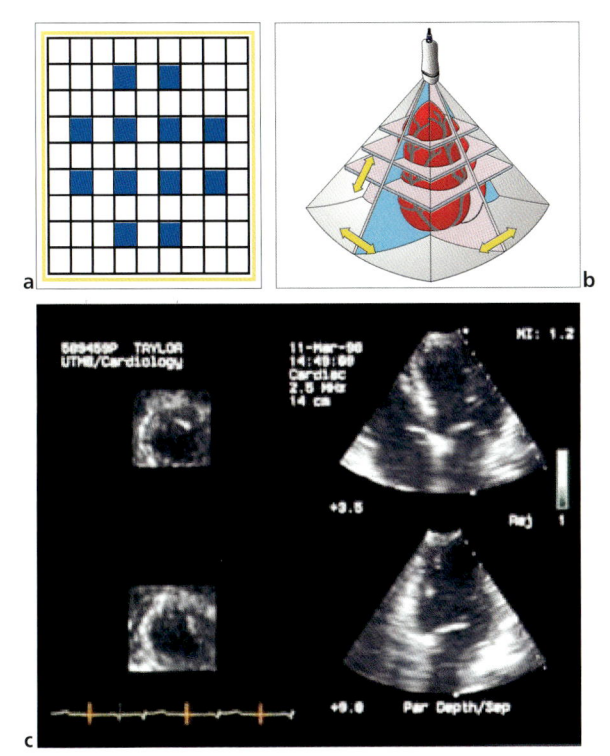

Figura 4.3 a Transdutor de matriz esparsa, com aproximadamente 300 cristais. **b** Esquema de obtenção de dados 2D. **c** Imagens em dois planos longitudinais e dois transversais.

No final dos anos 1990, a tecnologia e a miniaturização permitiram a construção de transdutores com milhares de cristais, comandados por computadores que, não apenas sequenciavam sua ativação de forma horizontal, mas também o faziam funcionar como uma matriz, razão pela qual se conseguia uma enorme quantidade de informações que começaram a ser representadas em "tempo real", em setores tridimensionais: foi a chegada da ecocardiografia 3D em tempo real ou 4D.[5,6] Esta nova tecnologia não só permitia obter imagens do volume do coração e dos grandes vasos, mas também continha, na base de dados obtidos, informações suficientes para obter cortes bidimensionais em vários planos, embora com alguma perda de resolução espacial e temporal (Figura 4.4).

O desenvolvimento da ecocardiografia tridimensional em tempo real ainda continua em processo de evolução, visto que as resoluções temporal e espacial seguem em um processo constante de aperfeiçoamento, estão sendo incorporadas frequências harmônicas, estão sendo obtidos dados em um só batimento cardíaco e podem ser integrados dados hemodinâmicos por Doppler colorido (Figuras 4.5 a 4.8).

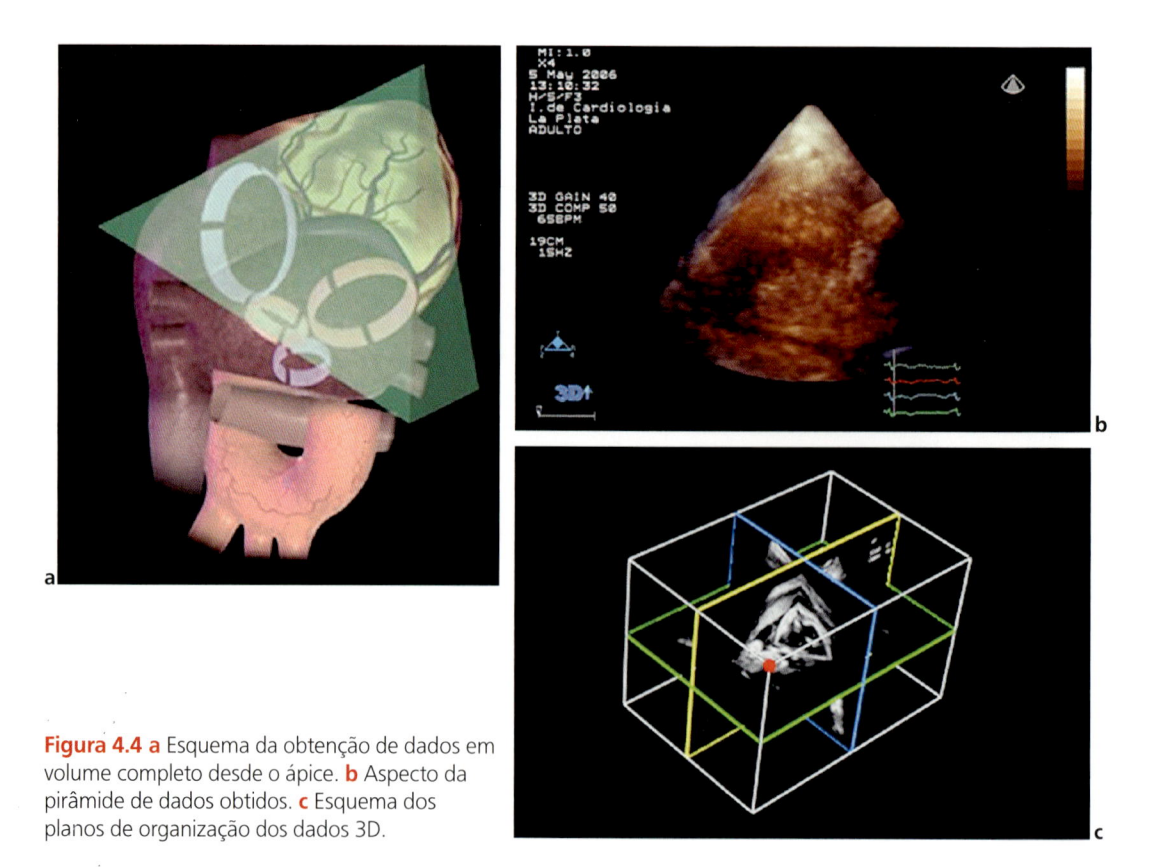

Figura 4.4 a Esquema da obtenção de dados em volume completo desde o ápice. **b** Aspecto da pirâmide de dados obtidos. **c** Esquema dos planos de organização dos dados 3D.

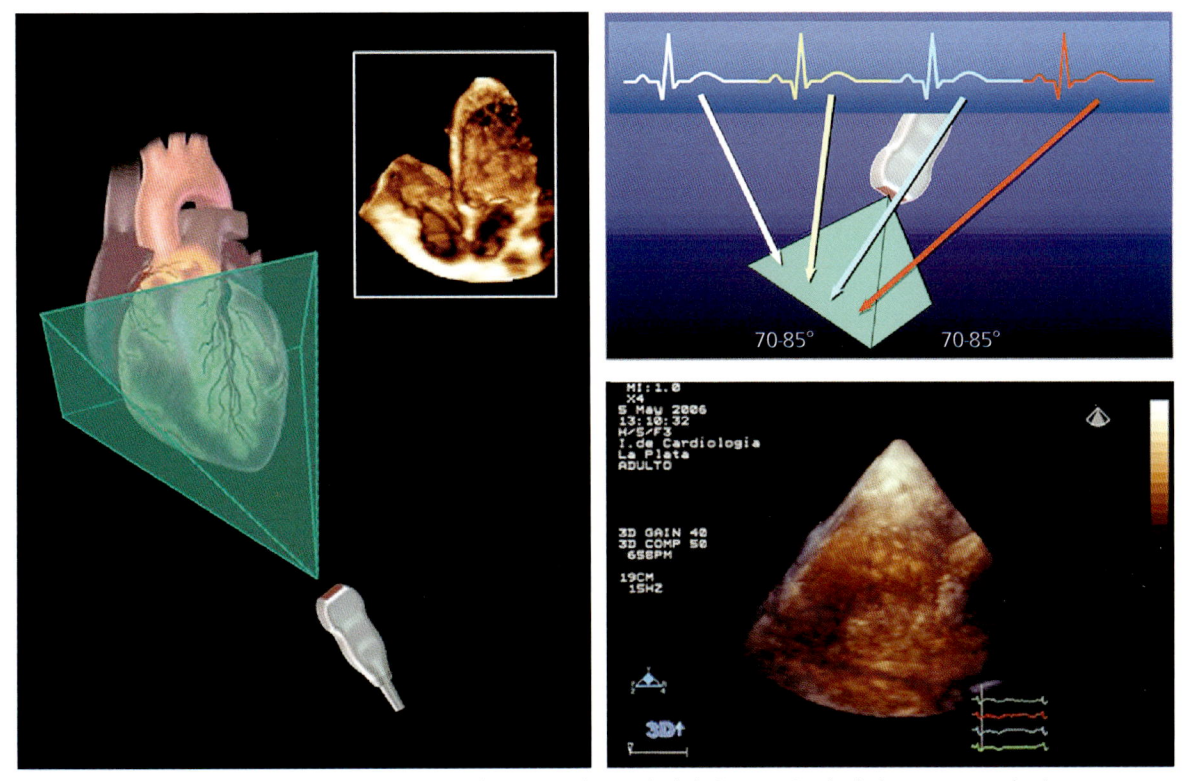

Figura 4.5 Esquema da forma de obtenção de volume completo apical, da integração de dados em quatro batimentos e pirâmide final.

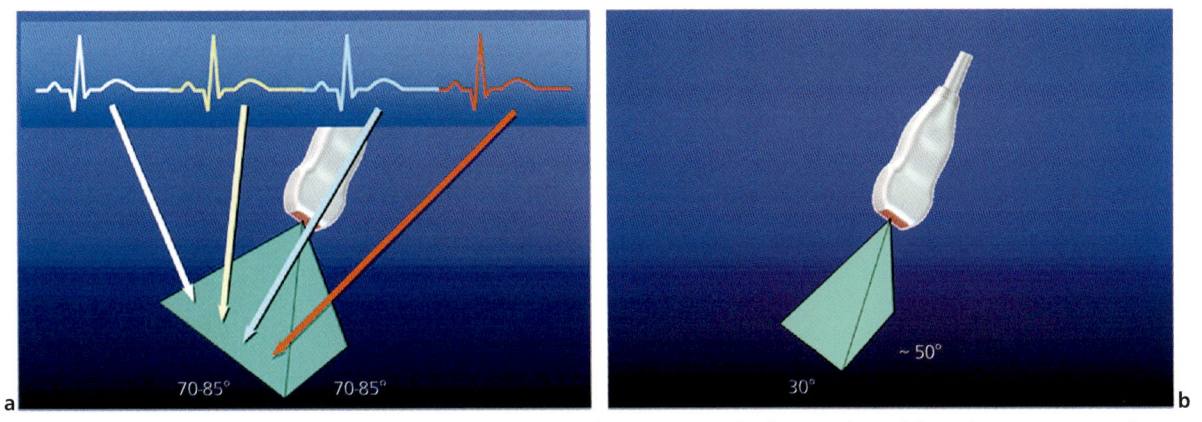

Figura 4.6 a Esquema da obtenção de dados em volume completo em quatro batimentos (2004). **b** Dados em tempo real. Cada pirâmide de um batimento ocupa um quarto do volume completo (2004).

SITUAÇÃO ATUAL

Ecocardiografia transtorácica

Obtenção de imagens – formatos e processamento das imagens

A ecocardiografia tridimensional transtorácica possibilita obter imagens em tempo real em um setor de, aproximadamente, 30 graus de espessura e 73 graus de amplitude (modo tempo real). Nesta modalidade pode ser agregada a obtenção de imagens ampliadas (modo *zoom*), obtendo-se, simultaneamente, a imagem tridimensional com duas imagens de referência bidimensionais, em dois planos longitudinais perpendiculares entre si (Figuras 4.6 e 4.9).

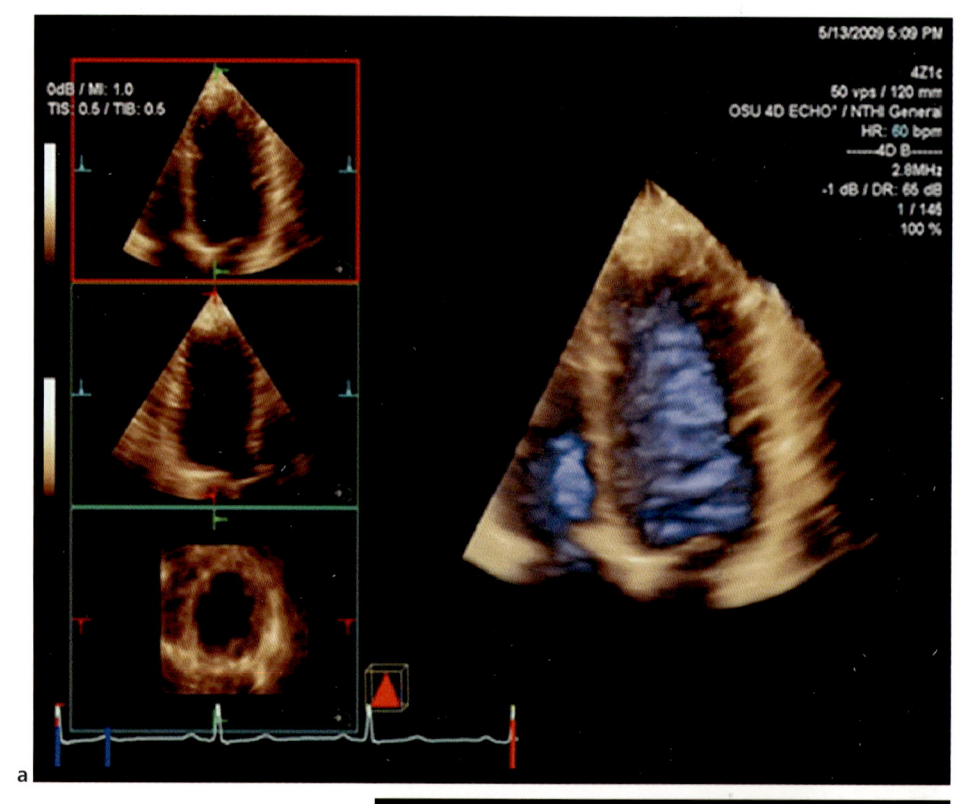

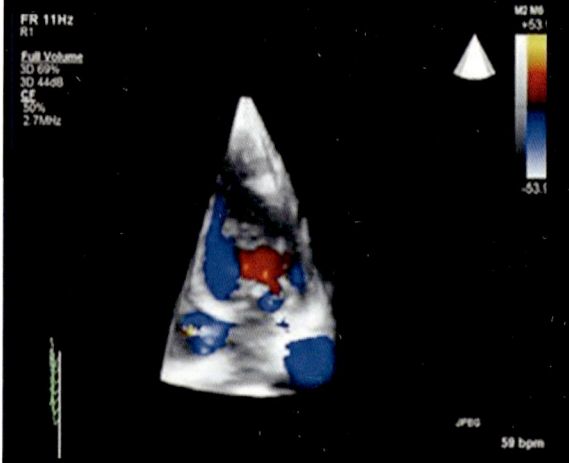

Figura 4.7 a Esquema de obtenção de um batimento e os planos de organização dos dados 3D (2009). **b** Volume completo Doppler colorido (observar o volume estreito da pirâmide).

A obtenção de uma grande quantidade de dados sob a forma de uma pirâmide de 90 × 90 graus (volume completo) inicialmente requeria a integração de quatro batimentos cardíacos sucessivos, engatilhava sua obtenção e posterior reconstrução pelas ondas R do ECG (Figuras 4.5 e 4.6).

Nos últimos anos, a obtenção destes volumes completos progrediu para um só batimento cardíaco para compor tal pirâmide e para a possibilidade de inserir nela os dados provenientes de vários batimentos, o que melhora muito a quantidade de volumes por segundo e, portanto, a resolução temporal da técnica (Figura 4.8).

A atual grande fragilidade desta tecnologia são as imagens de Doppler colorido 3D, tanto em tempo real como nos volumes completos; o setor de obtenção de dados alcança somente até 30 × 30 graus e devem ser combinados volumes obtidos em oito ou seis batimentos (dependendo do equipamento utilizado) para a obtenção de um volume completo (Figuras 4.7b e 4.10).

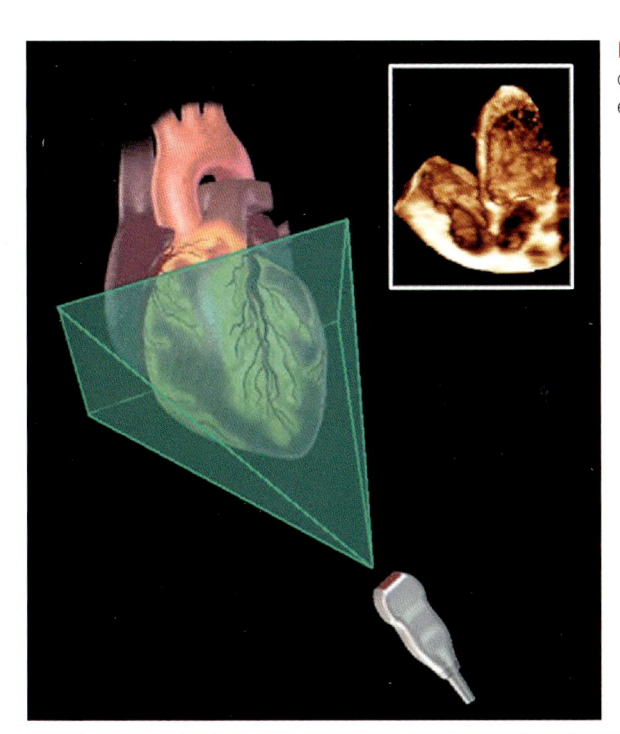

Figura 4.8 Esquema da forma de obtenção de volume completo apical, em um só batimento, e pirâmide final.

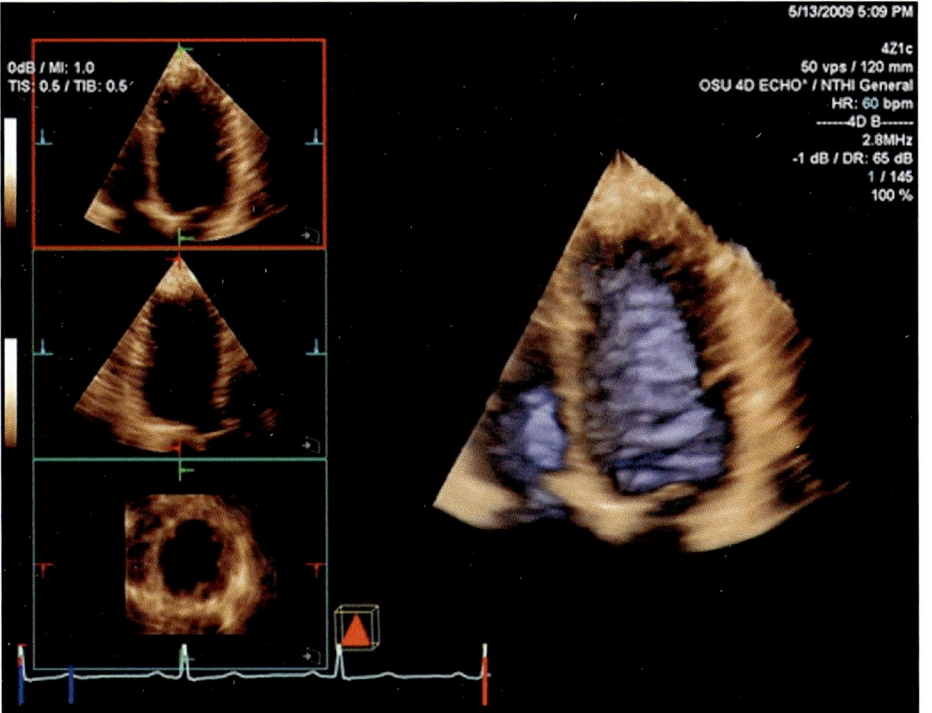

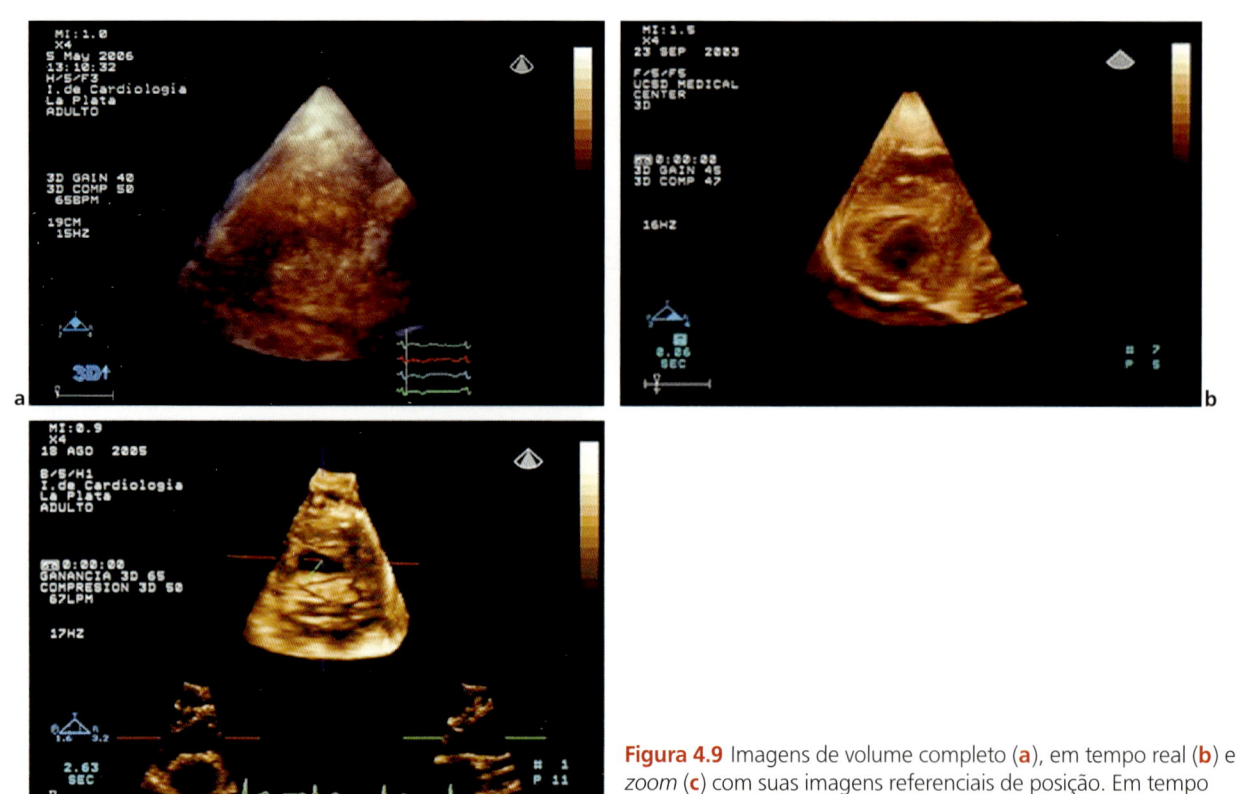

Figura 4.9 Imagens de volume completo (**a**), em tempo real (**b**) e *zoom* (**c**) com suas imagens referenciais de posição. Em tempo real e *zoom* observa-se a válvula mitral em primeiro plano.

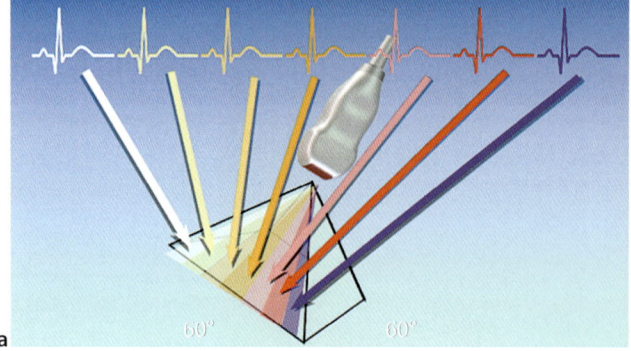

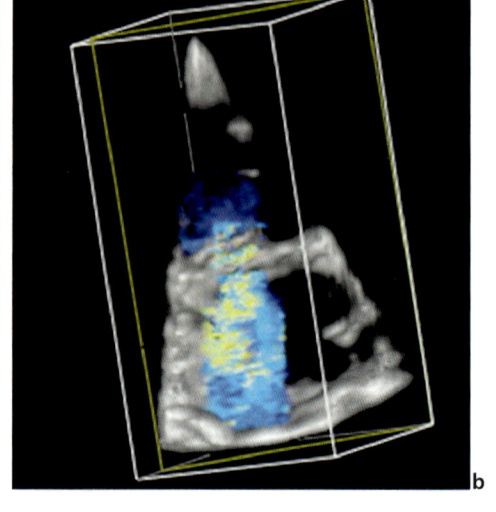

Figura 4.10 Esquema da forma de obtenção de volume completo apical em oito batimentos de Doppler colorido 3D (**a**), e pirâmide final (**b**).

O processamento dos dados obtidos por estas modalidades é feito fora da unidade de trabalho, quer seja no mesmo equipamento ou em um computador conectado a ele, utilizando diferentes pacotes de *software* (Philips, General Electric, Siemens, TomTec, Toshiba etc.). A análise desses dados se baseia em um modo denominado multiplanar (MPR), em que a pirâmide de dados é observada em três planos: dois longitudinais, perpendiculares entre si; e um terceiro transversal, perpendicular aos dois anteriores, representados pelas cores amarela, verde e azul, respectivamente. As cores podem mudar de acordo com o equipamento utilizado. Assim são obtidos cortes 2D em planos infinitos, precisos para a anatomia de cada coração e de cada patologia (Figura 4.11).

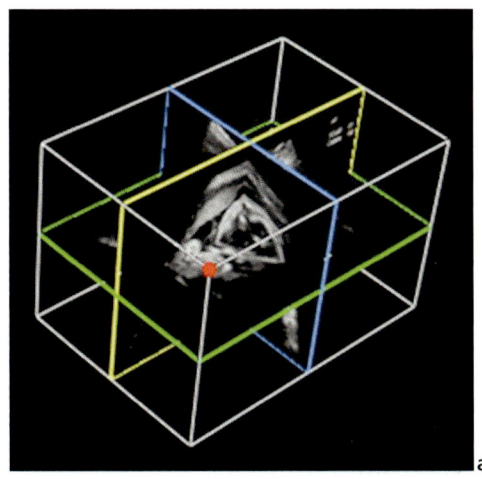

Figura 4.11 Esquema da forma de processamento de volume completo apical no modo MPR (multiplanar).
a Observar os planos longitudinais azul e amarelo, e o verde transversal.
b Nota-se a pirâmide de volume completo (abaixo, à direita), com os respectivos planos longitudinais (observe que o amarelo está representado em vermelho) e transversais 2D.

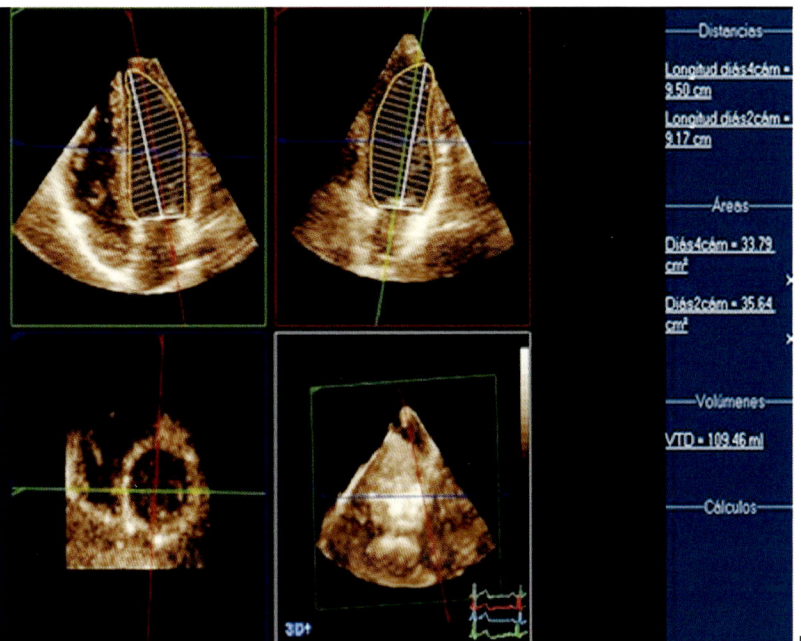

Nomenclatura

A forma de identificar e denominar as imagens em três dimensões é diferente da forma de executar o mesmo procedimento nas imagens bidimensionais. Já não existem imagens de eixo longo ou eixo curto porque todos os eixos estão incluídos em um volume completo ou em um volume de *zoom*. Portanto, a primeira denominação será de acordo com o tipo de obtenção (*zoom*, tempo real ou volume completo), seguida do local onde foi obtida (apical, paraesternal etc.).

Os cortes são denominados conforme a estrutura anatômica que é vista e de onde é vista. Por exemplo: válvula mitral pelo ventrículo esquerdo ou pelo átrio esquerdo, ou válvula mitral em primeiro plano *(in face)* (Figura 4.9).

Frequentemente é necessário reorientar espacialmente os volumes obtidos para adequá-los à interpretação da anatomia com relação à posição normal do coração no tórax ou na visão do cirurgião na mesa de cirurgia.

Ecocardiografia transesofágica

A incorporação de transdutores com ativação matricial nas sondas da eco transesofágica, através da sua miniaturização, permite melhorar sensivelmente a qualidade das imagens com relação às de origem transtorácica, em razão do uso de frequências harmônicas mais altas (maiores que 7 MHz).

Entretanto, a resolução temporal ainda se vê afetada (principalmente no modo *zoom* e com as imagens de Doppler colorido) nas obtenções de volumes completos.

Como será visto mais adiante, para as estruturas posteriores, como os átrios, a válvula mitral, o apêndice atrial esquerdo e para as próteses em posição mitral, a resolução espacial é tão boa que nenhuma técnica atual é capaz de obter semelhante grau de fidelidade com relação à anatomia e função em tempo real.

Os conceitos de nomenclatura, orientação e processamento das imagens são iguais aos expressos para a ecocardiografia 3D transtorácica.[7]

ECOCARDIOGRAFIA 3D NA AVALIAÇÃO DA FUNÇÃO CARDÍACA

Ventrículo esquerdo

Volumes e fração de ejeção

As primeiras imagens tridimensionais obtidas por processos de reconstrução mecânica ou eletrônica facilitaram o desenvolvimento de *softwares* capazes de construir modelos da cavidade do ventrículo esquerdo (VE), já que se baseavam na planificação da superfície endocárdica nos três planos descritos anteriormente.

Para desenvolver esta técnica, hoje aplicada às imagens 3D em tempo real, basta marcar a posição correta do ápice ventricular e a posição do anel mitral nos dois planos longitudinais, com o objetivo de definir a posição da parte média do septo interventricular. Desta forma podem ser obtidos volumes da cavidade durante o ciclo cardíaco e calcular volumes totais e segmentados do VE, sem recorrer a fórmulas matemáticas que interfiram na forma da cavidade.

Esta técnica foi validada em vários exames, comparando-a com a regra de Simpson em imagens de ressonância magnética, considerada no momento o padrão ouro para a análise da fração de ejeção e dos volumes do VE[5,8-14] (Figuras 4.12 e 4.13). Sua comparação com os valores de ecocardiografia transtorácica revela um velho problema da visualização do ápice em 2D (encurtamento), que pode ser resolvido com a base de dados 3D na maioria dos casos.

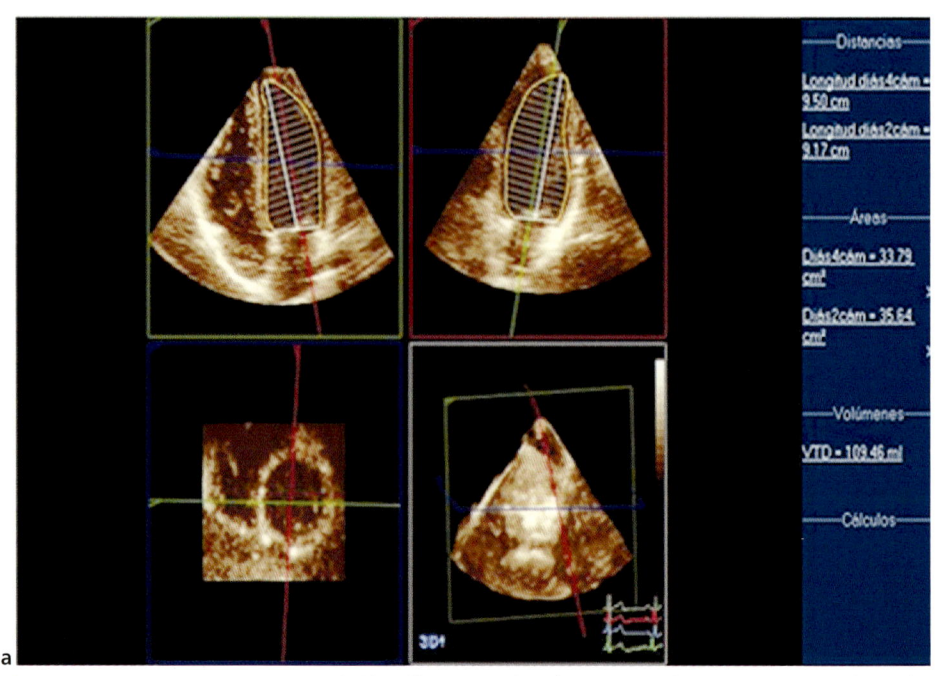

Figura 4.12 a Imagens em MPR, onde identifica-se o ápice do VE. O modo MPR permite, colocando as marcas de posição do anel mitral nos dois planos longitudinais e no ápice, fazer o cálculo automático do volume do VE (**b**). Observe em **a** como o ápice está desviado do ângulo do transdutor, razão pela qual o correto alinhamento dos planos longitudinais vermelho e verde permite posicioná-los nos cortes 2D, para uma aplicação eficiente da regra de Simpson.

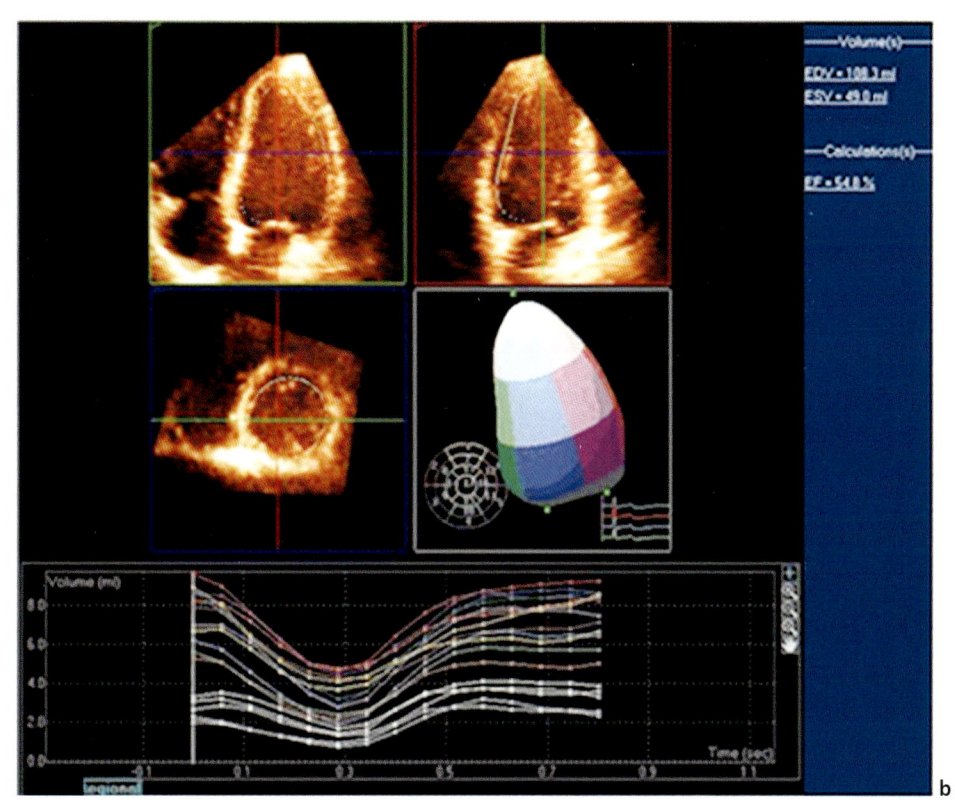

Figura 4.12 *(Cont.)* **a** Imagens em MPR, onde se identifica o ápice do VE. O modo MPR permite, colocando-se as marcas de posição do anel mitral nos dois planos longitudinais e no ápice, fazer o cálculo automático do volume do VE (**b**). Observe em **a** como o ápice está desviado do ângulo do transdutor, razão pela qual o correto alinhamento dos planos longitudinais vermelho e verde permitem posicioná-lo nos cortes 2D, para aplicação eficiente da regra de Simpson.

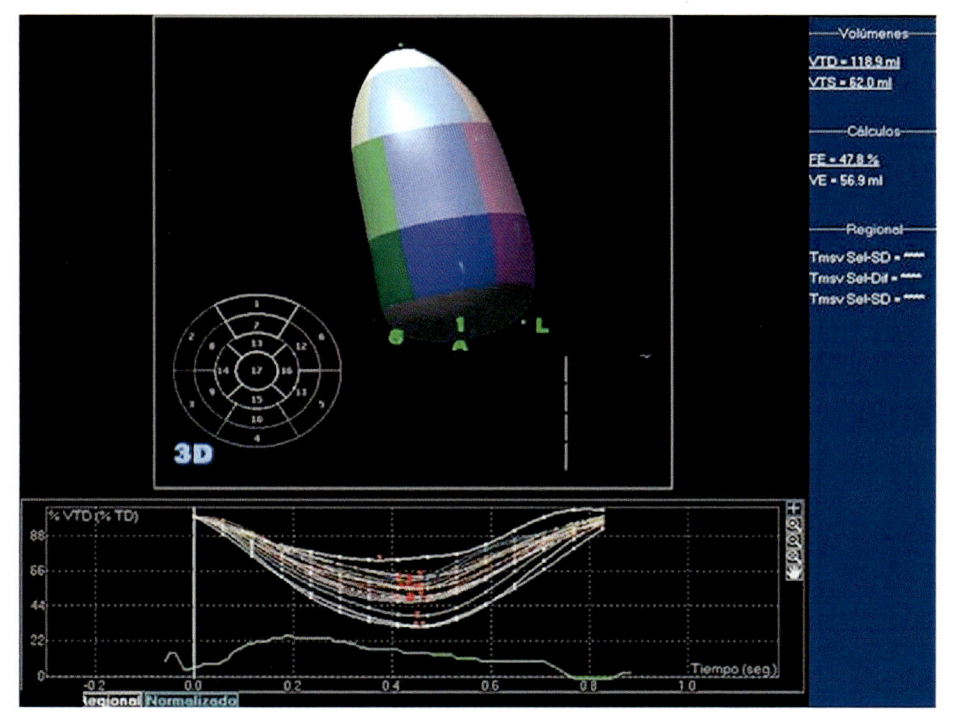

Figura 4.13 Imagem de casca, que representa a cavidade do VE, com divisão segmentada (17 segmentos), depois da determinação semiautomática das margens endocárdicas. Abaixo, curvas de volume–tempo de cada um dos segmentos.

Análise da função segmentar – sincronia intraventricular

A contração e a deformação das paredes do VE durante o ciclo cardíaco se desenvolve em vários planos do espaço. Da mesma forma, a sequência de contração das paredes ventriculares responde à ativação elétrica e à capacidade contrátil das mesmas, afetadas por necrose, fibrose e desordens da condução elétrica átrio, inter ou intraventricular.

A sequência anormal de ativação elétrica condiciona a contração e a redução dos volumes totais e segmentados do VE, o que causa assincronia, que, por sua vez, deteriora a função global. Esta sequência e, portanto, a sincronia de contração podem ser medidas em todos os planos do espaço, com a aplicação destas técnicas derivadas dos volumes obtidos em 3D.

A resolução temporal destas imagens, embora seja mais pobre que nas técnicas alternativas como o Doppler tecidual, é adequada para detectar diferenças de até 60 ms nos equipamentos que adquirem volumes completos em quatro batimentos sucessivos, e muito mais precisa nos novos equipamentos com obtenção de volumes completos em um batimento cardíaco.[15]

A construção de curvas de volume durante o ciclo cardíaco, em cada segmento do VE, revela o momento de volume máximo (volume do fim da diástole) e de volume mínimo (volume do fim da sístole) em cada um dos seus 17 segmentos.

A medição do tempo decorrido desde o volume máximo, no fim da diástole, até o volume mínimo, no fim da sístole, em cada segmento, permite não só apenas conhecer o tempo necessário para esta redução, mas também a homogeneidade ou heterogeneidade desta redução. Uma heterogeneidade mínima, no tempo de esvaziamento, mostrará um desvio-padrão pequeno em torno do tempo médio do conjunto de segmentos, enquanto uma nítida heterogeneidade produzirá uma dispersão dos tempos de redução do volume ventricular segmentado em torno do valor médio, com o consequente aumento do desvio-padrão.

Este cálculo da dispersão em torno da média é considerado um índice de sincronia (IDS), que é expresso em ms, e que se refere à duração do intervalo entre dois QRS no momento da obtenção das imagens (IDS% RR).

Os indivíduos normais apresentam um desvio-padrão inferior a 2% RR na análise de 16 segmentos do VE (exclui-se o ápice, segmento 17) e os ventrículos assincrônicos, por outro lado, afastam-se significativamente deste valor, com valores maiores que 4% RR. Este índice tem alta especificidade para prever uma adequada resposta do VE a fim de melhorar sua função e remodelar-se em sentido inverso depois da instalação de marca-passos biventriculares (terapia de ressincronização). Com valores de IDS superiores a 8% RR, o índice de sucesso previsto é muito alto (Figura 4.14).[15-17]

Foi proposto construir imagens paramétricas utilizando esses IDS, representados na escala colorida, tanto em mapas polares como nos volumes 3D do VE para facilitar a visualização e localização deste fenômeno (Figura 4.15).

Contando com os dados da redução do volume de cada segmento dentro do ciclo cardíaco e com o tempo em que este fenômeno ocorre em cada um deles, é possível fazer um mapeamento da ativação mecânica do ventrículo esquerdo, o que, à primeira vista, permite observar a sequência de contração e localizar os segmentos que se atrasam em relação ao conjunto (Figura 4.16).[15]

Massa miocárdica

A massa ventricular esquerda é um marcador de eventos cardiovasculares adversos em pacientes sem doença cardiovascular[18-23] e tem uma importância muito grande na estenose da válvula aórtica e na miocardiopatia hipertrófica. Por isso, no relatório ecocardiográfico, devem ser revelados dados confiáveis sobre ela.

A ecocardiografia é a modalidade de imagem mais utilizada na prática clínica diária para avaliar a massa do VE. No entanto, sua precisão é limitada, já que os cálculos se baseiam em elevações geométricas das cavidades cardíacas com tamanho e forma supostamente uniformes. O aparecimento da ecocardiografia tridimensional em tempo real ofereceu uma nova alternativa para sua medição.[18-26]

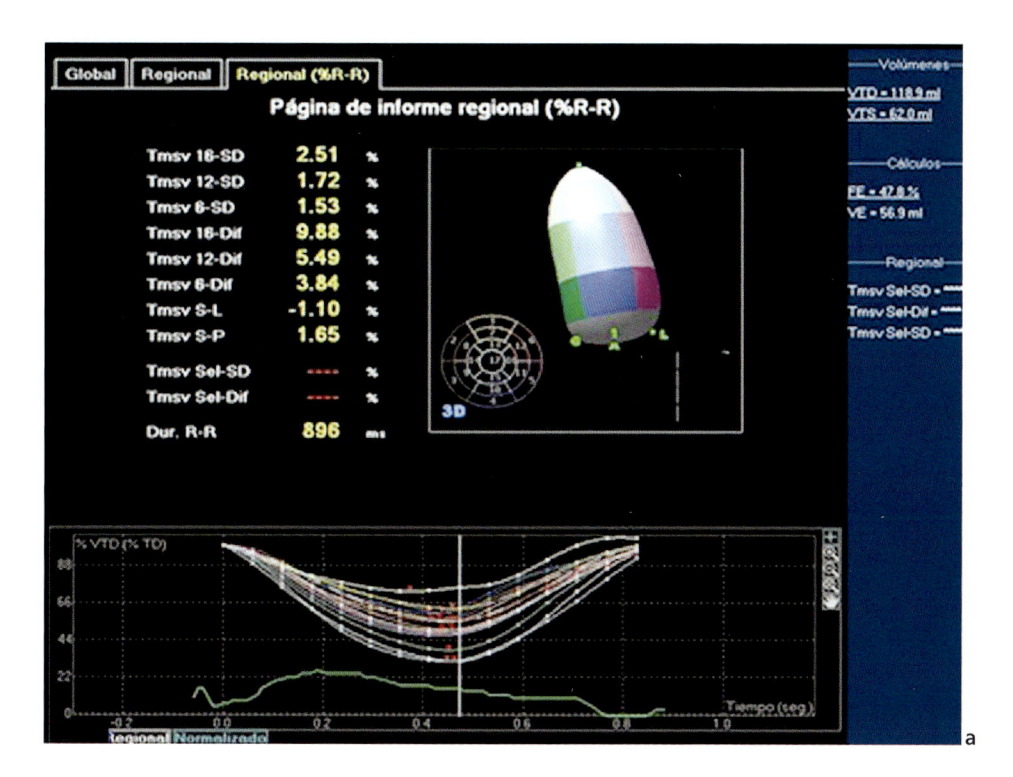

Figura 4.14 a Imagens do modelo 3D do VE, com curvas de volume por cada segmento. O tempo é representado nas abscissas (ver ECG) e o volume de cada segmento nas ordenadas. Começam no fim da diástole e alcançam o volume mínimo no fim da sístole. Os pontos vermelhos permitem reconhecer a homogeneidade do tempo de VFS de todos os segmentos em um VE normal.

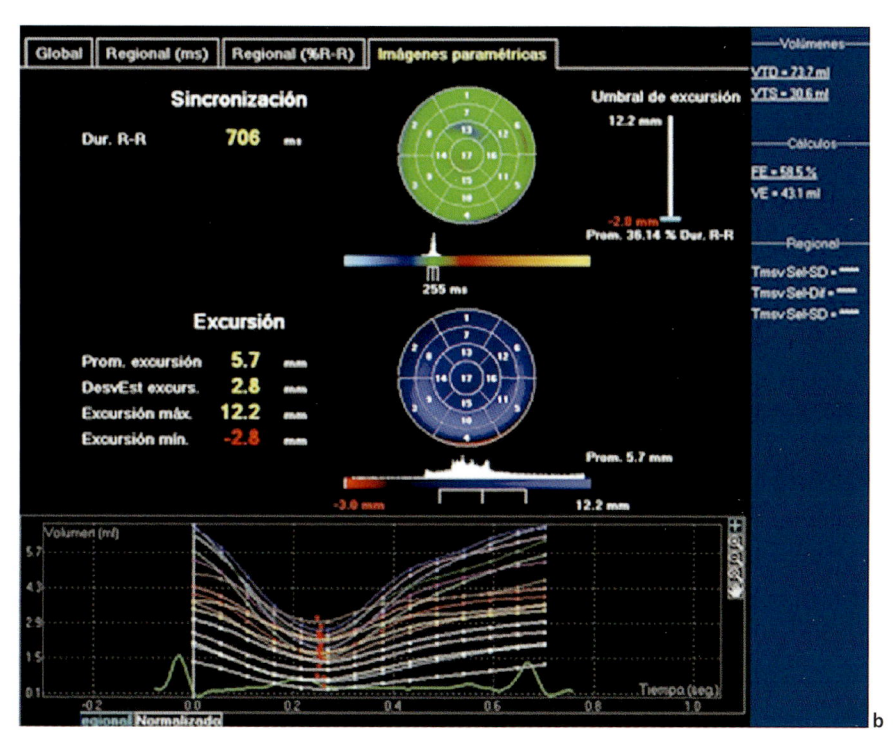

Figura 4.14 *(Cont.)* **b** Mapas polares. *Acima*: os 17 segmentos estão coloridos de verde porque o tempo de VFS está na média. Os segmentos que alcançam esse volume antes da média são azuis, e os que alcançam depois são vermelho-alaranjado. *Abaixo*: o mapa polar representa, em uma escala de preto a azul, a excursão do endocárdio em milímetros.

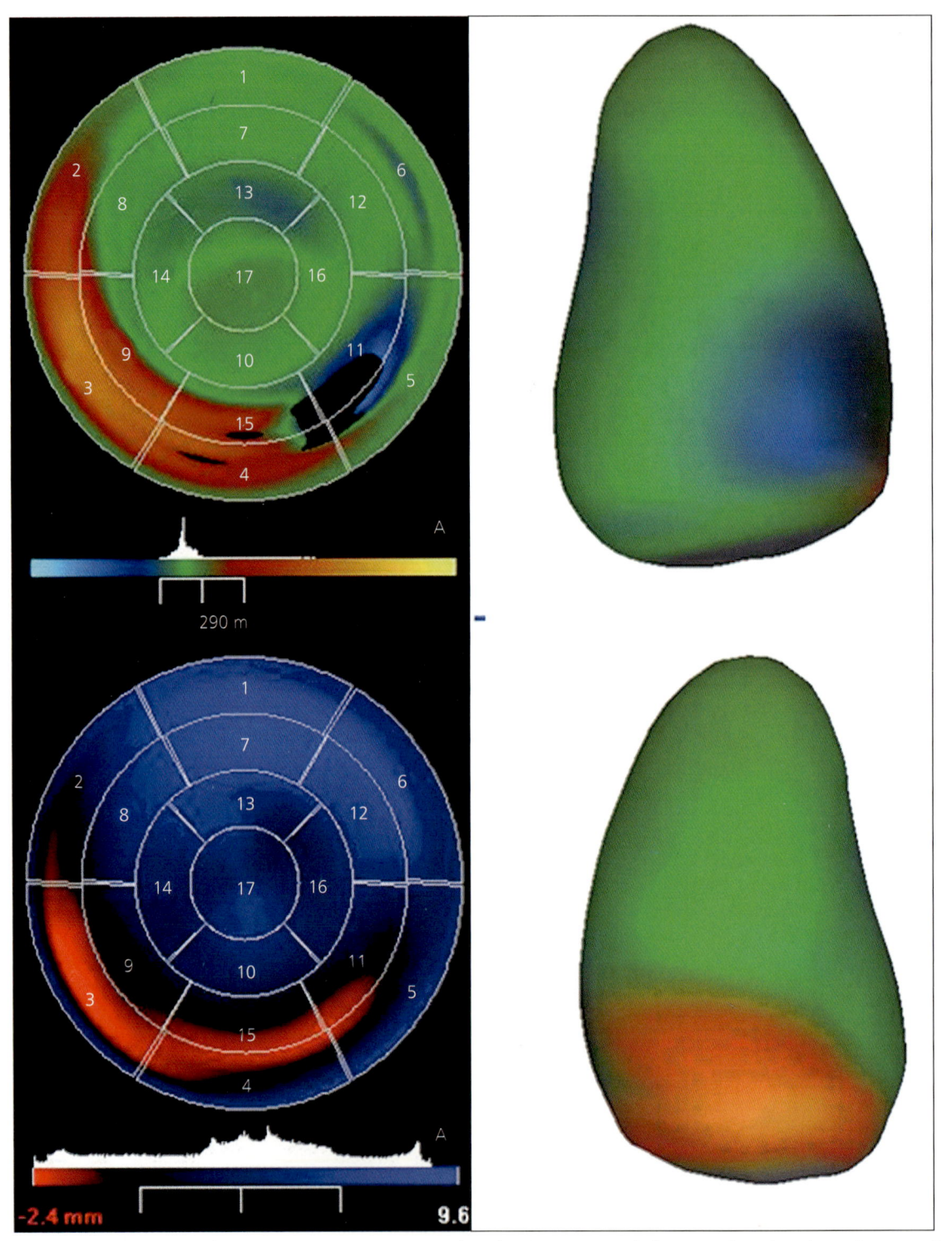

Figura 4.15 Os mapas polares representam um VE em assicronia. Os segmentos inferoposteriores laranjas estão atrasados com relação à média (acima, à esquerda) e sua mobilidade diminuída (preto) ou discinética (vermelho), enquanto os laterais estão adiantados (azul) (abaixo, à esquerda). À direita, as imagens de casca do VE apresentam a informação da sincronia mecânica superposta. Observe as áreas adiantadas em azul (acima) e as atrasadas em laranja (abaixo).

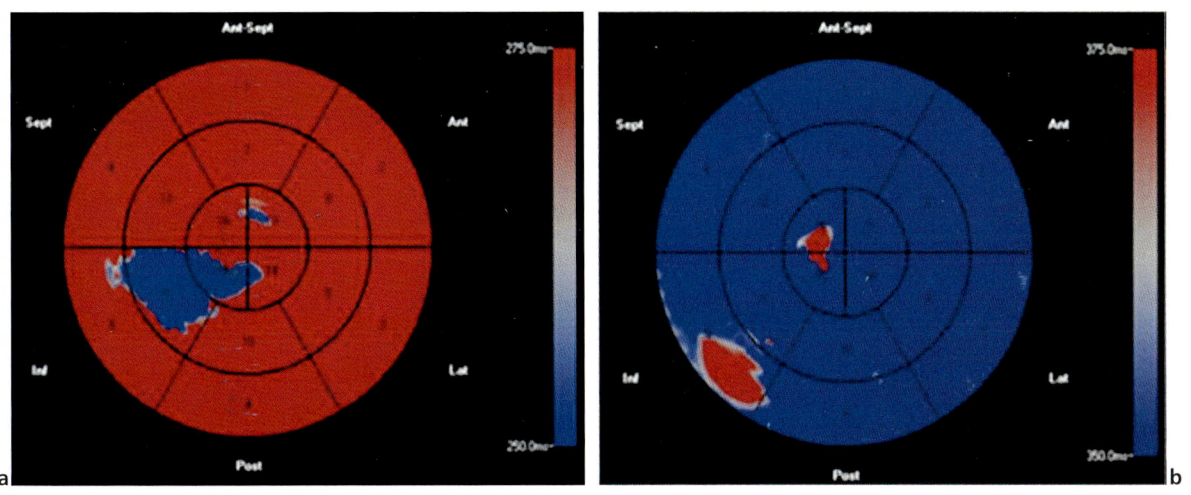

Figura 4.16 Mapas polares do VE. São representados de azul os segmentos que alcançaram o VFS mínimo, e de vermelho os segmentos que não alcançaram. **a** O mapa polar representa o início da contração do VE. **b** Observa-se o final do processo de contração sistólica em um VE normal.

Uma vantagem inerente à ecocardiografia tridimensional é a rapidez na obtenção desses dados. Em primeiro lugar obtém-se o volume completo do VE (que demora entre dois e cinco minutos) e, posteriormente, executa-se um pós-processamento *off-line* na unidade de trabalho (que se faz em 5 a 10 minutos) (Figura 4.17). A obtenção da massa ventricular esquerda através da ecocardiografia tridimensional pode ser feita utilizando as técnicas bi ou multiplanar (Figuras 4.18 e 4.19). Foram demonstrados resultados semelhantes entre ambas as técnicas, embora o cálculo pelo método biplanar tenha sido mais fácil e demorado menos tempo.[27]

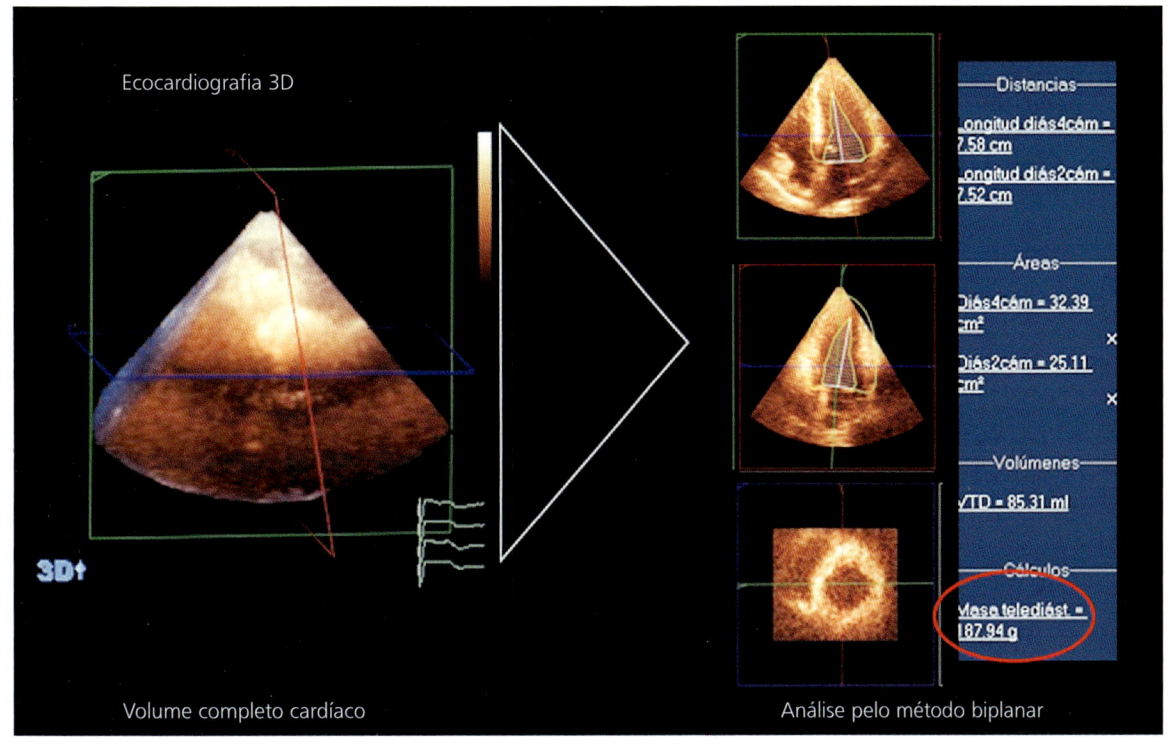

Figura 4.17 Cálculo da massa do VE por ecocardiografia 3D. Método biplanar. Começa com a obtenção do volume completo e, depois, com o *software* do equipamento, que calcula a massa em quatro e duas câmaras.

84 ECOCARDIOGRAFIA – Novas Técnicas

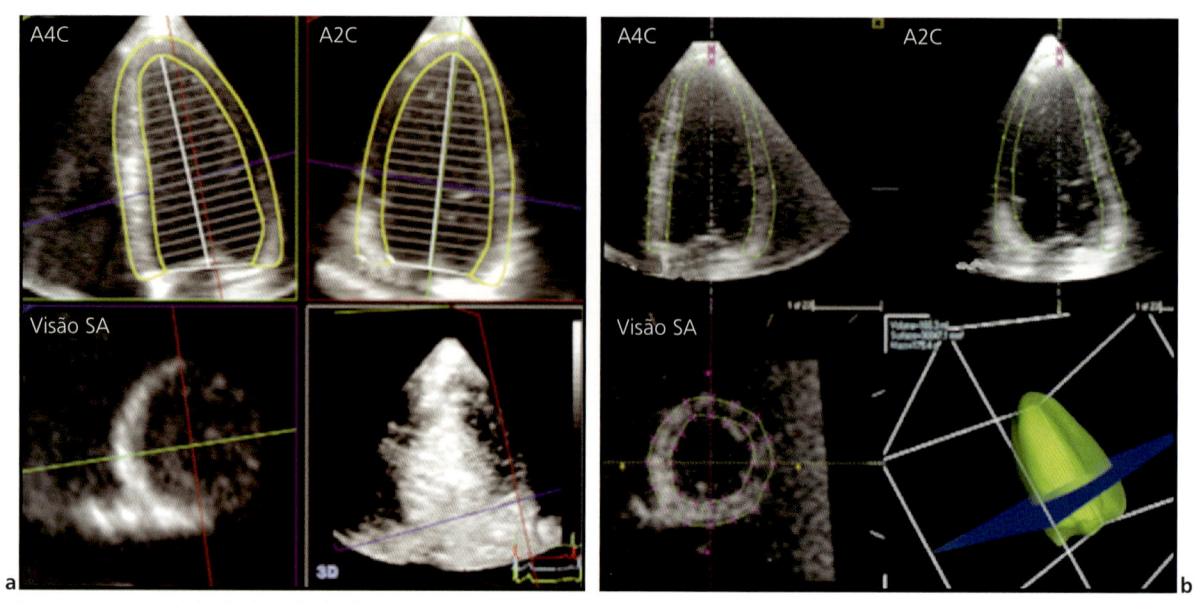

Figura 4.18 Metodologia do cálculo da massa miocárdica em dois planos longitudinais (**a**) (Q Lab Phillips) e em três planos, dois longitudinais e um transversal (**b**) (TomTec). A4C: corte apical em quatro câmaras; A2C: corte apical em duas câmaras; visão SA: visão do eixo curto.

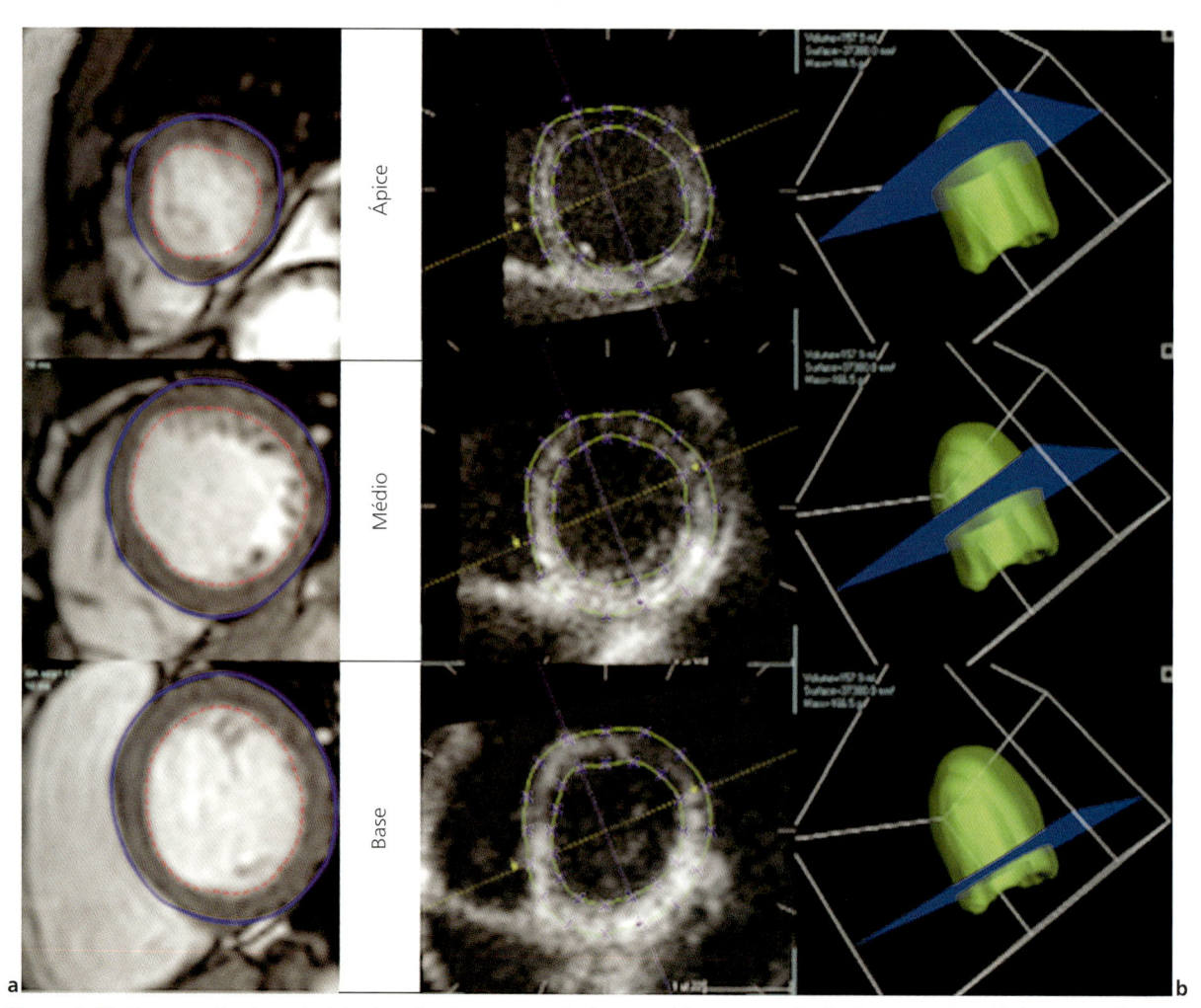

Figura 4.19 Comparação da metodologia aplicada na ressonância magnética para o cálculo da massa do VE (**a**) com a aplicação criada por TomTec em imagens de ecocardiografia 3D e resultado expresso em imagem 3D (**b**).

Em nosso laboratório estudamos 48 pacientes com miocardiopatia hipertrófica calculando a massa ventricular esquerda pela ecocardiografia tridimensional por meio de técnica biplanar, e fizemos uma comparação com os dados obtidos pela ressonância magnética cardíaca, que foi utilizada como o método de referência. Dividimos os pacientes em três grupos de acordo com a qualidade da imagem ecocardiográfica com relação à janela acústica. Encontramos uma boa correlação com a

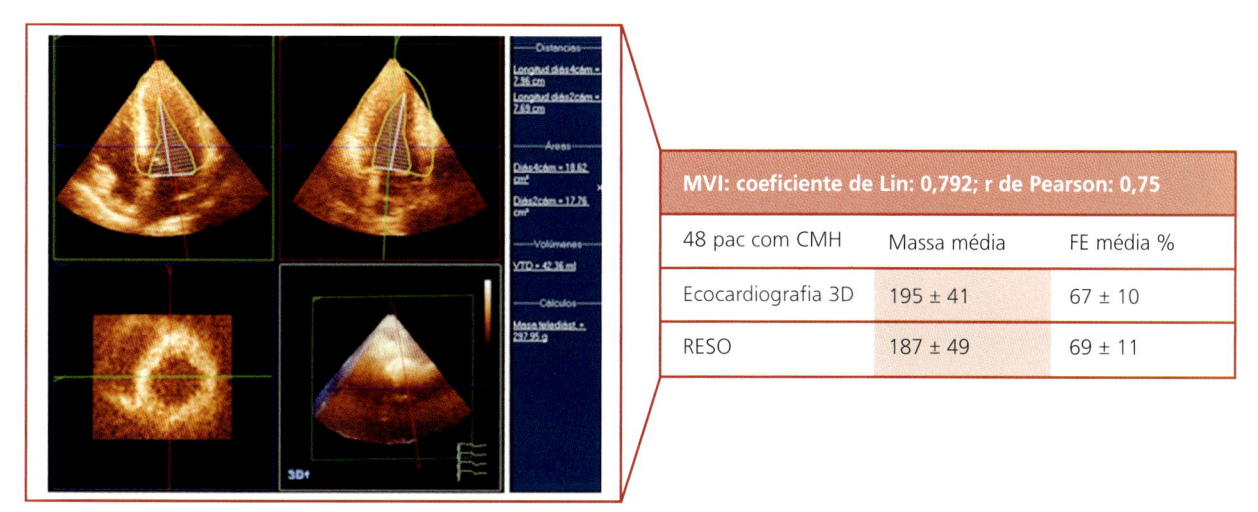

MVI: coeficiente de Lin: 0,792; r de Pearson: 0,75		
48 pac com CMH	Massa média	FE média %
Ecocardiografia 3D	195 ± 41	67 ± 10
RESO	187 ± 49	69 ± 11

Figura 4.20 Cálculo da massa do VE com ecocardiografia 3D.

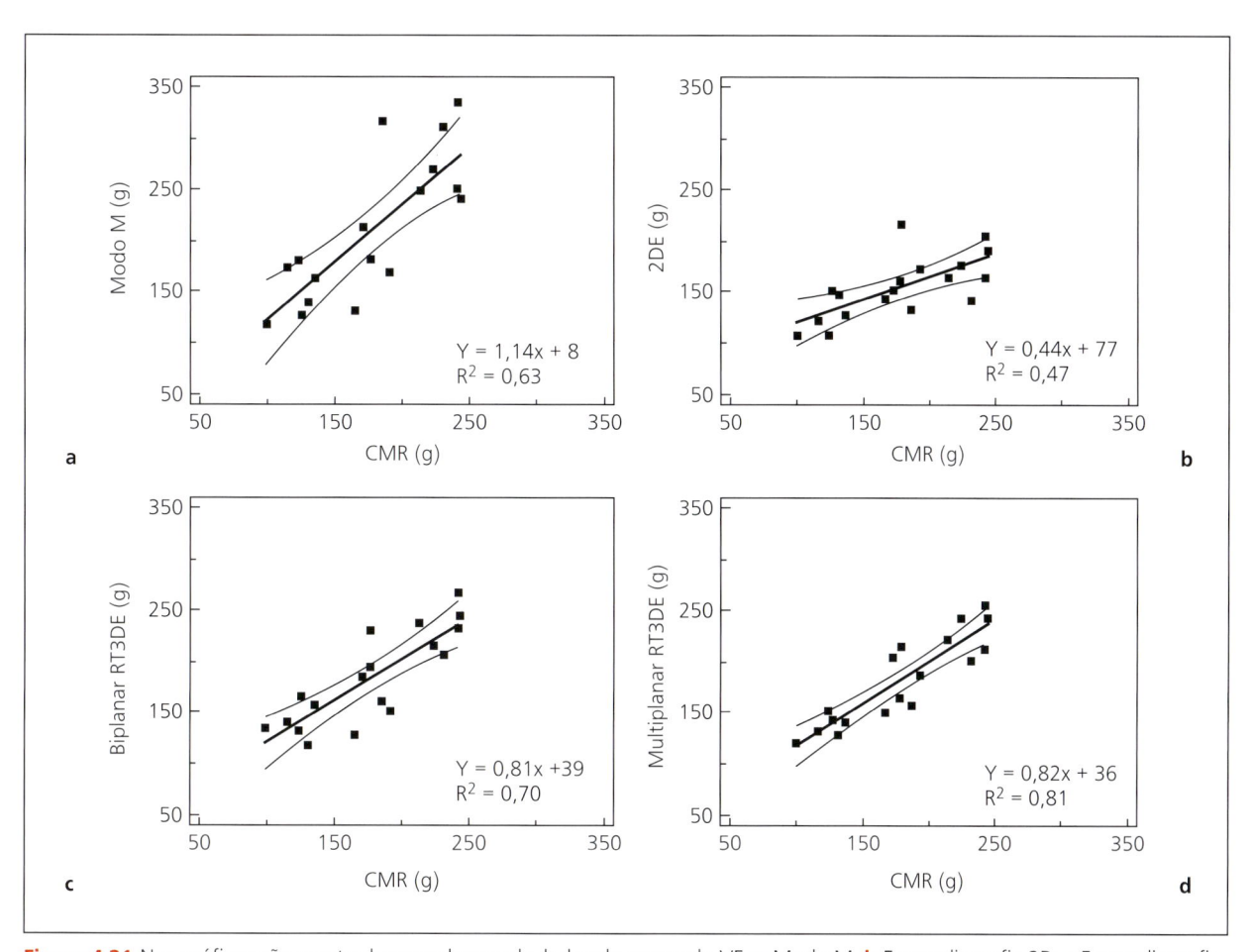

Figura 4.21 Nos gráficos são mostrados os valores calculados de massa do VE. **a** Modo M. **b** Ecocardiografia 2D. **c** Ecocardiografia 3D biplana. **d** Ecocardiografia 3D multiplana em comparação com ressonância magnética cardíaca.[23]

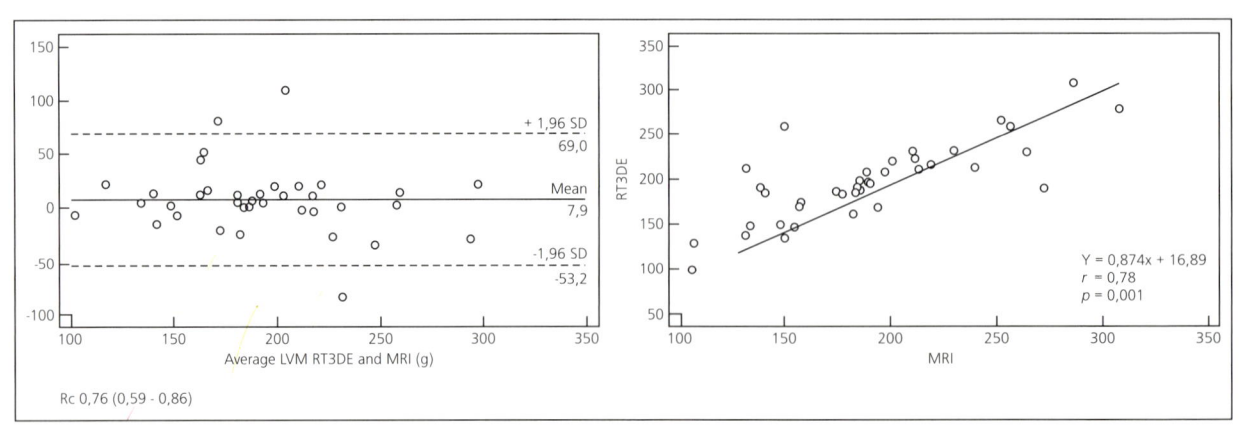

Figura 4.22 Pacientes com imagem 3D de boa a moderada.

ressonância nos grupos com boa ou moderada qualidade de imagem, mas estes dados não se mantiveram no grupo com má qualidade de imagem ecocardiográfica[28] (Figuras 4.20 a 4.22).

A ecocardiografia com contraste, associada à análise tridimensional, poderia ser uma alternativa para aperfeiçoar os resultados em pacientes com janela acústica ruim. Em nossa série fizemos contraste em 10 pacientes do grupo com imagem ecocardiográfica ruim, obtendo uma excelente correlação com a ressonância magnética (Figura 4.23). Esta poderia ser uma alternativa em grupos selecionados, embora ainda faltem estudos mais amplos que validem os resultados.

Deformação, varredura pontual 3D, imagens paramétricas

Como foi explicado detalhadamente em Capítulos anteriores deste livro, o reconhecimento de diferentes áreas do miocárdio com ecorrefringência especial (espículas) permite que um *software* eficiente possa identificar tais regiões e acompanhá-las durante todo o processo de contração–relaxamento a que está submetida a parede do VE ou outra estrutura.

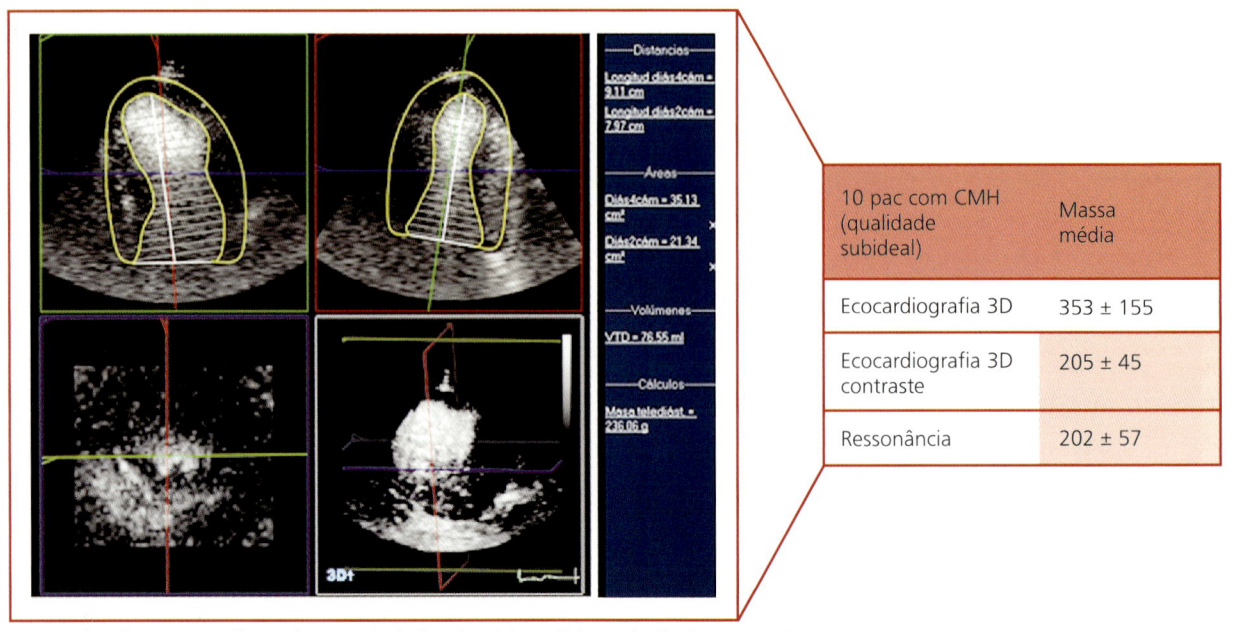

10 pac com CMH (qualidade subideal)	Massa média
Ecocardiografia 3D	353 ± 155
Ecocardiografia 3D contraste	205 ± 45
Ressonância	202 ± 57

MVE ecocardiograma 3D diante de ressonância (moderada): coeficiente de Lin: 0,51; r: 0,53.
MVE ecocardiograma 3D contraste diante de ressonância (excelente): coeficiente de Lin: 0,94; r de Pearson: 0,97

Figura 4.23 Ecocardiografia 3D com contraste para cálculo da massa do VE.

A varredura pontual aplica a ultrassonografia com o objetivo de medir a velocidade, a direção e a deformação das paredes das cavidades cardíacas. Com imagens bidimensionais reconhece fenômenos mecânicos, como a deformação longitudinal ou transversal. No entanto, tais espículas não se deslocarão sempre no mesmo plano do espaço englobado pela imagem em duas dimensões. As espículas percorrerão diferentes planos, que poderão ser englobados, de melhor forma, pelos sensores de um transdutor tridimensional (Figura 4.24).

As medidas da deformação das paredes ventriculares, aplicando as técnicas de varredura pontual tridimensional, podem-se superpor às imagens 3D (imagens paramétricas) para criar modelos de deformação longitudinal, radial ou transversal das paredes em volumes 3D. Também se pode medir e representar em imagens paramétricas as rotações apical e a basal da cavidade ventricular, associadas a um encurtamento longitudinal (torção), o que melhora a compreensão dos fenômenos mecânicos que ocorrem em todos os planos do espaço (Figura 4.25).

Átrio esquerdo

Durante muito tempo o AE foi esquecido durante a avaliação, o diagnóstico e o prognóstico na evolução das doenças cardíacas. Recentemente, dados epidemiológicos, assim como o aumento dos conhecimentos sobre sua remodelação em diferentes situações (p. ex., na fibrilação atrial), chamaram a atenção sobre ele.[13,14] Inúmeros trabalhos de pesquisa buscaram, por meio da avaliação da função atrial com Doppler tecidual e, mais tarde, com a varredura pontual, melhorar a compreensão dos mecanismos da sua deterioração.

A ecocardiografia 3D foi desenhada para o VE[11] e, depois, alguns fabricantes (como TomTec) criaram um *software* dedicado ao AE.[29]

A simples identificação de parâmetros como a posição do anel mitral e das veias pulmonares permite, mediante a base de dados 3D de um volume completo que contenha a AE, conseguir quantificar os volumes, a fração de ejeção e as curvas de volume no ciclo cardíaco. Em nosso laboratório, já há alguns anos, analisamos e validamos a utilização do *software* criado para quantificar volumes do VE, para a avaliação e cálculo de volumes do AE (Figura 4.26).

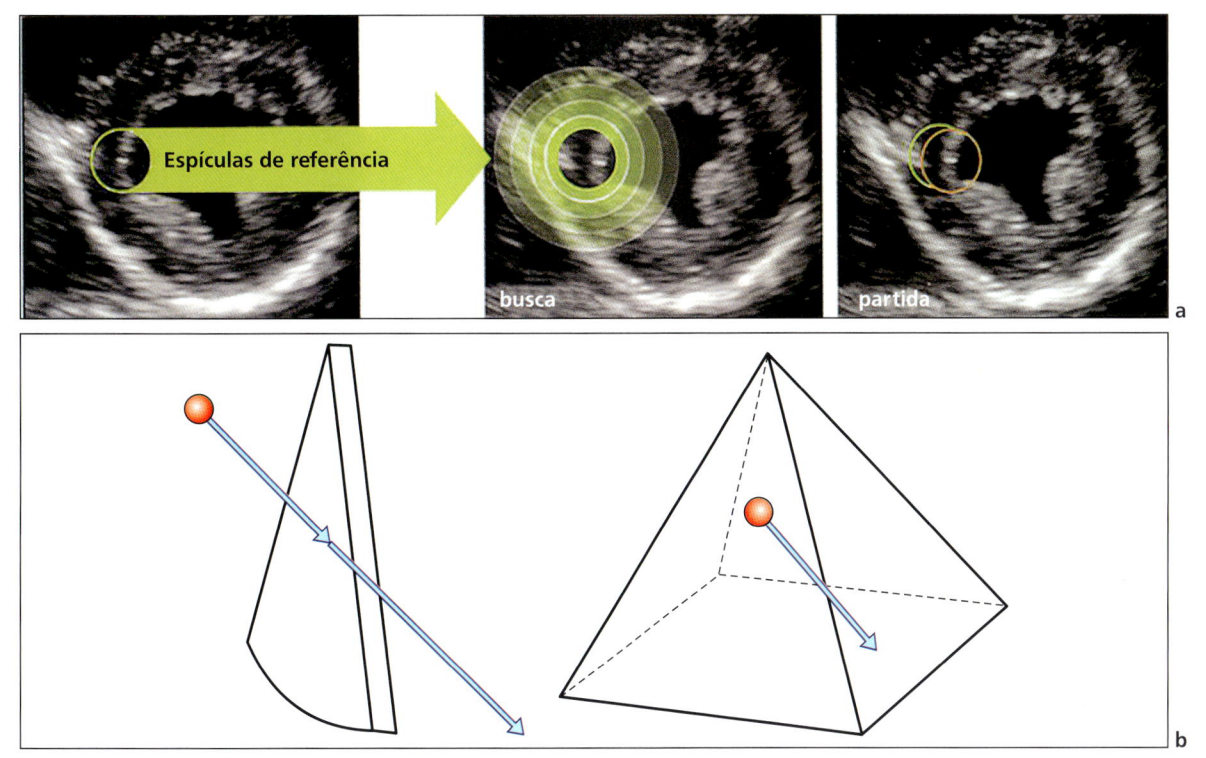

Figura 4.24 a As espículas obtidas nas imagens 2D provavelmente não se mantêm no mesmo plano durante o ciclo cardíaco. **b** O 3D poderá conter o deslocamento de tais espículas.

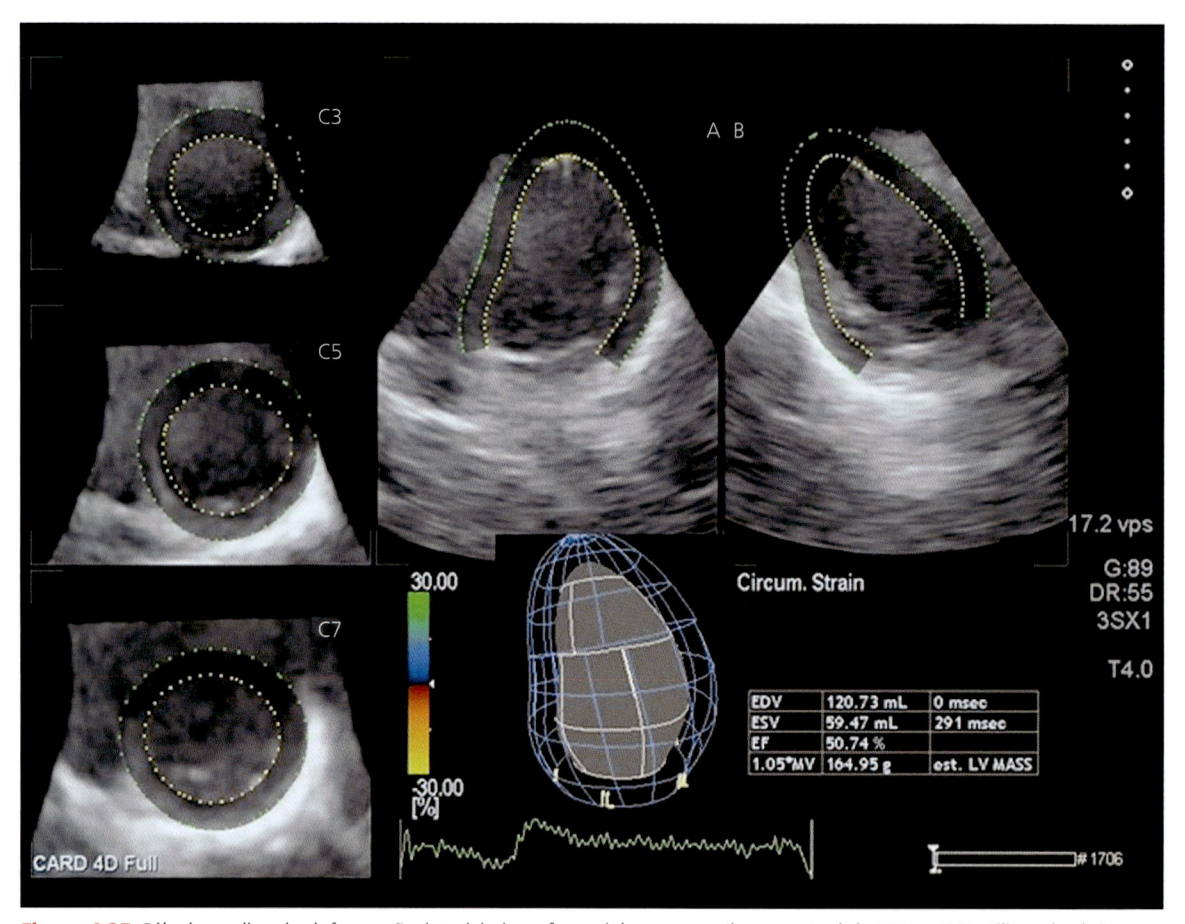

Figura 4.25 Cálculo *on-line* da deformação (*strain*) circunferencial com varredura pontual do VE em 3D utilizando dois planos longitudinais, A e B, e três transversais, C3, C5 e C7.

A aplicação 3D na ecocardiografia transesofágica melhora substancialmente a resolução espacial das imagens e também incorpora dados muito precisos da anatomia da AE, assim como do seu apêndice e do anel mitral.

Ventrículo direito

A avaliação dos volumes e da fração de ejeção do VD é difícil em decorrência da sua anatomia particular: "envolve" a VE e combina a via de entrada com a via de saída em forma de V, o que impede a confirmação da sua forma geométrica e, portanto, a aplicação de uma fórmula matemática que se ajuste à sua realidade.

Todas as avaliações da função desta câmara se referiam à medida dos tempos de ejeção, contração e relaxamento isovolumétrico por Doppler pulsado ou da excursão do anel da válvula atrioventricular com modo M (índice de TEI, TAPSE etc.). Recentemente foram acrescentadas a análise da velocidade de deslocamento sistólico e a velocidade de aumento da onda sistólica no Doppler tecidual, medidas no anel tricúspide, como técnicas de avaliação indireta. Entretanto, não existem fórmulas capazes de avaliar os volumes ventriculares na sua totalidade.

A ecocardiografia tridimensional conseguiu, através de um *software*, construir modelos de cavidade e fazer a avaliação volumétrica (Figura 4.27).

Os resultados desta técnica foram validados, em comparação com a ressonância magnética, com uma excelente correlação.[30]

4 | Ecocardiografia tridimensional

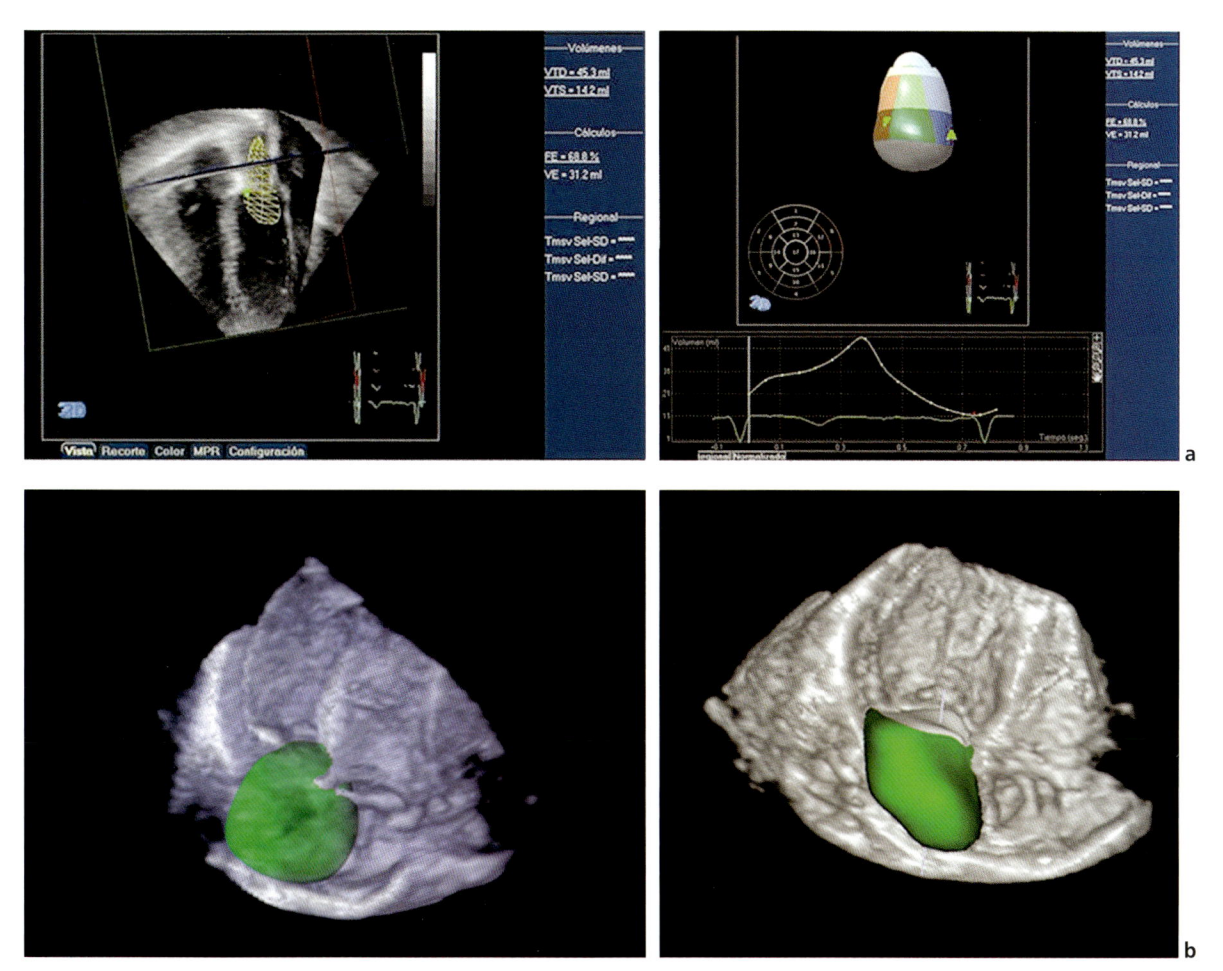

Figura 4.26 a Cálculo de volumes e fração de ejeção do AE utilizando o *software* semiautomático de Q Lab Phillips 7.0, proposto por Lara Veitia e Ronderos (Tese de Mestrado, 2007). **b** Os mesmos cálculos utilizando o *software* semiautomático TOMTEC, Munique.

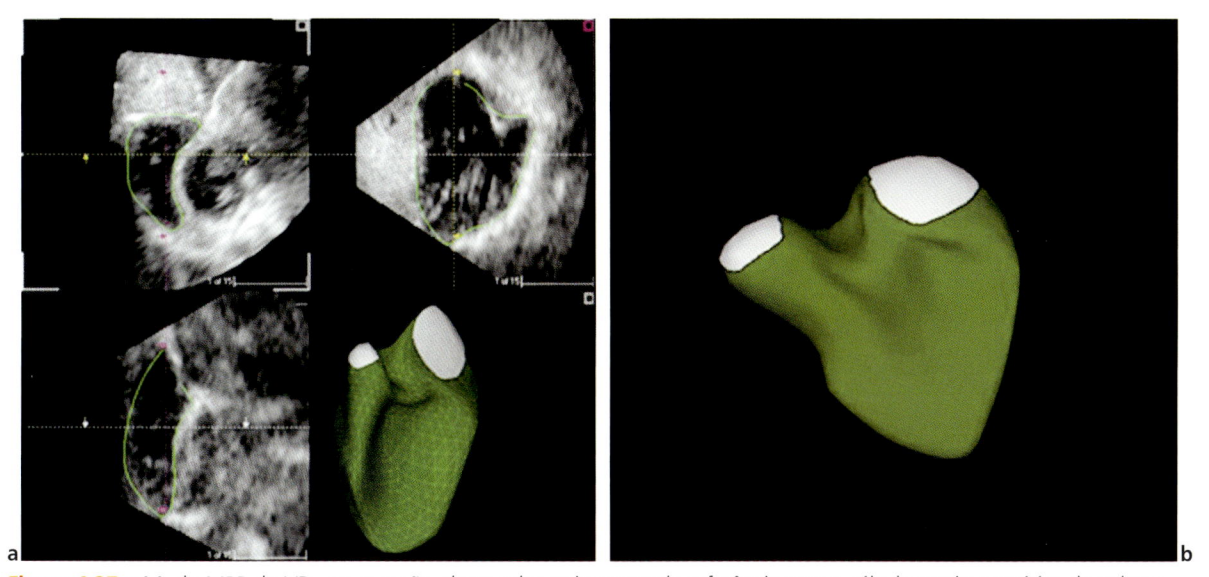

Figura 4.27 a Modo MPR do VD, em que são observadas as imagens de referência para o cálculo semiautomático do volume em três planos 2D diferentes, obtidos a partir do volume completo 3D para a avaliação do VD. **b** Nota-se o volume de VD obtido com estes parâmetros. **c** Divisão na via de entrada (verde), via de saída (amarelo) e ápice (rosa) (Tomtec Image Arena, 2010). *(Continua.)*

Figura 4.27 *(Cont.)* **a** Modo MPR do VD, no qual são observadas as imagens de referência para o cálculo semiautomático do volume em três planos 2D diferentes, obtidos a partir do volume completo 3D para a avaliação do VD. **b** Nota-se o volume de VD obtido com estes parâmetros. **c** Divisão na via de entrada (verde), via de saída (amarelo) e ápice (rosa) (Tomtec Image Arena, 2010).

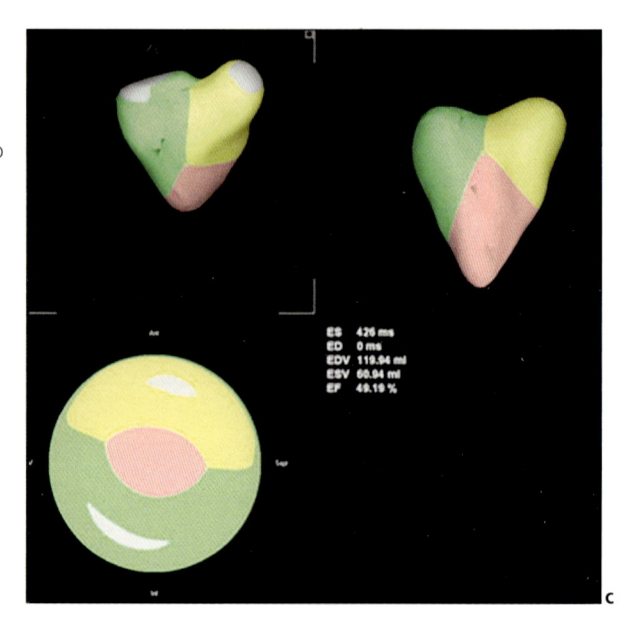

Anatomia e morfologia

Válvula mitral

No atual momento de desenvolvimento da ecocardiografia tridimensional, o maior impacto com relação à informação que se pode obter está na válvula mitral. Nas imagens transtorácicas, e mais ainda nas transesofágicas, a precisão é enorme com relação à anatomia e fisiopatologia da doença mitral em todas as suas etiologias.

Na ecocardiografia transtorácica, as imagens da válvula, incluindo o aparelho subvalvar, são de melhor qualidade nas obtenções de volumes completos a partir dos cortes apicais. Obtém-se cortes precisos e avaliações do aparelho subvalvar (incluídos ambos os músculos papilares e as cordas tendinosas), das comissuras e da anatomia de ambas as válvulas, visualizando-os através do VE.

Os cortes a partir do AE, por outro lado, têm duas limitações essenciais: a diminuição da resolução espacial pela condição posterior das imagens atriais, e a restrição à visualização das válvulas, quando o crescimento do AE não é muito significativo.

Para a avaliação da válvula mitral, devem ser obtidas imagens em modo *zoom* a partir de obtenções apicais, com o objetivo de obter imagens no primeiro plano da válvula.

As obtenções a partir das vias paraesternais, principalmente nos sistemas com reconstrução de quatro batimentos nos volumes completos, frequentemente apresentam defeitos na reconstrução que afetam a qualidade da imagem. As obtenções em modo *zoom*, embora com menor volume de informação, resolvem estes problemas.

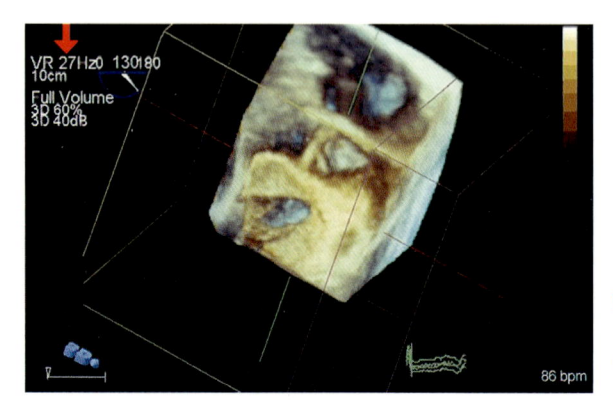

Figura 4.28 Imagem com *zoom* em ETE 3D; observa-se a baixa relação de volume por segundo obtido (27Hz) *(seta vermelha)*.

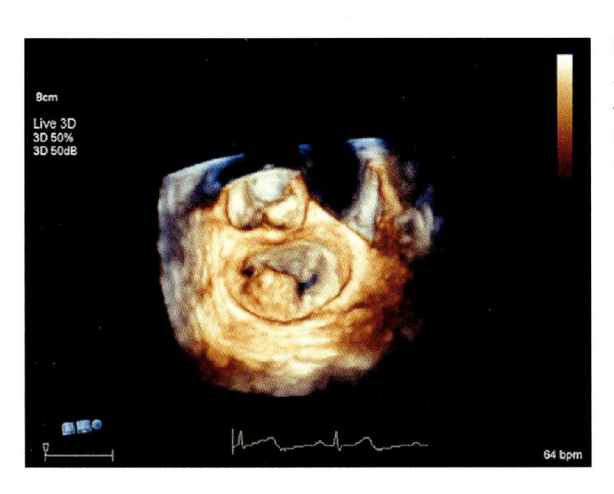

Figura 4.29 Imagem com *zoom* em ETE 3D, reorientada, colocando os folhetos aórticos em posição de 11:00. O folheto posterior da válvula mitral mostra prolapso de P2.

As imagens de Doppler colorido são muito úteis, principalmente na presença de insuficiência mitral.

O uso do transesofágico modifica profundamente a qualidade das imagens e o volume dos dados obtidos para sua análise.

As imagens em tempo real, como no modo *zoom*, são de alta qualidade, embora tenham baixa resolução temporal. As imagens de volume completo, embora com riscos de erros na reconstrução, apresentam uma resolução temporal maior (Figura 4.28).

Por consenso, a orientação da imagem, tanto em estudos transtorácicos como em transesofágicos, é ideal quando a válvula aórtica está entre 11:00 e 12:00 do quadrante de um relógio. Esta posição, quando se observa a válvula a partir do AE, é comparável com a visão do cirurgião na mesa de cirurgia e simplifica a nomenclatura das válvulas e a visualização da via de saída do VE e dos músculos papilares (Figura 4.29).

A partir das imagens obtidas na ecocardiografia transesofágica, é possível criar modelos do anel, das válvulas e dos músculos papilares, que permitem a visualização e a interpretação precisa da complexa anatomia do anel mitral, assim como a obtenção de dados valiosos com relação ao comprimento dos folhetos anterior e posterior, à posição dos músculos papilares e ao diâmetro e à altura do anel valvar etc. (Figura 4.30).

Estenose mitral

A primeira vantagem da utilização da ecocardiografia 3D na estenose mitral é a nova hierarquização do planejamento como um método direto para avaliar a gravidade do estreitamento da válvula.

Os cortes bidimensionais transtorácicos paraesternais encontram dificuldades para definir a posição exata da margem livre das válvulas mitrais para medir a área. A obtenção de um volume aumentado (modo *zoom*) e, principalmente, de um volume completo a partir dos cortes paraesternais e, inclusive, apicais, facilita o modo multiplanar de situar no plano transversal (azul) a forma e a posição exata do orifício valvar na sua abertura máxima, para fazer o planejamento (Figura 4.31). A medição da área é complementada com a informação das cordas tendinosas e dos músculos papilares, e com as imagens tridimensionais a partir de volumes completos.

A observação em 3D dos procedimentos de valvoplastia percutânea tem como objetivo tornar o procedimento bastante real, razão pela qual se pode avaliar a ruptura de comissuras e de complicações, como a ruptura ou o rasgamento das válvulas (Figura 4.32). Portanto, é um método excelente para avaliar os resultados anatômicos deste procedimento.[31]

A utilização do transesofágico aperfeiçoa a imagem e adiciona detalhes sobre a posição, o volume de enchimento e os movimentos do balão.

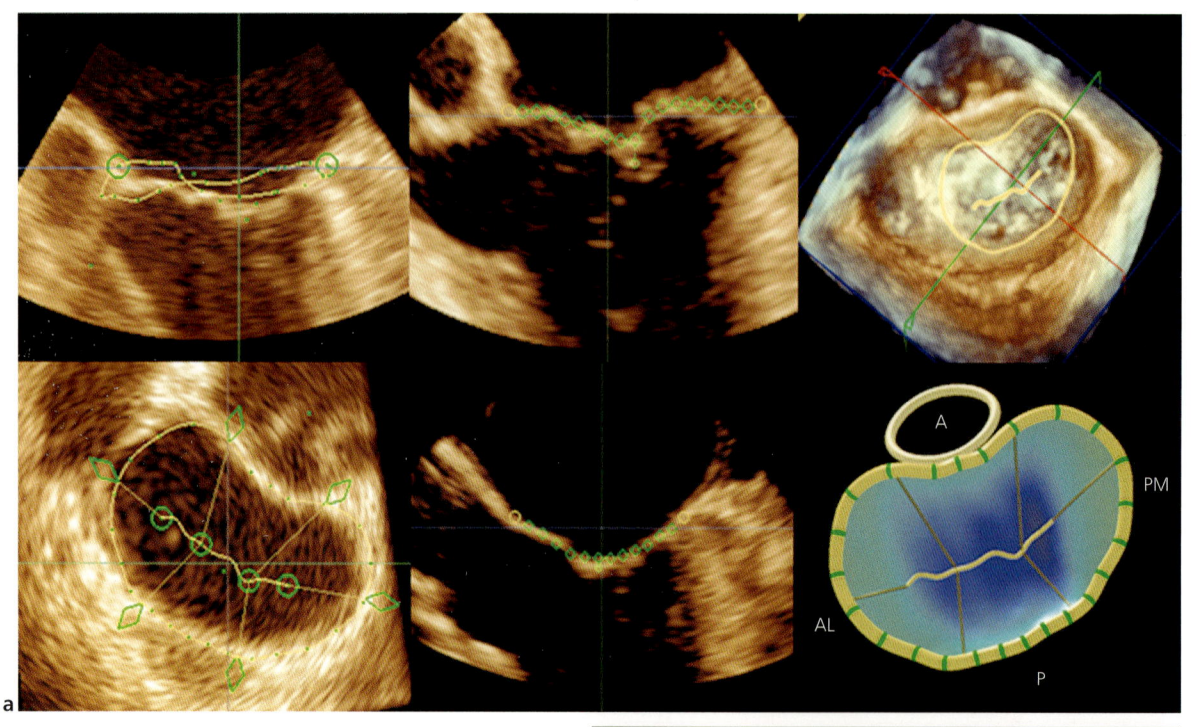

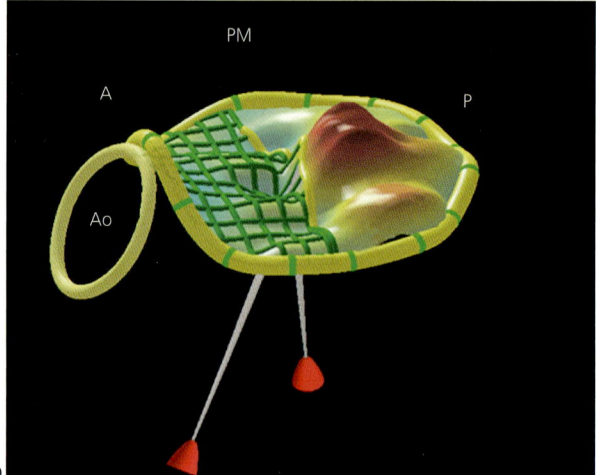

Figura 4.30 Imagem do esquema da válvula mitral obtida com dados 3D transesofágicos e processada com *software* Q Lab Philips 7.0. **a** Referências anatômicas. **b** Modelo completo em uma válvula mitral com prolapso de P2 e P3 (vermelho). Ao: aorta; A: folheto anterior; P: folheto posterior; PM: posteromedial; AL: anterolateral.

Insuficiência mitral

O reconhecimento da morfologia da válvula mitral melhorou muito nas últimas 2 décadas, motivo pelo qual se pode determinar, por ecocardiografia transtorácica e transesofágica bidimensionais, quais são os folhetos das válvulas envolvidos em um prolapso, se houve ruptura de cordas tendinosas, comprometimento por vegetações inflamatórias etc. Estudar os diferentes componentes da válvula mitral, de modo que facilite a comunicação com os cirurgiões responsáveis pela reparação, é o que move essa pesquisa. No entanto, apesar do conhecimento e da experiência, sempre ocorre algum erro com relação à verdadeira anatomia.

A utilização de imagens tridimensionais soluciona estes erros. Não apenas é fácil localizar a posição de um folheto da válvula anterior ou posterior, como também sua relação anatômica com o apêndice atrial da AE ou com a aorta são observadas com facilidade em uma mesma imagem. A forma, a disposição e o comprimento das cordas tendinosas também podem ser precisados com segurança.

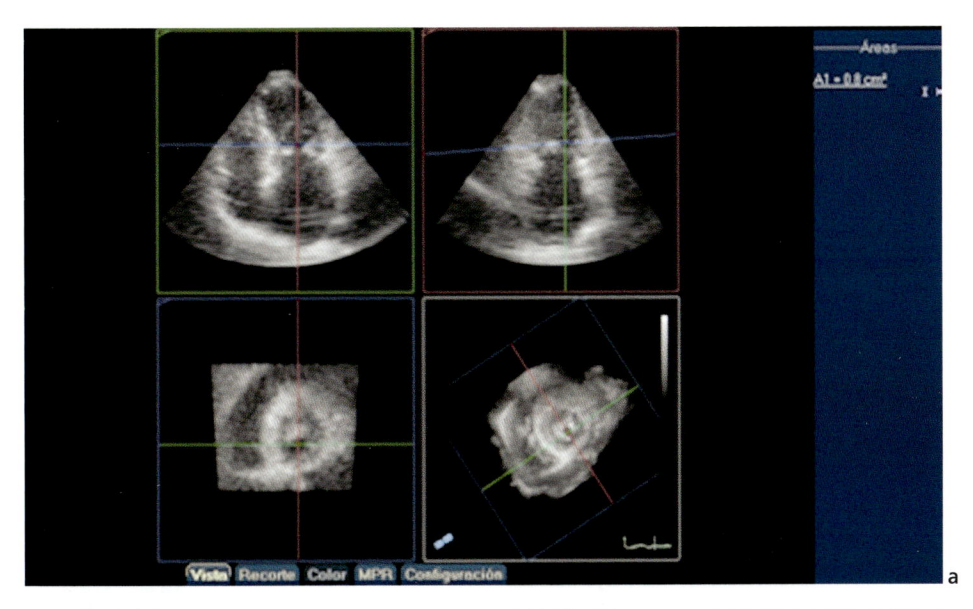

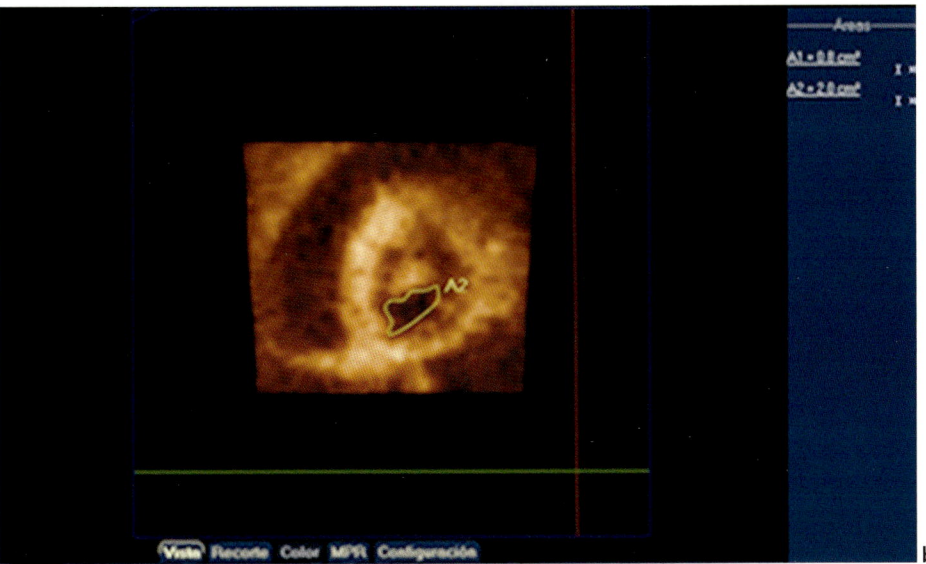

Figura 4.31 Modo multiplanar (MPR) transtorácico. **a** Observar a correta localização da margem livre da válvula mitral nos planos longitudinais vermelho e verde, o que permite situar, com precisão, o plano de corte azul (transversal), que é onde se faz o planejamento da área valvar (**b**).

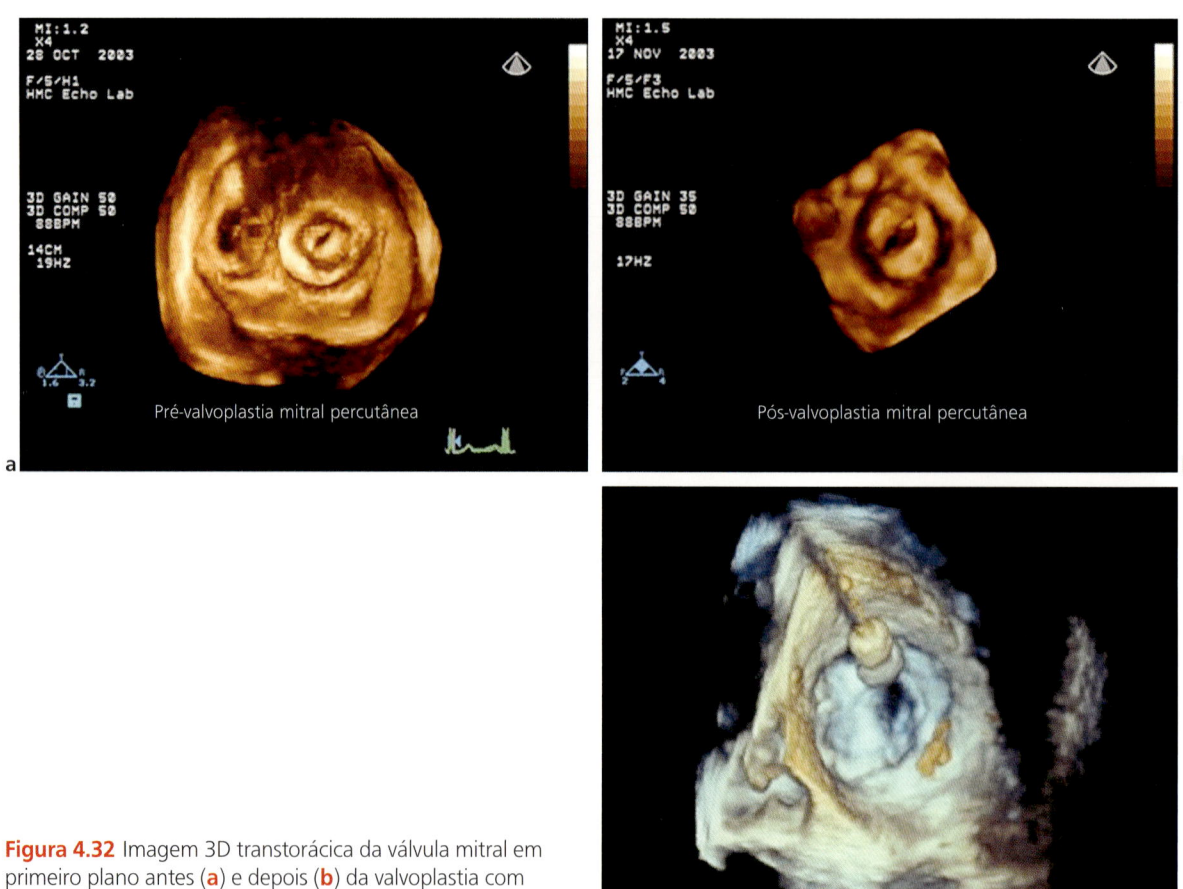

Figura 4.32 Imagem 3D transtorácica da válvula mitral em primeiro plano antes (**a**) e depois (**b**) da valvoplastia com balão. Imagem transesofágica 3D em tempo real da colocação do balão em posição (**c**).

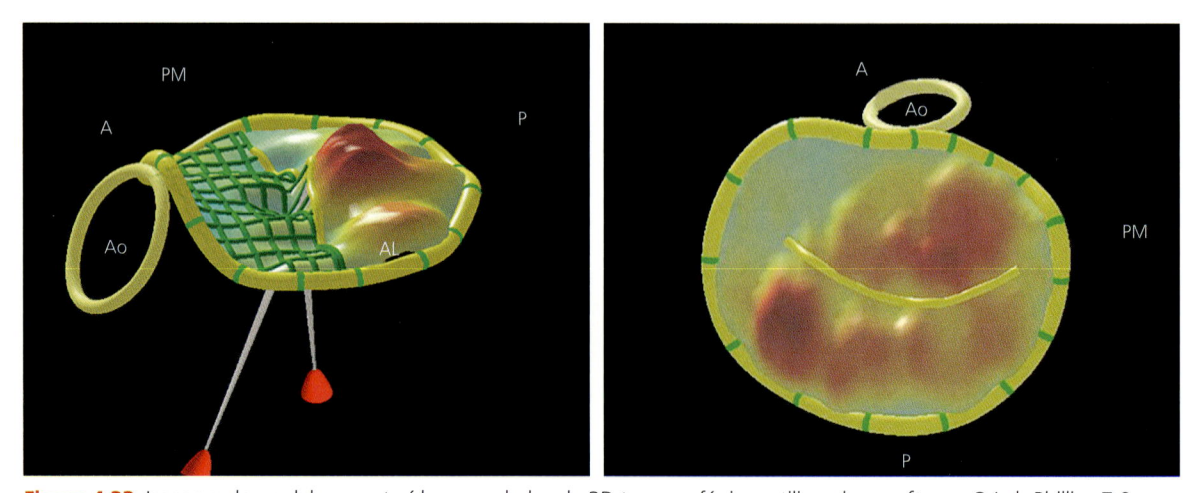

Figura 4.33 Imagem de modelos construídos com dados de 3D transesofágico, utilizando o *software* Q Lab Phillips 7.0. À esquerda, degeneração fibroelástica com prolapso de P2 e P3 (vermelho). À direita, Barlow com prolapso de ambos os folhetos (vermelho) e deformação do anel. Ao: aorta; A: anterior; P: posterior; PM: posteromedial; AL: anterolateral.

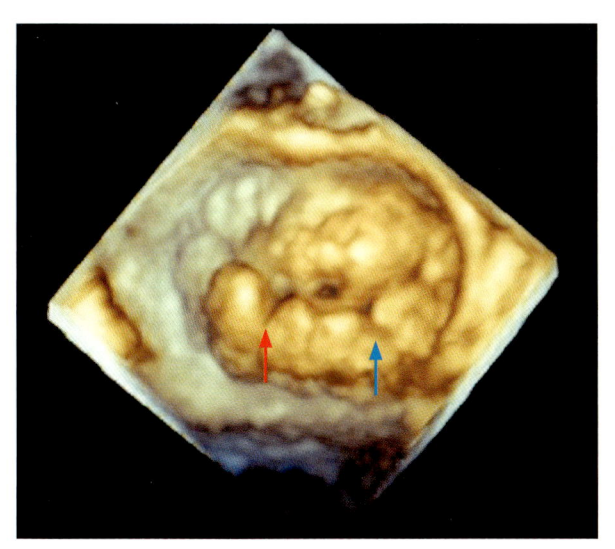

Figura 4.34 Imagem da válvula mitral no fim da sístole vista a partir do AE com 3D transesofágico; observa-se amplo prolapso de ambos os folhetos e chanfradura entre P1 e P2 (seta vermelha) e ligeiro prolapso entre P2 e P3 (seta azul).

A possibilidade de construir modelos tridimensionais a partir do banco de dados com a ecocardiografia transesofágica dá uma informação bem aproximada com relação à função de cada uma das estruturas da válvula mitral (anel, folhetos, cordas tendinosas, músculos papilares, volume e área do prolapso etc.) na etiologia e fisiopatologia da insuficiência mitral (Figura 4.33). É possível reconhecer com precisão a extensão e a localização de um prolapso, a porção de tecido envolvido nele, as comissuras comprometidas, a presença de fissura *(cleft)* entre os folhetos ou a presença de folhetos supranumerários (Figura 4.34). Esta informação melhora o conhecimento anatômico pré-cirúrgico, o que também melhorará os resultados da cirurgia de reparação.

A geometria e a disposição espacial do anel valvar mitral é complexa e engloba três planos do espaço. Sua avaliação com a ecocardiografia bidimensional é insuficiente, já que a forma e o tamanho são analisados com dificuldade quando já se perdeu a anatomia normal. O aumento do diâmetro anteroposterior ou transversal, a mudança na curvatura ou a perda da forma elíptica são reconhecidas com relativa facilidade pelo *software* de reconstrução aplicado aos volumes tridimensionais contidos na válvula mitral (Figura 4.35).

A quantificação da regurgitação, embora não seja um ponto forte desta técnica, é beneficiada, substancialmente, com as imagens tridimensionais.

Desde as primeiras experiências com reconstruções, ficou evidente que os volumes de regurgitação visualizados por imagens paramétricas de Doppler colorido 3D evidenciavam a geometria das áreas de aceleração proximal (PISA), utilizadas para quantificar o volume de regurgitação e o orifício de regurgitação efetivo.

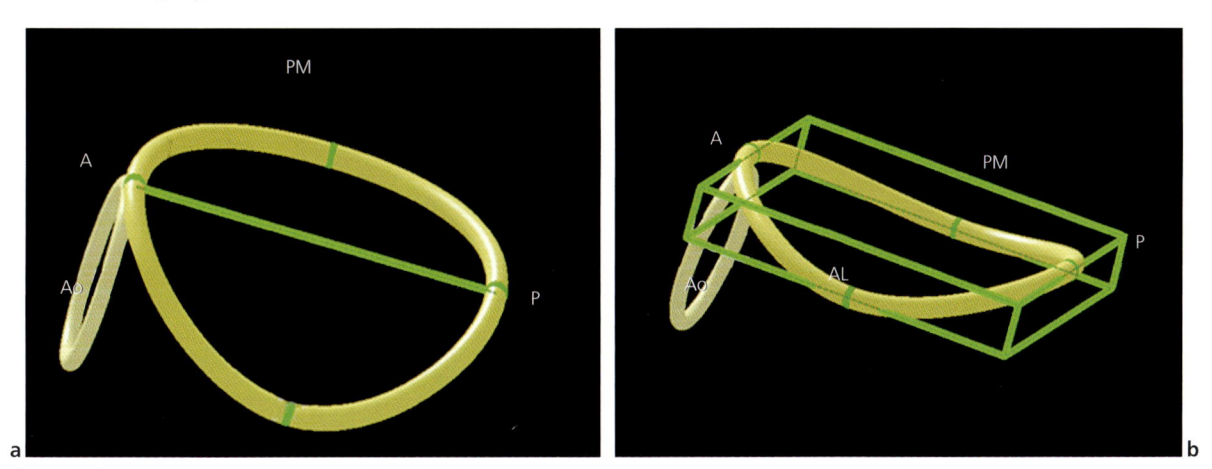

Figura 4.35 Imagens da reconstrução do anel mitral com *software* Q Lab Phillips. **a** Observa-se o diâmetro. **b** Altura do anel valvar. Ao: aorta; A: anterior; P: posterior; PM: posteromedial; AL: anterolateral.

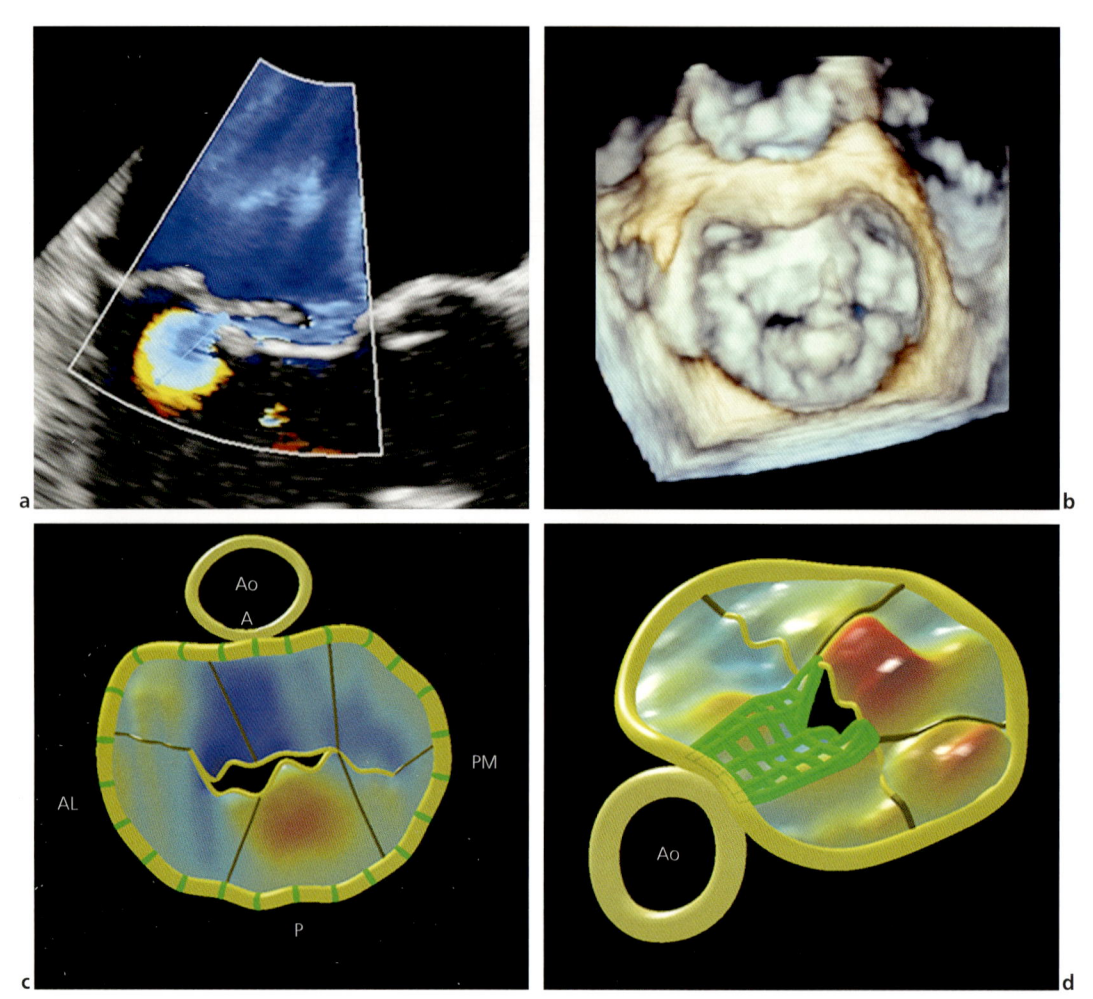

Figura 4.36 a Imagens de Doppler colorido para cálculo do ORE. **b** 3D transesofágica em tempo real. **c**, **d** Reconstrução do anel mitral, em que se observa a verdadeira geometria e forma do ORE. Cortesia do Dr. Roberto Lang. Ao: aorta; A: anterior; P: posterior; PM: posteromedial; AL: anterolateral.

O método de PISA parte da premissa de que a forma geométrica que confluência das velocidades do fluxo adota antes do orifício de regurgitação corresponde a uma hemiesfera. Portanto, o volume de tal hemiesfera é equivalente ao do fluxo que percorre o orifício. A 3D revela que somente em algumas ocasiões este volume proximal tem uma forma esférica. Em muitas ocasiões (em geral coincidentes com fluxos excêntricos), não é assim, razão pela qual calcular o volume de uma hemiesfera não reflete, verdadeiramente, tal volume nem o orifício de regurgitação.[32-35] Na Figura 4.36 observa-se, nitidamente, através da anatomia tridimensional, que a forma do orifício não é circular; sua visualização direta, em imagens em primeiro plano da válvula, principalmente na ecocardiografia transesofágica, mostra a forma verdadeira deste orifício.[33]

Da mesma forma que o conhecimento preciso do volume de regurgitação e do orifício de regurgitação efetivo são importantes para a avaliação da gravidade da insuficiência mitral, para a valorização adequada de volumes ventriculares esquerdos e da fração de ejeção, os mecanismos de regurgitação e da anatomia valvar também complementam os dados necessários para a decisão de reparar a válvula. Tudo isso é proporcionado, com maior exatidão, pela ecocardiografia tridimensional transtorácica e transesofágica do que com a ecocardiografia bidimensional.[36]

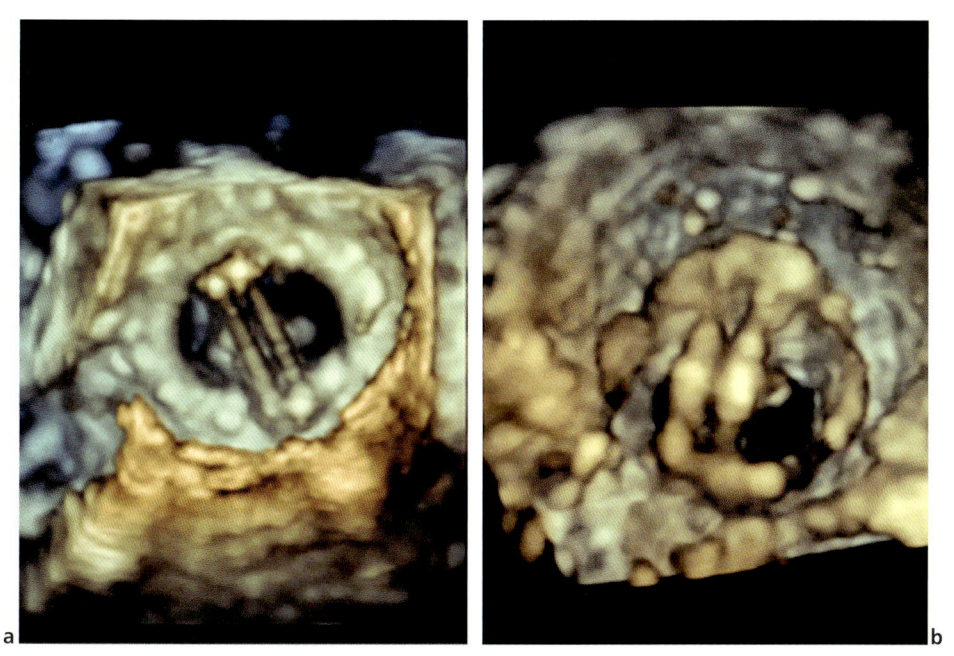

Figura 4.37 Imagens de ecocardiografia transesofágica 3D de prótese mitral mecânica bicúspide. **a** Visão a partir do AE. **b** Visão a partir do VE. Cortesia do Dr. Roberto Lang.

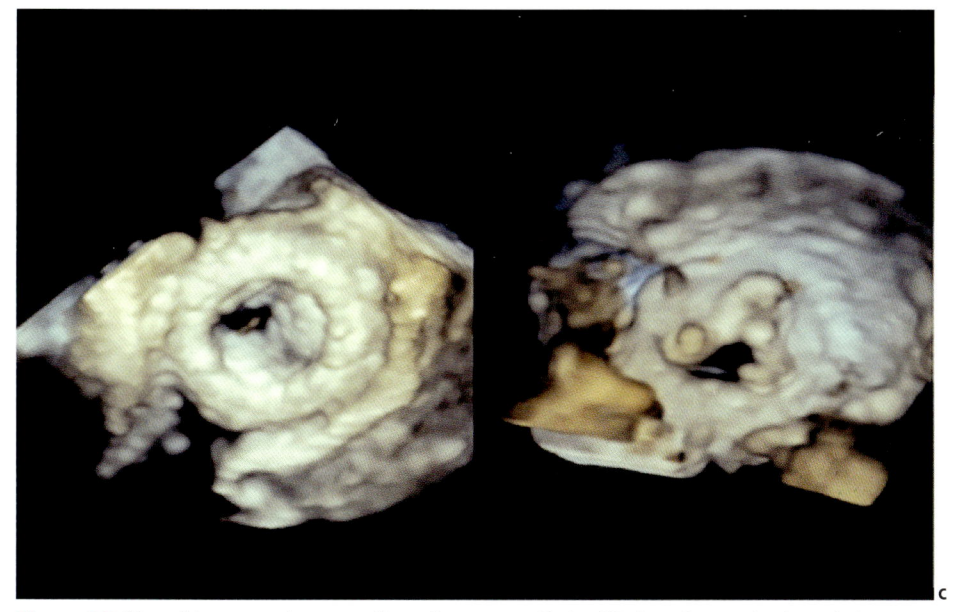

Figura 4.3 *(Cont.)* Imagens de ecocardiografia transesofágica 3D de prótese mitral mecânica bicúspide. **c** Mudanças biológicas degenerativas. Cortesia do Dr. Roberto Lang.

Próteses valvares

A avaliação das próteses valvares pela ecocardiografia é difícil, tanto para exames transtorácicos como transesofágicos. A estrutura com componentes sintéticos ou metálicos dificulta a precisão e a resolução e produz várias reverberações distais no local da emissão do ultrassom.

A ecocardiografia tridimensional não resolve o problema das reverberações, mas melhora substancialmente a compreensão das imagens obtidas no campo próximo a elas. Na ecocardiografia transtorácica, os cortes da posição mitral a partir do VE, principalmente nas próteses biológicas, apresentam qualidade razoável para visualizar a anatomia (Figura 4.37).

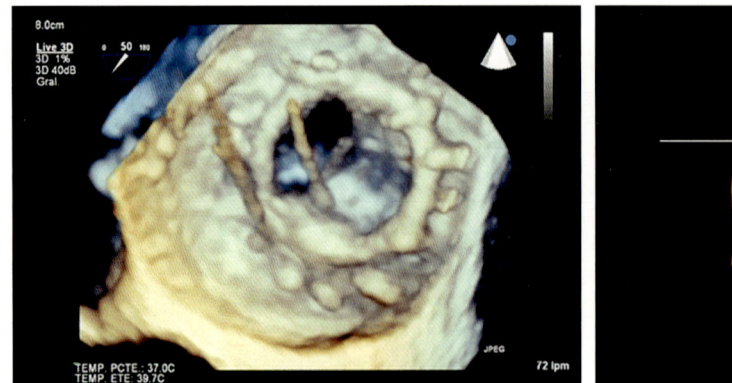

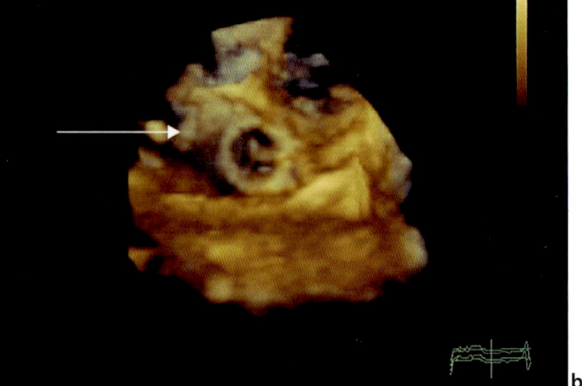

Figura 4.38 Imagens de ecocardiografia transesofágica 3D de prótese mitral a partir do AE (**a**) com um cateter posicionado corretamente para o fechamento de regurgitação periprotética e outro através da luz central. (Cortesia do Dr. Miguel A. García Fernández.) **b** Em outro paciente, diferente do paciente da imagem (**a**), controle transtorácico após o procedimento. A seta assinala a posição do dispositivo de fechamento.

Nas imagens transesofágicas, as próteses em posição mitral são muito bem visualizadas nos cortes a partir do AE, já que sua avaliação é complementada com cortes a partir do VE.

O reconhecimento da anatomia das perdas perivalvulares e a possibilidade de guiar a intervenção com cateteres deu início a uma nova fase no tratamento desta patologia, com dispositivos de fechamento desenhados especificamente para isso. As imagens bidimensionais em centros preparados proporcionam informações valiosas para definir numerosos dados necessários para a intervenção percutânea. No entanto, a precisão é muito superior quando se utilizam imagens tridimensionais (Figura 4.38).

A aplicação desta técnica na válvula aórtica ainda sofre limitações, tanto no diagnóstico da disfunção protética como no seu tratamento.

Embora existam poucas informações disponíveis, as próteses em posição tricúspide estariam em plano de igualdade com o que foi descrito para as válvulas mitrais.

Válvula aórtica

A posição anatômica da válvula aórtica não é tão favorável como a da válvula mitral para a obtenção de imagens tridimensionais de alta qualidade, principalmente transtorácicas.

A ecocardiografia transesofágica melhora a visualização, embora as imagens sejam de menor qualidade que as da válvula mitral.

Novos progressos na avaliação morfológica e funcional da válvula aórtica e da raiz da aorta

A anatomia da válvula aórtica gera dúvidas com relação à função do anel e das cúspides: o anel valvar aórtico não é um anel fibroso contínuo – a porção próxima ao folheto anterior da válvula mitral parece ter continuidade anatômica com esta última, e parte do anel contém fibras musculares que contribuem para a sua deformação durante o ciclo cardíaco. Além das sigmoides, a porção sinusal da aorta ascendente e a zona de intersecção dos folhetos têm um papel muito importante na função da válvula.

A utilização de um banco de dados de imagens tridimensionais permite criar, através de *softwares* adequados, ainda em processo de desenvolvimento, modelos tridimensionais da aorta proximal e das sigmoides, facilitando a compreensão dos mecanismos de funcionamento (Figura 4.39).

Na análise das imagens tridimensionais, os cortes através da aorta, que reproduzem a visão do cirurgião na mesa de operações e os cortes através da via de saída do VE são os mais utilizados, tanto na ecocardiografia transtorácica como na transesofágica (Figura 4.40).

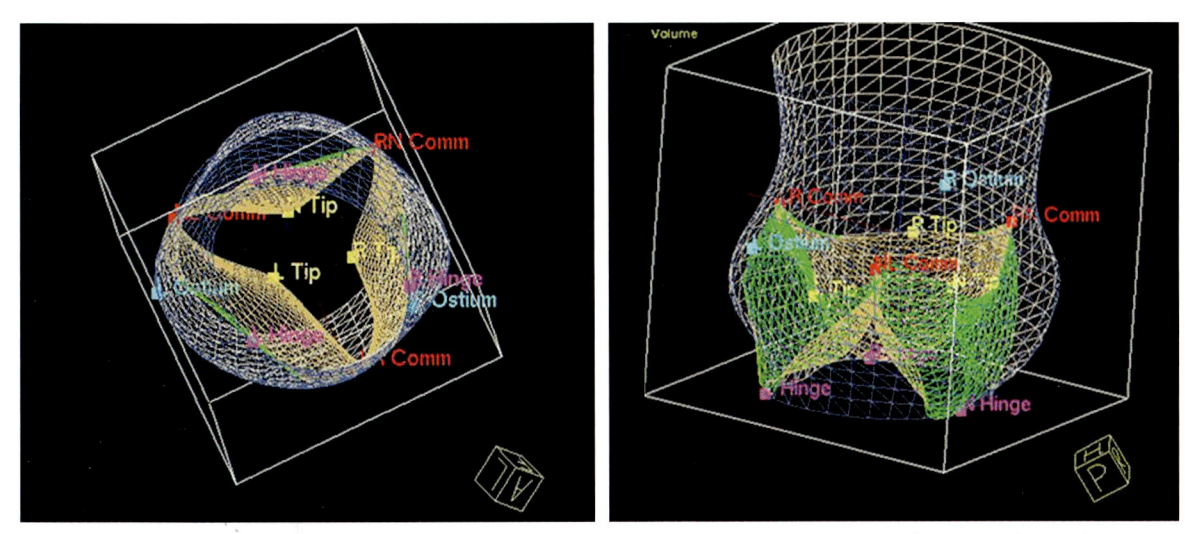

Figura 4.39 Modelos da válvula aórtica construídos a partir de imagens transesofágicas com *software* em desenvolvimento, sem uso comercial atualmente. Cortesia do Dr. Mani Vannan.

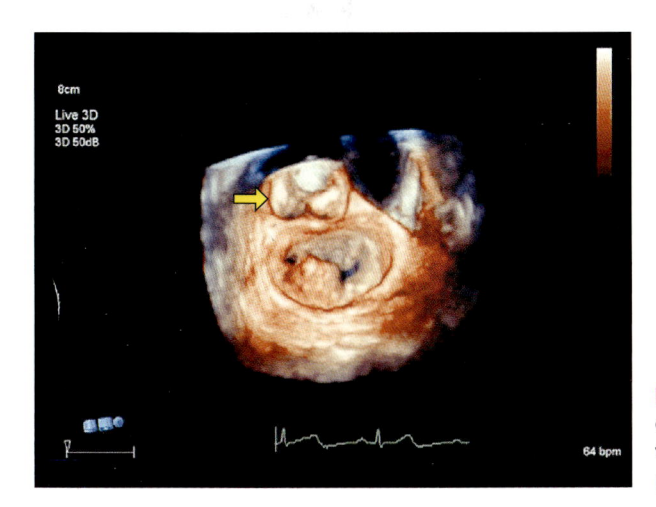

Figura 4.40 Imagens de ecocardiografia transesofágica 3D das válvulas mitral e aórtica. Observe a posição da válvula aórtica (seta).

Segundo a experiência dos autores, na ecocardiografia transtorácica os volumes completos a partir das janelas apicais, com cortes que possibilitam ver as válvulas cardíacas desde a via de saída do VE, são de grande utilidade nos exames de rotina.

A válvula aórtica é um limite anatômico para a reorientação das imagens transesofágicas; coloca-se na posição de 11:00 a 12:00, em um relógio analógico imaginário, e faz-se a avaliação dos cortes da válvula mitral, tanto a partir do AE como a partir do VE (Figura 4.40).

Avaliação de candidatos e guia na substituição valvar percutânea

A avaliação dos candidatos para substituir a válvula aórtica, por via percutânea, é um desafio tanto para a ecocardiografia como para outras técnicas de diagnóstico por imagens.

A medida da aorta ascendente e do anel valvar, a posição dos óstios coronários e a medida e extensão da via de saída do VE são dados essenciais de cuja exatidão dependem, em grande parte, os resultados destes procedimentos.

A ecocardiografia tridimensional não é de grande ajuda com relação à sua resolução espacial e é superada pela transesofágica 2D, mas oferece a possibilidade de obter os cortes do anel valvar na posição adequada, principalmente na presença de deformidade ou calcificações severas, onde a tomografia computadorizada multicorte parece ser a única a oferecer soluções adequadas.[36-39]

Átrio esquerdo e apêndice atrial esquerdo

Análise da anatomia

O AE é, em virtude de sua posição anatômica, a estrutura cardíaca mais acessível para as imagens tridimensionais transesofágicas.

Como foi descrito anteriormente, a quantificação dos volumes atriais e a dinâmica de contração das paredes do AE podem ser avaliadas com ecocardiografia 3D transtorácica.

Da mesma forma, o septo interatrial, o forame oval e o apêndice atrial são de particular interesse para serem avaliados pela ecocardiografia transesofágica tridimensional.

Embora as medidas do comprimento, do diâmetro do apêndice atrial, da posição do istmo entre os folhetos etc. sejam tomadas em cortes bidimensionais, sua seleção, a partir do banco de dados tridimensionais, com a prévia avaliação da morfologia e anatomia do apêndice atrial, parece ser de grande importância para a execução de determinados procedimentos como, por exemplo, a oclusão percutânea do apêndice atrial.

Cardiopatia isquêmica

Ecocardiografia de estresse e contraste ultrassônico

A tecnologia tridimensional não apenas inclui a possibilidade de obter imagens em três dimensões, mas também a de oferecer a opção de obter dois ou mais cortes simultâneos em dois planos longitudinais, ou longitudinal e transversal, perpendiculares entre si. Isto permite avaliar

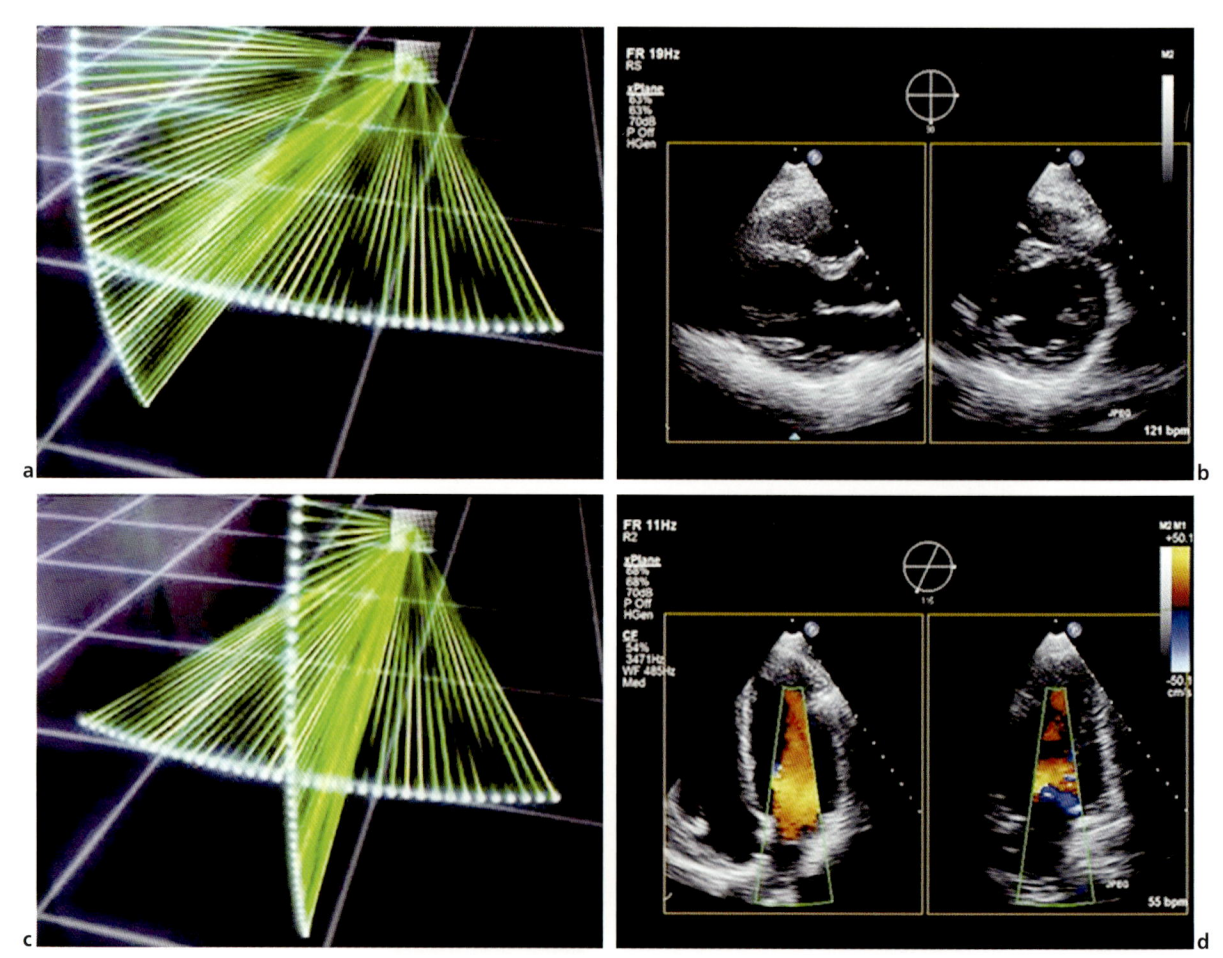

Figura 4.41 a, **c** Representação esquemática de um transdutor matricial utilizado em dois planos simultâneos transversal e longitudinal, ambos móveis, para a obtenção de imagens 2D simultâneas (**b**, **d**) com e sem Doppler colorido.

(tanto em repouso como durante o esforço), de forma simultânea, cortes do VE que somente podiam ser observados de forma sucessiva (Figura 4.41).

A utilização de imagens tridimensionais durante o estresse físico ou farmacológico foi tentada desde os primórdios da ecocardiografia 3D, mas somente a partir do surgimento da possibilidade de se obter volumes completos com apenas um batimento, a resolução temporal melhorou de forma que as imagens, durante o exercício, fossem úteis. Dentro dos dados incluídos em um volume completo foi encontrada a totalidade das paredes e dos segmentos do VE. Podem ser utilizados cortes seriados desde o ápice até a base, colocando-se de forma sucessiva, a fim de observar o espessamento da parede e a mobilidade do endocárdio. Esta obtenção (que requer somente um batimento cardíaco e, no máximo, um período curto de apneia) é muito mais rápida que a obtenção de imagens em outras modalidades, como a ressonância magnética (Figura 4.42). Também pode ser aplicada a quantificação semiautomática dos volumes ventriculares totais e a detecção automática das margens endocárdicas, como ajuda para interpretar a mobilidade parietal do VE.

A aplicação de um contraste ultrassônico com imagens anatômicas 3D, com baixos índices mecânicos (0,5-0,7) destaca a detecção das margens endocárdicas e a avaliação da mobilidade.

Complicações mecânicas do infarto agudo do miocárdio

A ecocardiografia ocupa um lugar de destaque no diagnóstico das complicações mecânicas do infarto agudo e crônico do miocárdio: insuficiência mitral, comunicação interventricular, pseudoaneurismas e rupturas cardíacas são patologias reconhecidas, de forma incruenta, pela ecocardiografia.

No entanto, a relação e a combinação destas complicações, particularmente no período agudo, nem sempre são reconhecidas pela ecocardiografia bidimensional.[40]

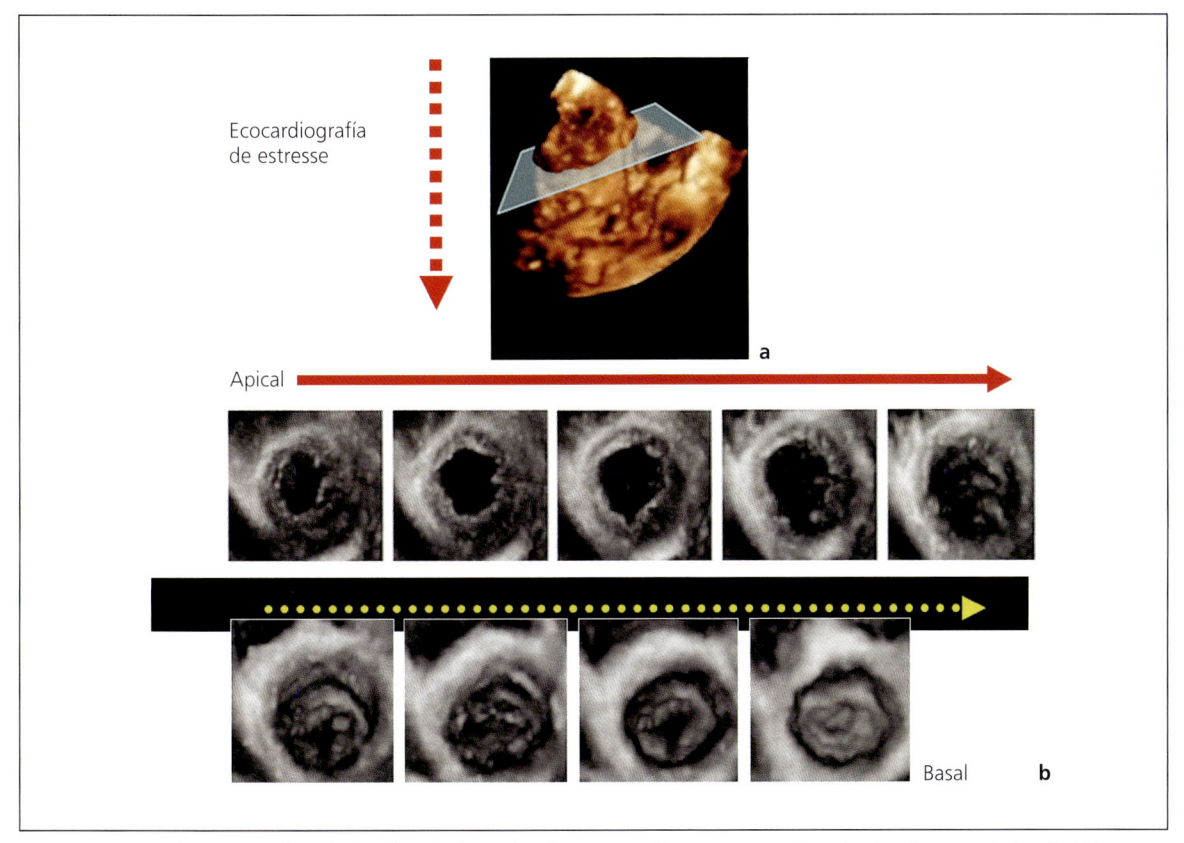

Figura 4.42 a Volume completo da janela apical ao pico de estresse. **b** Cortes sucessivos desde a base ao ápice do VE obtidos deste volume, ordenados para fazer a análise da mobilidade parietal.

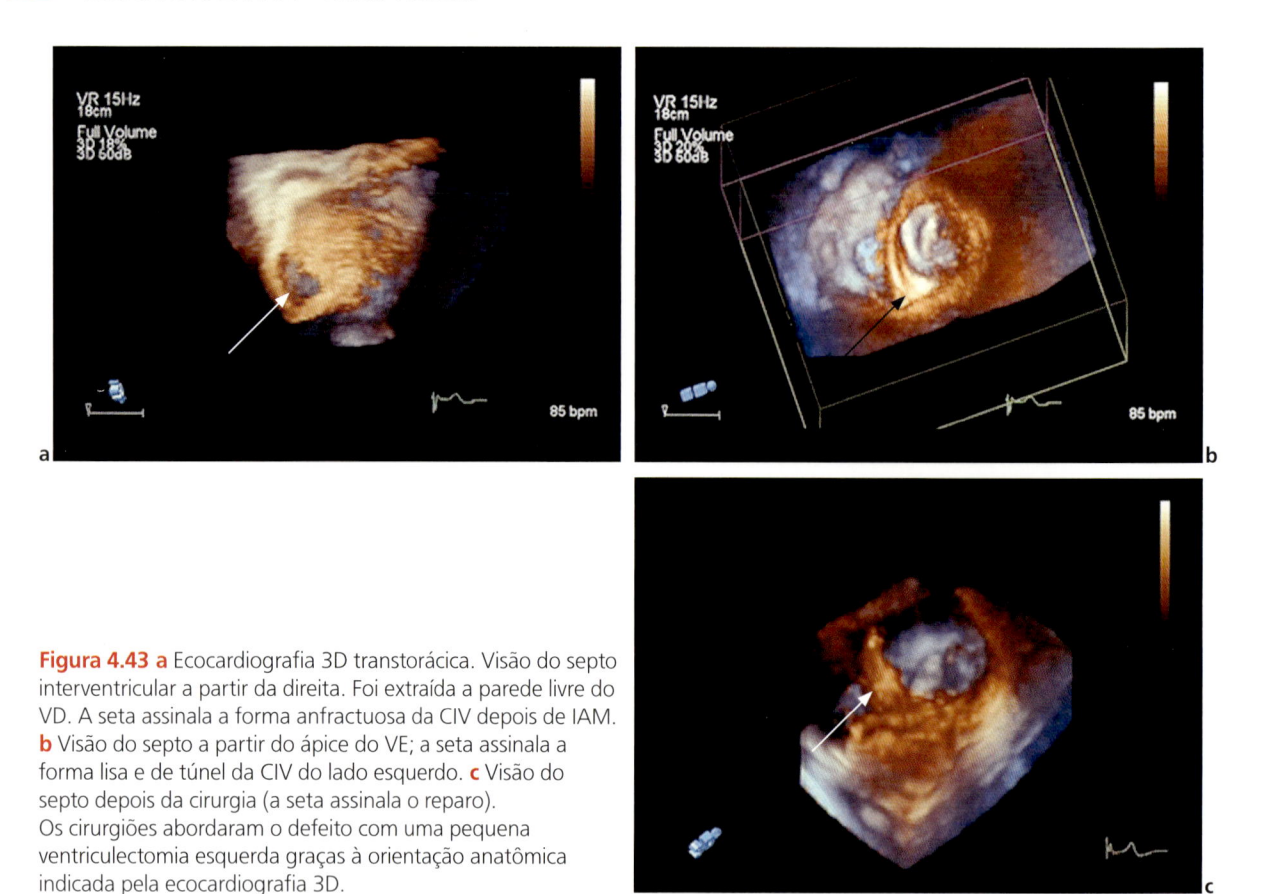

Figura 4.43 a Ecocardiografia 3D transtorácica. Visão do septo interventricular a partir da direita. Foi extraída a parede livre do VD. A seta assinala a forma anfractuosa da CIV depois de IAM. **b** Visão do septo a partir do ápice do VE; a seta assinala a forma lisa e de túnel da CIV do lado esquerdo. **c** Visão do septo depois da cirurgia (a seta assinala o reparo).
Os cirurgiões abordaram o defeito com uma pequena ventriculectomia esquerda graças à orientação anatômica indicada pela ecocardiografia 3D.

De acordo com a fisiopatologia, a possibilidade de combinar em uma mesma situação uma ruptura cardíaca externa com comunicações interventriculares ou dissecções do miocárdio secundárias à necrose, é de fácil compreensão. Sua visualização não só tem importância no diagnóstico, mas também no prognóstico e na decisão da reparação cirúrgica ou percutânea. O reconhecimento da exata anatomia de uma comunicação interventricular permitirá à equipe de cirurgia optar por técnicas e estratégias cirúrgicas que facilitem sua resolução[41] (Figura 4.43).

A combinação de CIV com ruptura cardíaca ou dissecção miocárdica é uma contraindicação para resoluções percutâneas. Na experiência adquirida em nosso laboratório, na avaliação de pacientes com CIV pós-infarto, encaminhados para que se fizesse o fechamento percutâneo do defeito, na maioria dos casos observamos a presença de uma dissecção miocárdica ou ruptura car-

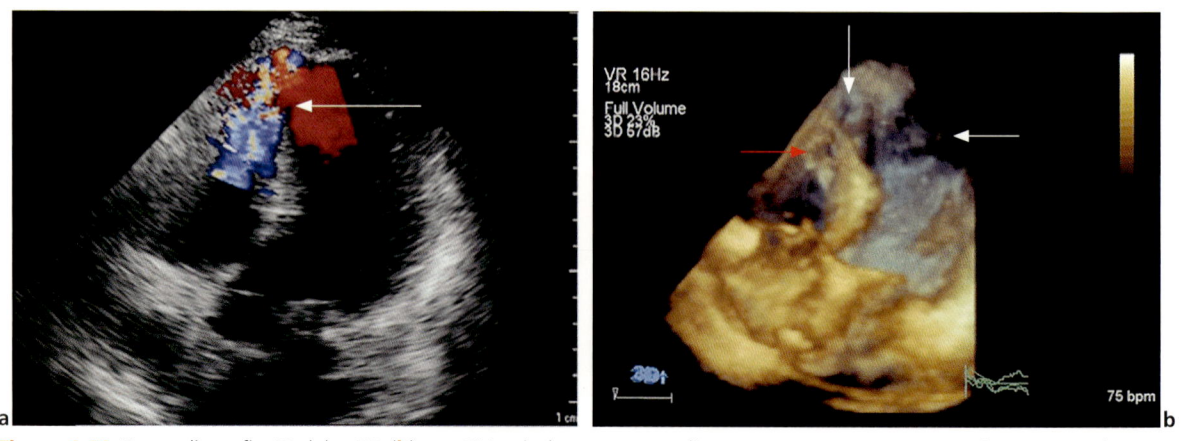

Figura 4.44 Ecocardiografia 2D (**a**) e 3D (**b**) em CIV apical e ruptura cardíaca externa em um IAM anterior. As setas brancas assinalam a ruptura cardíaca e a dissecção miocárdica, e a seta vermelha a CIV.

díaca externa associada (em infartos da face anterior), o que provocou a suspensão do procedimento intravascular e a necessidade de cirurgia (Figura 4.44).

Embora ainda não se conte com experiências clínicas palpáveis nem evidências sólidas, a quantificação semiautomática dos volumes ventriculares poderia ser uma metodologia adequada para se decidir pela realização de intervenções plásticas e ressecções de aneurismas do VE.

Miocardiopatias

O diagnóstico preciso das diferentes miocardiopatias tem uma grande importância clínica. O conhecimento exato da morfologia e da função do VE reflete na tomada de decisões e no prognóstico.

Volumes ventriculares e fração de ejeção em pacientes com miocardiopatias

O conhecimento dos volumes e da fração de ejeção do VE é de grande interesse para o cardiologista clínico, principalmente para o acompanhamento e a tomada de decisões com relação ao tratamento dos pacientes com miocardiopatias e, particularmente, nas miocardiopatias dilatadas: colocação de cardiodesfibrilador implantável, terapia de ressincronização, otimização e monitoramento da resposta ao ressincronizador.

Já foi comentado, anteriormente, sobre a confiabilidade e a precisão da ecocardiografia tridimensional para o cálculo dos volumes ventriculares e da fração de ejeção do VE.[5-12,22,23] Por outro lado, a possibilidade de fazer um exame rápido, acessível e à cabeceira do paciente, com dados tridimensionais com relação aos volumes, à função ventricular e à assincronia intraventricular, além da informação hemodinâmica fornecida pelo Doppler, fazem desta técnica uma indicação muito boa neste grupo de pacientes.

As maiores diferenças desta técnica com relação à ecocardiografia bidimensional para fazer o cálculo dos volumes ventriculares se evidenciam quando são analisados ventrículos com grande perda da sua arquitetura (aneurismas ou múltiplas alterações da mobilidade parietal), pois se adaptam melhor a modelos de medidas tridimensionais. Um exemplo relacionado com esta capacidade é representado, graficamente, na Figura 4.45, que mostra o volume completo do VE de uma paciente com diagnóstico de miocardiopatia de estresse, que afeta a região medioventri-

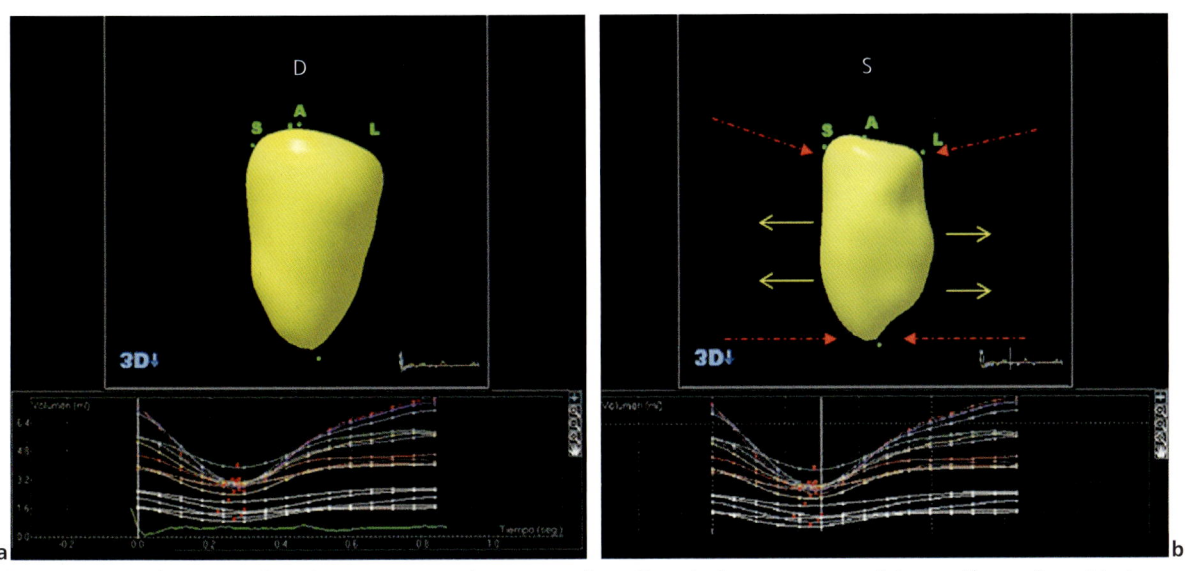

Figura 4.45 a Volume completo do VE em um paciente com miocardiopatia de estresse, que afeta a região medioventricular (D: diástole; S: sístole). As setas amarelas ressaltam a área acinética medioventricular, e as setas vermelhas a contração basal e apical. **b** Curvas de volume/tempo dos diferentes segmentos miocárdicos.

cular. Este padrão de contratilidade, que não respeita a arquitetura elíptica normal ventricular, é avaliado com maior precisão por meio de um modelo de análise tridimensional.

Caracterização morfológica das miocardiopatias

A ecocardiografia tridimensional fornece informações adicionais sobre as características morfológicas das diferentes miocardiopatias.

Miocardiopatia hipertrófica

A miocardiopatia hipertrófica apresenta uma grande heterogeneidade fenotípica. O grau e a localização da hipertrofia têm importância no prognóstico destes pacientes.[42-48] A ecocardiografia tridimensional oferece uma informação anatômica que permite uma caracterização morfológica das miocardiopatias hipertróficas.

Avaliação do grau da hipertrofia: espessuras miocárdicas e massa ventricular esquerda

Como a ecocardiografia tridimensional pode tomar várias medidas em diferentes planos do espaço, ela permite um alinhamento perpendicular do endocárdio e, portanto, uma correta medição das espessuras parietais. Com a utilização de um contraste ecocardiográfico, a medição das paredes ventriculares é muito precisa, inclusive em pacientes que apresentam uma janela acústica subideal.

Com relação ao cálculo da massa ventricular esquerda, já foi comentado anteriormente sobre a rapidez e a confiabilidade da ecocardiografia tridimensional, incluindo as diferentes formas de miocardiopatia hipertrófica.[44-48]

Localização da hipertrofia

A análise da localização da hipertrofia ventricular esquerda permite definir diferentes subtipos morfológicos de miocardiopatias hipertróficas.[43,46]

Nas formas septais assimétricas obstrutivas, a avaliação tridimensional fornece informações anatômicas complementares sobre a localização exata do local de contato da válvula mitral com o septo interventricular durante o movimento sistólico anterior. Também permite observar se existe uma obstrução medioventricular isolada ou associada à obstrução da via de saída.

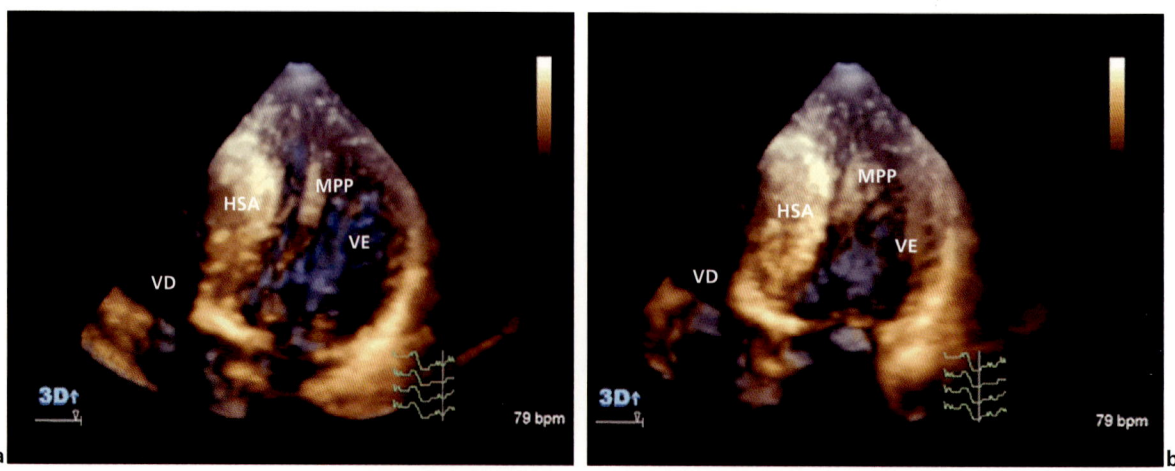

Figura 4.46 Hipertrofia septal assimétrica (HSA) e músculo papilar proeminente (MPP) com obstrução medioventricular (**a**: diástole; **b**: sístole).

4 | Ecocardiografia tridimensional

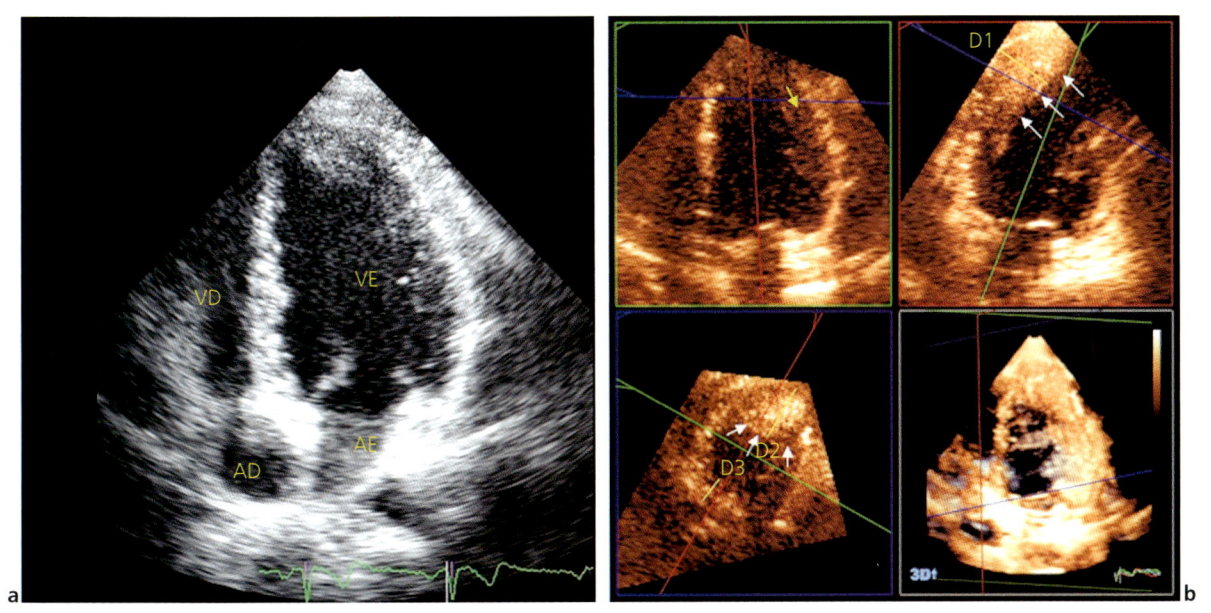

Figura 4.47 a Imagem 2D de um paciente com suspeita de hipertrofia apical, em que não se visualiza a mesma. **b** MPR de um volume completo 3D apical, em que se pode distinguir, nitidamente, uma hipertrofia lateral (plano verde, seta amarela) e anterolateral mediano e apical (setas brancas em planos vermelho e azul).

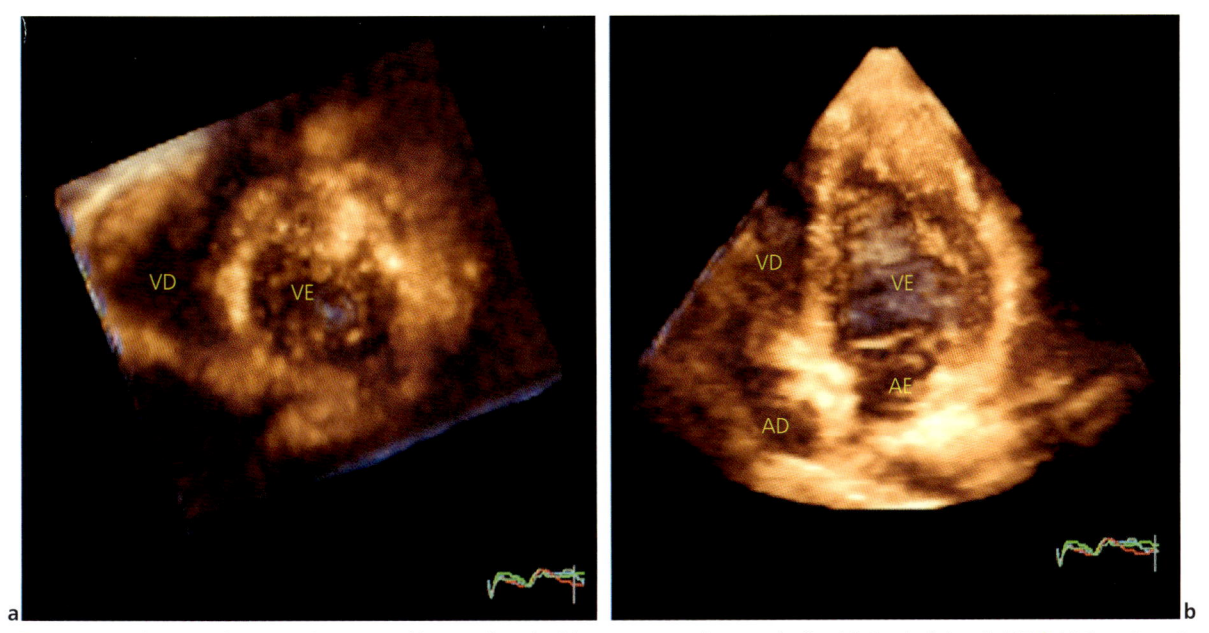

Figura 4.48 Visão 3D de um paciente com hipertrofia apical (no segmento lateroapical). **a** Visão do ápice do VE. **b** Visão acima da cavidade; foi removida a face anterior para se observar o VE desde cima.

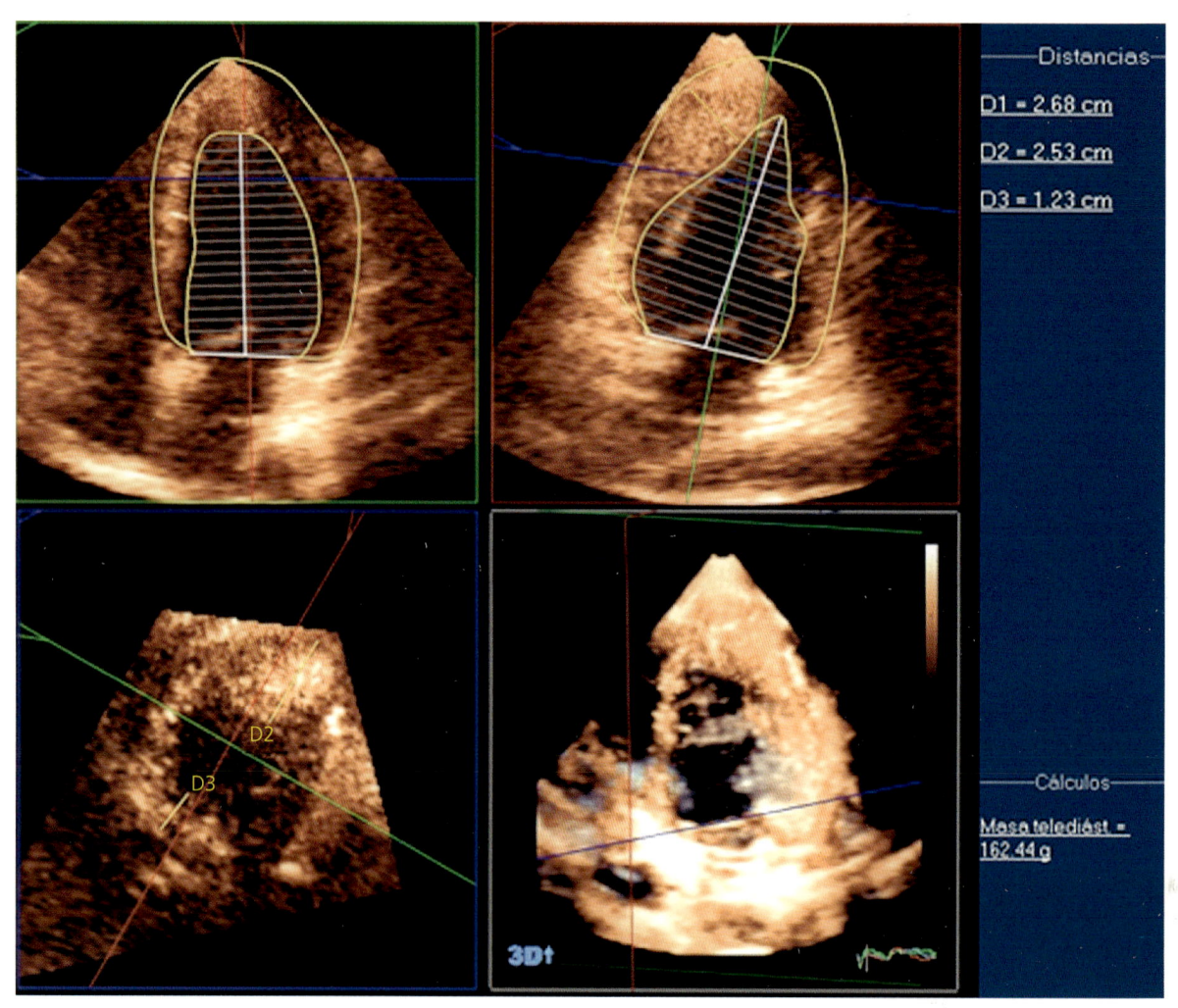

Figura 4.49 Miocardiopatia hipertrófica apical, com cavidade do VE em forma de "ás de espadas" na imagem do fim da sístole, visível no plano vermelho do modo MPR.

Em algumas situações, a presença de um músculo papilar posterior hipertrófico, associado a um septo proeminente, causa uma obstrução medioventricular, que é de grande importância caso se planeje fazer uma ablação septal (Figura 4.46).

Foi dito que a ressonância magnética é a técnica de escolha para o diagnóstico da miocardiopatia hipertrófica apical. Esta forma de miocardiopatia hipertrófica pode passar desapercebida em inúmeros exames da ecocardiografia bidimensional, principalmente quando se trata de formas menores ou se o ápice não for avaliado corretamente. A ecocardiografia tridimensional tem a capacidade de fazer cortes precisos do ápice real, o que é, às vezes, difícil com os cortes ecocardiográficos apicais convencionais (Figuras 4.47 a 4.49).[46-48]

A opacificação da cavidade ventricular por contrastes, associada à avaliação tridimensional, oferece imagens de alta qualidade para determinar, com exatidão, a distribuição da hipertrofia ventricular.

Na Figura 4.50 é mostrada uma miocardiopatia hipertrófica com obstrução medioventricular, com a morfologia típica de "ampulheta", com colapso sistólico da cavidade nos segmentos medioventriculares, que estão severamente hipertrofiados.

Nas Figuras 4.51 e 4.52 pode-se ver um paciente com hipertrofia severa de todos os segmentos medianos e apicais, assim como o colapso total da cavidade nos segmentos apicais.

4 | Ecocardiografia tridimensional   **107**

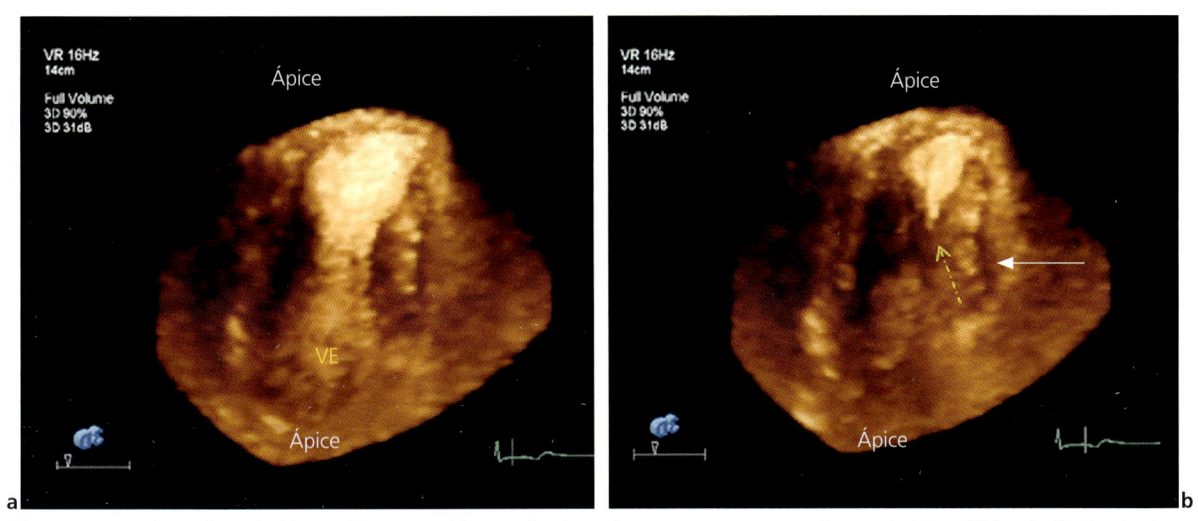

Figura 4.50 Miocardiopatia hipertrófica, com hipertrofia de todos os segmentos medianos do VE. **a** Diástole. **b** Na sístole, a cavidade sofre um colapso na parte média (seta) e adquire a forma de uma "ampulheta".

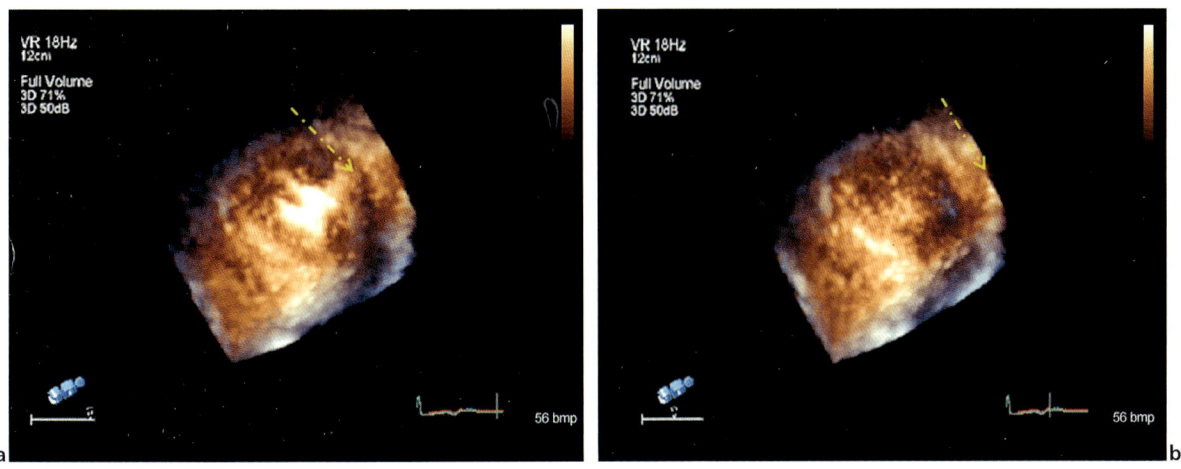

Figura 4.51 Paciente com miocardiopatia hipertrófica apical. Visão 3D com contraste (**a**), em que se destaca, na sístole (**b**), o colapso do ápice do VE.

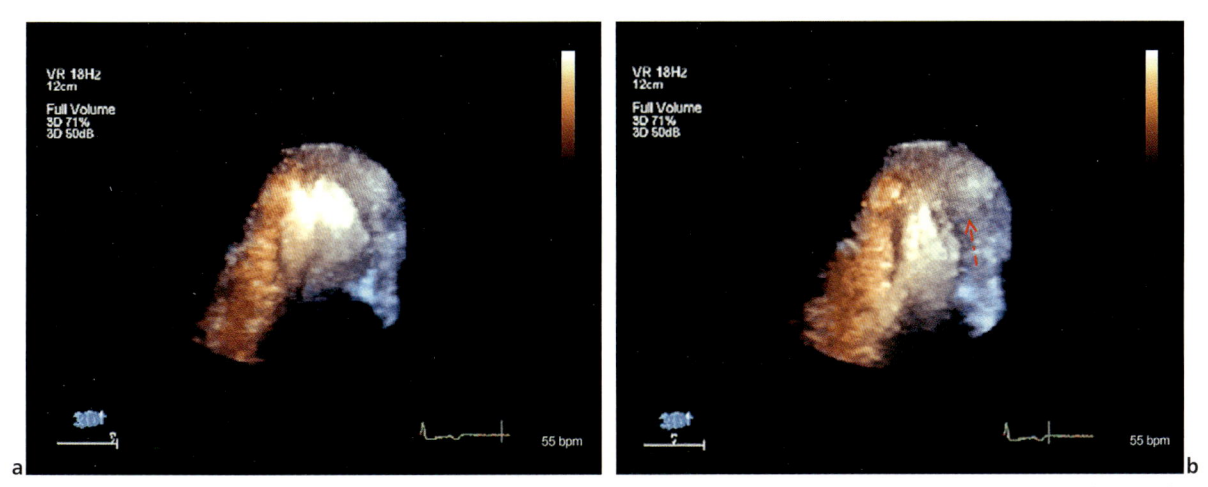

Figura 4.52 O mesmo paciente da Figura 4.51, em uma visão de cima do VE, em que se observa a importância da área hipertrófica lateroapical e apical (seta) no colapso da cavidade.

Miocardiopatia não compactada

A miocardiopatia não compactada (MNC) é uma patologia de descrição relativamente recente devido a um defeito na compactação do miocárdio ventricular na vida fetal. Caracteriza-se por apresentar uma hipertrabeculação, predominante em segmentos apicais, onde são observadas grandes trabéculas e profundos sulcos intertrabeculares. São definidas duas regiões: uma compactada (C) e outra não compactada (NC), e através das técnicas de imagem utiliza-se como critério diagnóstico a presença de uma relação entre a zona NC/C superior a 2,3.

Figura 4.53 Hipertrabeculado sem miocárdio não compactado.

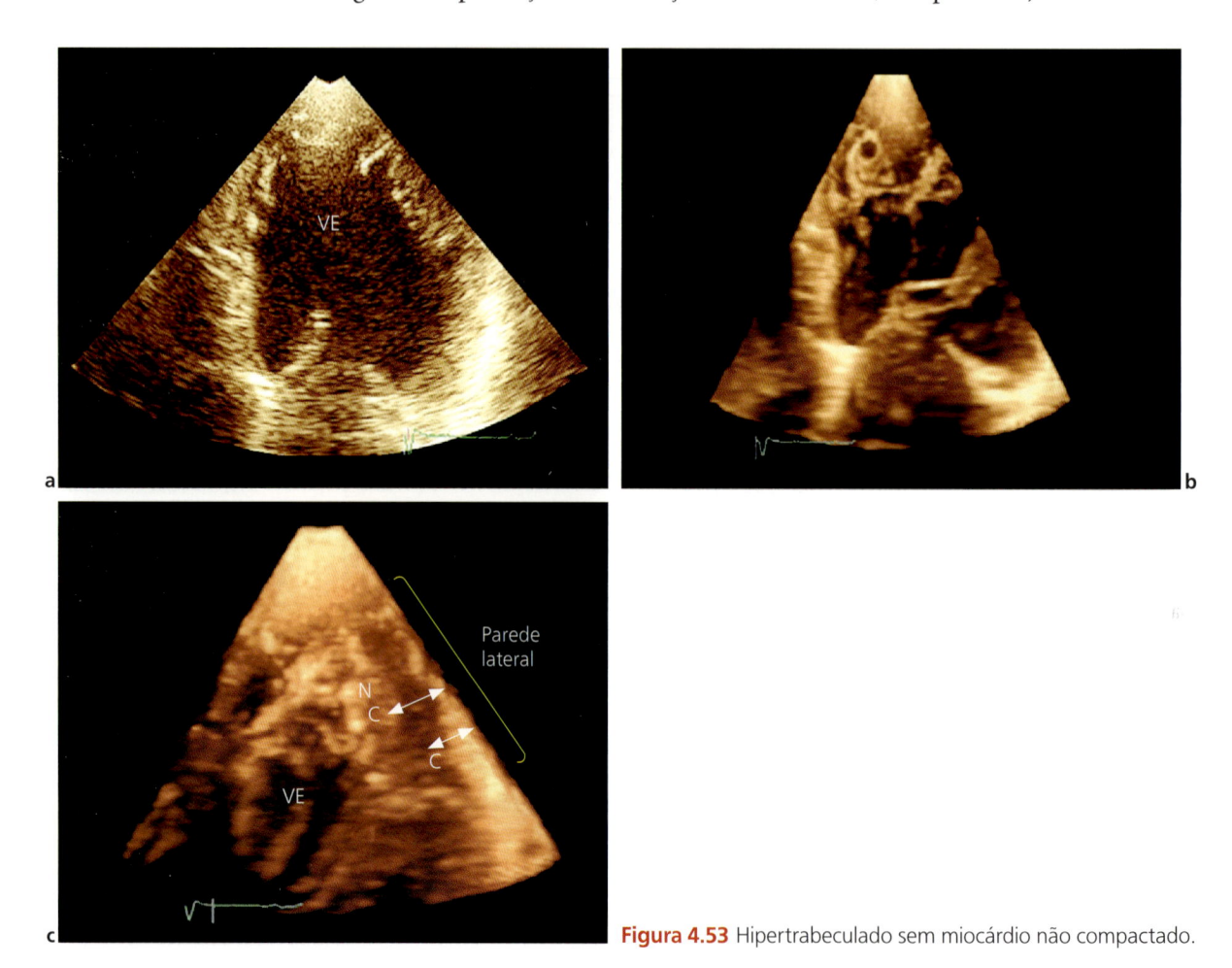

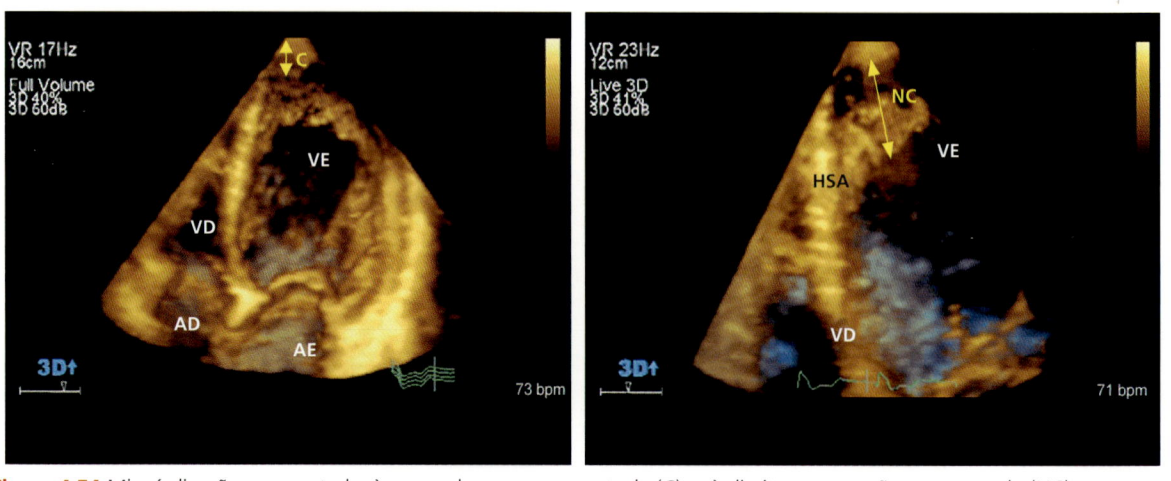

Figura 4.54 Miocárdio não compactado: à esquerda, zona compactada (C) e, à direita, a zona não compactada (NC).

As diferentes técnicas de imagem apresentam boa sensibilidade para a avaliação da hipertrabeculação do VE e suas informações podem ser complementares.

A ecocardiografia bidimensional é excelente para a avaliação da região não compactada, mas a visualização da região compactada não é muito fácil; o uso de contrastes pode melhorar tal avaliação. A ecocardiografia tridimensional pode fornecer dados adicionais. Nas Figuras 4.53 e 4.54 são observados dois pacientes com VE dilatado, má função sistólica e nítida hipertrabeculação. Na Figura 4.53a vê-se a hipertrabeculação com ecocardiografia bidimensional. Na Figura 4.53b evidencia-se o nítido trabeculado com perspectiva tridimensional e, ao fazer um *zoom* sobre a parede lateral (C), a zona compactada é grossa, apesar de existir um hipertrabeculado muito evidente (relação NC/C inferior a 2). Este paciente tem antecedentes de hipertensão arterial grave de longa data e é portador de uma cardiopatia hipertensiva em fase dilatada.

Por outro lado, o paciente da Figura 4.54 tem história de insuficiência cardíaca e arritmias ventriculares. A ecocardiografia tridimensional mostra uma região compactada muito delgada, com uma região não compactada apical (sulcos intertrabeculares profundos, que chegam praticamente ao epicárdio), cumprindo com os requisitos ecocardiográficos de não compactação miocárdica.

Aplicação em outras miocardiopatias

Em situações nas quais existe comprometimento apical, como síndrome hipereosinofílica com comprometimento cardíaco, a ecocardiografia tridimensional possibilita a caracterização morfológica detalhada da lesão e sua extensão endocárdica.

A Figura 4.55 mostra uma fibrose endomiocárdica secundária a uma síndrome hipereosinofílica de longa duração, secundária a uma parasitose crônica. O paciente apresentava sinais e sintomas de insuficiência cardíaca congestiva. A ecocardiografia tridimensional mostrou uma ocupação apical de características cálcicas com extensão ao endocárdio do plano valvar mitral.

Ecocardiografia tridimensional no fechamento da CIA e do FOP

O fechamento percutâneo das comunicações interatriais (CIA) é uma modalidade de tratamento de uso crescente em pacientes selecionados e é uma alternativa terapêutica para a prevenção da embolia paradoxal nos pacientes com forame oval patente (FOP).[50,64]

A ecocardiografia transesofágica bidimensional é fundamental para a seleção dos pacientes e para o monitoramento durante o procedimento percutâneo. Apesar disso, sua aplicação é limitada para a detecção espacial da posição dos cateteres ou do dispositivo. Em algumas situações, são

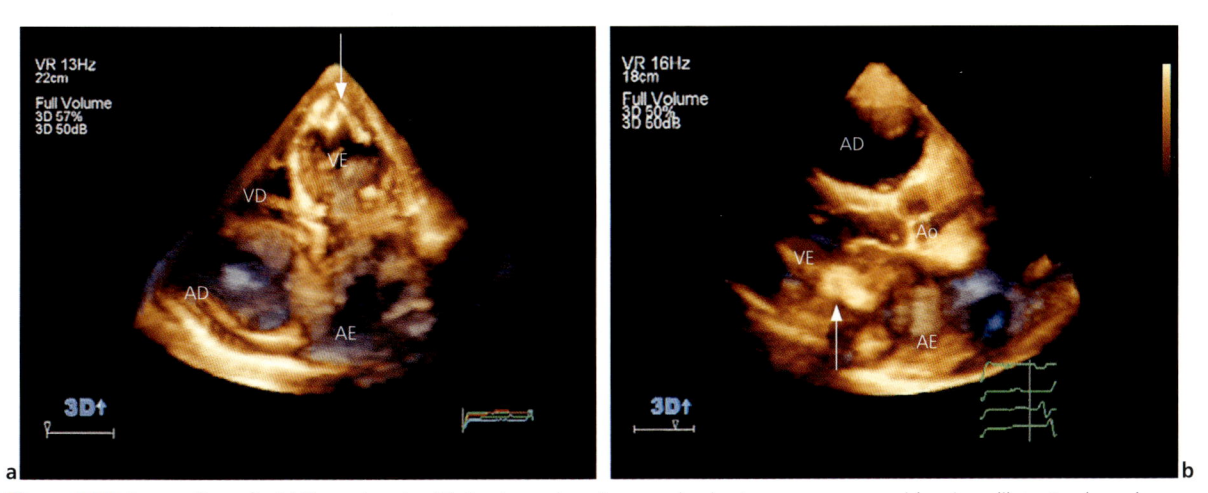

Figura 4.55 Ecocardiografia tridimensional. **a** Visão de quatro câmaras desde cima, em que se evidencia a dilatação de ambos os átrios e a obliteração apical do VE (seta). **b** Visão longitudinal em que se nota a extensão do processo de fibrose em direção à válvula mitral. O folheto posterior está envolvido em uma massa calcificada (seta). O folheto anterior apresenta uma abertura "em cúpula".

110 ECOCARDIOGRAFIA – Novas Técnicas

Figura 4.56 Imagem obtida com modo *zoom* de uma ecocardiografia transtorácica 3D em tempo real, a partir de uma janela paraesternal. Visão do septo interatrial a partir da AE. *Seta* mostrando o defeito; observa-se o tamanho, a forma e as margens.

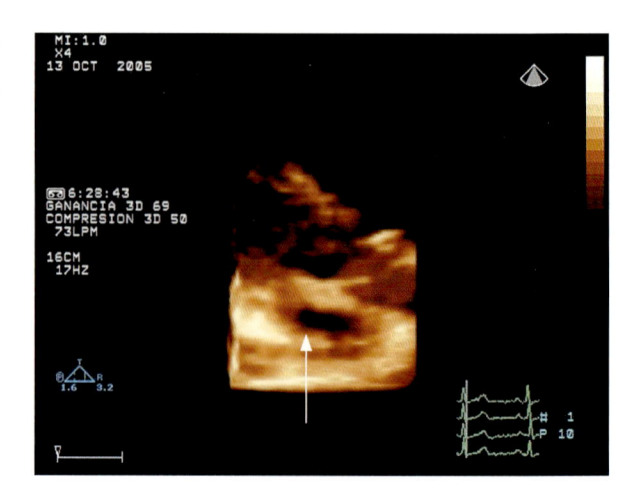

necessários inúmeros planos de corte a fim de conseguir uma reconstrução completa do defeito anatômico e das suas margens, principalmente quando o defeito interatrial tiver características anatômicas complexas.

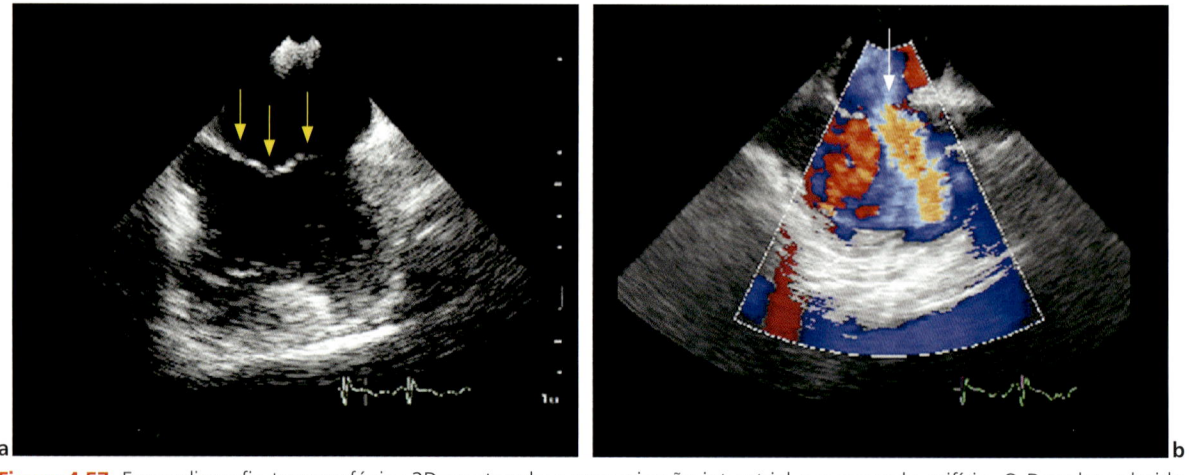

Figura 4.57 Ecocardiografia transesofágica 2D mostrando a comunicação interatrial e o segundo orifício. O Doppler colorido mostra o fluxo da esquerda para a direita (seta branca), através da comunicação interatrial, sem outras áreas de fluxo. As setas amarelas assinalam outros pequenos defeitos aparentes.

Figura 4.58 Imagem 3D transesofágica em que se observa o septo interatrial a partir da AE do caso anterior. O septo está com muitas perfurações, com uma grande comunicação interatrial (seta vermelha) e vários pequenos defeitos associados (setas azuis).

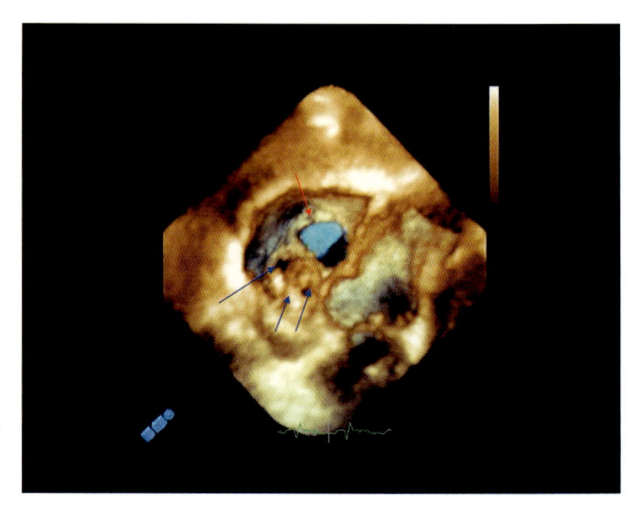

Defeitos septais e fechamento percutâneo

A ecocardiografia tridimensional facilitou a caracterização dos defeitos septais interatriais.[51-56] A ecocardiografia tridimensional transtorácica, embora apresente uma resolução espacial inferior à transesofágica, é a primeira ferramenta para a avaliação anatômica global do defeito (Figura 4.56).

Com a ecocardiografia tridimensional transesofágica é possível obter uma informação anatômica mais precisa e garantir as características do defeito ao longo de todo o ciclo cardíaco. Isto ajuda a definir a possibilidade de fechamento percutâneo nas comunicações interatriais complexas[49,55-67] (orifícios elípticos, vários defeitos, regiões dilatadas com múltiplas fenestrações pequenas). As Figuras 4.57 e 4.58 revelam as vantagens da ecocardiografia tridimensional na minuciosa caracterização morfológica de defeitos complexos.

A ecocardiografia tridimensional transesofágica aumenta, em grandes proporções, a resolução espacial, razão pela qual os detalhes da composição de todo o septo interatrial e das mudanças na dimensão e na forma dos defeitos durante o ciclo cardíaco são revelados, o que beneficia a seleção dos pacientes para o fechamento percutâneo, assim como para a decisão correta quanto ao tamanho dos dispositivos de fechamento (Figura 4.59).

Ecocardiografia tridimensional durante o procedimento

A ecocardiografia tridimensional é um excelente guia para o fechamento dos defeitos interatriais[57-67] durante o procedimento. Fornece informações sobre a posição dos cateteres e do dispositivo, o que repercute, consideravelmente, na redução do tempo de radioscopia.[65-67] As Figuras 4.60 a 4.62 mostram imagens da ecocardiografia tridimensional durante o fechamento percutâneo de um paciente com forame oval patente e antecedentes de dois episódios de acidentes isquêmicos transitórios.

Ecocardiografia tridimensional no controle pós-fechamento e no acompanhamento

O controle antes da alta e do acompanhamento posterior é feito, rotineiramente, com a ecocardiografia bidimensional e com o Doppler. Embora com estes exames se possa avaliar o paciente, as imagens tridimensionais ofereceriam uma informação anatômica de alta qualidade, que

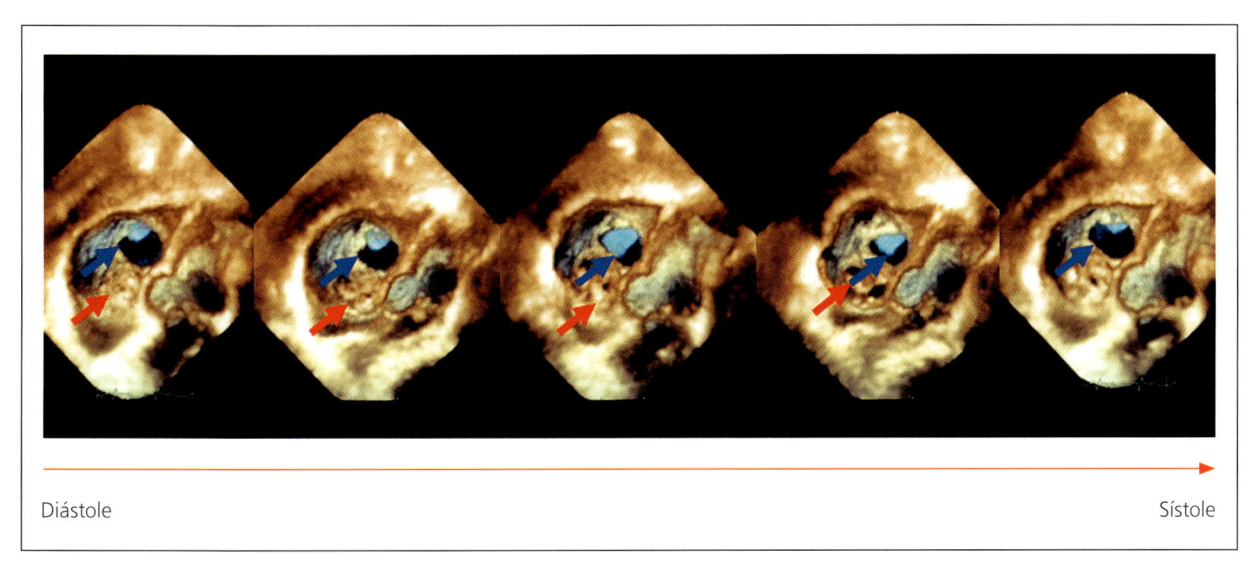

Figura 4.59 Imagem 3D transesofágica em que se observa o septo interatrial de um paciente com comunicação interatrial complexa e com perfurações. Desde o fim da diástole (à esquerda) até o fim da sístole (à direita), todos os orifícios mudam de forma e de dimensão. As setas vermelhas assinalam os pequenos orifícios (praticamente ocluídos no fim da diástole), e as setas azuis o aumento do tamanho do defeito maior no fim da sístole, quando o volume de ambos os átrios é maior.

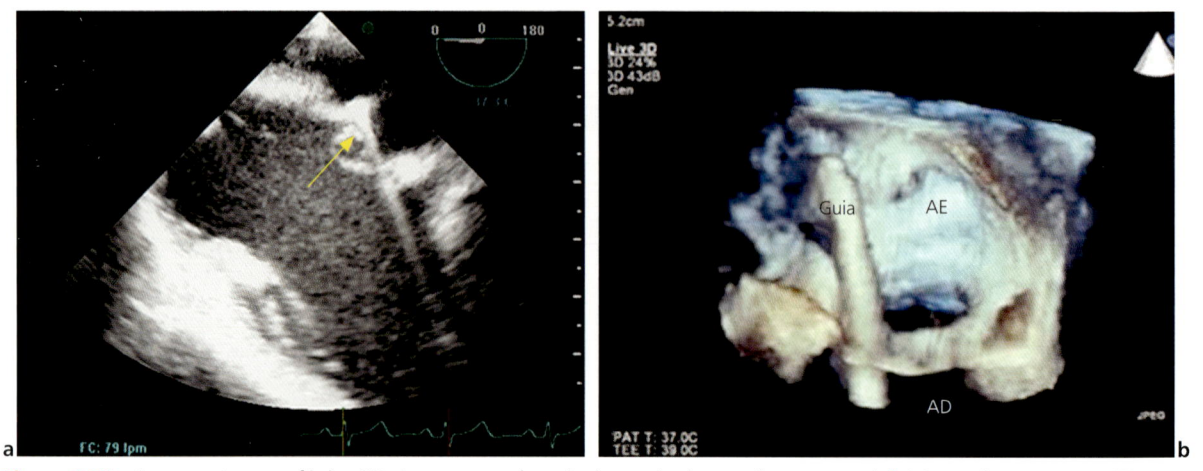

Figura 4.60 a Imagem transesofágica 2D. A *seta amarela* assinala o guia de punção transeptal. **b** Mesma imagem com 3D em tempo real no modo *zoom*. Observar as características precisas do guia de punção e sua posição na AE depois de ter atravessado o forame oval patente.

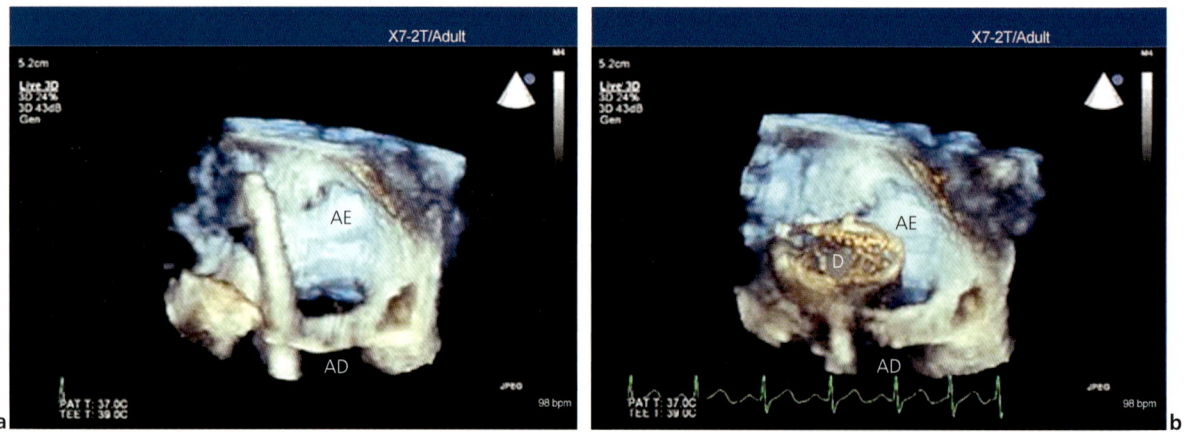

Figura 4.61 a Posição do guia do dispositivo percutâneo de fechamento através do forame oval patente. **b** Descolamento do lado esquerdo do dispositivo de fechamento (D).

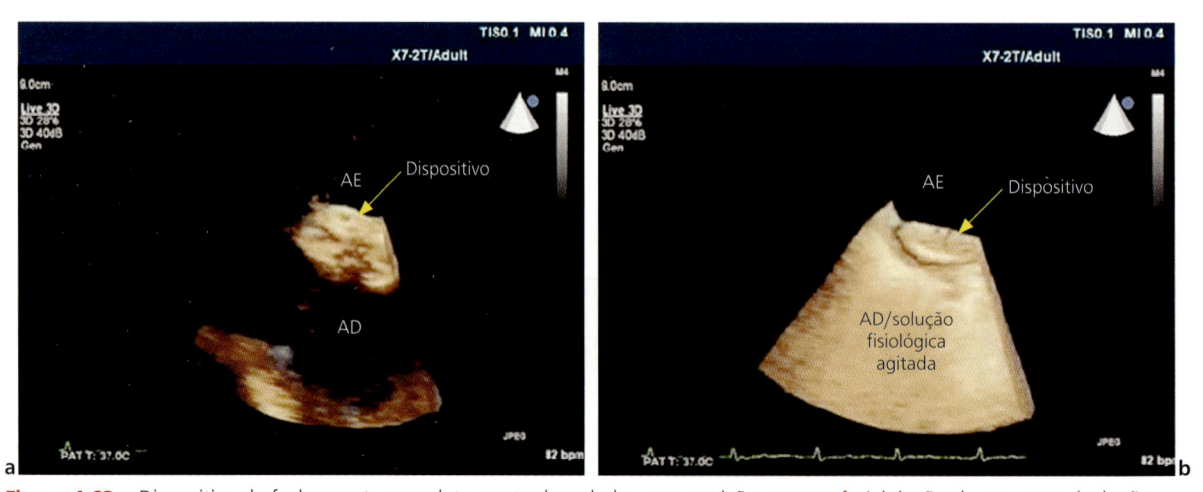

Figura 4.62 a Dispositivo de fechamento completamente descolado e em posição correta. **b** A injeção de contraste (solução salina agitada com 1 cm^3 de sangue) por uma veia periférica do membro superior mostra uma completa opacificação da AD, sem passagem de bolhas para o AE, confirmando que o procedimento de fechamento foi bem-sucedido.

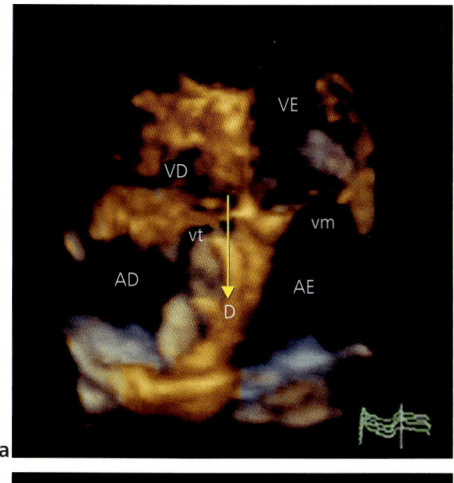

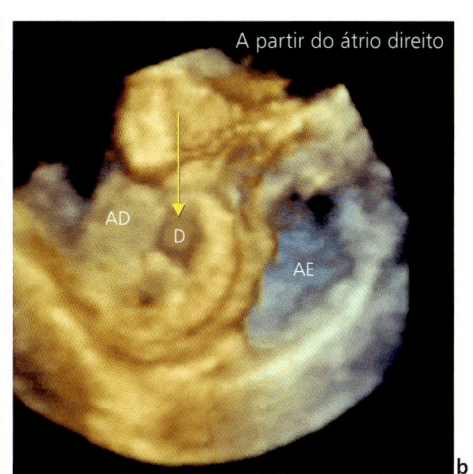

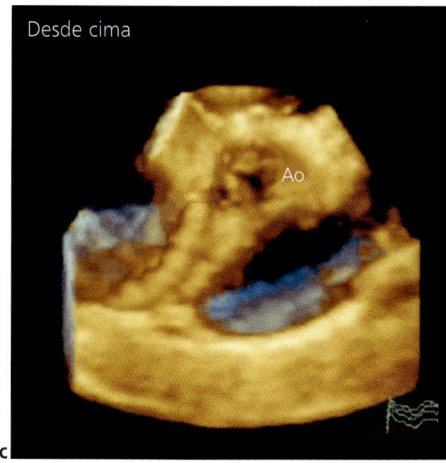

Figura 4.63 Ecocardiografia transesofágica 3D de uma comunicação interatrial fechada por via percutânea, a partir de diferentes cortes. AD desde AD e Ao desde cima. AD: átrio direito; VD: ventrículo direito; VE: ventrículo esquerdo; vm: válvula mitral; AE: átrio esquerdo; D: dispositivo de fechamento; vt: válvula tricúspide. As setas amarelas mostram ambos os lados do dispositivo, em posição correta.

poderia ser utilizada em alguns casos. A Figura 4.63 mostra imagens da ecocardiografia tridimensional transtorácica de um paciente submetido a fechamento percutâneo bem-sucedido realizado 6 meses antes.

REFERÊNCIAS BIBLIOGRÁFICAS

1. Krishnamoorty VK, Sengupta PP, Gentile F, Khanderia B. History of echocardiography and its future application in medicine. *Crit Care Med* 2007;35:S309-13.
2. Feigenbaum H. Evolution of echocardiography. *Circulation* 1996;93:1321-27.
3. Pandian NG, Roelandt J, Nanda NC *et al.* Dynamic three dimensional echocardiography: Methods and clinical potential. *Echocardiography* 1994;11:237-59.
4. Ghosh A, Nanda N, Maurer G. Three dimensional reconstruction of echocardiographic images using the rotation method. *Ultrasound Med Biol* 1982;8:655-61.
5. Yon Kim W, Sogaard P, Hegebald H, Egeblad H. Three dimensional echocardiography with tissue harmonics imaging shows excellent reproducibility in assessment of left ventricular volume. *J Am Soc Echocardiogr* 2001;14:612-7.
6. Caiani E, Corsi J, Zamorano J, Sugeng L, Mc Enaeney OP, Weinert L, Lang R. Improved semiautomatic quantification of left ventricular volume and ejection fraction with a full matrix array transducer: comparison with magnetic resonance imaging. *J Am Soc Echocardiogr* 2005;18:779-88.
7. Nanda N, Kisslo J, Lang R, Pandian N, Marwick T, Shirali G, Kelly G. Ad hoc echo protocol working group. Examination protocol for three dimensional echocardiography. *Echocardiography* 1997;21:763-78.
8. Qin JX, Shiota T, Thomas J. Determination of left ventricular volume, ejection fraction and myocardial mass by real-time three-dimensional echocardiography. *Echocardiography* 2000;17:781-6.
9. Arai K, Hozumi T, Matsumura Y, Sugioka K, Takemoto Y, Yamagishi H, Yoshiyama M, Kasanuki H, Yoshikawa J. Accuracy of measurement of left ventricular volume and ejection fraction by new real-time three-dimensional echocardiography in patients with wall motion abnormalities secondary to myocardial infarction. *Am J Cardiol* 2004;94:552-8.

10. Jenkins C, Bricknell K, Hanekom L, Marwick TH. Reproducibility and accuracy of echocardiographic measurements of left ventricular parameters using real-time three-dimensional echocardiography. *J Am Coll Cardiol* 2004;44:878-8.
11. Gutiérrez-Chico JL, Zamorano JL, Pérez de Isla L, Orejas M, Almería C *et al.* Comparison of left ventricular volumes and ejection fractions measured by three-dimensional echocardiography versus by two-dimensional echocardiography and cardiac magnetic resonance in patients with various cardiomyopathies. *Am J Cardiol* 2005;95:809-13.
12. Mor-Avi V, Jenkins C, Kühl H, Nesser H, Marwick Th, Franke A *et al.* Real-Time 3D Echocardiographic Quantification of LV Volumes: Multicenter Study for Validation with MRI and Investigation of Sources of Error. *J Am Coll Cardiol Imaging* 2008;1:413-23.
13. Ronderos R. Ecocardiografia 3D en el año 2010. Donde estamos adonde vamos? *Rev Bras ecocardiogr imagen cardiovasc* 2011;24:64-71.
14. Bauer F, Jones M, Qin JX, Castro P, Asada J, Sitges M, Cardon LA, Tsujino H, Zetts AD, Panza JA, Thomas JD, Shiota T. Quantitative analysis of left atrial function during left ventricular ischemia with and without left atrial ischemia:a real-time 3-dimensional echocardiographic study. *J Am Soc Echocardiogr* 2005;18:795-801.
15. Kapetenakis S, Kearny M, Siva A, Gall N, Cooklin M Monahan MJ. Real time 3 dimensional echocardiography:A novel technique to quantify global left ventricular mechanical dyssynchrony. *Circulation* 2005;16:992-1000.
16. Gimenes VM, Vieira ML, Andrade MM, Pinheiro J Jr *et al.* Standard values for real-time transthoracic three-dimensional echocardiographic dyssynchrony indexes in a normal population. *J Am Soc Echocardiogr* 2008;21:1229-35.
17. Kapetanakis S, Bhan A, Murgatroyd F, Kearney MT, Gall N, Zhang Q, Yu CM, Monaghan MJ Real-time 3D echo in patient selection for cardiac resynchronization therapy. *JACC Cardiovasc Imaging* 2011;4:16-26.
18. Casalc PN, Devereux RB, Milner M, Zullo G *et al.* Value of echocardiographic measurement of left ventricular mass in predicting cardiovascular morbid events in hypertensive men. *Ann Intern Med* 1986;105:173-8.
19. Karen MJ, Devereux RB, Casale PN, Savage DD *et al.* Relation of leftventricular mass and geometry to morbidity and mortality in uncomplicated essential hypertension. *Ann Intern Med* 1991;114:345-52.
20. Levy D, Ganison RJ, Savage DD, Kannel WB, Castelli WP. Prognostic implications of echocardiographically determined left ventricular mass in the Framinghamheart study. *N Eng J Med* 1990;322:1561-6.
21. Ghali JK, Liao Y, Simmons B, Castaner A *et al.* The prognostic role of left ventricular hypertrophy in patients with or without coronary artery disease. *Ann lntern Med* 1992;117:831-6.
22. Abergel E, Tase M, Bohlender J, Menard J, Chatellier G. Which definition for echocardiographic left ventricular hypertrophy? *Am J Cardiol* 1995;75:498-502.
23. Takeuchi M, Nishikage T, Mor Avi V, Sugeng L *et al.* Measurement of left ventricular mass with real time 3 dimensional echocardiography:validation against magnetic resonance and comparison with 2D and M mode measurements. *J Am Soc Echocardiogr* 2008;21:1001-5.
24. Hung j, Lang R, Flachskampf F, Shernan SK *et al.* 3D echocardiography: a review of the current status and future directions. *J Am Soc Echocardiogr* 2007;20:213-33.
25. Picard M, Popp R, Weyman A. Assessement of left ventricular function by echocardiography: a technique in evolution. J Am Soc Echocardiogr; 2008;21:14-21.
26. Corsi C, Lang R, Veronesi F, Weinert KL *et al.* Volumetric quantification of global and regional left ventricular function from real time 3 dimensional echocardiograohic imaging. *Circulation* 2005;112:1161-70.
27. Yap SC, van Geuns RJ, Nemes A, Meijboom FJ *et al.* Rapid and accurate measurement of LV mass by biplane real-time 3D echocardiography in patients with concentric LV hypertrophy: comparison to CMR. *Eur J Echocardiogr* 2008;9:255-60.
28. Avegliano G, Kuschnir P, Thierer J, Frangi A, Ronderos R. Utility of the Real Time 3D Echocardiography for Assessment of Left Ventricular Mass in patients with Hypertrophic Cardiomyopathy. Comparison with Cardiac Magnetic Resonance. *American Heart Association Journal "Circulation"* (published online May 17, 2008. DOI:10.1161/CIRCULATION AHA.108.189875).
29. Rodevand O, Bjornerheim R, Lojsland R, Mahele J, Smith HJ, Ihelen H *et al.* Left atrial volume assessed by 3 and 2 dimensional echocardiography compared with MRI estimates. *Int J Card Imaging* 1999;15:397-410.
30. Grison A, Maschieto N, Reffo E, Stellin G, Paladino M, Vida V *et al.* Three dimensional echocardiographic evaluation of right ventricular volume and function in pediatric patients: Validation of the technique. *J Am Soc Echocardiogr* 2007;20:921-9.
31. Chu J, Levine R, Chua S, Poh KK, Morris E. Assesing mitral valve area and orifice geometry in calcified reumathic mitral stenosis: A new solution by real time tridimensional echocardiography. *J Am Soc Echocardiogr* 2006;21:1005-9.

32. Gutiérrez-Chico JL, Zamorano Gómez JL, Rodrigo-López JL, Mataix L *et al*. Accuracy of real-time 3-dimensional echocardiography in the assessment of mitral prolapse. Is transesophageal echocardiography still mandatory? *Am Heart J* 2008;155:694-8.
33. Breburda C, Griffin B, Pu M, Rodriguez L *et al*. Three dimensional echocardiographic planimetry of maximal regurgitant orifice area in myxomatous mitral regurgitation: intraoperaive comparison with proximal flow convergence. *J Am Coll Cardiol* 1998;32:432-7.
34. Chandra S, Salgo IS, Sugeng L, Weinert L *et al*. Characterization of degenerative mitral valve disease using morphologic analysis of real-time three-dimensional echocardiographic images:objective insight into complexity and planning of mitral valve repair. *Circ Cardiovasc Imaging* 2011;4:24-32.
35. Sitges M, Jonas M, Shiota T,Qin JX *et al*. Real-time three-dimensional color doppler evaluation of the flow convergence zone for quantification of mitral regurgitation:Validation experimental animal study and initial clinical experience. *J Am Soc Echocardiogr* 2003;16:38-45.
36. Maffessanti F, Caiani EG, Tamborini G, Muratori M, Sugeng L *et al*. Serial changes in left ventricular shape following early mitral valve repair. *Am J Cardiol* 2010;15:836-42.
37. Willens HJ, Hendel RC, Qin JX, Ma C *et al*. Effect of performing real time three-dimensional transesophageal echocardiography in addition to two-dimensional transesophageal echocardiography on operator diagnostic confidence. *Echocardiography* 2011;28:235-42.
38. Gutiérrez-Chico JL, Zamorano JL, Prieto-Moriche E, Hernández-Antolín RA *et al*. Real-time three-dimensional echocardiography in aortic stenosis: a novel, simple, and reliable method to improve accuracy in area calculation. *Eur Heart J* 2008;29:1296-306.
39. Lee AP, Lam YY, Yip GW, Lang RM *et al*. Role of real time three-dimensional transesophageal echocardiography in guidance of interventional procedures in cardiology. *Heart* 2010;96:1485-93.
40. Gopal H, Chukwo E, Mihalatos D, Katz AS *et al*. Left ventricular structure and function for post myocardial infarction and heart failure risk stratification by 3 dimensional echocardiography. *J Am Soc Echocardiogr* 2007;20:949-58.
41. Vaccarino G, Ronderos R, Trivi M, Florit S, Navia D. Comunicación interventricular postinfarto. Utilidad de la ecocardiografía 3D. *Rev Fed Arg de Cardiología* 2008;37:81-2.
42. Yang H, Carasso S, Woo A, Jamorski M, Nikonova A, Wigle ED, Rakowski H. Hypertrophy pattern and regional myocardial mechanics are related in septal and apical hypertrophic cardiomyopathy. *J Am Soc Echocardiogr* 2010;23:1081-9.
43. Wigle ED, Sasson Z, Henderson MA, Ruddy TD *et al*. Hypertrophic cardiomyopathy. The importance of the site and the extent of hypertrophy. *A review Prog Cardiovasc Dis* 1985;28:1-83.
44. Oe H, Hozumi T, Arai K, Matsumura Y *et al*. Comparison of Accurate Measurement of Left Ventricular Mass in Patients With Hypertrophied Hearts by Real-Time Three-Dimensional Echocardiography Versus Magnetic Resonance Imaging. *Am J Cardiol* 2005;15:1263-7.
45. Yap SC, van Geuns RJ, Nemes A, Meijboom FJ *et al*. Rapid and accurate measurement of LV mass by biplane real-time 3D echocardiography in patients with concentric LV hypertrophy: comparison to CMR. *Eur J Echocardiogr* 2008;9:255-60.
46. Caselli S, Pelliccia A, Maron M, Santini D *et al*. Differentiation of hypertrophic cardiomyopathy from other forms of left ventricular hypertrophy by means of three-dimensional echocardiography. *Am J Cardiol* 2008;1:616-20.
47. Frans EE, Nanda NC, Patel V, Fonbah WS *et al*. Live three-dimensional transthoracic contrast echocardiographic assessment of apical hypertrophic cardiomyopathy. *Echocardiography* 2005;22:686-9.
48. Costabel JP, Avegliano G, Thierer J, Trivi M *et al*. Miocardiopatía hipertrófica apical que simula un síndrome coronario agudo. Utilidad de la Ecocardiografía tridimensional. *Rev Argent Cardiol* 2008;76:488-490.
49. Chan KC, Godman MJ, Walsh K, Wilson N *et al*. Transcatheter closure of atrial septal defect and interatrial communications with a new self expanding nitinol double disc device (Amplatzer septal occluder): multicentre UK experience. *Heart* 1999;82:300–6.
50. Martin F, Sanchez PL, Doherty E, Colon-Hernandez PJ *et al*. Percutaneous transcatheter closure of patent foramen ovale in patients with paradoxical embolism. *Circulation* 2002;106:1121–6.
51. Acar P, Dulac Y, Roux D, Rougé P *et al*. Comparison of transthoracic and transesophageal three-dimensional echocardiography for assessment of atrial septal defect diameter in children. *Am J Cardiol* 2003;15:500-2.
52. Roldán FJ, Vargas-Barrón J, Vázquez-Antona C, Castellanos LM *et al*. Three-dimensional transesophageal echocardiography of the atrial septal defects. *Cardiovasc Ultrasound* 2008;18:38.
53. Piatkowski R, Budaj-Fidecka A, Scislo P, Kochanowski J *et al*.Transesophageal real time three-dimensional echocardiography in assessment of partial atrioventricular septal defect. *Echocardiography* 2009;26:1092-4.
54. Skolnick A, Vavas E, Kronzon I.Optimization of ASD assessment using real time three-dimensional transesophageal echocardiography. *Echocardiography* 2009;26:233-5.
55. Saric M, Perk G, JR, Kronzon I.Imaging atrial septal defects by real-time three-dimensional transesophageal echocardiography:step-by-step approach. *J Am Soc Echocardiogr* 2010;23:1128-35.

56. Song BG, Park SW, Lee SC, Choi JO et al. Real-time 3D TEE for multiperforated interatrial septum. *JACC Cardiovasc Imaging* 2010;3:1199.
57. Balzer J, Kelm M, Kühl HP. Real-time three-dimensional transoesophageal echocardiography for guidance of non-coronary interventions in the catheter laboratory. *Eur J Echocardiogr* 2009;10:341-9.
58. Perk G, Lang RM, Garcia-Fernandez MA, Lodato J et al. Use of real time three-dimensional transesophageal echocardiography in intracardiac catheter based interventions. *J Am Soc Echocardiogr* 2009;22:865-82.
59. Lee AP, Lam YY, Yip GW, Lang RM, Zhang Q, Yu CM. Role of real time three-dimensional transesophageal echocardiography in guidance of interventional procedures in cardiology. *Heart* 2010;96:1485-93.
60. Roman KS, Nii M, Golding F, Benson LN et al. Images in cardiovascular medicine. Real-time subcostal 3-dimensional echocardiography for guided percutaneous atrial septal defect closure. *Circulation* 2004;22;e320-1.
61. Balzer J, Kühl H, Franke A. Real-time three-dimensional transoesophageal echocardiography for guidance of atrial septal defect closures. *Eur Heart J* 2008;29:2226.
62. Acar P, Massabuau P, Elbaz M. Real-time 3D transoesophageal echocardiography for guiding Amplatzer septal occluder device deployment in an adult patient with atrial septal defect. *Eur J Echocardiogr* 2008;9:822-3.
63. Lodato JA, Cao QL, Weinert L, Sugeng L et al. Feasibility of real-time three-dimensional transoesophageal echocardiography for guidance of percutaneous atrial septal defect closure. *Eur J Echocardiogr* 2009;10:543-8.
64. Martin-Reyes R, López-Fernández T, Moreno-Yangüela M, Moreno R et al. Role of real-time three-dimensional transoesophageal echocardiography for guiding transcatheter patent foramen ovale closure. *Eur J Echocardiogr* 2009;10:148-50.
65. Bhan A, Kapetanakis S, Pearson P, Dworakowski R et al. Percutaneous closure of an atrial septal defect guided by live three-dimensional transesophageal echocardiography. *J Am Soc Echocardiogr* 2009;22:753.
66. Dodos F, Hoppe UC. Percutaneous closure of complex atrial septum defect guided by real-time 3D transesophageal echocardiography. *Clin Res Cardiol* 2009;98:455-6.
67. Balzer J, van Hall S, Rassaf T, Böring YC et al. Feasibility, safety, and efficacy of real-time three-dimensional transoesophageal echocardiography for guiding device closure of interatrial communications: initial clinical experience and impact on radiation exposure. *Eur J Echocardiogr* 2010;11:1-8.

5 Insuficiência cardíaca

Horacio A. Prezioso ▪ Martín A. Beck

ESTIMATIVA DAS PRESSÕES DE ENCHIMENTO DO VENTRÍCULO ESQUERDO

A medição das pressões de enchimento do ventrículo esquerdo é útil ao diagnóstico, ao prognóstico e também serve como guia no tratamento de diferentes quadros clínicos, particularmente na insuficiência cardíaca. Esta medição pode ser feita de forma invasiva, com um cateter de Swan-Ganz, medindo-se a pressão de encunhamento na artéria pulmonar, ou também de forma não invasiva com a ecocardiografia (Tabela 5.1). Este Capítulo falará sobre a contribuição das novas tecnologias nesta área.

As pressões de enchimento podem ser avaliadas utilizando-se o Doppler do fluxo mitral. A velocidade da onda de enchimento rápido (E), a relação E/A e o tempo de desaceleração da onda E são utilizados com uma boa correlação com a pressão capilar pulmonar.[1] Um tempo de desaceleração do enchimento ventricular rápido inferior a 130 ms se correlaciona muito bem com uma pressão capilar inferior a 20 mmHg.[2-4] No entanto, tal fato sofre limitações em pacientes com função sistólica normal e na fibrilação atrial.

Tabela 5.1 Parâmetros ecocardiográficos indicadores do aumento da pressão no fim da diástole do ventrículo esquerdo

Parâmetro	Método	Valor de corte
Tempo de desaceleração da onda E	Doppler de fluxo mitral	< 130 ms
Padrão de enchimento transmitral trifásico (onda L)	Doppler de fluxo mitral	Presente
Velocidade de propagação do fluxo mitral	Modo M colorido	< 60 cm/s
Relação E mitral/velocidade de propagação do fluxo mitral	Doppler de fluxo mitral e modo M colorido	> 2,5
Velocidade da onda E mitral	Doppler de fluxo mitral	> 80 cm/s
Velocidade da onda E'	Doppler pulsado tecidual	< 5 cm/s
Relação E/E' (lateral)	Doppler de fluxo mitral e Doppler pulsado tecidual	> 10
Relação E/E' (septal)	Doppler de fluxo mitral e Doppler pulsado tecidual	> 15
Relação E/E' (média lateral e septal)	Doppler de fluxo mitral e Doppler pulsado tecidual	> 13
Volume AE/superfície corporal	Ecocardiografia bidimensional	> 31 mL/m^2 de superfície corporal
Deformação longitudinal na fase de reservatório do AE	Varredura pontual	< 30%
Deformação longitudinal na fase de condução do AE	Varredura pontual	< 15%

E: velocidade de pico da onda E do fluxo mitral; E': velocidade de pico da onda E do Doppler tecidual do anel mitral; AE: átrio esquerdo.

Também são úteis para prever o aumento das pressões de enchimento o surgimento de uma onda L ou o padrão de fluxo transmitral trifásico, e a diminuição da velocidade de propagação do fluxo com o modo M colorido.

Os parâmetros do Doppler tecidual são muito utilizados na prática clínica diária em razão da simplicidade da sua obtenção. A velocidade média de pico de enchimento rápido (E') entre as medidas no anel mitral lateral e septal é inversamente proporcional à pressão no fim da diástole do ventrículo esquerdo, com uma especificidade próxima a 100% para prever pressões aumentadas quando o valor for inferior a 5 cm/s.

A relação entre a velocidade de pico de enchimento ventricular rápido (E) e a velocidade de pico tecidual durante o enchimento rápido (E') tem demonstrado, em diferentes estudos, uma boa correlação com as pressões de enchimento ventricular esquerdo, motivo pelo qual os últimos guias da Sociedade Europeia de Cardiologia incluem esta determinação na análise de pacientes com função sistólica global normal. Uma relação E/E' superior a 10 indica uma pressão capilar superior a 20 mmHg, quando se utiliza a E' da parede lateral; ou superior a 15 mmHg, se for utilizada a E' septal,[5] embora seja melhor utilizar a média das velocidades teciduais da parede lateral e septal,[6] tomando-se como ponto de corte um valor superior a 13[7] para determinar a pressão no fim da diástole do ventrículo esquerdo superior a 15 mmHg.

O aumento da relação E/E' tem valor prognóstico em pacientes com doença coronariana. Os pacientes com infarto agudo do miocárdio, com uma relação E/E' superior a 15, têm maior mortalidade.[8]

A velocidade de pico E' tem, por si só, implicâncias no prognóstico de várias outras situações clínicas. Os pacientes com uma velocidade de pico E' inferior a 5 cm/s têm uma mortalidade maior do que aqueles que têm uma velocidade de pico E' superior a 5 cm/s.[9] Uma exceção são os pacientes com pericardite constritiva, nos quais a E', principalmente a do septo, está aumentada (em geral superior a 8 cm/s), razão pela qual a relação E/E' estará diminuída, com pressão capilar elevada. Esta relação também não é útil nos pacientes com bloqueio do ramo esquerdo, ritmo dos marca-passos, calcificação do anel mitral, doença valvar mitral hemodinamicamente significativa e na sobrecarga ventricular direita.

Recentemente, a especificidade e a sensibilidade desta relação para a estimativa das pressões de enchimento do ventrículo esquerdo (VE) foi colocada em dúvida em situações clínicas individuais, como a insuficiência cardíaca descompensada e a miocardiopatia hipertrófica,[10,11] e em pacientes com insuficiência cardíaca e função sistólica preservada.[12] Para os pacientes estáveis, com insuficiência cardíaca crônica avançada, esta relação poderia não ser útil naqueles que têm dilatação ventricular esquerda severa ou maior deterioração da função sistólica.

Por este motivo, em todos os pacientes e, principalmente, nestes grupos de pacientes, deve-se levar em consideração tais parâmetros para avaliar as pressões de enchimento. Entre os parâmetros propostos serão discutidos os que se mostraram mais confiáveis.

O aumento sustentado da pressão atrial esquerda em pacientes com elevações crônicas da pressão no fim da diástole do VE gera uma remodelação atrial com dilatação e aumento do volume proporcional ao grau de disfunção sistólica.[13,14] Assim a exatidão da relação E/E' para prever o aumento da pressão no fim da diástole aumenta consideravelmente quando se leva em consideração o volume do átrio esquerdo. Um volume superior a 31 mL/m² de superfície corporal sugere um aumento da pressão no fim da diástole. Esta medição é de grande valia quando a relação E/E' encontra-se em uma zona cinzenta entre 10 e 13.

O volume atrial esquerdo é medido pela técnica de Simpson modificada ou com a fórmula biplanar de área-comprimento, a partir dos cortes apicais de quatro ou duas câmaras,[15,16] ou podem ser utilizadas medições monoplanares, em grande parte dos casos, a partir do corte de quatro câmaras, com uma boa correlação.[17] As medições devem ser feitas no fim da sístole ventricular esquerda, quando o átrio alcança seu maior volume, com a válvula mitral fechada, a partir da margem do implante do folheto anterior para o posterior (Figura 5.1).

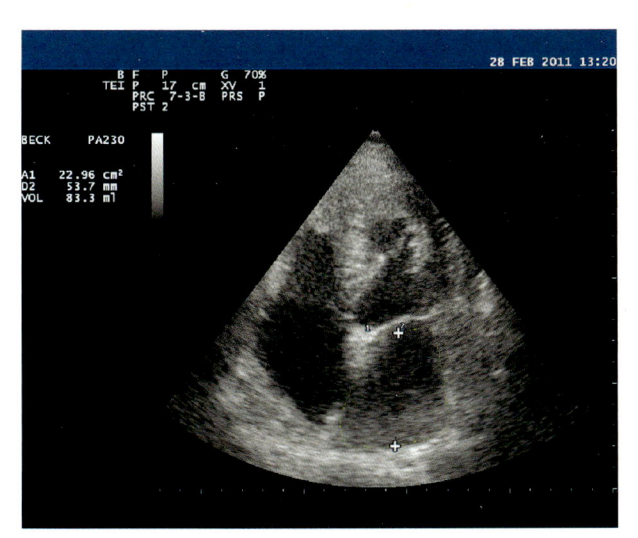

Figura 5.1 Corte apical de quatro câmaras de um paciente com insuficiência cardíaca e função sistólica global conservada. O volume do átrio esquerdo é medido no fim da sístole, com a válvula mitral fechada.

Embora seja muito útil para prever o aumento das pressões de enchimento do VE, a relação E/E' tem limitações. Existe uma zona de superposição de valores normais e anormais quando o valor encontra-se entre 10 e 13. Assim foram descritas duas equações para melhorar a sensibilidade do método quando os resultados forem duvidosos em pacientes com função sistólica normal do ventrículo esquerdo.[18] Observou-se que valores de relação E/E' maiores que 12 se correspondiam com uma pressão no fim da diástole do ventrículo esquerdo de 20 mmHg, assim como uma velocidade da onda E mitral superior a 80 cm/s e um valor de (E + vol AI)/2 superior a 57, e um valor de (E + PSAP)/2 superior a 30.

Além disso, neste mesmo trabalho citado, surge o dado de que uma velocidade de onda E inferior a 60 cm/s tem um alto valor previsível negativo para uma pressão no fim da diástole superior a 20 mmHg; este valor previsível se mantém, apesar de ter valores elevados na relação E/E' (Figura 5.2).

Outro método recentemente descrito para avaliar a pressão no fim da diástole do VE é a análise da deformação longitudinal do átrio esquerdo mediante a varredura pontual que, por ser derivada da ecocardiografia bidimensional, não apresenta as limitações ângulo-dependentes nem as reverberações ou artifícios dos métodos pautados no Doppler.

Como foi explicado anteriormente, ao estar submetida, cronicamente, a elevadas pressões, o AE sofre uma remodelação e se dilata, o que causa uma alteração na sua função normal, tanto na função contrátil como no relaxamento, que pode ser avaliada com a análise da deformação longitudinal.

O maior grau de disfunção diastólica leva à maior alteração das funções de reservatório e do conduto atrial esquerdo, o que é demonstrado com menores porcentagens de deformação longitudinal. Enquanto nas etapas iniciais tal fato é acompanhado por um aumento da função de bomba, com maior deformação negativa nas curvas (o que mantém os volumes de esvaziamento do átrio), nas etapas mais avançadas há uma associação com a diminuição da mesma, incidindo na porção descendente da curva de Frank Starling[19] (Figura 5.3).

Pode-se medir a porcentagem de deformação longitudinal de pico do AE com o objetivo de avaliar sua pressão no fim da diástole. Existe uma correlação linear entre as pressões de enchimento do ventrículo esquerdo e a deformação longitudinal do miocárdio atrial esquerdo, principalmente na medição que é feita no fim da fase de reservatório, de modo que uma porcentagem de deformação inferior a 30% tem 89% de especificidade para prever uma pressão no fim da diástole superior a 16 mmHg, enquanto uma porcentagem de deformação superior a 45% tem a mesma especificidade para pressões menores que 16 mmHg.[20] Isto poderia refletir não só uma alteração de relaxamento atrial, mas também a dilatação do átrio, ambos causados pelo aumento crônico das pressões de enchimento (Figuras 5.4 a 5.7).

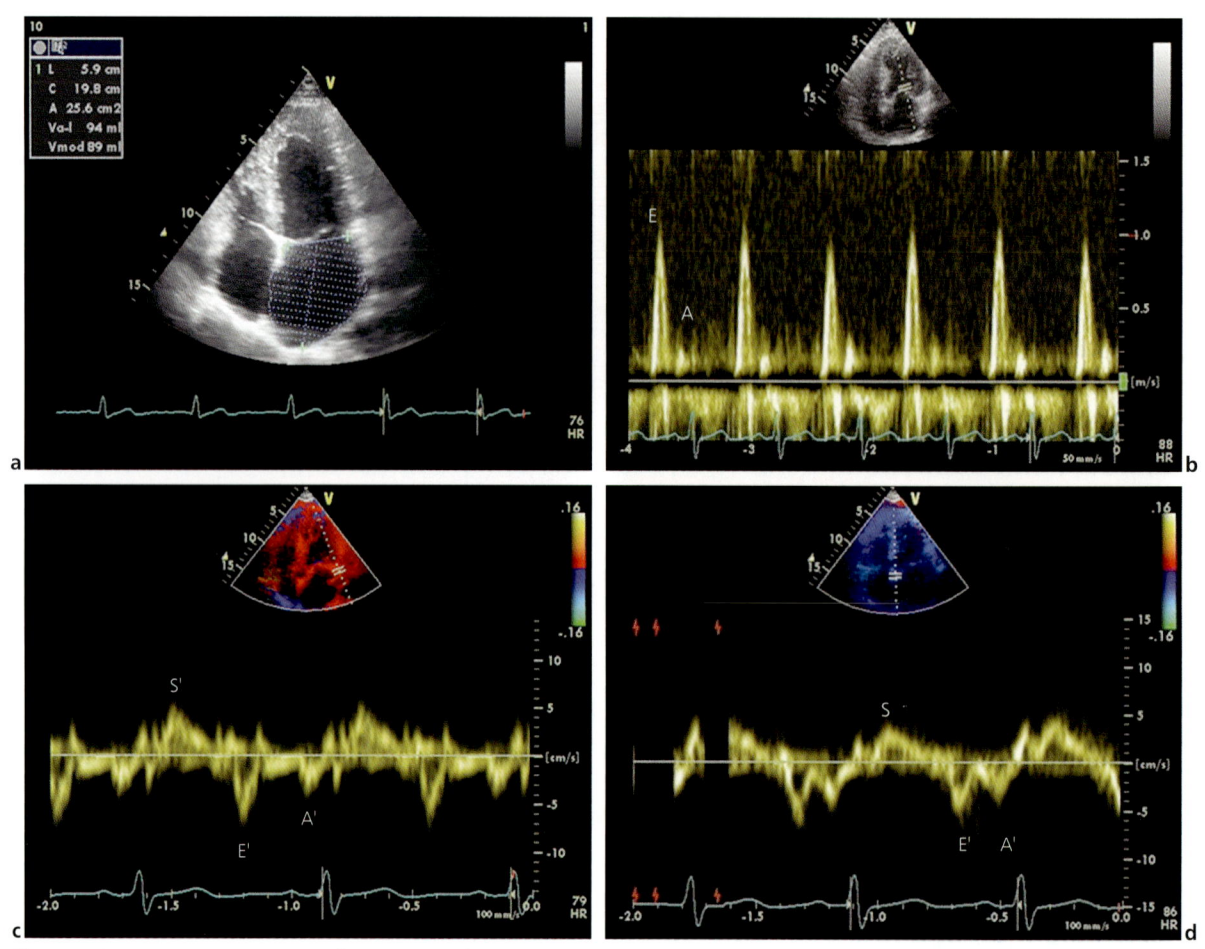

Figura 5.2 Imagens que correspondem a um paciente com miocardiopatia isquêmica necrótica com sinais clínicos de insuficiência cardíaca anterógrada. **a** Medição do volume do átrio esquerdo no fim da sístole (49 mL/m² de superfície corporal). **b** Padrão de fluxo transmitral, velocidade da onda E 1,10 m/s. **c** Doppler tecidual no anel mitral lateral. Velocidade da onda E' 7 cm/s. **d** Doppler tecidual no anel mitral septal. Velocidade da onda E' 6 cm/s. Relação E-E' lateral 18 e septal 16; a média de ambas foi de 17. Nas medições hemodinâmicas com cateter na artéria pulmonar, o paciente apresentava uma pressão de encravamento de 20 mmHg.

Isto foi confirmado em um grupo de pacientes estáveis, com insuficiência cardíaca crônica avançada: uma deformação longitudinal do miocárdio atrial esquerdo, no final da fase condutora, inferior a 15%, tinha 100% de especificidade e 93,2% de sensibilidade para prever uma pressão capilar pulmonar superior a 18 mmHg.[21]

Em resumo, embora nenhum parâmetro ecocardiográfico seja infalível para a estimativa das pressões de enchimento do VE, o conhecimento das técnicas analisadas anteriormente e sua utilização de forma racional e complementar permitem fazer uma avaliação de forma não invasiva. As novas tecnologias possibilitam aumentar a sensibilidade e a especificidade do Doppler pulsado transmitral e das medições bidimensionais.

INSUFICIÊNCIA CARDÍACA

Atualmente são utilizadas inúmeras técnicas invasivas e não invasivas para avaliar a função sistólica de ambos os ventrículos.

Uma das mais simples e difundidas é a fração de ejeção (FE), utilizada para dividir os pacientes com insuficiência cardíaca (IC) em dois grupos: IC sistólica e IC diastólica. Aqueles com FE baixa (inferior a 45%) têm IC sistólica e aqueles com FE normal têm IC diastólica. A forma mais difundida de medição da FE do VE é através do método de Simpson biplano, que estima os volumes no fim da diástole e no fim da sístole nos cortes apicais de quatro e duas câmaras. Na prática

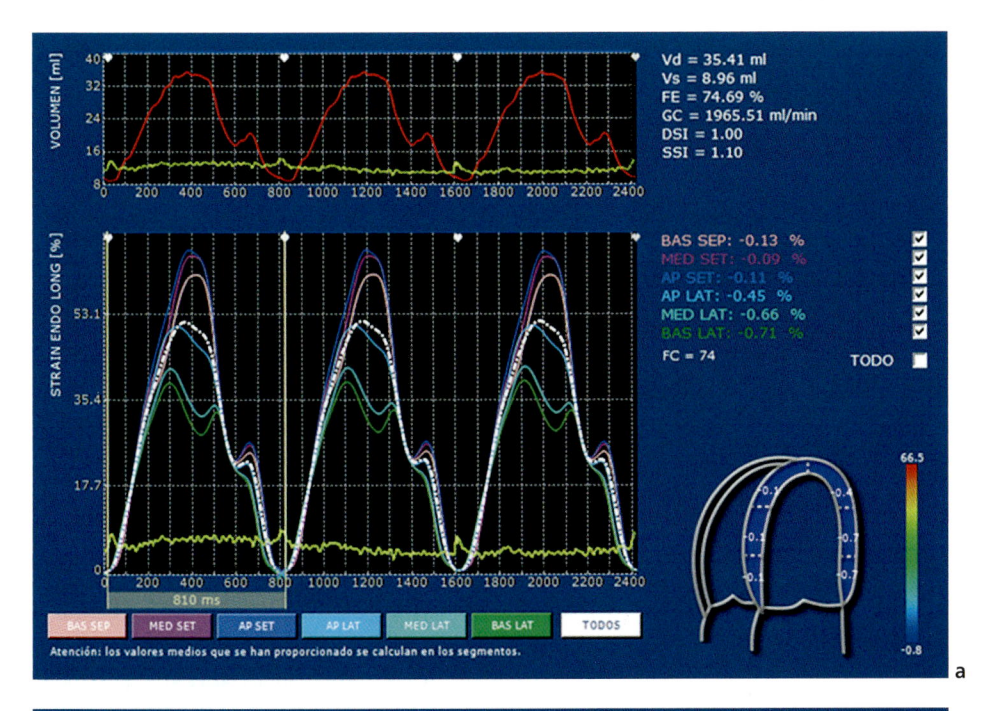

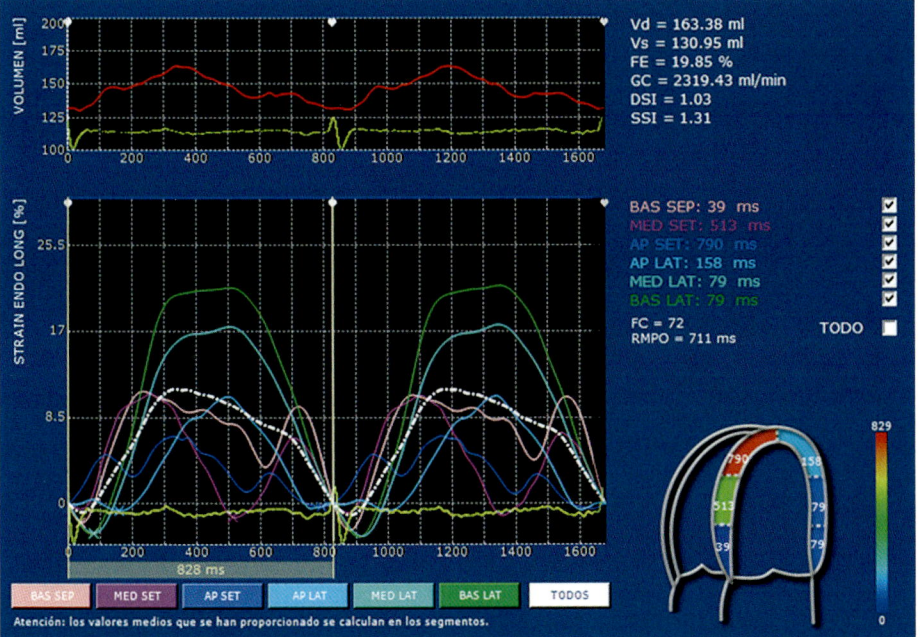

Figura 5.3 Análise da deformação longitudinal do átrio esquerdo pelo método de velocidade vetorial. **a** Paciente saudável com deformação longitudinal na fase de reservatório de 48%. O volume do átrio esquerdo medido automaticamente pelo equipamento é normal (35,4 mL). **b** Paciente com insuficiência cardíaca crônica descompensada e um nítido aumento da pressão no fim da diástole, deformação longitudinal na fase de reservatório de 12%. Neste caso o volume do átrio esquerdo está significativamente aumentado (163,4 mL).

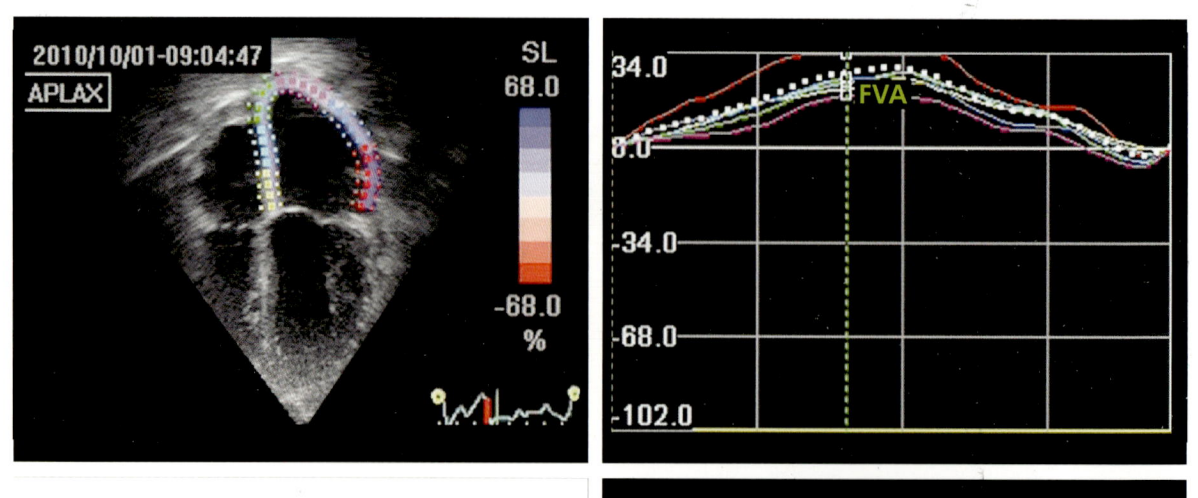

Figura 5.4 Análise da deformação longitudinal do átrio esquerdo obtida pelo método de varredura pontual em um paciente com endomiocardiofibrose e ligeiro aumento da pressão no fim da diástole.

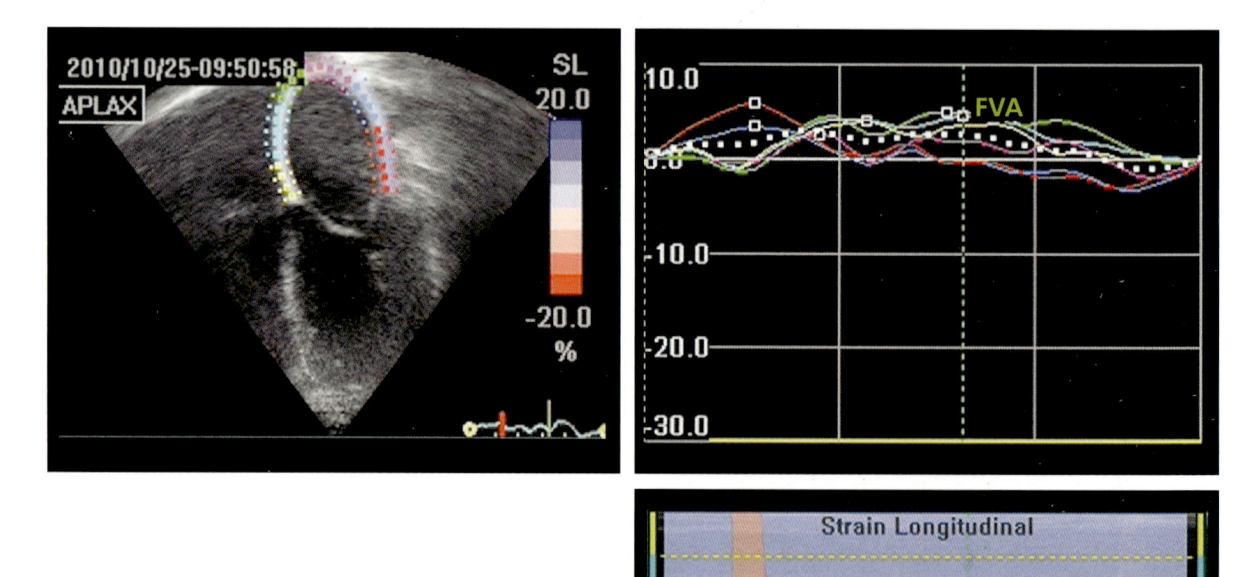

Figura 5.5 Análise da deformação longitudinal do átrio esquerdo obtida pelo método de varredura pontual em um paciente com miocardiopatia dilatada e um nítido aumento da pressão no fim da diástole.

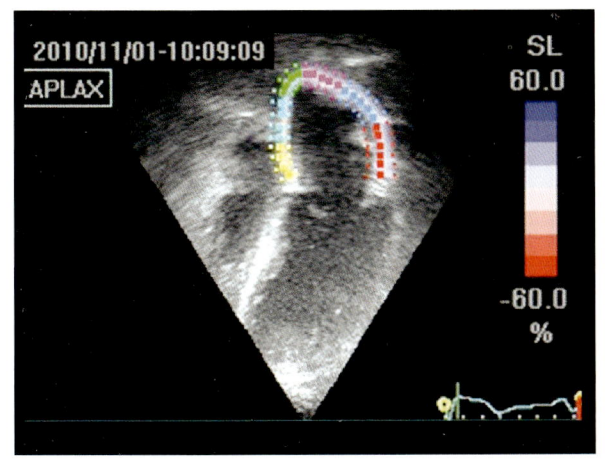

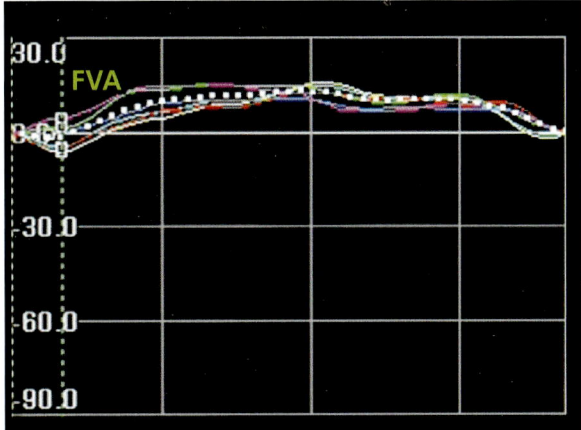

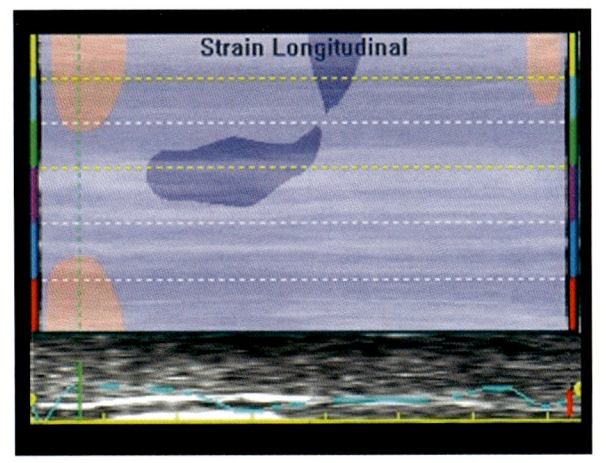

Figura 5.6 Análise da deformação longitudinal do átrio esquerdo obtida pelo método de varredura pontual em um paciente com miocardiopatia hipertrófica em fase dilatada e nítido aumento da pressão no fim da diástole do VE. Observe que os valores da pressão são inversamente proporcionais aos valores de deformação durante a fase de reservatório.

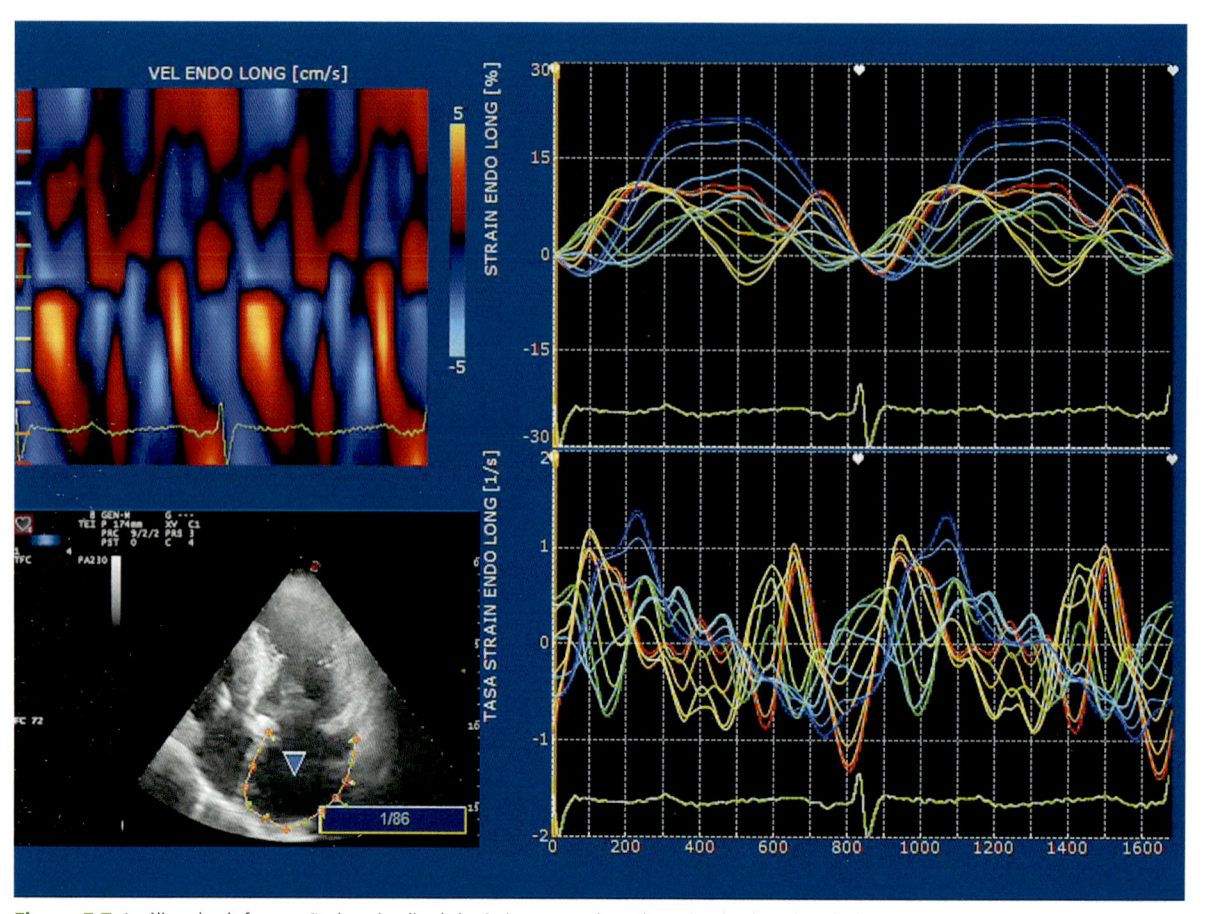

Figura 5.7 Análise da deformação longitudinal do átrio esquerdo pelo método de velocidade vetorial (Xstrain) em um paciente com ligeiro a moderado aumento da pressão no fim da diástole.

diária, a FE também é calculada pela avaliação visual subjetiva que, nos operadores experientes, tem uma alta correlação com a medida objetivamente.

Embora a FE tenha um valor prognóstico na IC, ela é afetada pelas condições de carga, pela frequência cardíaca, pela assincronia e pela contratilidade miocárdica, sendo necessárias novas técnicas para avaliar a função global e regional, que podem ser aplicadas facilmente na prática clínica diária. O Doppler tecidual e a análise da deformação miocárdica derivada da varredura pontual bidimensional oferecem essa informação alternativa.

Há uma boa correlação entre a excursão sistólica do plano do anel mitral (ESPAM), a função sistólica ventricular esquerda e a mortalidade em 1 ano. Em pacientes com insuficiência cardíaca crônica, um ESPAM inferior a 6,4 mm apresenta uma mortalidade de 37%, enquanto com um ESPAM superior a 10 mm todos sobrevivem[22] (ver Capítulo 1, "Doppler tecidual, imagens de sincronização tecidual, modo M anatômico curvo e deslocamento", Figura 1.16).

A mobilidade do anel também pode ser medida com a técnica de deslocamento (varredura tecidual) derivada da análise da deformação longitudinal com ecocardiografia bidimensional (Figura 5.8).

Foi demonstrado que existe uma forte correlação entre este parâmetro e a fração de ejeção ventricular esquerda medida pela ressonância magnética, para o qual existem duas equações – uma para a medição a partir do corte de duas câmaras e outro para o de quatro câmaras:[23]

$$FE = -0,074 \times DAM^2 + 5,6 \times DAM + 0,34 \text{ (duas câmaras)}$$
$$FE = -0,055 \times DAM^2 + 5,2 \times DAM + 3,3 \text{ (quatro câmaras)}$$

Onde DAM corresponde ao deslocamento do anel mitral expresso em milímetros.

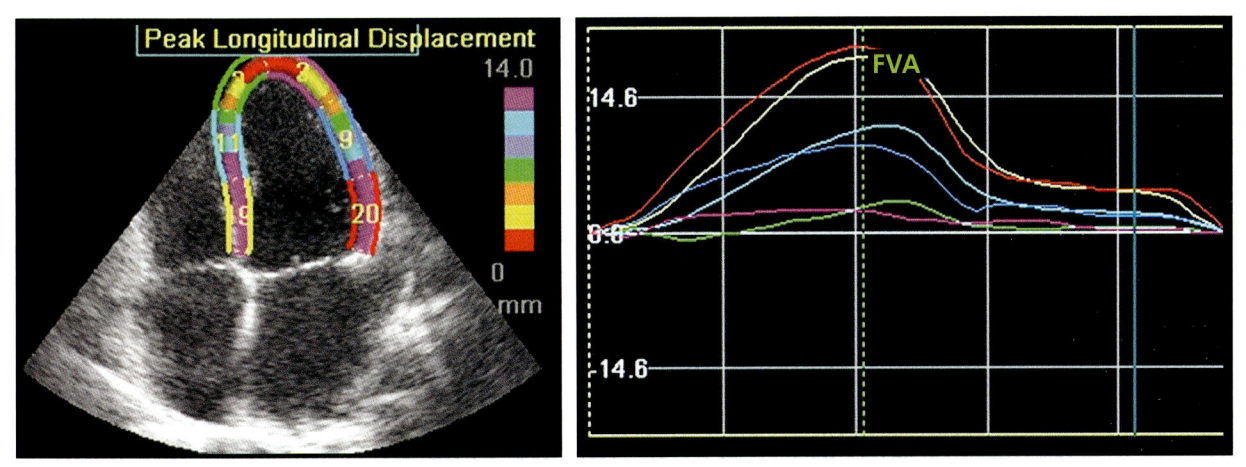

Figura 5.8 Análise do deslocamento longitudinal do ventrículo esquerdo medido pelo método de varredura pontual.

Este método é mais simples e não depende da excelente visualização do endocárdio nem da adequada definição do ápice do ventrículo esquerdo, como o método de Simpson.

O Doppler tecidual permite obter duas medidas muito simples: a velocidade de pico sistólica (S') e a diastólica precoce (E'). Ambas se encontram caracteristicamente reduzidas na ICC. A velocidade média da onda S' nos seis sítios do anel mitral se correlaciona de forma linear com a fração de ejeção medida pelo ventriculograma radioisotópico.[24]

Uma velocidade média de onda S' superior a 7,5 cm/s tem alta sensibilidade e especificidade para prever uma função sistólica ventricular esquerda normal, enquanto uma redução da velocidade de pico S' inferior a 5,5 cm/s é um marcador sensível da deterioração da função sistólica, mesmo na presença de uma FE aparentemente normal,[25] embora, geralmente, esteja associada a uma FE inferior a 50%.

Em pacientes com IC, uma S' média em quatro sítios do anel mitral (lateral, septal, anterior e inferior) inferior a 3 cm/s prevê uma alta mortalidade. Uma E' média inferior a 5 cm/s prevê uma mortalidade ainda superior a a S'. Estas medições aumentam a precisão das medições clássicas do tempo de desaceleração mitral e a relação E/E'.[26]

As principais limitações para a utilização do Doppler tecidual são a alta dependência do ângulo, razão pela qual diferenças maiores que 15 graus entre a direção do movimento do tecido analisado e o feixe de ultrassom levarão a diferenças significativas nos valores medidos. Por outro lado, a utilização das velocidades sistólicas teciduais para avaliar a função ventricular é influenciada pelas condições de carga.

Existem inúmeros parâmetros ecocardiográficos que são marcadores de prognóstico ruim em pacientes com IC.[27] Particularmente, a deformação circunferencial miocárdica superior a –10,7% foi superior à deformação longitudinal e à radial para detectar pacientes que apresentam o risco de sofrer eventos adversos e que se beneficiariam de uma terapia ajustada (Tabela 5.2).

Como já foi explicado em Capítulos anteriores, a deformação longitudinal depende das fibras subendocárdicas e subepicárdicas, que têm uma orientação oblíqua ao redor do coração, enquanto a deformação circunferencial depende das fibras mesoparietais, que têm uma disposição transversal e são as responsáveis pelo espessamento miocárdico ou pela contração radial.

Como primeira manifestação da anormalidade da função sistólica do VE, ocorre uma redução da deformação longitudinal, enquanto a função radial e a torção se mantêm normais na fase precoce da doença.[28] O exemplo típico é a estenose aórtica, que, na fase precoce, mostra uma alteração da deformação longitudinal, provavelmente porque as fibras subendocárdicas são as mais sensíveis à isquemia miocárdica (ver Capítulo 9, "Valvoplastias". Figura 9.3). Em uma segunda fase da progressão da disfunção ventricular, a deformação circunferencial, seguida pela radial sofrem alterações. É por isso que a deformação circunferencial tem um valor prognóstico superior a a longitudinal, já que indica um grau mais avançado de doença miocárdica.

Tabela 5.2 Achados ecocardiográficos de prognóstico ruim em pacientes com insuficiência cardíaca

Parâmetro	Valor de corte
FE	< 32%
Velocidade pico onda S' do anel mitral (Doppler tecidual)	< 5 cm/s
dP/dt (derivada do sinal de IMi. do Doppler contínuo)	< 600 mmHg/s
Velocidade pico onda S' do anel tricúspide (Doppler tecidual)	< 11,5 cm/s
TD do enchimento ventrículo rápido do fluxo mitral (Doppler pulsado)	< 150 ms
Relação E/E	> 15
ORE da IM isquêmica	> 0,20 cm²
PSAP	> 40 mmHg
Pico deformação circunferencial	> –10,7%

FE: fração de ejeção do ventrículo esquerdo; IMi.: insuficiência mitral; TD: tempo de desaceleração; E: velocidade pico da onda E do fluxo mitral; E': velocidade pico da onda E do Doppler tecidual do anel mitral; ORE: orifício regurgitante efetivo; PSAP: pressão sistólica na artéria pulmonar.

No entanto, uma deformação longitudinal média inferior a –7%, em pacientes com insuficiência cardíaca e deterioração da função sistólica global, prevê eventos clínicos, em 12 meses, com 73% de sensibilidade e 83% de especificidade.[29]

A análise da deformação derivada da varredura pontual é uma ferramenta mais confiável que o Doppler pulsado derivado do Doppler tecidual colorido para avaliar a função sistólica global e regional ventricular.[30] Existe uma boa correlação entre a FE e a deformação longitudinal global.

A fórmula para obter a FE derivada da deformação bidimensional é muito útil na prática clínica diária, principalmente em pacientes com assinergias regionais (Figura 5.9):

$$FE = -4,35 \times (DLG + 3,9)$$

onde DLG é a deformação longitudinal global. Exemplo:

$$DLG = -16,3\%$$
$$FE = -4,35 \times (-16,3 + 3,9)$$
$$FE = -4,35 \times -12,4$$
$$FE = 53\%$$

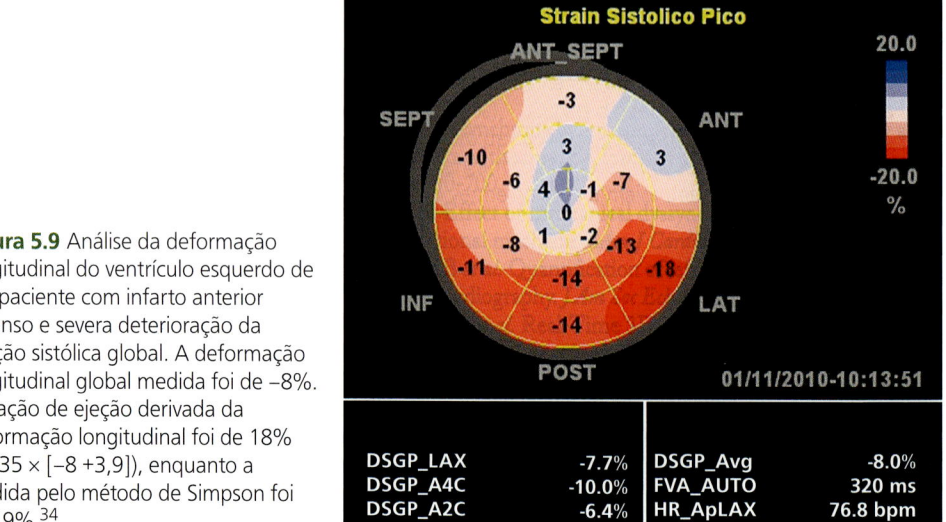

Figura 5.9 Análise da deformação longitudinal do ventrículo esquerdo de um paciente com infarto anterior extenso e severa deterioração da função sistólica global. A deformação longitudinal global medida foi de –8%. A fração de ejeção derivada da deformação longitudinal foi de 18% (–4,35 × [–8 +3,9]), enquanto a medida pelo método de Simpson foi de 19%.[34]

A medição da torção ventricular complementa a medição da deformação miocárdica longitudinal, radial e circunferencial na avaliação da função ventricular esquerda.

Uma redução da contratilidade diminui a torção, como se vê na isquemia, na necrose miocárdica[31] e na miocardiopatia dilatada e restritiva.

Os pacientes com insuficiência cardíaca apresentam a torção sistólica e a distorção diastólica do ventrículo esquerdo diminuídas. Depois do tratamento médico, a torção e a distorção aumentam.[32]

AVALIAÇÃO NA INSUFICIÊNCIA CARDÍACA DIASTÓLICA

A função ventricular é normal quando a contratilidade miocárdica, a função diastólica e as pressões de enchimento são normais em repouso e durante o esforço.

Os pacientes que apresentam insuficiência cardíaca com função sistólica preservada (ICFSP) ou insuficiência cardíaca com fração de ejeção normal (ICFEN) apresentam sintomas em razão do aumento das pressões de enchimento e maior mortalidade que os pacientes com função diastólica normal.

O diagnóstico de insuficiência cardíaca diastólica é clínico, mas a ecocardiografia é a ferramenta mais útil para confirmar o diagnóstico, determinar a etiologia da ICFEN e identificar e tratar os fatores causadores, como a isquemia ou a hipertrofia ventricular esquerda.

Para o diagnóstico da ICFEN utiliza-se a ecocardiografia, o Doppler do fluxo transmitral e das veias pulmonares, o eco no modo M colorido, o Doppler tecidual e a deformação miocárdica avaliada por varredura pontual.

Para a avaliação da função diastólica, inicialmente, foram utilizados vários índices do Doppler do fluxo transmitral (relação E/A, tempo de desaceleração do enchimento rápido e tempo de relaxamento isovolumétrico). Para melhorar a interpretação, mede-se o fluxo das veias pulmonares e realiza-se o eco em modo M colorido.

Os parâmetros do Doppler tecidual derivados do Doppler tecidual colorido (velocidades miocárdicas, deformação e velocidade de deformação) têm sido utilizados para demonstrar a presença da disfunção diastólica subclínica em pacientes com fatores de risco de insuficiência cardíaca diastólica (diabetes, HAS e HVE), em decorrência da susceptibilidade das fibras longitudinais subendocárdicas aos efeitos produzidos pela fibrose, isquemia e hipertrofia.

A análise da deformação miocárdica derivada da varredura pontual bidimensional foi recentemente incorporada à clínica para superar o inconveniente das medidas ângulo-dependentes do Doppler tecidual pulsado derivado do Doppler tecidual colorido.

Neste sentido, foi demonstrado que a análise da deformação longitudinal permite diferenciar, com alta sensibilidade e especificidade, o coração de um atleta treinado do coração de um paciente com hipertensão arterial. Este parâmetro está relacionado, de forma linear, com a função diastólica, independentemente das variações na pós-carga e do grau de hipertrofia ventricular esquerda.[33]

Além de calcular a deformação bidimensional longitudinal, radial e circunferencial, a varredura pontual permite medir a torção ventricular.

A magnitude e as características da torção ventricular foram descritas em inúmeros trabalhos experimentais e clínicos, nos quais foi demonstrado que a rotação do VE depende das condições de carga e da contratilidade, além de ser um marcador sensível da função miocárdica sistólica e diastólica.

Um aumento da pós-carga produz uma diminuição e um atraso da rotação apical, como se observa na hipertrofia ventricular esquerda secundária (HAS, estenose aórtica). Esta diminuição da rotação ventricular pode ser causada pela isquemia subendocárdica com disfunção de tais fibras, que falham em girar o ápice em sentido horário.

A torção aumenta com a idade do paciente, desde a infância até a fase adulta, provavelmente pela redução da rotação subendocárdica. É assim que os valores normais na infância são de 5 graus e aumentam na idade adulta para valores normais maiores que 13 graus.

Por outro lado, a distorção diminui com o passar dos anos, possivelmente pela disfunção diastólica relacionada com a idade. A análise da torção apical do ventrículo esquerdo é útil para avaliar a função sistólica tanto global como regional, com uma correlação deste parâmetro com a dP/dt maior que com a fração de ejeção.

A avaliação da distorção durante a diástole do ventrículo esquerdo fornece outra ferramenta para avaliar a função miocárdica diastólica.

A hipertrofia ventricular esquerda secundária à HAS diminui tal distorção à medida que a disfunção diastólica aparece, mas são necessários mais estudos para comprovar sua aplicação clínica.

Ao analisar a torção e a distorção do VE deve-se levar em consideração que elas não apenas se modificam nas situações patológicas, mas também podem sofrer alterações em determinadas condições fisiológicas. Estes parâmetros foram menores nos esportistas profissionais que nos voluntários saudáveis não treinados.[35]

Estudando-se a torção em pacientes com marca-passo no ápice do ventrículo direito (VD), foi comprovado que existe uma diminuição dos graus de rotação anti-horária apical, da rotação horária basal e dos graus de rotação sistólica e distorção diastólica. Esta diminuição da rotação e da distorção ventricular pode causar um esvaziamento e um enchimento ventriculares menos eficientes, podendo contribuir para o desenvolvimento de uma disfunção sistólica secundária ao marca-passo situado no ápice do VD.[36]

REFERÊNCIAS BIBLIOGRÁFICAS

1. Nagueh SF, Appleton CP, Gillebert TC, Marino PN, Oh JK, Smiseth OA et al. Recommendations for the evaluation of left ventricular diastolic function by echocardiography. *J Am Soc Echocardiogr* 2009;22:108-33.
2. Charmer KS, Culling W. Wilde P, Jones JV. Estimation of left ventricular end diastolic pressure by pulsed Doppler ultrasound. *Lancet* 1986;1:105-9.
3. Appleton CP, Hatle LK, Popp RL. Relation of transmitral flow velocity patterns to left ventricular diastolic function: new insights from a combined hemodynamic and Doppler echocardiographic study. *J Am Coll Cardiol* 1988;12:426-40.
4. Berger M, Bach M, Hecht SK. Estimation of pulmonary arterial wedge pressure by pulsed Doppler echocardiography and phonocardiography. *Am J Cardiol* 1992;69:562-4.
5. Ommen SR, Nishimura RA, Appleton CP, Miller FA, Oh JK, Redfield MM et al. Clinical utility of Doppler echocardiography and tissue Doppler imaging in the estimation of left ventricular filling pressures: A comparative simultaneous Doppler-catheterization study. *Circulation* 2000;102:1788-94.
6. Dokainish H, Sengupta R, Pillai M, Bobek J, Lakkis N. Correlation of tissue Doppler and two-dimensional speckle myocardial velocities and comparison of derived ratios with invasively measured left ventricular filling pressures. *J Am Soc Echocardiogr* 2009;22:284-9.
7. Dokainish H, Zoghbi WA, Lakkis NM, Al-Bakshy F, Dhir M, Quinones MA et al. Optimal noninvasive assessment of left ventricular filling pressures. *Circulation* 2004;109:2432-9.
8. Hillis GS, Müller JE, Pellikka PA, Gersh BJ, Wright RS, Ommen SR et al. Noninvasive estimation of left ventricular filling pressure by E/e' is a powerful predictor of survival after acute myocardial infarction. *J Am Coll Cardiol* 2004;43:360-7.
9. Wang M, Yip GW, Wang AY, Zhang Y, Ho PY, Tse MK et al. Peak early diastolic mitral annulus velocity by tissue Doppler imaging adds independent and incremental prognostic value. *J Am Coll Cardiol* 2003;41:820-6.
10. Mullens W, Borowski AG, Curtin RJ Thomas JD, Tang WH. Tissue Doppler imaging in the estimation of intracardiac filling pressure in decompensated patients with advanced systolic heart failure. *Circulation* 2009;119:62-70.
11. Geske JB, Sorajja P, Nishimura RA, Ommen SR. Evaluation of left ventricular filling pressures by Doppler echocardiography in patients with hypertrophic cardiomyopathy: correlation with direct left atrial pressure measurement at cardiac catheterization. *Circulation* 2007;116:2702-8.
12. Penicka M, Bartunek J, Trakalova J Hrabakova H, Marsukova M, Karasec J et al. Heart failure with preserved ejection fraction in outpatients with unexplained dyspnea. A pressure-volume loop analysis. *J Am Coll Cardiol* 2010;55:1701-10.
13. Murata M, Iwanaga S, Tamura Y, Kondo M, Kouyama K, Murata M et al. A realtime three-dimensional echocardiographic quantitative analysis of left atrial function in left ventricular diastolic dysfunction. *Am J Cardiol* 2008;102:1097-102.

14. Teo SG, Yang H, Chai P, Yeo TC. Impact of left ventricular diastolic dysfunction on left atrial volume and function: a volumetric analysis. *Eur J Echocardiogr* 2010;11:38-43.
15. Lang RM, Bierig M, Devereux RB, Flachskampf FA, Foster E, Pellikka PA et al. Recommendations for chamber quantification: a report from the American Society of Echocardiography's Guidelines and Standards Committee and the Chamber QuantificationWriting Group, developed in conjunction with the European Association of Echocardiography, a branch of the European Society of Cardiology. *J Am Soc Echocardiogr* 2005;18:1440-63.
16. Tsang TS, Abhayaratna WP, Barnes ME, Miyasaka Y, Gersh BJ, Bailey KR et al. Prediction of cardiovascular outcomes with left atrial size: is volume superior to area or diameter? *J Am Coll Cardiol* 2006;47:1018-23.
17. Russo C, Hahn RT, Jin Z, Homma S, Sacco RL, Di Tullio MR. Comparison of echocardiographic single-plane versus biplane method in the assessment of left atrial volume and validation by real time three-dimensional echocardiography. *J Am Soc Echocardiogr* 2010;23:954-60.
18. Dokainish H, Nguyen J, Sengupta R, Pillai M, Alam M, Bobek J et al. New, simple echocardiographic indexes for the estimation of filling pressure in patients with cardiac disease and preserved left ventricular ejection fraction. *Echocardiography* 2010;27:946-53.
19. Otani K, Takeuchi M, Kaku K, Haruki N, Yoshitani H, Tamura M et al. Impact of diastolic dysfunction grade on left atrial mechanics assessed by two-dimensional speckle tracking echocardiography. *J Am Soc Echocardiogr* 2010;23:961-7.
20. Wakami K, Ohte N, Asada K, Fukuta H, Goto T, Mukai S et al. Correlation between left ventricular end diastolic pressure and peak atrial wall strain during left ventricular systole. *J Am Soc Echocardiogr* 2009;22:847-51.
21. Cameli C, Lisi M, Mondillo S, Padeletti M, Ballo P, Tsioulpas C et al. Left atrial longitudinal strain by speckle tracking echocardiography correlates well with left ventricular filling pressures in patients with heart failure. *Cardiovascular Ultrasound* 2010;8:14.
22. Willenheimer R, Cline C, Erhardt L, Israelsson B. Left ventricular atrioventricular plane displacement: an echocardiographic technique for rapid assessment of prognosis in heart failure. *Heart* 1997;78:230-6.
23. Tsang W, Ahmad H, Patel AR, Sungeng L, Salgo IS, Weinert L et al. Rapid estimation of left ventricular function using echocardiographic speckle-tracking of mitral annular displacement. *J Am Soc Echocardiogr* 2010;23:511-5.
24. Gulati VK, Katz WE, Follansbee WP, Gorcsan J. Mitral annular descent velocity by tissue Doppler echocardiography as an index of global left ventricular function. *Am J Cardiol* 1996;77:979-84.
25. Alam M, Wardell J, Andersson E, Samad BA, Nordlander R. Effects of first myocardial infarction on left ventricular systolic and diastolic function with the use of mitral annular velocity determined by pulsed wave Doppler tissue imaging. *J Am Soc Echocardiogr* 2000;13:343-52.
26. Wang M, Yip G, Yu CM, Zhang Q, ZhangY, Tse D et al. Independent and incremental prognostic value of early mitral annulus velocity in patients with impaired left ventricular systolic function. *J Am Coll Cardiol* 2005;45:272-7.
27. Lafitte S. Do We Need New Echocardiographic Prognosticators for the Management of Heart Failure Patients? *J Am Coll Cardiol* 2009;54:625-7.
28. Wang J, Khoury DS, Yue Y, Torre-Amione G, Nagueh SF. Preserved left ventricular twist and circumferential deformation, but depressed longitudinal and radial deformation in patients with diastolic heart failure. *Eur Heart J* 2008;29:1283-9.
29. Mignot A, Donal E, Zaroui A, Reant P, Salem A, Hamon C et al. Global longitudinal strain as a major predictor of cardiac events in patients with depressed left ventricular function: A multicenter study. *J Am Soc Echocardiogr* 2010;23:1019-24.
30. Brown J, Jenkins C, Marwick TH. Use of myocardial strain to assess global left ventricular function: a comparison with cardiac magnetic resonance and 3-dimensional echocardiography. *Am Heart J* 2009;157:102.e1-5.
31. Helle-Valle T, Crosby J, Edvardsen T, Lyseggen E, Amundsen BH, Smith HJ et al. New noninvasive method for assessment of left ventricular rotation: speckle tracking echocardiography. *Circulation* 2005;112:3149-56.
32. Burns AT, McDonald IG, Thomas JD, Macisaac A, Prior D. Doin' the twist: new tools for an old concept of myocardial function. *Heart* 2008;94:978-83.
33. Galderisi M, Lomoriello VS, Santoro A, Esposito R, Olibet M, Raia R et al. Differences of myocardial systolic deformation and correlates of diastolic function in competitive rowers and young hypertensives: A speckle-tracking echocardiography study. *J Am Soc Echocardiogr* 2010;23:1190-8.
34. Takeuchi M, Nakai H, Nishikage T, Kokumai M, Otani S, Lang RM. Effect of aging on twist-displacement loop by 2-dimensional speckle tracking imaging. *J Am Soc Echocardiogr* 2006;19:880-5.
35. Zócalo Y, Guevara E, Bia D, Giacche E, Pessana F, Peidro R et al. A reduction in the magnitude and velocity of left ventricular torsion may be associated with increased left ventricular efficiency: evaluation by speckle-tracking echocardiography. *Rev Esp Cardiol* 2008;61:705-13.
36. Tops LF, Delgado V, Bax JJ. The role of speckle tracking strain imaging in cardiac pacing. *Echocardiography* 2009;26:315-23.

6 Terapia de ressincronização cardíaca

Daniel E. Ferreiro

INTRODUÇÃO

A insuficiência cardíaca crônica apresenta níveis crescentes de prevalência no mundo ocidental, afeta de 0,5% a 2% da população e é a principal causa de internação em pessoas com mais de 65 anos.[1,2]

A introdução da terapia de ressincronização cardíaca é um dos avanços mais importantes no tratamento destes pacientes. Uma metanálise com os cinco trabalhos mais importante sobre a terapia de ressincronização cardíaca demonstrou que produz uma redução significativa da mortalidade e internações causadas por insuficiência cardíaca, além de melhoria da qualidade de vida.[3,4]

De acordo com as diferentes orientações, a terapia de ressincronização cardíaca é considerada uma indicação com nível IA de evidência em pacientes com insuficiência cardíaca classe funcional III/IV refratária ao tratamento clínico otimizado com fração de ejeção menor ou igual a 35%, largura de QRS superior a 120 ms e ritmo sinusal.[2,5] Note-se que estas orientações consideram a fração de ejeção como o único parâmetro ecocardiográfico na seleção de candidatos para terapia de ressincronização cardíaca.

A duração do QRS superior a 120 ms, que tem sido usada como uma medida básica de dissincronia, manifesta-se em cerca de 25% dos pacientes com insuficiência cardíaca e 35% dos que apresentam mais disfunção sistólica.

No entanto, existem várias limitações com relação a esta nova terapia. A taxa global de complicações chega a 14%, a mortalidade perioperatória é de 0,5% a 0,8%, e cerca de 9% apresentam problemas no implante. Entretanto, ainda mais relevante é o percentual de "não respondedores", não inferior a 30% nos grandes centros.[3,28]

Atualmente, estima-se que a população da Europa seja superior a 700 milhões de pessoas. Dois por cento desta população (14 milhões) sofrem de insuficiência cardíaca e, provavelmente, 5 milhões estão com CF III/IV com QRS largo e serão candidatos potenciais à terapia de ressincronização cardíaca. Cerca de 30% não responderão ao tratamento, o equivalente a um milhão e meio de pacientes. Assumindo-se um custo aproximado de 5 mil euros por dispositivo, as despesas decorrentes da terapia de ressincronização cardíaca seria de 7,5 bilhões de euros, destinados a pacientes que não responderam ao tratamento, juntamente com um risco potencial de morte durante a implantação de 0,5%, que representa cerca de 7.500 pacientes. Se forem acrescentados a estes dados o risco de infecção, a remoção do dispositivo e a dissecção coronária que causou cerca de 2,4% no estudo CARE-HF, é considerável o custo humano e econômico da implantação de um dispositivo em um grupo que não responde.[6] Diante deste cenário, a largura do QRS superior a 120 ms continuará sendo o melhor indicador de dissincronia?

Claramente, as orientações atuais podem e devem ser melhoradas. Há um longo caminho a percorrer em busca dos melhores critérios para a seleção de candidatos para a terapia de ressincronização cardíaca. A ecocardiografia, sobretudo com o desenvolvimento de novas tecnologias, tem o potencial de ser o método de diagnóstico complementar com mais ferramentas, a fim de fornecer informações adicionais para detecção apropriada.

O objetivo deste Capítulo é descrever as diferentes modalidades da ecocardiografia com relação à avaliação de dissincronia, analisar suas vantagens, limitações e potencial futuro na seleção e acompanhamento dos candidatos na terapia de ressincronização cardíaca.

ANÁLISE DE DISSINCRONIA

Em termos conceituais, o atraso no acoplamento eletromecânico é a causa da dissincronia sistólica. A correção da dissincronia mecânica é o principal objetivo da terapia de ressincronização cardíaca. Se fosse possível detectá-la e estimar sua gravidade de forma adequada, esta informação poderia resultar em melhor resposta à terapia de ressincronização cardíaca e um prognóstico mais confiável.

As novas tecnologias em ecocardiografia têm um campo de aplicação importante em vários aspectos da terapia de ressincronização cardíaca. O primeiro reside na identificação de potenciais candidatos para se beneficiar deste tratamento. O segundo consiste na determinação da sequência ideal de estimulação para um paciente real, por fim, o acompanhamento com a avaliação das respostas morfológica e funcional.

Em primeiro lugar, é necessário reconhecer os diferentes níveis de dissincronia: atrioventricular, interventricular e intraventricular.

ALTERAÇÃO NA SEQUÊNCIA ATRIOVENTRICULAR. A sequência atrioventricular permite avaliar as características do enchimento atrioventricular, sua duração relativa com relação ao referido ciclo cardíaco (RR) e a fração de contribuição atrial. Na medida em que a sequência atrioventricular torna-se ideal, é garantido um esvaziamento mais eficiente do átrio esquerdo, com melhor enchimento do ventrículo esquerdo. A avaliação da sequência atrioventricular é feita pela medição do enchimento mitral por Doppler (Figura 6.1). O atraso na onda E e sua sobreposição com a onda A é expressão de um enchimento diastólico encurtado e pode ser expresso como a relação entre o enchimento diastólico e o intervalo R-R. A porcentagem do tempo integral do preenchimento diastólico igual ou inferior a 40% do intervalo R-R é um indicador significativo de assincronia atrioventricular e prevê, embora de forma modesta, uma resposta adequada à terapia de ressincronização cardíaca.[7-9]

Tem como vantagem a disponibilidade de ultrassom com Doppler pulsado em qualquer equipamento de ultrassom, a viabilidade e a reprodutibilidade da medição, já que a avaliação do enchimento diastólico faz parte de protocolo de qualquer laboratório. Uma limitação importante é que o encurtamento do enchimento ventricular pode estar presente em outras patologias que não se desenvolvem com a dissincronia, pois sua especificidade para prever a resposta da terapia de ressincronização cardíaca está abaixo do ideal.

ASSINCRONIA INTERVENTRICULAR. Estima-se pela comparação entre os períodos de pré-ejeção dos dois ventrículos (tempo transcorrido entre a primeira deflexão do QRS e o início do fluxo de ejeção). Para a avaliação, mede-se com Doppler pulsado o período de pré-ejeção do ventrículo direito em ms e, então, compara-se com o período de pré-ejeção do ventrículo esquerdo. Um período de pré-ejeção do ventrículo esquerdo superior ou igual a 140 ms ou uma diferença entre o período de pré-ejeção do ventrículo esquerdo e o período de pré-ejeção do ventrículo direito maior ou igual a 40 ms (Figura 6.2) são compatíveis com assincronia intraventricular.[7,8]

Seu uso é atraente por causa da ampla disponibilidade e viabilidade do Doppler pulsado, sem a necessidade de equipamentos sofisticados e de treinamento específico, mas, além disso, o atraso na ejeção ventricular pode ser devido a várias cardiopatias que não necessariamente se desenvolvem com a dissincronia. Por outro lado, é necessário considerar batimentos diferentes para medição e a frequência cardíaca pode variar, pois exige cuidados especiais no qual o intervalo de RR é semelhante. Utilizado como parâmetro individual, foi registrada menor sensibilidade e especificidade para prever a resposta à terapia de ressincronização cardíaca,[10] já que a assincronia interventricular não tem significado diagnóstico da assincronia intraventricular.

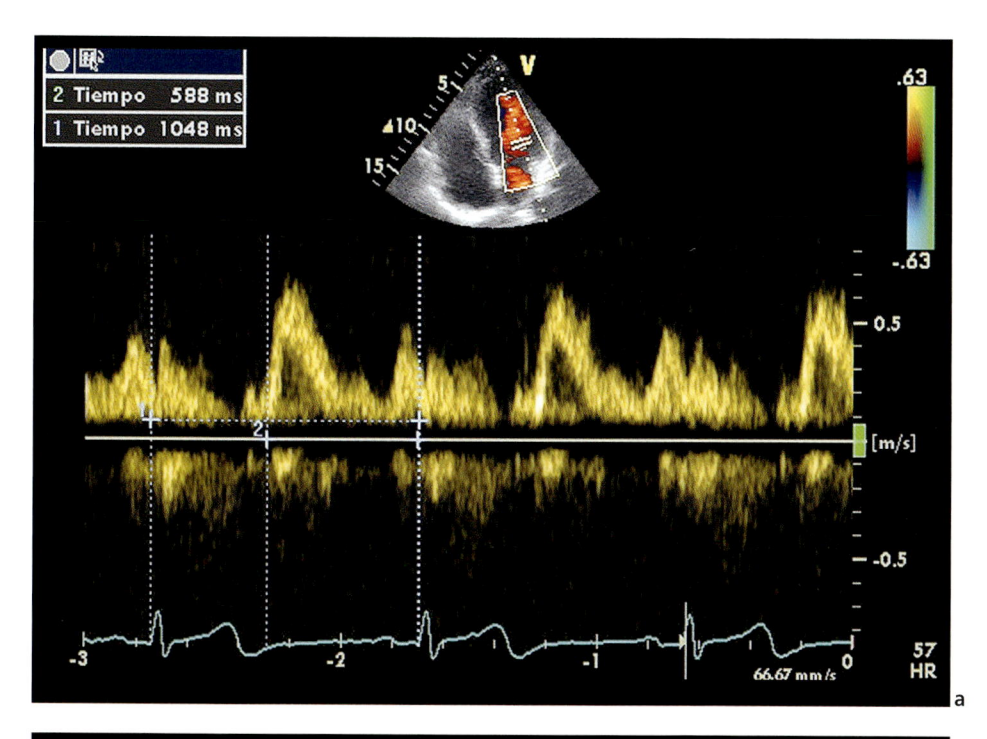

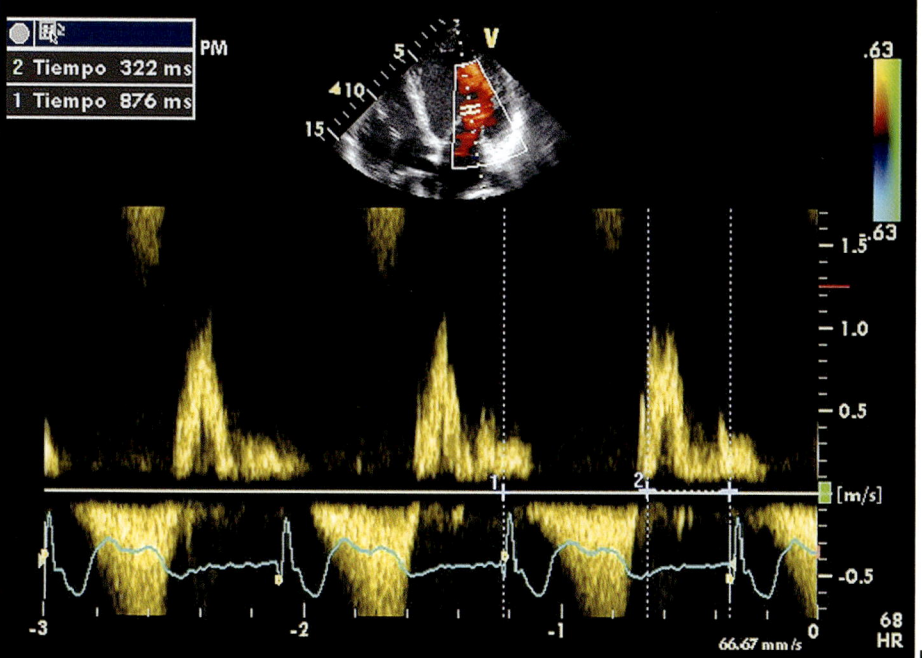

Figura 6.1 O Doppler pulsado no trato da entrada do ventrículo esquerdo. **a** Indivíduo saudável, o enchimento diastólico (588 ms) ocupa 56% do intervalo RR (1048 ms), isso indica a presença de sincronia atrioventricular. **b** Miocardiopatia chagásica dilatada com QRS > 120 ms e fração de ejeção de 20% no plano de transplante de coração. O enchimento diastólico (322 ms) ocupa 36% do intervalo RR (876 ms), o que demonstra a existência de uma assincronia atrioventricular acentuada.

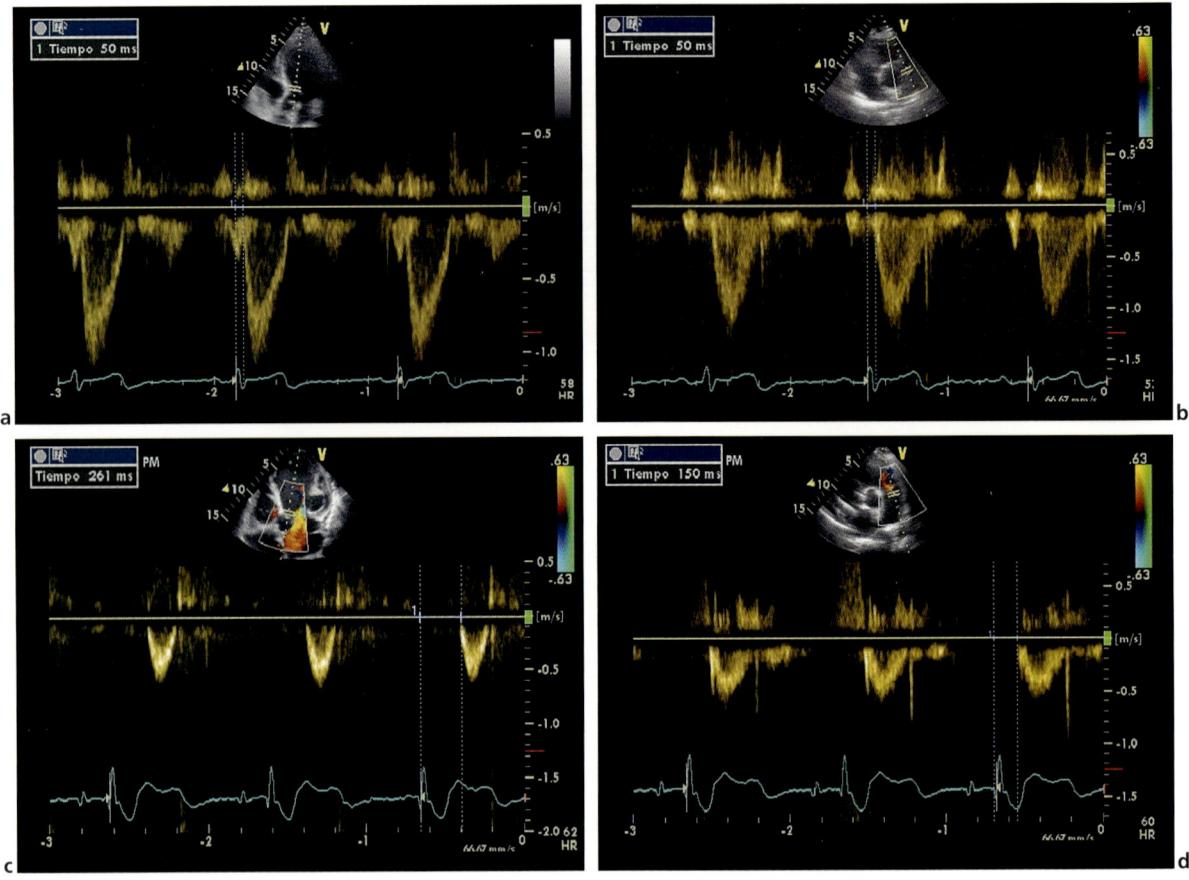

Figura 6.2 a Doppler pulsado no trato da saída do ventrículo esquerdo (VE). **b** Ventrículo direito (VD) em um indivíduo saudável. O período de pré-ejeção é semelhante (50 ms), indicando a presença de sincronia interventricular. Doppler pulsado no trato da saída do ventrículo esquerdo (**c**) e do ventrículo direito (**d**) em um candidato à terapia de ressincronização cardíaca. O período de pré-ejeção do ventrículo esquerdo é de 261 ms e a diferença entre o período de pré-ejeção ventrículo– interno-período de pré-ejeção do ventrículo direito é de 111 ms, medidas que sinalizam um assincronia interventricular marcada.

ASSINCRONIA INTERVENTRICULAR. Avalia a falta de sincronia na contração sistólica entre as diferentes paredes do ventrículo esquerdo. Este é o nível mais importante de assincronia e sua correção é o principal objetivo da terapia de ressincronização cardíaca. Existem diferentes níveis de assincronia intraventricular e as possibilidades de fazer as medições estão relacionadas com a complexidade dos equipamentos disponíveis.

- Índices de assincronia simples:
  - Modo M: derivado do eixo curto paraesternal esquerdo dos músculos papilares. Avalia o atraso entre o septo e a parede posterior durante a sístole.
  - Doppler tecidual convencional: avalia o atraso entre o início da onda Q e o pico da onda sistólica entre as paredes opostas, geralmente entre o septo e a parede lateral do ventrículo esquerdo.
- Índices de assincronia de complexidade intermediária:
  - Doppler tecidual derivado do Doppler tecidual colorido: permite analisar um atraso da velocidade tecidual de vários segmentos do miocárdio, simultaneamente, e fornece informações de qualidade adequada até mesmo em janelas abaixo do ideal.
  - Imagens de sincronização de tecido: reapresentam uma imagem paramétrica derivada do Doppler tecidual colorido que detecta a assincronia porque transforma, automaticamente, o tempo que demora até atingir o pico da velocidade sistólica do miocárdio do Doppler pulsado tecidual em códigos de cores que permitem a identificação fácil e imediata dos segmentos tardios na sístole. Se o pixel atingir o pico de velocidade sistólica antes da válvula aórtica, fica colorida de verde, indicando sincronia. Em compensação, se

o pixel atingir o pico após o fechamento da válvula aórtica, fica colorido amarelo/laranja, caso a assincronia seja moderada, e vermelho caso a assincronia seja grave.
- Índices de assincronia avançada:
    - A deformação bidimensional (varredura pontual) é medida a partir da escala de cinza da ecocardiografia bidimensional e sua grande vantagem é que não depende do ângulo de ultrassom e não tem efeito "arrasto".
    - Rotação e torção: mede os graus de rotação e torque ventricular esquerdo desde os eixos curtos da ecocardiografia bidimensional.
    - Ecocardiografia tridimensional: mede o momento que é produzido o volume sistólico final nos 17 segmentos do miocárdio. Se forem coincidentes, há sincronia. Se houver dispersão, há assincronia.

Modo M

A partir do eixo paraesternal esquerdo curto, o modo M é derivado dos músculos papilares. O cálculo do atraso septal posterior é obtido pela medição do intervalo mais curto entre o deslocamento máximo posterior do septo interventricular e o máximo deslocamento anterior da parede posterior do ventrículo esquerdo (Figura 6.3). A medição foi usada inicialmente, sendo mais fácil de detectar a assincronia, mas tem como limitação a presença de hipocinesia ou acinesia septal, tornando muito difícil identificar o pico sistólico septal. Outra limitação é que apenas avalia dois segmentos do ventrículo esquerdo. Um ponto de corte maior ou igual a 130 ms de atraso da parede septal posterior identifica, embora de forma insuficiente, os pacientes que respondem à terapia de ressincronização cardíaca, pelo fato de que este índice pode ser usado como um complemento de outros mais eficazes, mas devem ser descartados em pacientes com anormalidades na motilidade segmentar.

Doppler pulsado tecidual convencional

A capacidade desta técnica para avaliar a velocidade miocárdica em uma região de interesse específica e para medir o atraso no pico de velocidade sistólica de paredes opostas transformou-a em uma ferramenta atraente para a identificação e quantificação de dissincronia intraventricular. Inicialmente, estudamos o atraso septolateral da visão de quatro câmaras apicais (Figura 6.4). Posteriormente, foi utilizada a visão de duas câmaras apicais para avaliar o atraso entre a parede e a parte inferior, e a visão de três câmaras apicais para medir o atraso entre o septo anterior e a parede posterior. Desta forma, pode-se medir o tempo de Q-pico da onda sistólica em seis segmentos basais.

A principal limitação desse método é que cada segmento é avaliado em pulsações diferentes, o que requer muito tempo, além de não ser útil para avaliar a assincronia em pacientes com fibrilação atrial.[12]

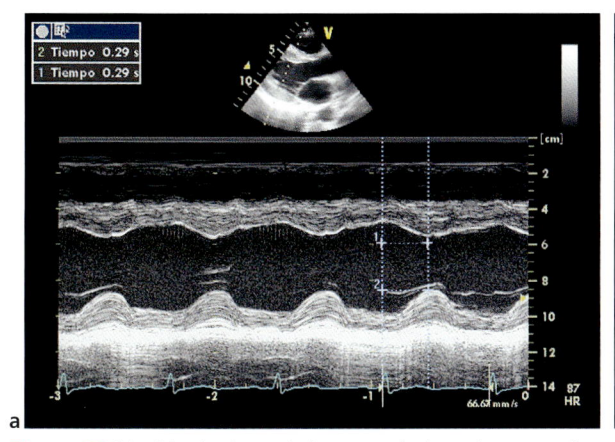

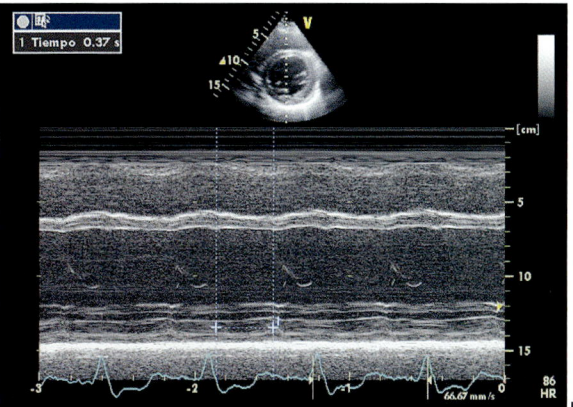

Figura 6.3 Medida da sincronia intraventricular pela ecocardiografia de modo M. **a** Paciente sincrônico, não há atraso entre o máximo deslocamento sistólico do septo e a parede posterior. **b** Paciente com assincronia, observa-se um atraso significativo (370 ms) entre o máximo deslocamento sistólico septal e da parede posterior.

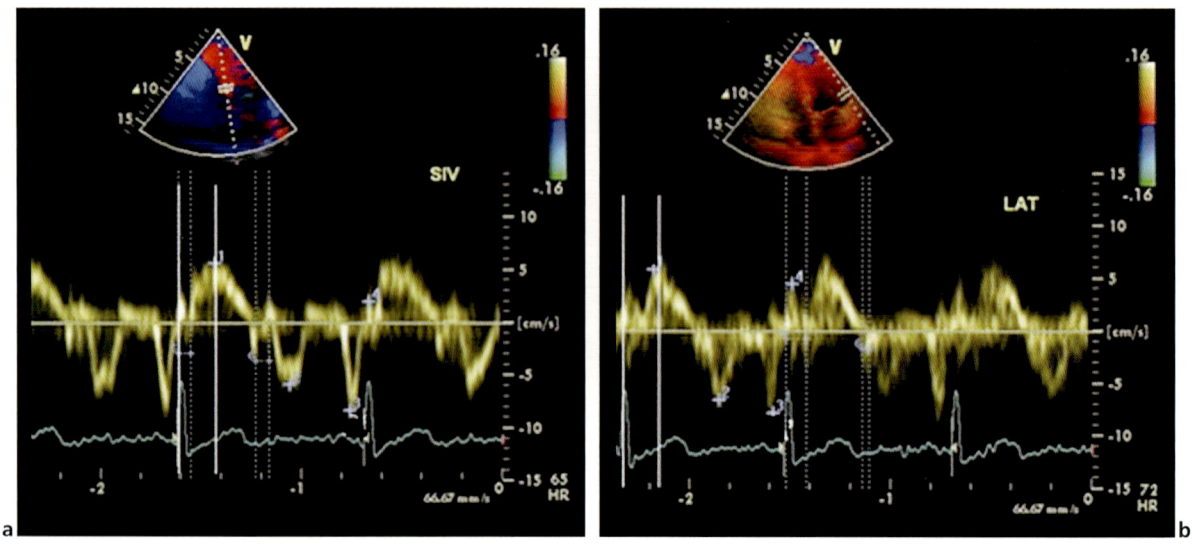

Figura 6.4 Visão das quatro câmaras apicais. Doppler pulsado tecidual. **a** Tempo desde o início do QRS até o pico da velocidade sistólica septal. **b** Tempo do início do QRS até o pico de velocidade sistólica da parede lateral. Os tempos até o pico da onda são semelhantes. Paciente sem–assincronia.

Doppler pulsado tecidual derivado do Doppler tecidual colorido

Embora tenham sido utilizadas medidas diferentes, a atenção centrou-se na análise do tempo até o pico da velocidade sistólica. Esta modalidade permite medições do tempo de Q-pico de onda sistólica simultaneamente e na mesma pulsação em diferentes segmentos. Recomendamos a utilização de uma amostra de 7 × 15 mm. Inicialmente foi utilizado o atraso do tempo até o pico sistólico entre o septo e a parede lateral a partir da visão de quatro câmaras (Figura 6.5), conhecido como atraso de paredes opostas.[13] O ponto de corte para prever uma resposta aguda e crônica à terapia de ressincronização cardíaca é uma diferença entre o tempo transcorrido até chegar ao pico de paredes opostas maior ou igual a 65 ms (Figuras 6.6 a 6.8 e vídeo 14).[14]

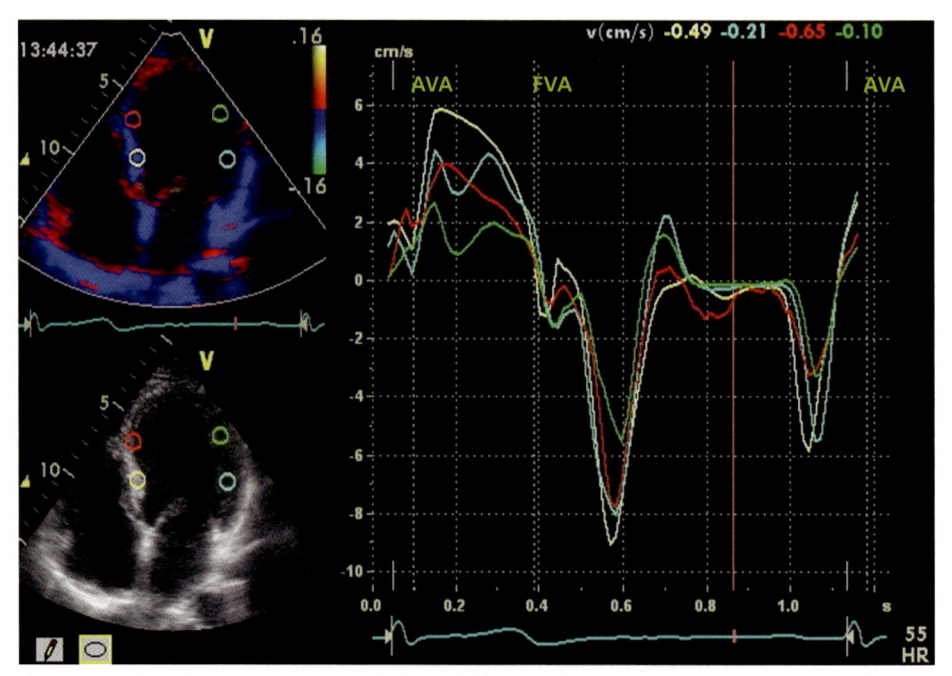

Figura 6.5 Visão de quatro câmaras apicais. Indivíduo saudável. O Doppler pulsado tecidual derivado do Doppler tecidual colorido. Linha amarela: septo basal. Linha vermelha: septo medial. Linha azul celeste: parede lateral basal. Linha verde: parede lateral medial. O tempo transcorrido para chegar ao pico da velocidade sistólica tecidual é semelhante em todos os segmentos, isto indica a presença de sincronia intraventricular.

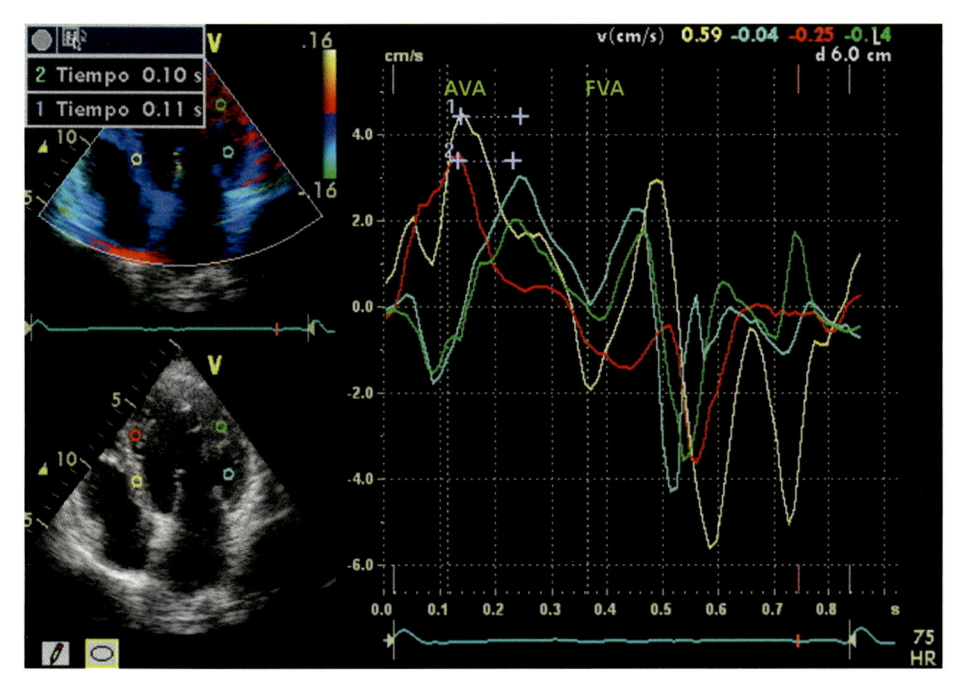

Figura 6.6 Visão das quatros câmaras apicais. Esquerda: Paciente candidato à terapia de ressincronização cardíaca. Doppler pulsado tecidual derivado do Doppler tecidual colorido. Linha amarela: parede septal basal. Linha azul celeste: parede lateral basal. Atraso septolateral basal: 110 ms. Linha vermelha: parede septal média. Linha verde: parede lateral média. Atraso septolateral médio: 100 ms.

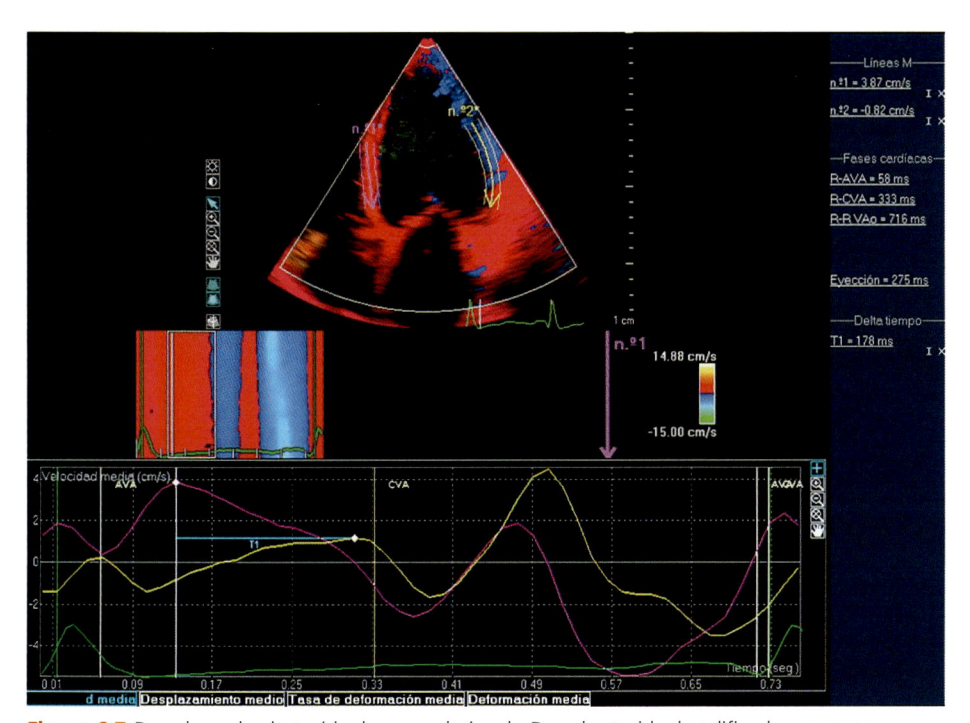

Figura 6.7 Doppler pulsado tecidual que se deriva do Doppler tecidual codificado em cores. Pode-se observar o septo (seta roxa) e a parede lateral (seta amarela). Observe o atraso de 178 ms (Δt = 178 ms, à direita da imagem) entre o septo com a ativação normal e a parede lateral atrasada, indicando a presença de assincronia intraventricular.

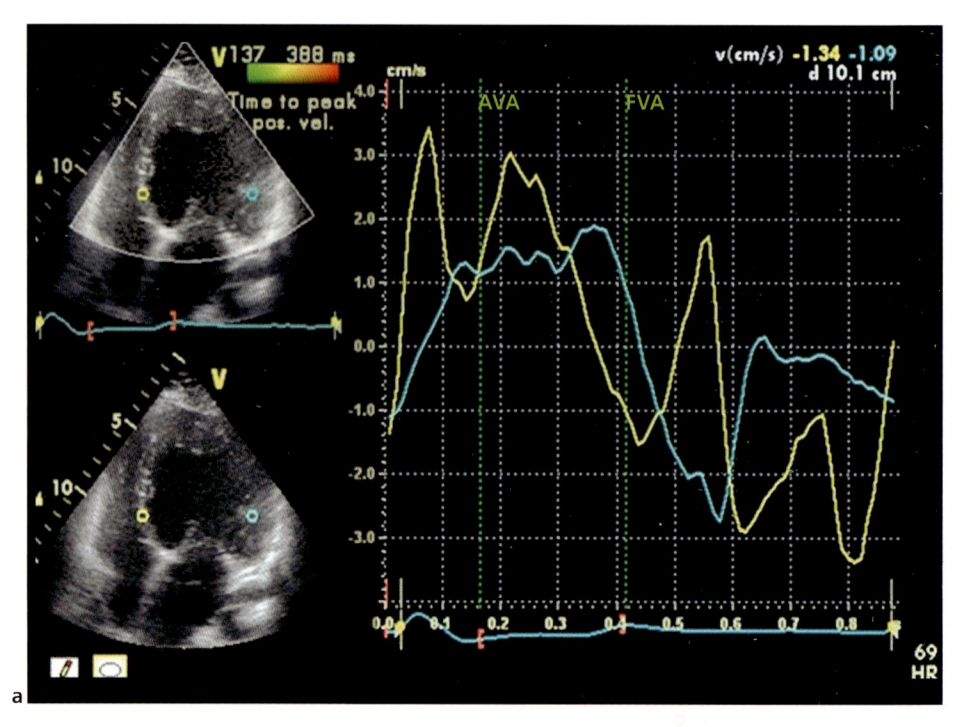

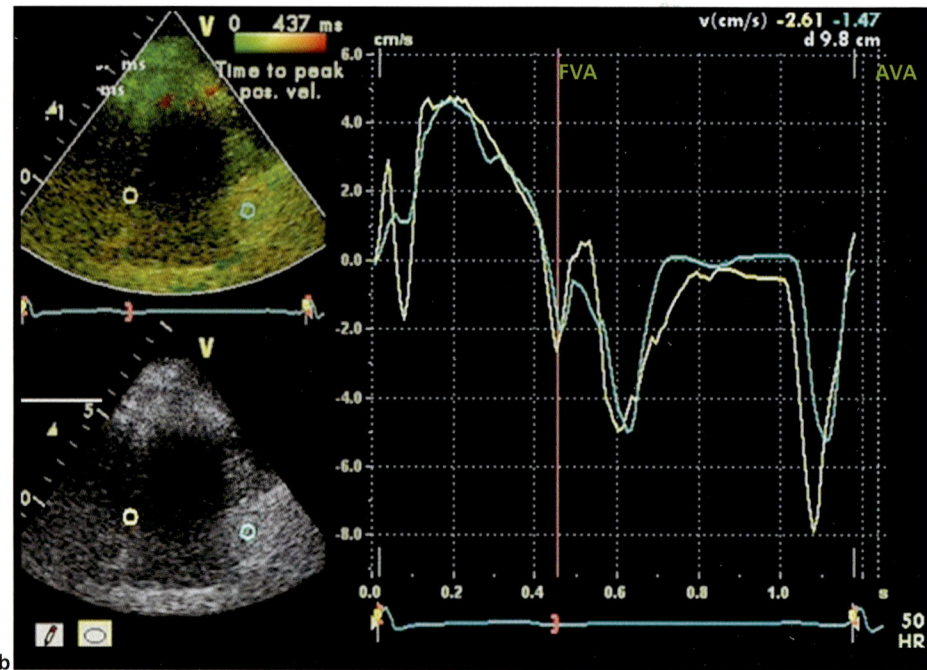

Figura 6.8 Visão de quatro câmaras apicais. **a** Doppler pulsado tecidual derivado do Doppler tecidual colorido. Linha amarela: parede septal. Linha azul celeste: parede lateral. A: atraso septolateral: 160 ms. **b** A assincronia intraventricular desaparece após marca-passo biventricular.

Uma avaliação mais completa consiste em analisar os 12 segmentos basais e mediais a partir de três visões apicais clássicas. Um desvio-padrão maior ou igual a 32 ms no tempo transcorrido para atingir o pico da velocidade da onda sistólica, conhecido como o índice de Yu, mostrou que é um índice sensível de resposta à terapia de ressincronização cardíaca e resultados semelhantes foram relatados por outros centros de pesquisa com experiência em terapia de ressincronização cardíaca,[15,16] mas infelizmente não pôde ser confirmado em estudos multicêntricos.[17]

Uma das limitações do Doppler tecidual na avaliação da assincronia ventricular é que a velocidade sistólica máxima medida com esta técnica não constitui, por si mesma, um índice de contração ativa, mas pode fazer com que o segmento se movimente passivamente por arrasto dos segmentos adjacentes.[17]

Outra limitação desta técnica é que a posição e o tamanho da amostra afetam negativamente a reprodutibilidade das medições. Esta variabilidade poderia ser decorrente do fato de que a velocidade de encurtamento longitudinal das visões apicais não é adequadamente alinhada com o vetor da contração ventricular nas cavidades com alteração grave da geometria. Com relativa frequência, detecta-se mais do que um pico sistólico durante o período de ejeção, o que dificulta a escolha da curva correta. Além dessas dificuldades, a aquisição e a análise das imagens varia entre as diferentes empresas de ultrassom, o que afeta de forma negativa a reprodutibilidade.

Imagens de sincronização tecidual

As imagens de sincronização de tecido (imagem de sincronização tecidual [IST]) detectam o tempo transcorrido para chegar até o pico de velocidade do miocárdio do Doppler pulsado tecidual codificado por cores, permitindo a identificação fácil e imediata dos segmentos atrasados na sístole (vídeos 15 e 16). Mede-se o tempo transcorrido para atingir o pico sistólico dos seis segmentos basais e dos seis segmentos medianos a partir das três visões apicais convencionais (Figura 6.9). Isto permite calcular o tempo do início do QRS até o pico da velocidade da onda sistólica do Doppler tecidual e seu desvio-padrão nos 12 segmentos. Todos os valores do tempo para pico da velocidade tecidual sistólica e os parâmetros de assincronia são representados em um "olho de boi", o que facilita a visão e a análise (Figura 6.10).

Um desvio-padrão de todos os segmentos (índice de Yu) maior ou igual a 33 ms identifica assincronia intraventricular.[18] Um máximo atraso basal maior ou igual a 110 ms ou índice de Notabartolo[19] e máximo atraso de todos os segmentos maior ou igual a 100 ms também indica assincronia intraventricular. Nas Figuras 6.11 e 6.12, pode-se ver um exemplo das imagens de sincronização de tecido de um paciente com atraso significativo na parede lateral, que é corrigida após a terapia de ressincronização cardíaca.

Para a técnica das imagens de sincronização de tecido entre a onda Q do ECG e o pico mais alto da onda sistólica, utiliza-se o Doppler do fluxo aórtico para marcar a abertura e o fechamento da válvula aórtica. Se a onda sistólica do Doppler tecidual tiver dois ou mais picos de velocidade igual, o *software* mede o pico mais cedo. Se houver múltiplos picos, o *software* apenas mede o pico mais alto. Isto tem o inconveniente de superestimar a assincronia, porque o correto é tomar o tempo transcorrido para atingir o primeiro pico. Outra limitação é que não mede as contrações pós-sistólicas. Estes inconvenientes tornam a técnica das imagens de sincronização de tecido muito úteis para identificar a assincronia muito evidente, mas pode indicar assincronia nos segmentos que não estão atrasados.

Por isso, embora seja uma técnica simples, sempre deve ser complementada com a detecção do atraso das paredes opostas, colocando a amostra do Doppler pulsado tecidual nos segmentos basais e, de preferência, com curvas de deformação bidimensional.

Deformação bidimensional (varredura pontual)

Mede a deformação mecânica ativa do ventrículo esquerdo diretamente da escala de cinzas da ecocardiografia bidimensional, independentemente do ângulo e tensão dos segmentos adja-

Figura 6.9 Imagens de sincronização tecidual em um indivíduo saudável. São representadas, graficamente, as medições do tempo para o pico sistólico do Doppler tecidual nos segmentos basais e médios nas três visões apicais clássicas: quatro câmaras (**a**), duas câmeras (**b**) e eixo longo (**c**). Nenhum atraso é observado na ativação dos diferentes segmentos do ventrículo esquerdo.

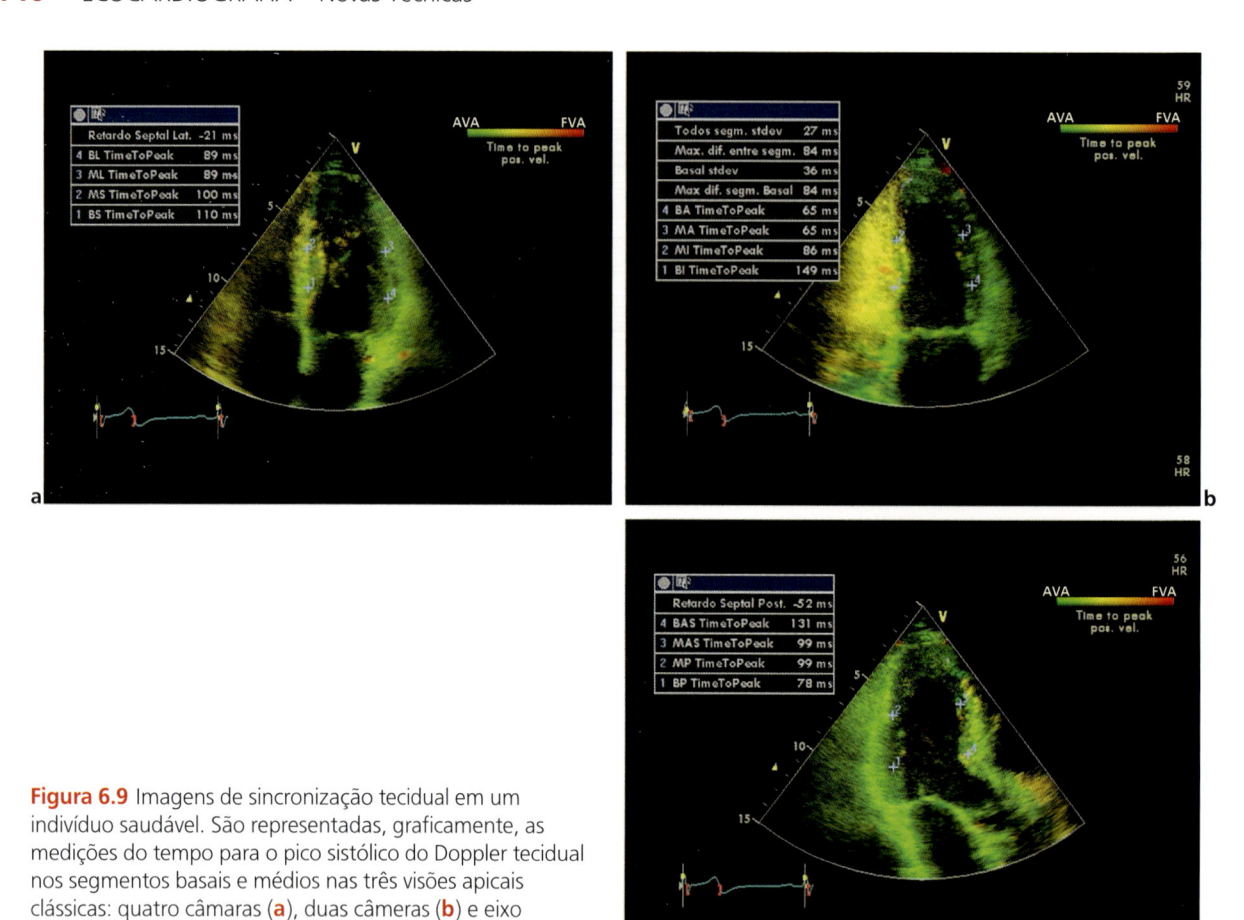

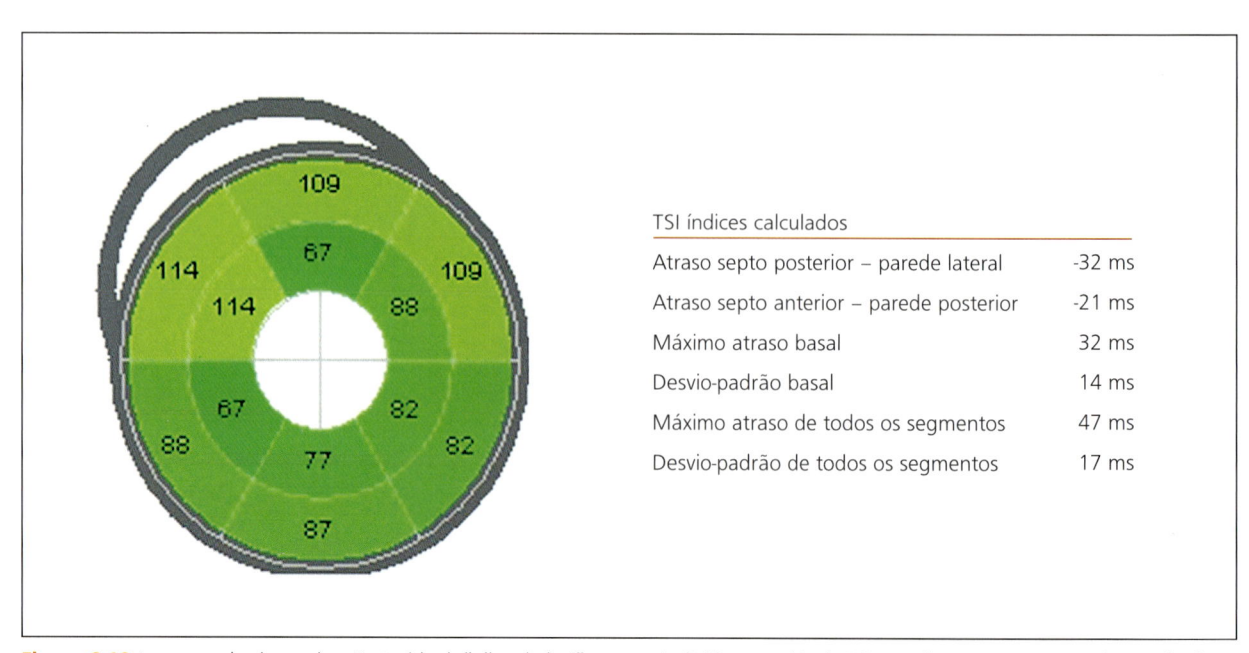

TSI índices calculados	
Atraso septo posterior – parede lateral	-32 ms
Atraso septo anterior – parede posterior	-21 ms
Máximo atraso basal	32 ms
Desvio-padrão basal	14 ms
Máximo atraso de todos os segmentos	47 ms
Desvio-padrão de todos os segmentos	17 ms

Figura 6.10 Imagens de sincronização tecidual: "olho de boi" em um indivíduo saudável. Não se observa o atraso no intervalo de tempo transcorrido para atingir o pico sistólico dos diferentes segmentos do ventrículo esquerdo. Todos os índices calculados com as imagens de sincronização de tecido indicam a presença de sincronia ventricular.

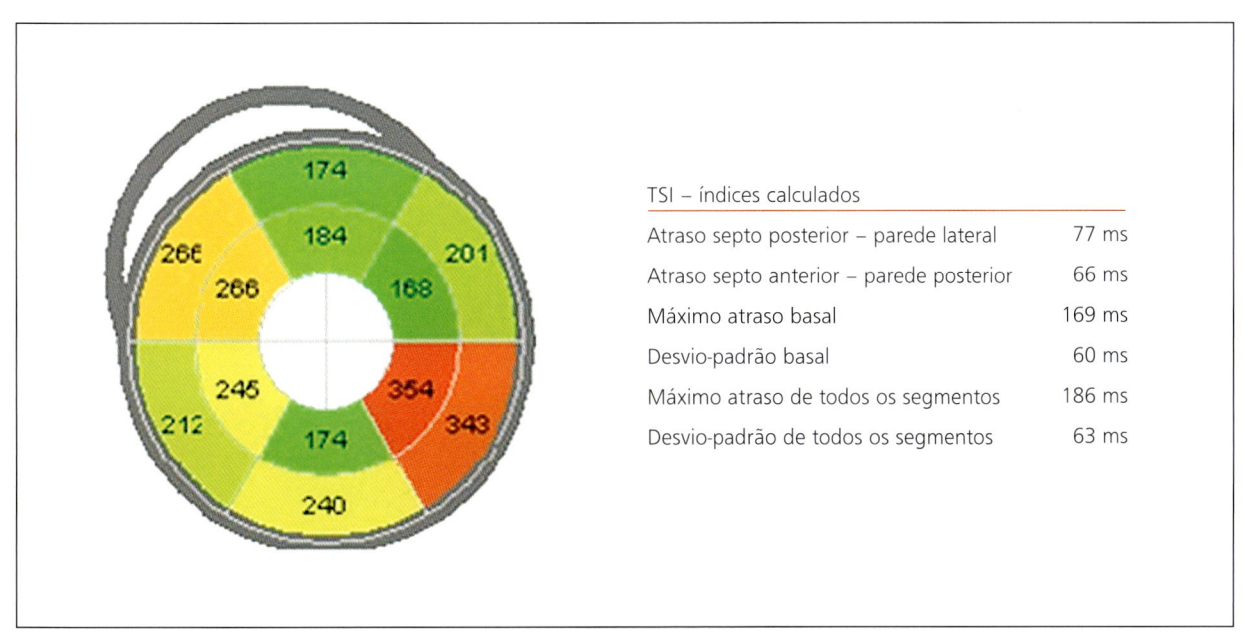

TSI – índices calculados	
Atraso septo posterior – parede lateral	77 ms
Atraso septo anterior – parede posterior	66 ms
Máximo atraso basal	169 ms
Desvio-padrão basal	60 ms
Máximo atraso de todos os segmentos	186 ms
Desvio-padrão de todos os segmentos	63 ms

Figura 6.11 Imagens de sincronização tecidual: "olho de boi". Observa-se um atraso significativo na ativação da parede lateral do ventrículo esquerdo. Todos os índices calculados com imagens de sincronização de tecido sinalizam a existência de assincronia.

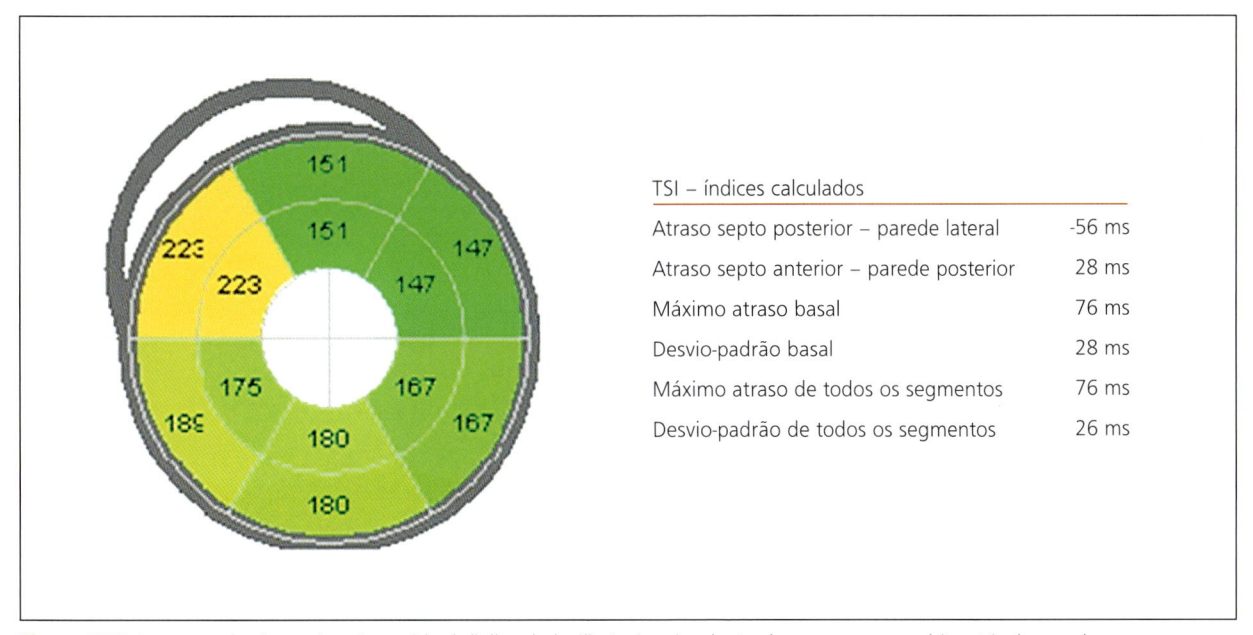

TSI – índices calculados	
Atraso septo posterior – parede lateral	-56 ms
Atraso septo anterior – parede posterior	28 ms
Máximo atraso basal	76 ms
Desvio-padrão basal	28 ms
Máximo atraso de todos os segmentos	76 ms
Desvio-padrão de todos os segmentos	26 ms

Figura 6.12 Imagens de sincronização tecidual: "olho de boi". Após o implante dos marca-passos biventriculares, observa-se o desaparecimento do atraso que havia na parede lateral do ventrículo esquerdo e todos os índices calculados com imagens de sincronização de tecido indicam que há sincronia intraventricular.

centes. Tem a vantagem de diferenciar o espessamento ativo de mobilidade passiva, um fenômeno que não pode diferenciar o modo M e Doppler tecidual. Além de fornecer informações sobre o valor regional e global da deformação nas diferentes modalidades, pode medir, automaticamente, o tempo transcorrido até atingir o pico da deformação dos diferentes segmentos do miocárdio, uma variável que tem sido utilizada para a avaliação de dissincronia. Em um indivíduo saudável, os valores dos diferentes modos da deformação (longitudinal, circunferencial e radial) são normais e o tempo para o pico da deformação coincide em todos os segmentos (Figuras 6.13 a 6.16).

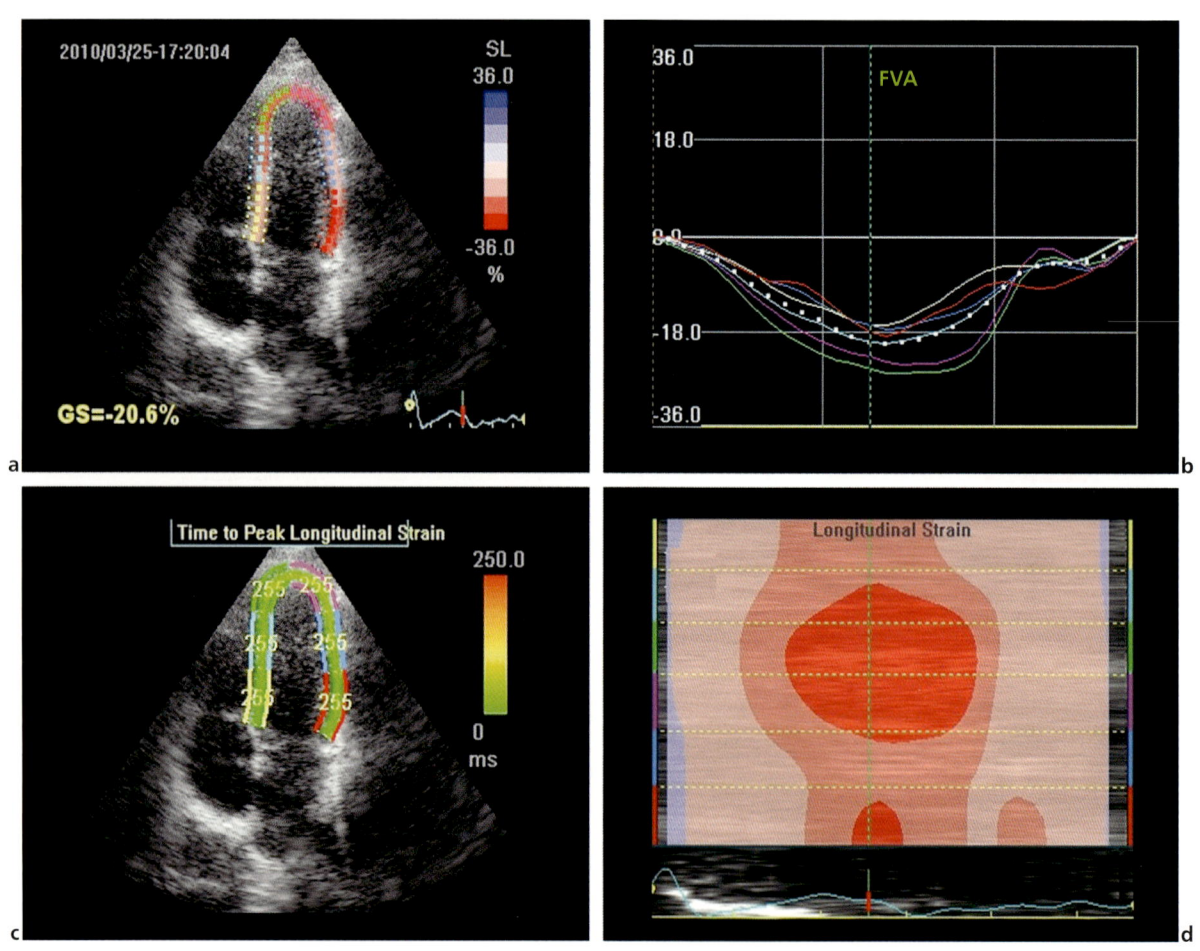

Figura 6.13 Deformação longitudinal (varredura pontual) do ventrículo esquerdo obtida na visão de quatro câmaras apicais em um indivíduo normal. **a** Cálculo da deformação global de pico sistólica (GS = 20,6%). **b** Curvas de deformação de cada um dos seis segmentos analisados. **c** Tempo transcorrido até atingir o pico da deformação de cada um dos seis segmentos analisados, nos quais se pode observar a perfeita sincronia de todos os segmentos que alcançam o pico da contração sistólica a 255 ms. **d** O modo M anatômico curvo da deformação dos seis segmentos mostra, em vermelho, que a maior deformação ocorre no final da sístole.

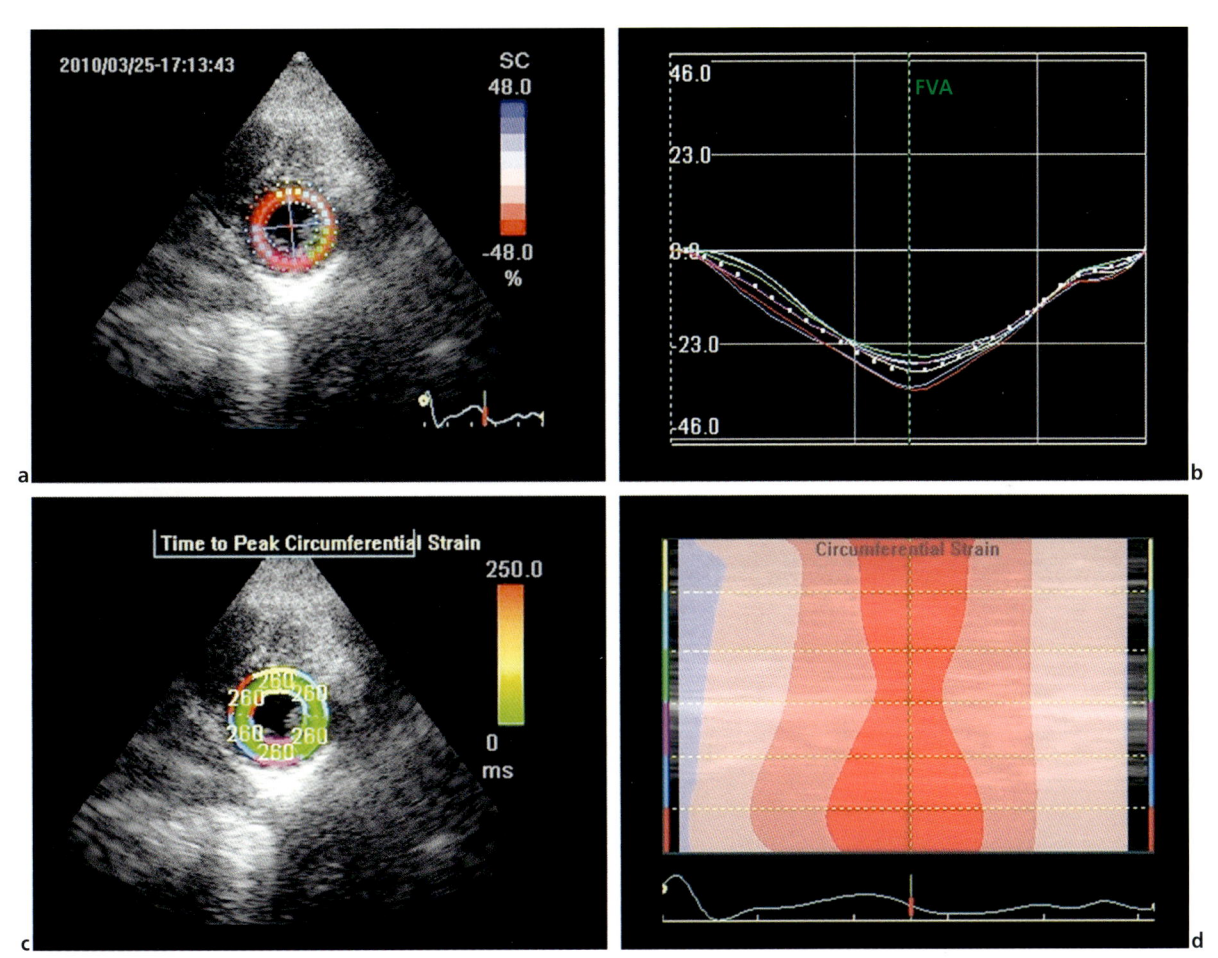

Figura 6.14 Deformação circunferencial do ventrículo esquerdo obtida a partir de um eixo curto paraesternal esquerdo nos músculos papilares em um indivíduo normal. **a** Amostra de interesse do miocárdio dos seis segmentos. **b** Curvas de deformação de cada um dos seis segmentos analisados. **c** Tempo transcorrido até atingir o pico da deformação circunferencial dos seis segmentos, nos quais se pode observar a perfeita sincronia de todos os segmentos que alcançam o pico da contração sistólica a 260 ms. **d** O modo M anatômico curvo da deformação dos seis segmentos mostra, em vermelho, que a maior deformação ocorre no final da sístole.

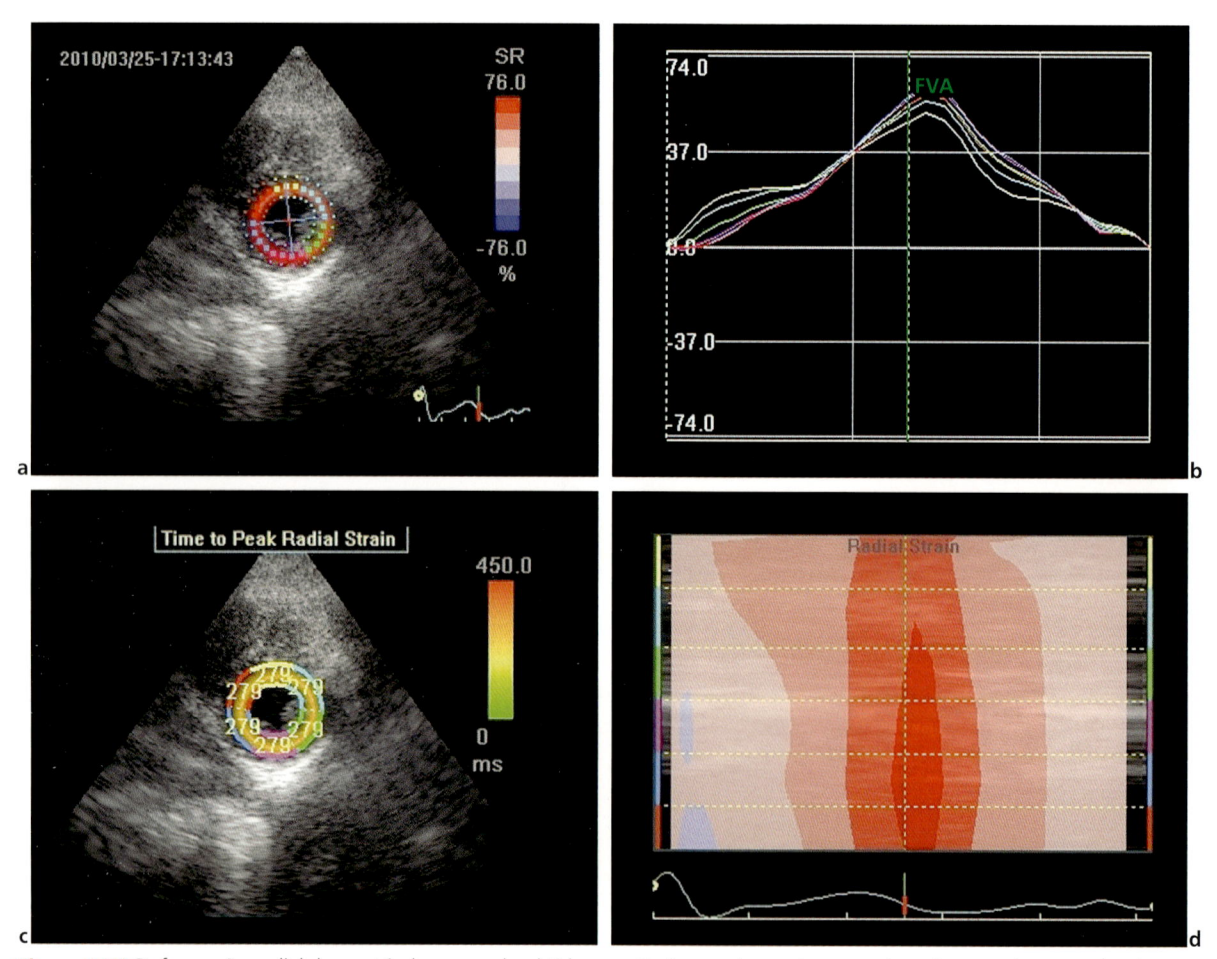

Figura 6.15 Deformação radial do ventrículo esquerdo obtida a partir de um eixo curto paraesternal esquerdo nos músculos papilares em um indivíduo normal. **a** Amostra de interesse do miocárdio dos seis segmentos. **b** Curvas de deformação de cada um dos seis segmentos. **c** Tempo transcorrido até atingir o pico da deformação radial dos seis segmentos, nos quais se pode observar a perfeita sincronia de todos os segmentos que alcançam o pico da contração sistólica a 279 ms. **d** O modo M anatômico curvo da deformação dos seis segmentos mostra, em vermelho, que a maior deformação ocorre no final da sístole.

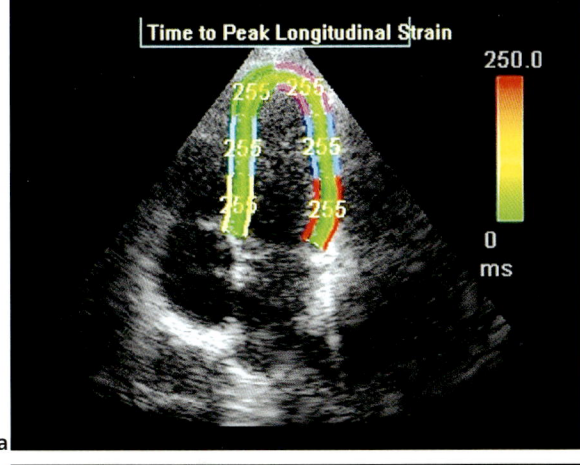

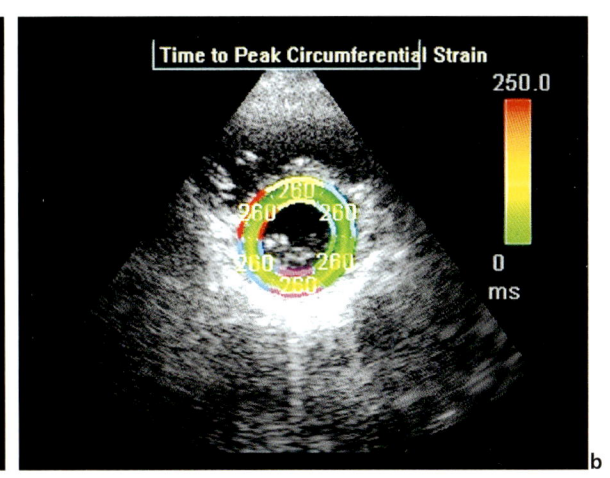

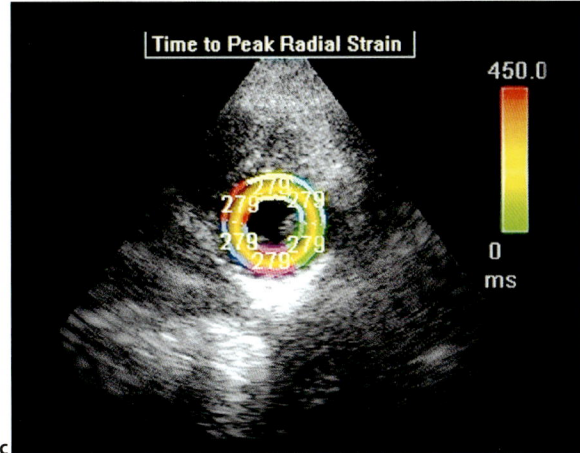

Figura 6.16 Valores do tempo transcorrido para chegar ao pico da deformação longitudinal (**a**), circunferencial (**b**) e radial (**c**) do ventrículo esquerdo em um indivíduo saudável. A sincronia é observada em todos os segmentos nas três modalidades.

Quando analisamos um paciente candidato à terapia de ressincronização cardíaca, não só os valores de deformação estão diminuídos, indicando a presença de disfunção sistólica significativa, mas também há um atraso acentuado no tempo transcorrido para chegar ao pico da deformação entre as paredes opostas, sinal que indica a presença de dissincronia. Um valor maior ou igual a 130 ms (Índice de Suffoletto) indica a existência de uma assincronia significativa.[20] Quando estes parâmetros apresentam melhora na sincronia e nos valores da deformação após o implante do dispositivo indicam uma resposta favorável à terapia de ressincronização cardíaca (Figura 6.17).

A medida do atraso entre o septo e a parede posterior da deformação radial é mais sensível que a circunferencial e longitudinal para identificar os respondedores da terapia de ressincronização cardíaca (Figura 6.18).

Uma maneira gráfica para visualizar o atraso entre os segmentos em um possível candidato à terapia de ressincronização cardíaca consiste em utilizar o cálculo automático do tempo transcorrido para chegar ao pico da deformação na estação de trabalho do computador. Depois de calcular a deformação radial, é possível obter, automaticamente, a medida referida em cada segmento, permitindo uma avaliação rápida do atraso entre os segmentos para detectar e quantificar assincronia (Figuras 6.19 e 6.20). Também permite comparar o tempo transcorrido para chegar ao pico da deformação entre as diferentes modalidades.

Dado o grande número de indicadores ecocardiográficos de dissincronia intraventricular, alguns muito rudimentares (ecografia de modo M), outros de complexidade intermediária (todos derivados do Doppler tecidual colorido) e, mais recentemente, de maior complexidade e precisão (deformação dimensional), atualmente é proposta como a combinação da medida da dissincronia longitudinal e radial (obtidas pelo Doppler tecidual colorido e deformação bidimensional, respectivamente).

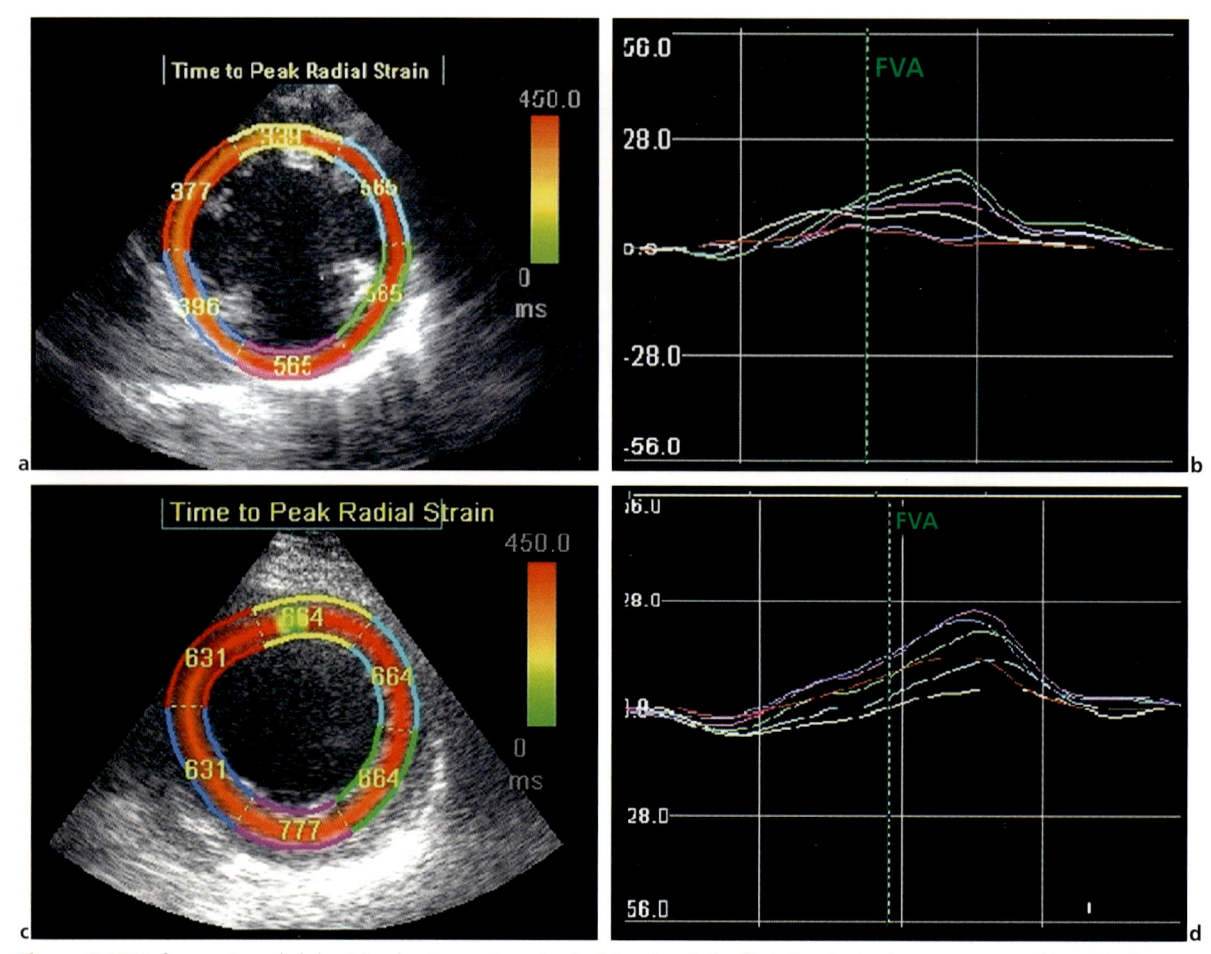

Figura 6.17 Deformação radial da visão do eixo curto antes (**a**, **b**) e depois (**c**, **d**) do implante de marca-passos biventriculares. Observe a deformação de pico septal precoce (377 ms), com um atraso acentuado da deformação do pico sistólico na parede lateral (565 ms) (**a**) e a melhora acentuada na sincronia de todos os segmentos e o aumento dos valores de deformação, mostrando uma resposta favorável à terapia de ressincronização cardíaca (**c**).

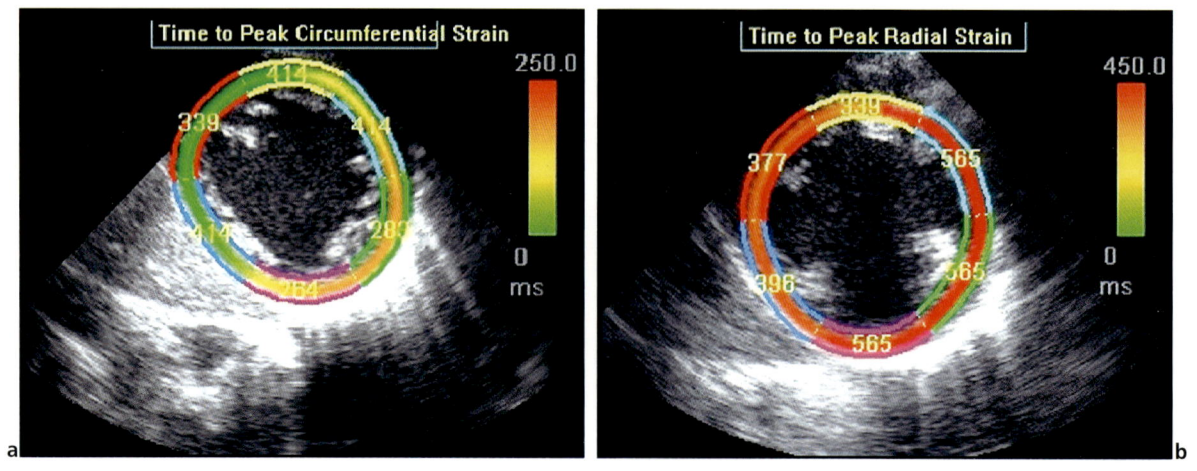

Figura 6.18 Deformação circunferencial (**a**) e radial (**b**) do ventrículo esquerdo obtida a partir de um eixo curto paraesternal esquerdo nos músculos papilares no mesmo paciente candidato à terapia de ressincronização cardíaca. Calcula-se, automaticamente, o tempo transcorrido para chegar ao pico da deformação nas duas modalidades. Não há evidência de atraso significativo na deformação circunferencial, enquanto na deformação radial pode-se observar um longo atraso entre o tempo transcorrido para atingir o pico do septo (377 ms) e da parede lateral (565 ms), que indica o presença de dissincronia acentuada (atraso entre paredes opostas: 188 ms).

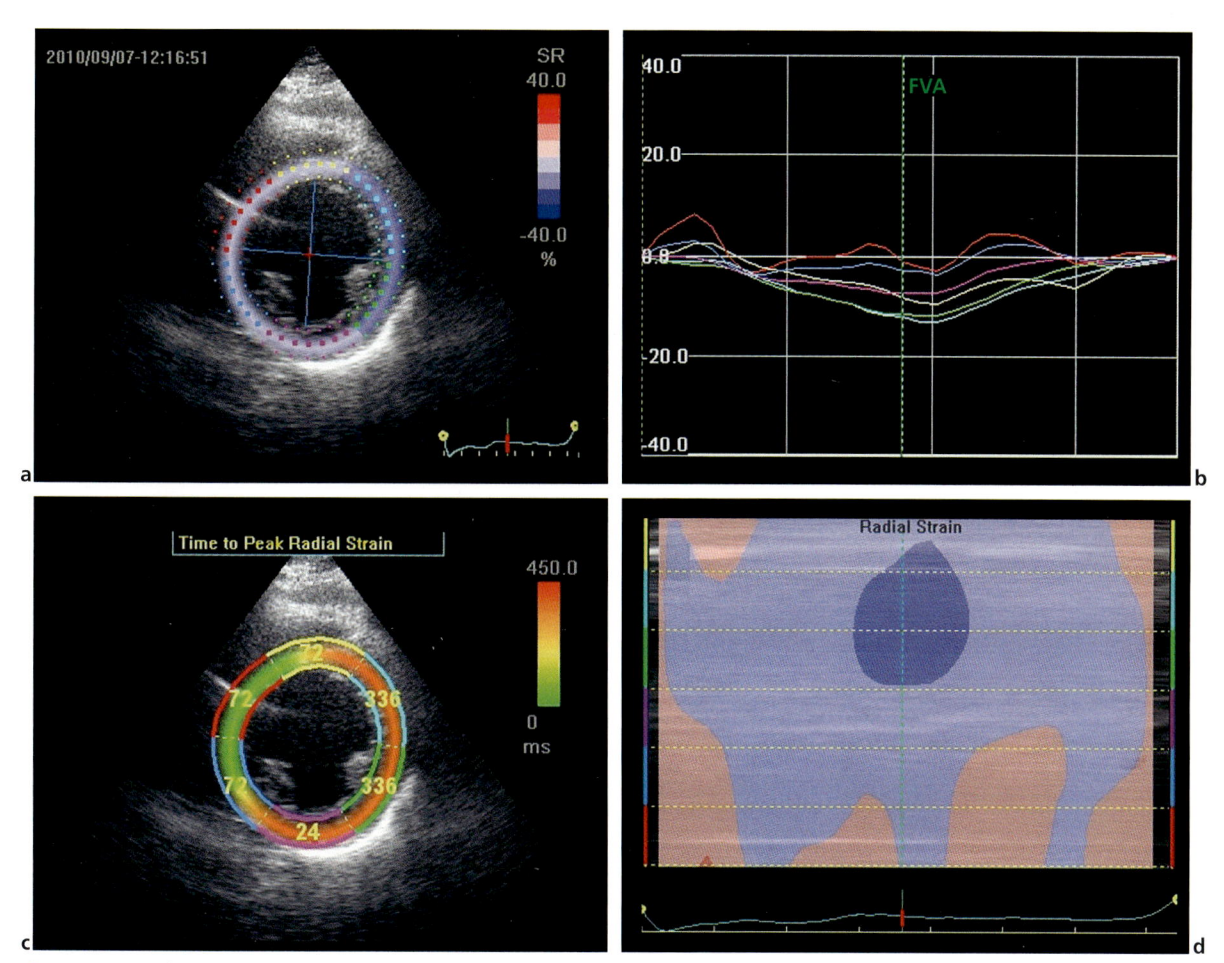

Figura 6.19 Deformação radial do ventrículo esquerdo em um eixo curto paraesternal esquerdo nos músculos papilares em um paciente com critérios clínicos e elétricos que indicam a terapia de ressincronização cardíaca. **a** Amostra e interesse no miocárdio dos seis segmentos. **b** Curvas de deformação de cada um deles. Visualiza-se uma grande redução dos valores de deformação. **c** Tempo requerido para chegar ao pico da deformação radial de cada um dos seis segmentos analisados, nos quais pode-se observar um atraso significativo (264 ms) entre o tempo transcorrido para chegar ao septo (72 ms) e a parede lateral (336 ms), isso indica a presença de dissincronia grave. **d** Modo M anatômico curvo da deformação dos seis segmentos.

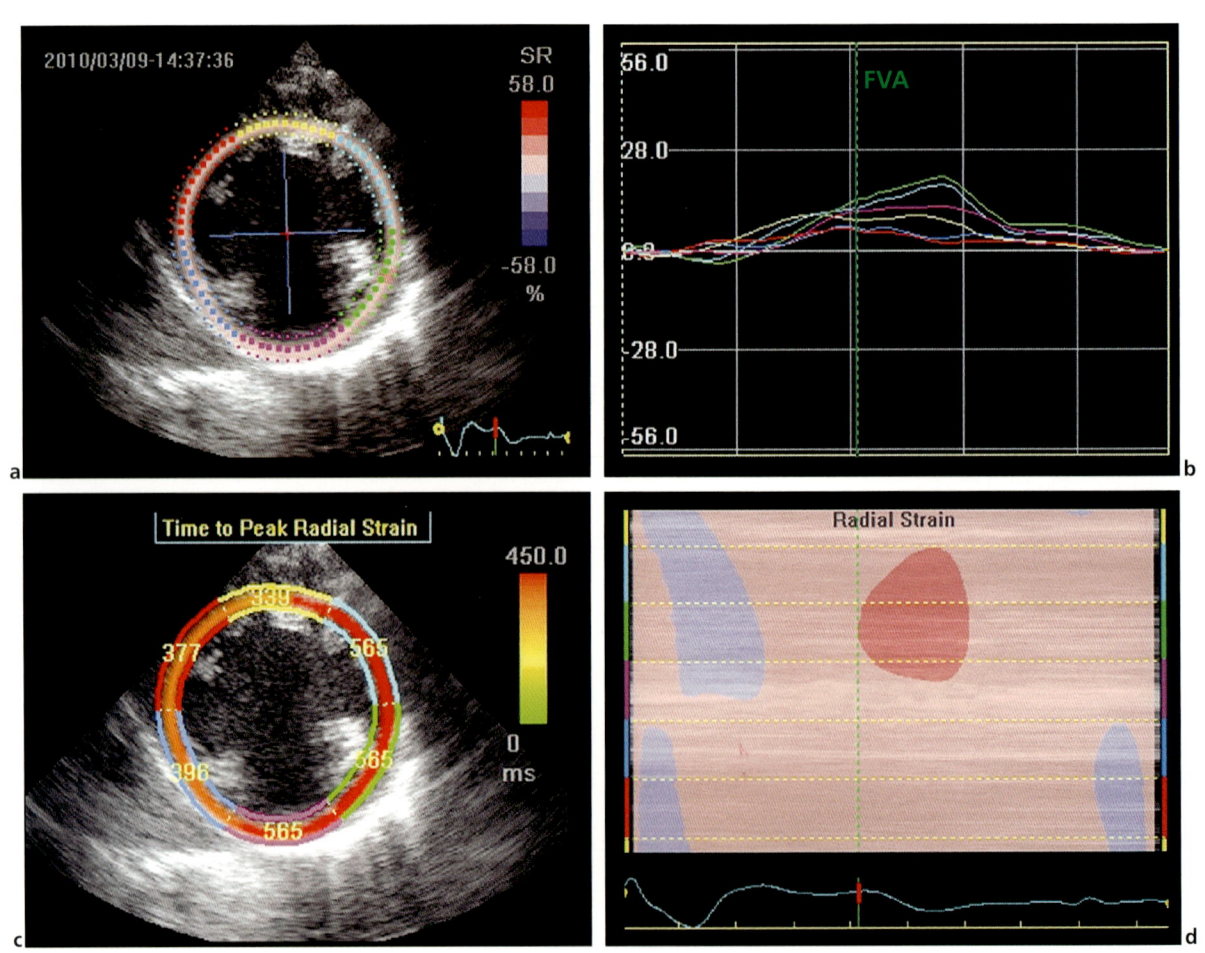

Figura 6.20 Deformação radial do ventrículo esquerdo no eixo curto paraesternal esquerdo em um paciente com miorcadiopatia dilatada chagásica em CF III/IV, fração de ejeção do ventrículo esquerdo: 20% e QRS > 120 ms. **a** Amostra de interesse no miocárdio dos seis segmentos. **b** Curvas de deformação de cada um dos seis segmentos. Visualiza-se uma grande redução dos valores de deformação. **c** Tempo transcorrido até chegar ao pico da deformação radial de cada uma dos 6 segmentos analisados, nos quais se pode observar um atraso significativo entre o tempo para o pico do septo (377 ms) e da parede lateral (565 ms), o que indica a existência de dissincronia acentuada (atraso entre paredes opostas: 188 ms). **d** Modo M anatômico curvo da deformação dos 6 segmentos.

Os pacientes com dissincronia longitudinal detectada por Doppler tecidual codificado por cores e assincronia por deformação radial ou longitudinal (Figura 6.21) têm uma alta probabilidade de serem responsivos à terapia de ressincronização cardíaca.

Por outro lado, aqueles pacientes que não têm dissincronia longitudinal detectada pelo Doppler tecidual codificado em cores nem pela deformação radial (Figura 6.22) têm pouquíssima probabilidade de desenvolver o remodelamento reverso após a terapia de ressincronização cardíaca. Os pacientes com padrões intermediários, ou seja, com assincronia radial ou longitudinal, mas não com os dois métodos, muitas vezes são doentes coronários com anormalidades regionais de contração, com uma probabilidade intermediária de responder à terapia de ressincronização cardíaca.

A maneira mais objetiva para avaliar a resposta à terapia de ressincronização cardíaca é a demonstração de remodelação reversa do ventrículo esquerdo, ou seja, o aumento da fração de ejeção superior a 15% e a redução do volume sistólico final superior a 15% no acompanhamento.

Como mencionado, esta modalidade tem a vantagem da simplicidade e rapidez de sua execução, uma vez que depende da escala de cinza da ecocardiografia bidimensional. É independente do ângulo e da força, e a análise é automática, reduzindo assim a variabilidade intra e interobservadora. Cabe destacar, no entanto, que são necessárias imagens bidimensionais de alta qualidade para um pós-processamento adequado. Quanto ao valor dessa ferramenta para prever a resposta à terapia de

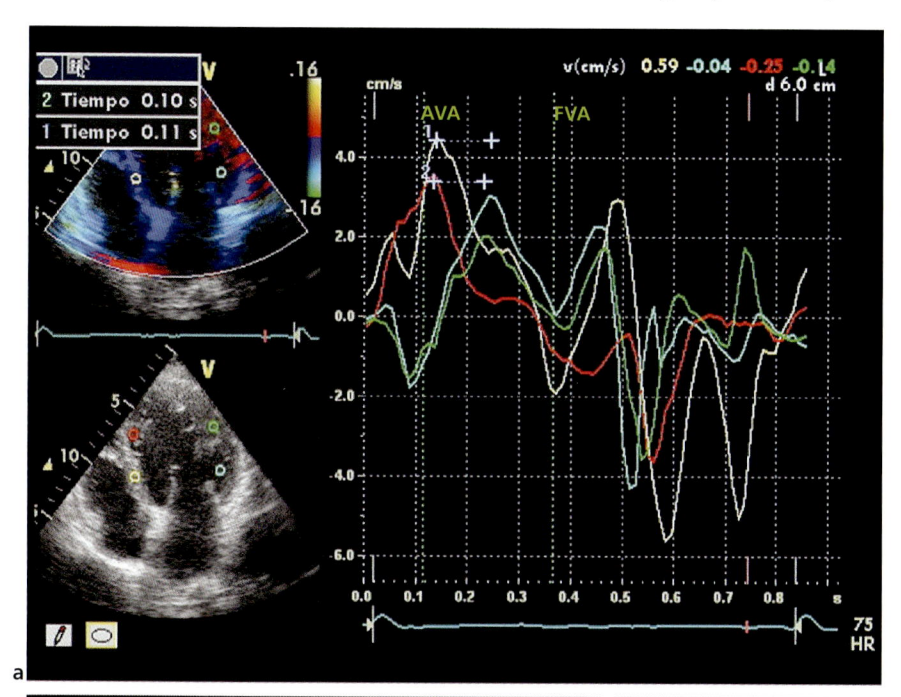

Figura 6.21 Análise combinada em um paciente com dissincronia anterior à terapia de ressincronização cardíaca. *Acima:* visão de quatro câmaras apicais. O Doppler pulsado tecidual obtido nos quatro segmentos analisados encontrou um atraso de 110 ms entre as paredes septal e lateral. *Inferior:* a deformação bidimensional radial dos seis segmentos analisados no eixo menor do ventrículo esquerdo nos músculos papilares mostra um atraso na ativação entre a parede septal e a parede lateral de 171 ms. FVA: o fechamento da válvula aórtica; AVA: abertura da válvula aórtica.

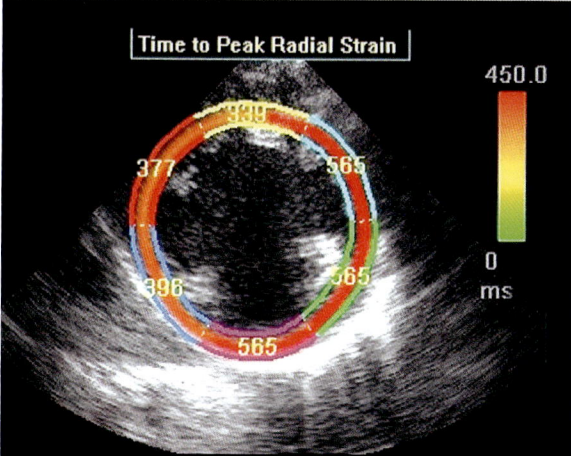

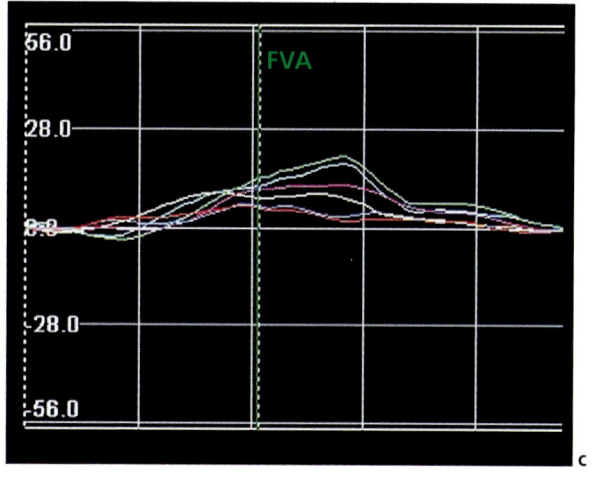

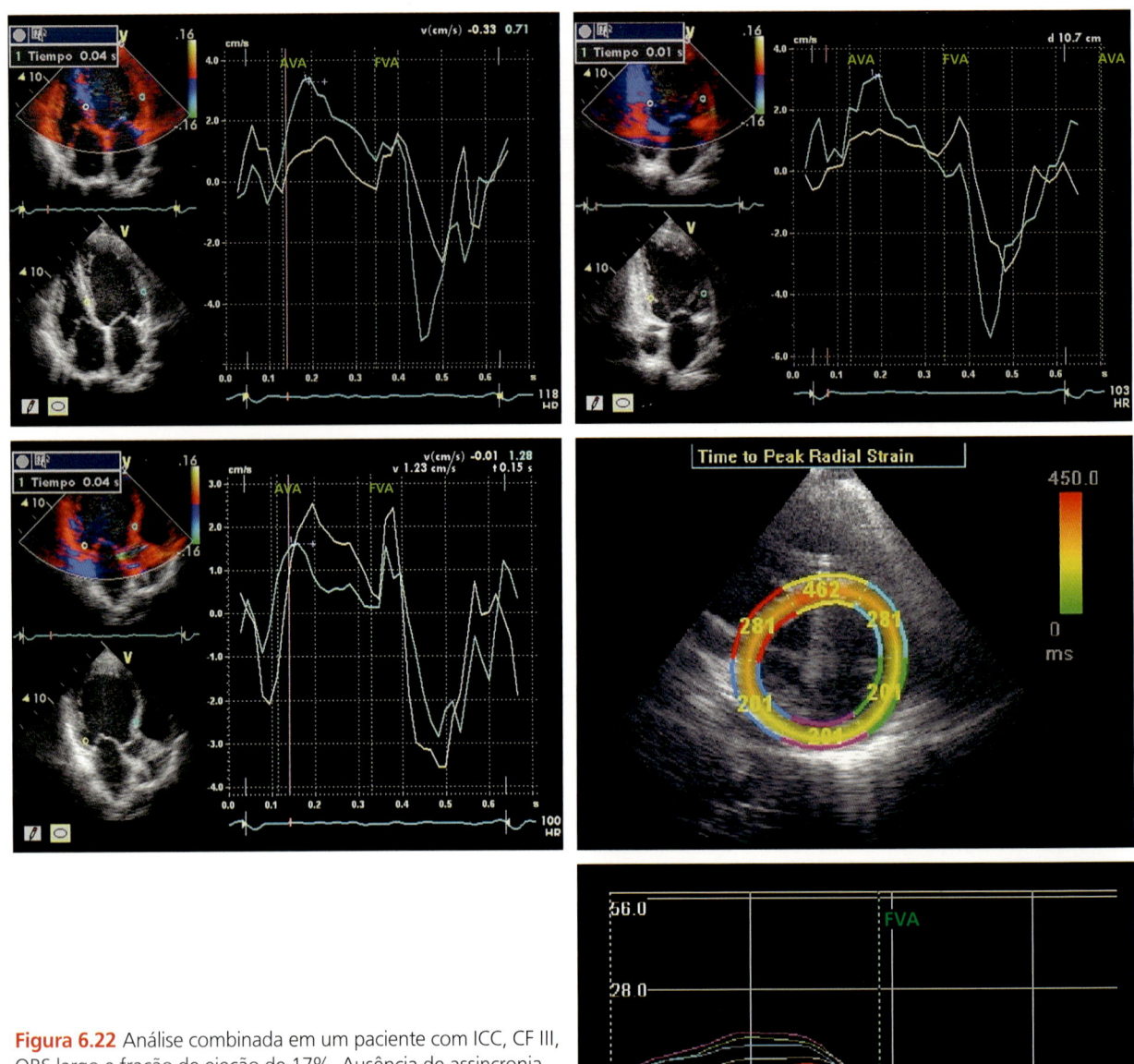

Figura 6.22 Análise combinada em um paciente com ICC, CF III, QRS largo e fração de ejeção de 17%. Ausência de assincronia na avaliação antes da implantação de um marca-passo biventricular. *Parte superior:* o Doppler pulsado tecidual obtido nos seis segmentos analisados apresentou um atraso não significativo igual ou inferior a 40 ms. *Parte inferior esquerda:* o tempo transcorrido para chegar ao pico da deformação radial dos seis segmentos analisados no eixo menor do ventrículo esquerdo tem um atraso não significativo na ativação entre paredes septal e lateral. *Direita:* as curvas da deformação radial apresentam valores bastante reduzidos.

ressincronização cardíaca, recentemente, foi publicado STAR, o primeiro estudo multicêntrico prospectivo realizado por três centros experientes, que analisou 132 pacientes selecionados para terapia de ressincronização cardíaca com quatro modalidades de deformação: radial, circunferencial, transversal e longitudinal (ver Capítulo 2, "Deformação miocárdica"). Ao contrário de estudos anteriores que consideraram variáveis clínicas positivas para analisar resposta à terapia de ressincronização cardíaca, neste foram estabelecidos os pontos finais como morte, transplante cardíaco ou necessidade de auxílio mecânico do ventrículo esquerdo em um acompanhamento durante três anos e meio. O estudo demonstrou que a associação da presença da assincronia por deformação radial e transversal foi um indicador independente altamente sensível e específico de resposta favorável à terapia de ressincronização cardíaca. Por outro lado, os pacientes que não apresentaram assincronia por deformação radial e transversal antes da terapia de ressincronização cardíaca tiveram três vezes mais eventos difíceis do que aqueles com dissincronia. Tanto a deformação longitudinal quanto a circunferencial, no entanto, não conseguiram detectar a assincronia em um terço dos pacientes. Os autores concluem que a presença de assincronia por deformação radial e transversal está associada à redução da fração de ejeção e melhor prognóstico em pacientes submetidos à terapia de ressincronização cardíaca.[22]

Rotação e torção

Recentemente foi utilizada uma medida de rotação e torção ventricular para detectar a dissincronia intraventricular e prever os respondedores à terapia de ressincronização cardíaca.[23] É usual que o pico das curvas de rotação e torção ventricular coincidam com o fechamento da válvula aórtica (Figura 6.23). Quando houver assincronia, o pico das curvas de rotação e torção ocorrem após o fechamento da válvula aórtica. Uma grande diferença entre o pico atrasado da torção e o pico no fechamento aórtico, com sensibilidade de 90% e especificidade de 77% que respondem à terapia de ressincronização cardíaca (Figuras 6.24 e 6.25).

Ecocardiografia tridimensional

No Capítulo 4, "Ecocardiografia tridimensional", são descritas as várias aplicações deste estudo. Neste Capítulo se descreve sua aplicação para a terapia de ressincronização cardíaca.

Este método tem a capacidade de medir o tempo, que ocorre o volume sistólico final nos 17 segmentos do miocárdio. Em um indivíduo normal, o tempo é coincidente em todos os segmentos, indicando a presença de sincronia (Figura 6.26 e vídeo 17).

A presença de dispersão no tempo que atinge o volume sistólico final entre os segmentos indica a presença de dissincronia (Figura 6.27).

É importante acrescentar a esta informação as imagens paramétricas em "olho de boi" para ver se a assincronia ocorre em paredes sem–discinesia (Figura 6.28), porque a assincronia nos segmentos discinéticos ou aneurismáticos não tem relevância clínica.

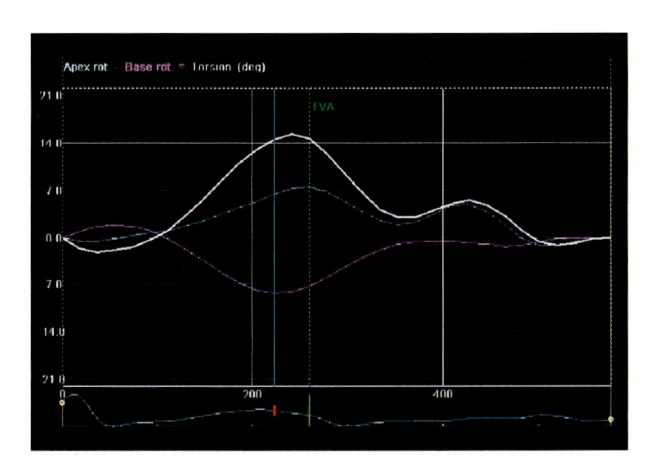

Figura 6.23 Curvas de rotação apical (linha azul celeste), basal (linha roxa) e torção (linha branca) em um indivíduo saudável. Os valores de rotação e torção são normais, com seus picos antes do fechamento valvular aórtico (FVA).

Figura 6.24 Curvas de rotação apical (linha azul celeste), basal (linha roxa) e torção (linha branca) em um indivíduo com miocardiopatia dilatada com assincronia. Estão diminuídos os graus de rotação apical, basal e da torção. Note-se que o pico de torção (ponta da seta) ocorre tardiamente, após fechamento da válvula aórtica (FVA) (seta branca), e há uma grande diferença do primeiro, entre o pico atrasado da torção e o pico no fechamento da válvula aórtica. Os picos de rotação apical e basal também ocorrem tardiamente (setas vermelhas).

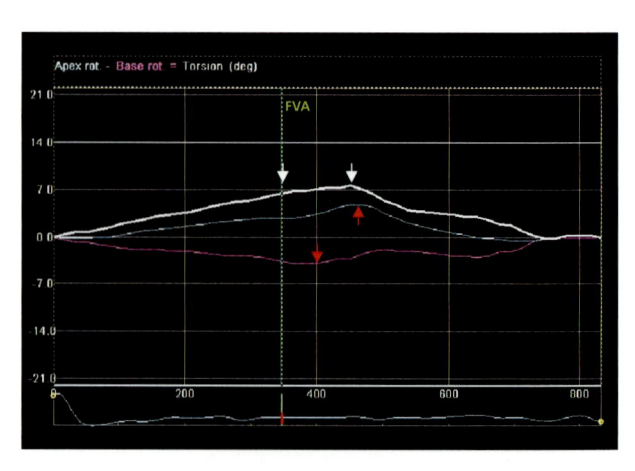

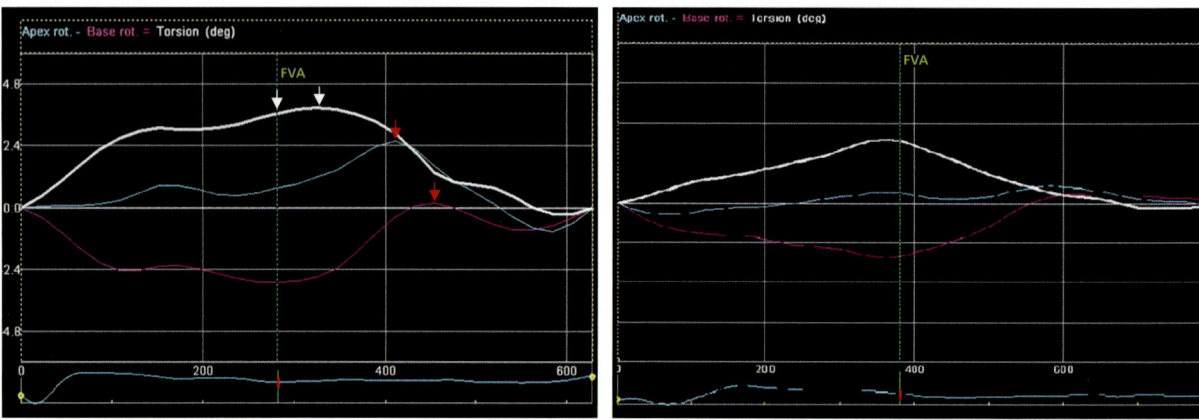

Figura 6.25 Rotação e torção antes (esquerda) e depois (direita) da terapia de ressincronização cardíaca em um paciente com assincronia intraventricular. Antes da terapia de ressincronização cardíaca (esquerda), os graus de rotação apical e basal estavam diminuídos e seus picos atrasados, o que ocorre após o fechamento da válvula aórtica (FVA), portanto, os graus de torção também estavam reduzidos e seu pico era tardio. Depois da terapia de ressincronização cardíaca (direita), aumentam os níveis de rotação basal e apical e seu pico coincide com o fechamento aórtico. Como resultado disso, a torção também aumenta e seu pico coincide com o fechamento aórtico.

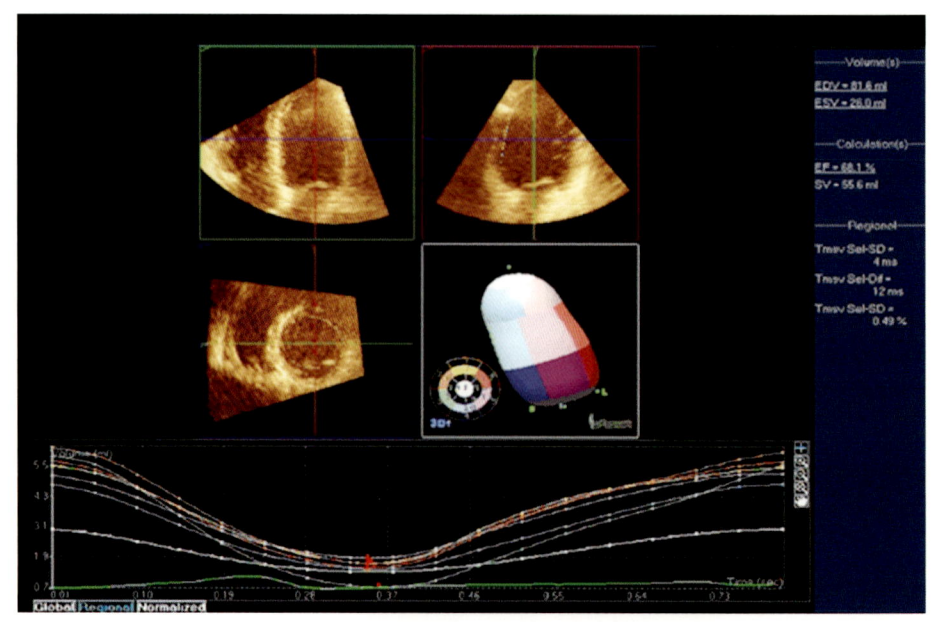

Figura 6.26 Ecocardiografia tridimensional: mostra os volumes segmentários de um indivíduo normal, com um volume diastólico final de 81 mL e fração de ejeção de 68%. Note-se que as curvas do volume sistólico final dos 16 segmentos fazem um pico homogêneo no momento do fechamento valvular aórtico, indicando a presença de sincronia intraventricular.

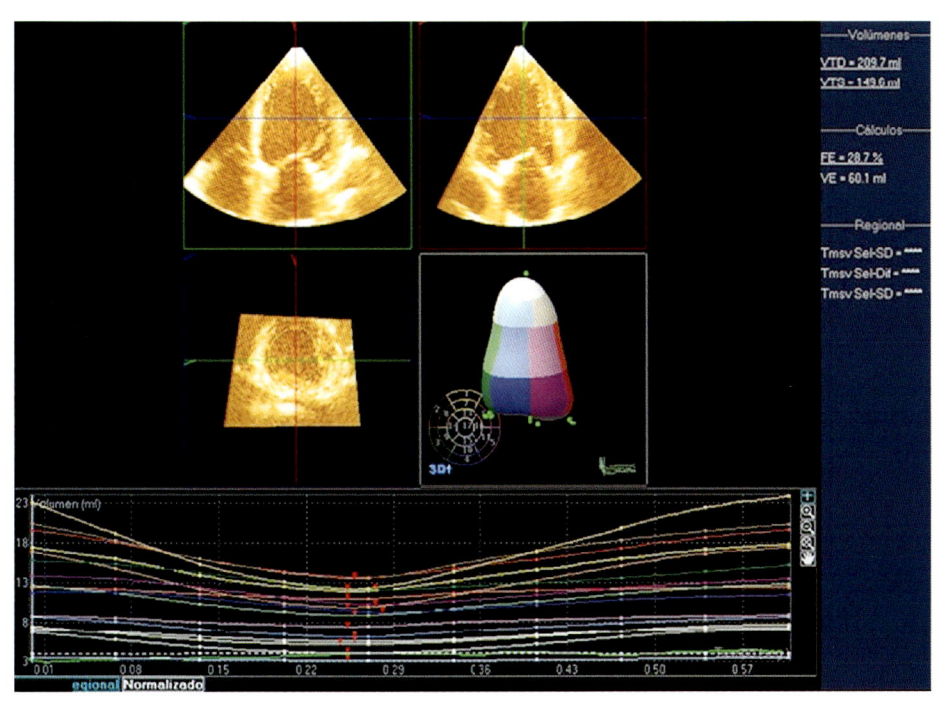

Figura 6.27 Ecocardiografia tridimensional em um paciente com miocardiopatia dilatada (volume diastólico final: 209 mL) e grave disfunção sistólica ventricular esquerda (FE: 28%). Note-se que as curvas do volume sistólico final dos 16 segmentos mostram heterogeneidade com relação ao fechamento da válvula aórtica, o que indica a existência de assincronia intraventricular.

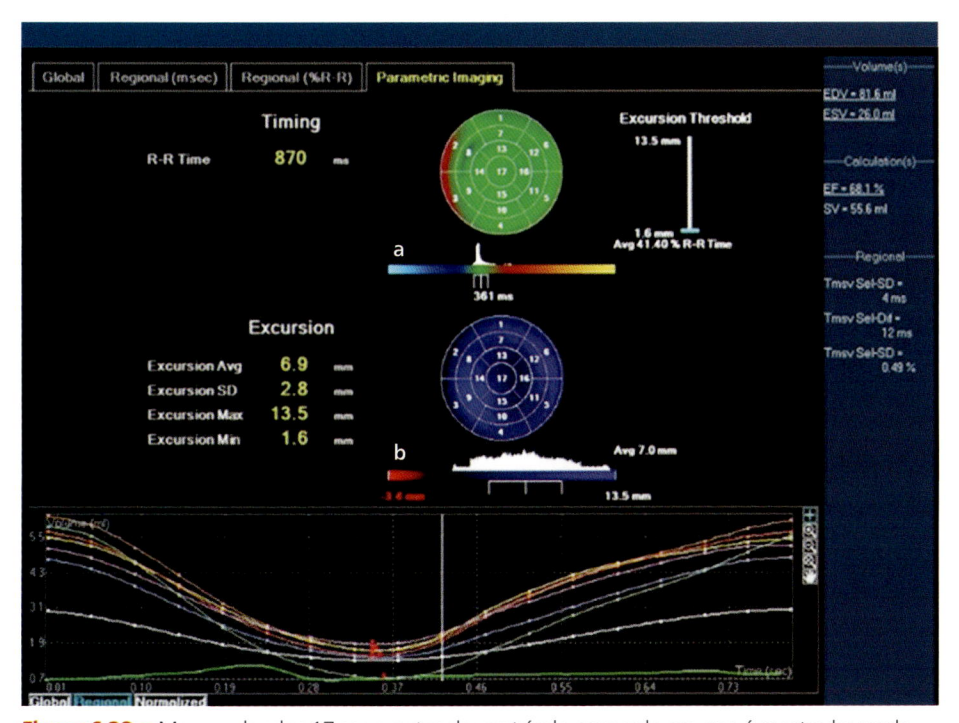

Figura 6.28 a Mapa polar dos 17 segmentos do ventrículo esquerdo em que é mostrado: verde, os segmentos sincrônicos; em vermelho, os assincrônicos que atingem o volume sistólico final após o fechamento da válvula aórtica. **b** Mapa polar que representa, em uma escala de preto a azul, a excursão endocárdica em milímetros.

A aplicação da ecocardiografia 3D que teve mais impacto clínico está relacionada com a terapia de ressincronização cardíaca, permitindo uma forma muito precisa para detectar a assincronia em pacientes que respondem ao marca-passo biventricular, que também pode realizar seu acompanhamento e otimização da terapia de ressincronização cardíaca.

Para quantificar a dissincronia intraventricular com ecocardiografia 3D, empregou-se o índice de assincronia sistólica (IAS), que é calculado com o desvio-padrão do tempo para o volume mínimo de cada um dos 16 segmentos miocárdicos na mesma pulsação (excluindo o ápice ventricular). Os valores do índice de assincronia sistólica podem ser expressos em valores absolutos (tempo transcorrido para atingir o pico do volume sistólico final em ms) ou em valores relativos como a porcentagem de intervalo RR (este último permite comparar pacientes com diversas frequências cardíacas). Na presença de contração sincronizada, todos os segmentos alcançam o volume sistólico final no mesmo ponto do ciclo cardíaco. Em presença de assincronia, há uma dispersão no momento em que os segmentos mais atrasados atingem o volume sistólico final. O grau de dispersão reflete a gravidade da dissincronia.

Um índice de assincronia sistólica inferior a 8% é normal (Figura 6.29). Um índice de assincronia sistólica superior a 10% indica que há assincronia intraventricular significativa e prevê a resposta à terapia de ressincronização cardíaca com elevada sensibilidade (96%) e especificidade (88%).[24] Os índices mais altos indicam maior assincronia (Figura 6.30)

A análise do índice de assincronia sistólica também permite identificar o melhor lugar para implante do eletrodo do ventrículo esquerdo (o segmento com maior atraso na contração). Para facilitar a interpretação dos dados, as curvas de volume geram uma imagem paramétrica em "olho de boi" da excursão sistólica radial, em que as áreas em azul escuro representam a redução da excursão sistólica e as em azul brilhante, uma excursão radial normal. Também gera um "olho de boi" de sincronia, em que as áreas verdes representam segmentos sincrônicos; as áreas azuis, contrações precoces; e as vermelhas e amarelas mostram os segmentos com contração atrasada (Figuras 6.31 e 6.32).

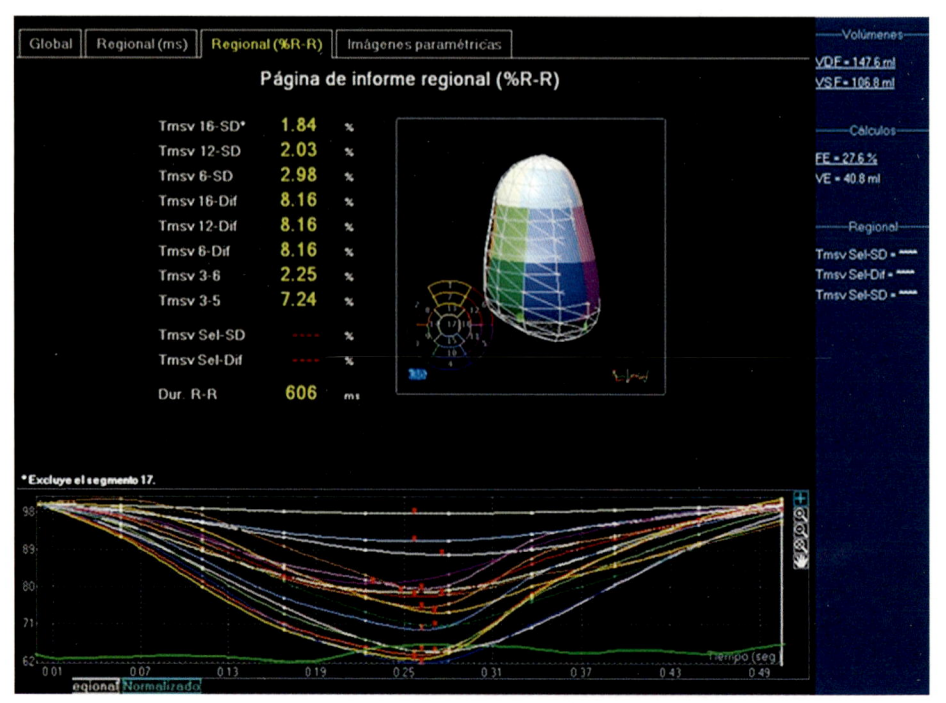

Figura 6.29 Ecocardiografia tridimensional em tempo real. Miocardiopatia dilatada (VDF 147,6 mL; Volume sistólico final: 106,8 mL), com grave disfunção sistólica (FE 27,6%). O índice sistólico de assincronia intraventricular (Tmsv 16-SD) de 1,84% indica que não há assincronia intraventricular.

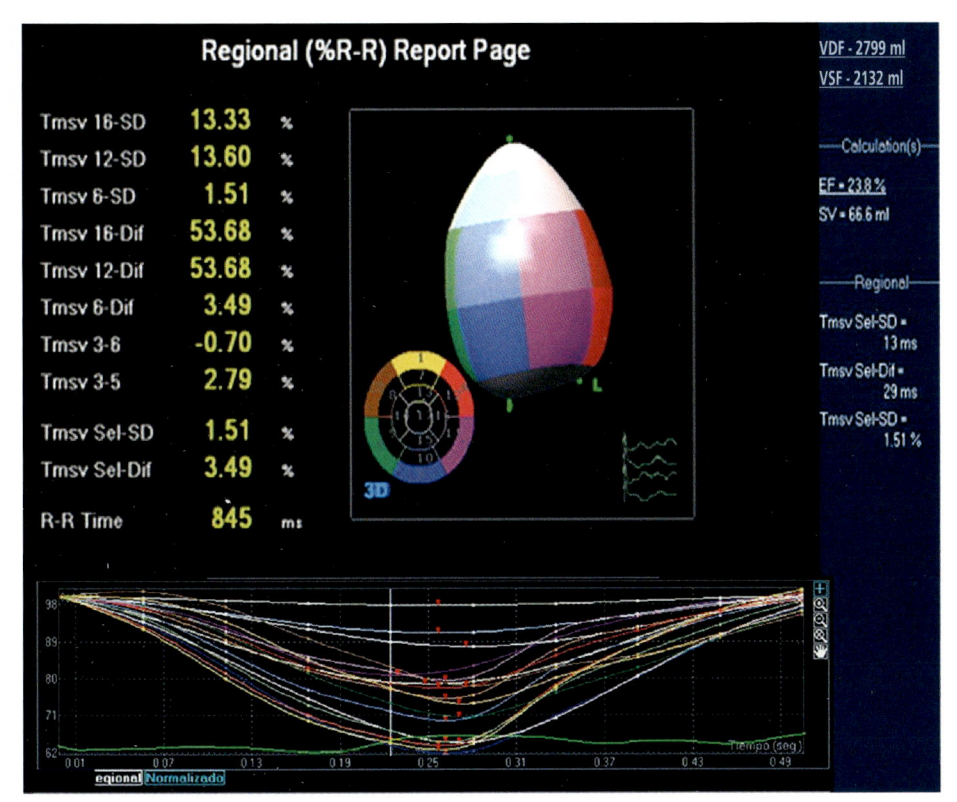

Figura 6.30 Ecocardiografia tridimensional em tempo real. Miocardiopatia dilatada (VDF 279,9 mL; Volume sistólico final: 213,2 mL), com grave disfunção sistólica (fração de ejeção: 23,8%) e um índice sistólico de assincronia intraventricular (Tmsv 16-SD) de 13,33% indicando a presença de dissincronia intraventricular.

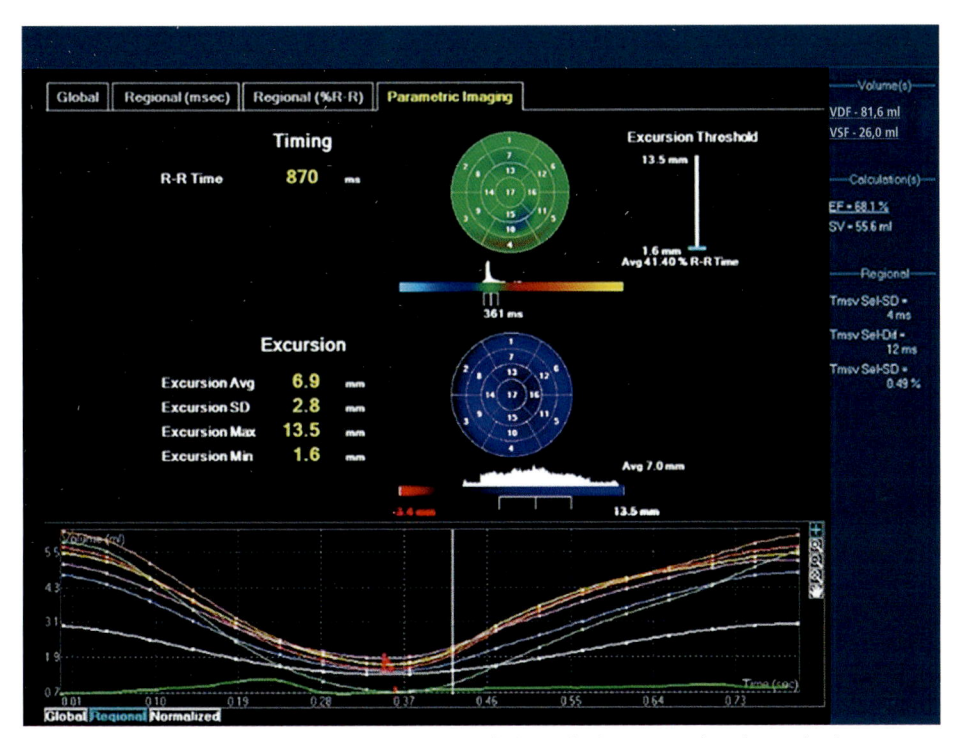

Figura 6.31 Imagem paramétrica em "olho de boi" derivada das curvas de volume de ultrassom em 3D. Acima, o "olho de boi" da sincronia em que se observam todos os segmentos da cor verde, indicando sincronia. Abaixo é mostrado o "olho de boi" de excursão com todas as áreas em azul. VDF: volume diastólico final (81,6 mL); VSF: volume sistólico final (26 mL); FE: fração de ejeção (68,1%).

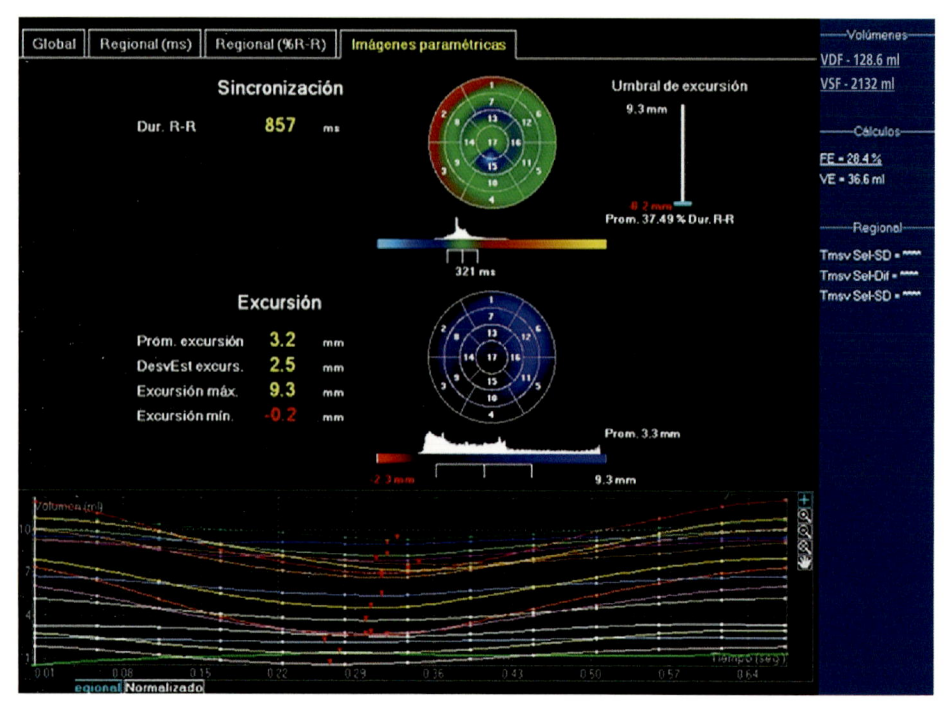

Figura 6.32 Imagem paramétrica em "olho de boi" derivada das curvas do volume do ultrassom 3D em um paciente com miocardiopatia dilatada e disfunção ventricular. *Acima:* o "olho de boi" de sincronia, nos quais se observam segmentos sincrônicos em verde, o segmento de 15 em azul com prematura contração e segmentos 1, 2 e 3 em vermelho pela contração atrasada. *Abaixo:* é mostrado o "olho de boi" de excursão com todas as áreas em azul. VDF: volume diastólico final (128,6 mL); VSF: volume sistólico final (92,1 mL); FE: fração de ejeção (28,4%).

A grande vantagem deste método consiste na obtenção de imagens em três dimensões, uma vez que, desta forma, é possível expressar o tempo de um volume sistólico final mínimo e seu desvio-padrão, resultado da contração longitudinal, circunferencial e radial. O tempo médio de aquisição das imagens é de cerca de 8 minutos. A análise é automática, simples, rápida e reprodutível, com uma viabilidade de cerca de 95%. A desvantagem é que deve utilizar tecnologia de alto custo e, portanto, de disponibilidade limitada. Foi recentemente publicado um estudo[25] que incorporou 187 pacientes selecionados para terapia de ressincronização cardíaca por dois centros experientes, confirmando o excelente valor preditivo de resposta à terapia de ressincronização cardíaca, com pouca variabilidade entre os dois centros. Entretanto, estes resultados animadores em estudos de centros individuais ou inexperientes não têm sido capazes de reproduzir, até o momento, ensaios multicêntricos.

Em resumo, a Tabela 6.1 mostra os pontos de corte sugeridos pelos diferentes métodos para detecção da assincronia intraventricular.

CONCLUSÃO

Embora a correção da assincronia mecânica seja o principal mecanismo da terapia de ressincronização cardíaca, há muitos fatores que são importantes na determinação da resposta ao tratamento e prognóstico, que não estão relacionados com os parâmetros ecocardiográficos de dissincronia.

Alguns desses fatores são a anatomia venosa coronária e a posição do eletrodo no ventrículo esquerdo, a reserva contrátil global e na região será estimulada pelo eletrodo, o grau de insuficiência mitral, a porcentagem de tempo diário que o paciente permanece estimulado, a programação da ressincronização em repouso em um paciente que desenvolverá atividades, a presença de arritmias supraventriculares, a otimização dos intervalos atrio ventricular e interventricular, a etiologia coronária, a presença de cicatriz extensa, a fração de ejeção muito baixa e um tempo-velocida-

Tabela 6.1 Resumo dos indicadores ecocardiográficos de resposta à terapia de ressincronização cardíaca

Autor	Indicador ecocardiográfico	Método ecocardiográfico	Valor de corte
Bax JJ	Atraso entre o tempo transcorrido até atingir a velocidade de pico sistólico em paredes opostas	Doppler pulsado tecidual	≥ 65 ms
Yu CM	Desvio-padrão do tempo transcorrido desde o início do QRS até alcançar a velocidade sistólica pico de 12 segmentos (6 basais e 6 medianos)	Imagens de sincronização tecidual	≥ 32 ms
Notabartolo D	Máxima diferença nas velocidades sistólicas de pico de 6 segmentos basais	Imagens de sincronização tecidual	≥ 110 ms
Suffoletto MS	Retardado da deformação radial septal-posterior: vista do eixo curto paraesternal	Varredura pontual	≥ 130 ms
Sade LE	Diferença em graus entre o pico de atraso da torção e o pico no momento de fechamento da válvula aórtica	Torção	> 1°
Soliman OI	Índice de assincronia sistólica	Ecocardiografia tridimensional	> 10%

de integral do trato da saída do ventrículo esquerdo inferior a 12 cm. Todos estes são fatores que estão associados à resposta clínica limitada.[26,27]

Neste sentido, a intenção de que uma ou várias variáveis ecocardiográficas resolverão o dilema da correta identificação de não respondedores consiste em uma simplificação de um problema complexo, que deve envolver uma equipe que inclui cardiologistas clínicos, eletrofisiologistas, especialistas em insuficiência cardíaca, especialistas em ecocardiografia e empresas que desenvolvem novas tecnologias.[28]

Neste cenário, a ecocardiografia tem utilizado diversas variáveis em uma tentativa de identificar quais parâmetros podem prever uma resposta favorável à terapia de ressincronização cardíaca. Os índices de assincronia simples como o modo M e o Doppler pulsado utilizados de forma isolada mostraram baixa eficácia para prever a resposta à terapia de ressincronização cardíaca. Dentre os índices de complexidade intermediária, o Doppler tecidual colorido e as imagens de sincronização de tecido têm sido os mais utilizados e, embora mostrassem alto valor preditivo para a identificação de respondedores à terapia de ressincronização cardíaca em centros especializados, estes resultados não puderam ser validados em estudos multicêntricos.

Os índices de dissincronia como o mais avançado de deformação bidimensional (especialmente os modos radial e transversal) e eco tridimensional em tempo real provaram que são as ferramentas mais eficazes na detecção de respondedores à terapia de ressincronização cardíaca, e parece que, no futuro próximo, dirige-se nesse sentido, embora os dados animadores iniciais ainda devam ser validados em ensaios multicêntricos.

REFERÊNCIAS BIBLIOGRÁFICAS

1. Kannel WB. Incidence and epidemiology of heart failure. *Heart Fail Rev* 2000;5:167-732.
2. Swedberg K, Cleland J, Dargie H, Drexler H, Follath F, Komajda M. Task Force for the Diagnosis and Treatment of Chronic Heart Failure of the European Society of Cardiology. Guidelines for the diagnosis and treatment of chronic heart failure: executive summary update 2005): The Task Force for the Diagnosis and Treatment of Chronic Heart Failure of the European Society of Cardiology. *Eur Heart J* 2005;26:1115-40.
3. McAlister FA, Ezekowitz JA *et al*. Systematic review: cardiac resynchronization in patients with symptomatic heart failure. *Ann Intern Med* 2004;141:381-90.

4. Fox M, Mealing S, Anderson R, Dean J, Stein K, Price A, Taylor RS. The clinical effectiveness and cost-effectiveness of cardiac resynchronization (biventricular pacing) for heart failure: systematic review and economic model. *Health Technol Assess* 2007;11:248.
5. Epstein AE, DiMarco JP, Ellenbogen KA, Estes NAM, Freedman RA, Gettes LSl. ACC/AHA/HRS 2008 guidelines for device-based therapy of cardiac rhythm abnormalities. *Circulation* 2008;117:350-408.
6. Dickstein K, Cohen-Solal A, Filippatos G, McMurray JJ et al. ESC Guidelines for the diagnosis and treatment of acute and chronic heart failure 2008: the Task Force for the Diagnosis and Treatment of Acute and Chronic Heart Failure 2008 of the European Society of Cardiology. Developed in collaboration with the Heart Failure Association of the ESC (HFA) and endorsed by the European Society of Intensive Care Medicine (ESICM). *Eur Heart J* 2008;29:2388-442.
7. Cazeau S, Bordachar P, Jauvert G. Echocardiographic modeling of cardiac dyssynchrony before and during multisite stimulation: a prospective study. *Pacing Clin Electrophysiol* 2003;26:137-43.
8. St John Sutton MG, Plappert T, Abraham WT. Effect of cardiac resynchronization therapy on left ventricular size and function in chronic heart failure. *Circulation* 2003;107:1985-90.
9. Cazeau S, Leclercq C, Lavergne T et al. Effects of multisite biventricular pacing in patients with heart failure and intraventricular conduction delay. *N Engl J Med* 2001;344:873-80.
10. Achilli A, Peraldo C, Sassara M. Prediction of response to cardiac resynchronization therapy: the selection of candidates for CRT (SCART) study. *Pacing Clin Electrophysiol* 2006;29:11-9.
11. Marcus GM, Rose E, Viloria EM. Septal to posterior wall motion delay fails to predict reverse remodeling or clinical improvement in patients undergoing cardiac resynchronization therapy. *J Am Coll Cardiol* 2005;46:2208-14.
12. Penicka M, Bartunek J, De Bruyne B. Improvement of left ventricular function after cardiac resynchronization therapy is predicted by tissue Doppler imaging echocardiography. *Circulation* 2004;109:978-83.
13. Bax JJ, Bleeker GB, Marwick TH. Left ventricular dyssynchrony predicts response and prognosis after cardiac resynchronization therapy. *J Am Coll Cardiol* 2004;44:1834-40.
14. Van Bommel R, Ypenburg C, Willem Borleffs C, Delgado V et al. Value of Tissue Doppler Echocardiography in Predicting Response to Cardiac Resynchronization Therapy in Patients With Heart Failure. *Am J Cardiol* 2010;105:1153-8.
15. Yu CM, Chau E, Sanderson JE. Tissue Doppler echocardiographic evidence of reverse remodeling and improved synchronicity by simultaneously delaying regional contraction after biventricular pacing therapy in heart failure. *Circulation* 2002;105:438-45.
16. Yu CM, Fung JW, Zhang Q. Tissue Doppler imaging is superior to strain rate imaging and postsystolic shortening on the prediction of reverse remodeling in both ischemic and nonischemic heart failure after cardiac resynchronization therapy. *Circulation* 2004;110:66-73.
17. Chung ES, Leon AR, Tavazzi L, Sun JP et al. Results of the Predictors of Response to CRT (PROSPECT) trial. *Circulation* 2008;117:2608-16.
18. Yu CM, Fung WH, Lin H, Zhang Q, Sanderson JE et al. Predictors of left ventricular reverse remodeling after cardiac resynchronization therapy for heart failure secondary to idiopathic dilated or ischemic cardiomyopathy. *Am J Cardiol* 2003;91:684-8.
19. Notabartolo D, Merlino JD, Smith AL, DeLurgio DB, Vera FV, Easley KA, Martin RP, León AR. Usefulness of the peak velocity difference by tissue Doppler imaging technique as an effective predictor of response to cardiac resynchronization therapy. *Am J Cardiol* 2004;94:817-20.
20. Suffoletto MS, Dohi K, Cannesson M, Saba S, Gorcsan J 3rd. Novel speckle-tracking radial strain from routine black-and-white echocardiographic images to quantify dyssynchrony and predict response to cardiac resynchronization therapy. *Circulation* 2006;113:960-8.
21. Gorcsan J 3rd, Tanabe M, Bleeker GB, Suffoletto MS, Thomas NC, Saba S, Tops LF, Schalij MJ, Bax JJ. Combined longitudinal and radial dyssynchrony predicts ventricular response after resynchronization therapy. *J Am Coll Cardiol* 2007;50:1476-83.
22. Tanaka H, Nesser HJ, Buck T, Oyenuga O et al. Dyssynchrony by speckle-tracking echocardiography and response to cardiac resynchronization therapy: results of the Speckle Tracking and Resynchronization (STAR) study. *European Heart Journal* 2010;31:1690-700.
23. Sade LE, Demir O, Atar I, Müderrisoglu H et al. Effect of mechanical dyssynchrony and cardiac resynchronization therapy on left ventricular rotational mechanics. *Am J Cardiol* 2008;101:1163-9.
24. Soliman OI, van Dalen BM, Nemes A, Zwaan HB et al. Quantification of left ventricular systolic dyssynchrony by real-time three-dimensional echocardiography. *J Am Soc Echocardiogr* 2009;22:232-9.
25. Kapetanakis S, Bhan A, Murgatroyd F, Kearney MT et al. Real-Time 3D Echo in Patient Selection for Cardiac Resynchronization. *J Am Coll Cardiol Cardiovasc Imgaging* 2011;4:16-26.
26. Santaularia-Tomas M, Abraham TP. Criteria predicting response to CRT: is more better? *Eur Heart J* 2009;30:2835-7.
27. Leyva F, Foley PW, Stegemann B, Ward JA et al. Development and validation of a clinical index to predict survival after cardiac resynchronisation therapy. *Heart* 2009;95:1619-25.
28. Yu CM, Sanderson JE, Gorcsan J III. Echocardiography, dyssynchrony, and the response to cardiac resynchronization therapy. *European Heart Journal* 2010;31:2326-39.

7 Marca-passos definitivos

Gerardo Marambio

Durante décadas, o marca-passo definitivo foi um tratamento eficaz para a doença do nódulo sinusal e distúrbios sintomáticos da condução atrioventricular. Também é uma alternativa para outras patologias, como fibrilação atrial com alta resposta ventricular refratária ao tratamento médico que requer ablação do nódulo atrioventricular, miocardiopatia hipertrófica, síndrome do seio carotídeo e apneia do sono.

Tradicionalmente, o cateter de marca-passo definitivo é colocado no endocárdio do ápice do ventrículo direito, que atualmente é um procedimento simples, seguro e eficaz. No entanto, nos últimos anos tem sido sugerido que pode ter efeitos deletérios sobre a estrutura cardíaca e função sistólica do ventrículo esquerdo, o que poderia explicar a evolução clínica desfavorável que apresenta alguns pacientes que usaram marca-passo de forma crônica. Isso poderia estar relacionado com o padrão de ativação anormal eletromecânica dos ventrículos (dissincronia ventricular) causado pelo marca-passo do ápice do ventrículo direito.

O fato de que a maioria dos estudos prospectivos tentou mostrar o máximo benefício a partir de um estimulação cardíaca mais fisiológica não conseguiu encontrar uma clara superioridade da estimulação bicameral (DDD) em comparação com uma estimulação unicameral ventricular (VVI) e que um estudo mostrou que a estimulação atrial (AAI) foi claramente superior à ventricular (menor incidência de mortalidade, acidente cerebrovascular, fibrilação atrial, eventos tromboembólicos e melhor classe funcional) tem levado a considerar o possível efeito deletério da estimulação ventricular a partir do ápice do ventrículo direito.[1-5]

Os estudo clínicos randomizados sobre a seleção do modo de marca-passo têm sugerido uma associação entre uma alta porcentagem feita a partir do ápice do ventrículo direito e uma pior evolução clínica. Em um subestudo do MOST (*mode selection trial*), que incluiu pacientes com marca-passo definitivo para a doença do nódulo sinusal sintomático e duração basal normal do QRS, observamos um do risco maior de hospitalização por insuficiência cardíaca em pacientes com modo de marca-passo bicameral, muitas vezes autoajustável (DDDR), que tinha mais de 40% de batimentos com estimulação ventricular (analisado por interrogatório do gerador), e em pacientes com modo de marca-passo unicameral, com frequência autoajustável (VVIR), que tinha mais de 80% dos batimentos com a estimulação ventricular. Nos dois modos de estimulação também se observou uma relação direta entre a porcentagem de batimentos com estimulação ventricular e o risco de desenvolver fibrilação atrial.[6]

No estudo DAVID, em que os pacientes receberam um cardiodesfibrilador implantável por indicações normais, foi colocado um gerador com função de marca-passo, mesmo sem ter indicação de marca-passo antibradicardia. Foi comparado um modo de estimulação bicameral DDDR 70, que foi programado para estimular com frequências inferiores a 70 batimentos por minuto, com um modo de estimulação unicameral VVIR 40, em que a programação era feita em menos de 40 batimentos por minuto. No acompanhamento foi observada uma evolução significativamente melhor em termos de mortalidade e hospitalização por insuficiência cardíaca no grupo VVIR 40, que apresentava no interrogatório do gerador uma porcentagem significativamente menor de batimentos com estimulação ventricular no outro grupo.[7]

Estes estudos sugerem que não há benefício clínico do modo de marca-passo "fisiológico" DDDR sobre o modo VVIR, o que poderia ser explicado pela alta porcentagem de estimulação ventricular nos grupos DDDR, talvez como resultado de programação de um intervalo auriculo-ventricular curto. Portanto, o efeito benéfico de manter a sincronia auriculoventricular com o marca-passo "fisiológico" DDDR poderia ser reduzido o efeito deletério do uso de marca-passos colocados na ponta do ventrículo direito.

Este efeito negativo da estimulação do ápice do ventrículo direito parece ser mais acentuado em certos grupos de pacientes, como aqueles com alterações basais da condução inicial, com doença coronariana, com função sistólica deprimida e aqueles que dependem da estimulação do marca-passo por períodos de tempo prolongado.[8-11]

Consequências fisiopatológicas do marca-passo a partir do ápice do ventrículo direito

O efeito negativo do marca-passo no ápice do ventrículo direito pode ser atribuído ao padrão de ativação anormal eletromecânica dos ventrículos. Ao estimular a ponta do ventrículo direito, a frente de onda elétrica se propaga através do miocárdio e não por meio do sistema de condução especializado de His-Purkinje, o que faz com que a onda elétrica se propague de forma mais lenta, induzindo a heterogeneidade na ativação elétrica do miocárdio. Isto é comparável ao que ocorre no bloqueio do ramo esquerdo, que tem áreas que são ativadas no início, como as mais próximas do cateter, e áreas adjacentes ao cateter, que são ativadas eletricamente de forma tardia. Esta ativação elétrica alterada tem como resultado uma ativação heterogênea mecânica, em áreas próximas ao cateter, mostrando uma deformação precoce do miocárdio. Esta alteração da deformação miocárdica regional gera assincronia regional da contração e, como resultado, uma contração menos efetiva.[12,13]

A ativação ventricular assincrônica pode afetar o metabolismo cardíaco, a perfusão miocárdica, a remodelação ventricular e atrial, a hemodinâmica e a função mecânica.

Em miocardiopatia induzida por marca-passo com alta frequência a partir do ápice do ventrículo direito, foi observada uma diferença significativa na expressão de proteínas envolvidas na contração do miocárdio, que não é observado durante a execução de alta frequência do átrio direito, em que a contração ventricular é sincrônica.[14]

Mesmo na ausência de doença coronária, as falhas da perfusão miocárdica podem estar presentes em até 65% dos pacientes com marca-passo crônico com cateter na ponta do ventrículo direito. Estas falhas estão localizadas, principalmente, nas proximidades do cateter.[15]

As biópsias realizadas em pacientes com marca-passos crônicos por bloqueio atrioventricular congênito têm mostrado alterações celulares e intracelulares, incluindo alterações mitocondriais e fibrose degenerativa.[16]

Também foi observado o aumento na espessura parietal e alterações da remodelação do ventrículo esquerdo. O débito cardíaco pode diminuir e alterar as propriedades do enchimento ventricular.[17-19]

Avaliação da assincronia em pacientes com marca-passo definitivo

Alguns estudos observaram que a presença de assincronia ventricular está associada a maior risco de morbidade e mortalidade cardíaca em pacientes com insuficiência cardíaca, o que torna interessante estudar o que desencadeia por causa do marca-passo crônico.[20,21]

O desenvolvimento de dissincronia mecânica secundária à estimulação elétrica do ápice do ventrículo direito foi avaliado utilizando-se diferentes técnicas ecocardiográficas, a partir dos básicos, como o modo M, até as novas tecnologias, como varredura pontual.

Cada uma das técnicas utilizadas para avaliar assincronia foi explicada em detalhes no Capítulo 6, "Terapia de ressincronização cardíaca", em que apenas foram discutidos os resultados observados em pacientes com marca-passo.

O marca-passo crônico no ápice do ventrículo direito pode causar tanto dissincronia intraventricular quanto interventricular. Em um dos primeiros trabalhos sobre assincronia em pacientes que utilizam marca-passos, foi avaliada a evolução da assincronia depois de pelo menos um ano do marca-passo crônico no ápice do ventrículo direito, em pacientes com ablação do nódulo atrioventricular para fibrilação atrial crônica refratária ao tratamento médico. A assincronia intraventricular foi avaliada pelo modo M no nível dos músculos papilares e Doppler tecidual colorido colocando a amostra do volume nos segmentos basais das paredes septal e lateral, embora a assincronia interventricular fosse avaliada com Doppler espectral nos tratos ventriculares da saída. Quase metade dos pacientes desenvolveram assincronia com o marca-passo crônico, um agravamento dos sintomas de insuficiência cardíaca, uma queda na fração de ejeção e aumento do volume diastólico final do ventrículo esquerdo, enquanto os pacientes sem–dissincronia não apresentaram piora nestes parâmetros[22] (Figura 7.1, vídeos 18 a-b)

Em um estudo subsequente foi avaliada a evolução de assincronia em pacientes que utilizavam marca-passo de forma crônica com cateter no ápice do ventrículo direito, mas pela diferença no tempo transcorrido até sua chegada ao pico da deformação sistólica radial com varredura pontual nos segmentos médios ventriculares. Por essa técnica observamos que 57% dos pacientes tiveram assincronia intraventricular, que o maior atraso foi observado entre os segmentos anterosseptal e posterolateral e, além disso, que este grupo de pacientes desenvolveu comprometimento da função sistólica e agravou os sintomas de insuficiência cardíaca[23] (Figuras 7.2 e 7.3, vídeo 19 a-b e vídeo 20).

Os pacientes com comprometimento da função sistólica parecem ter maior risco de desenvolver assincronia com o marca-passo. Foi realizada uma análise da influência da função sistólica no desenvolvimento de assincronia em pacientes que utilizam marca-passo de forma crônica avaliando a assincronia pelo modo M e o Doppler espectral nos tratos de saída ventricular, e observou-se que pacientes com fração de ejeção inferior a 35% tinham um risco maior de desenvolver assincronia após marca-passo crônico no ápice do ventrículo direito, o que levou os autores a sugerir que, talvez, este grupo de pacientes se beneficiasse mais com a colocação de um ressincronizador, que será discutido mais adiante.[24]

Com estes estudos, comprovou-se que o marca-passo crônico no ápice do ventrículo direito pode gerar dissincronia mecânica evidenciada por parâmetros ecocardiográficos, mas surgiu a questão se a assincronia se apresentava apenas pelo marca-passo crônico ou era um fenômeno que já se desenvolvia cedo, após iniciar o marca-passo. Em um estudo sobre 25 pacientes com corações estruturalmente normais, submetidos ao estudo eletrofisiológico para a avaliação de arritmias supraventriculares, investigou-se a presença de dissincronia no início e após 5 minutos de marca-passo do ápice do ventrículo direito a uma frequência cardíaca de 1 batimento/minuto. A assincronia foi avaliada com varredura pontual analisando a deformação sistólica radial e também foi examinada a deformação ou encurtamento longitudinal e torção. Em 9 pacientes (36%) observou-se, durante o uso de marca-passo, um atraso superior a 130 ms entre o segmento que atingiu o pico da deformação sistólica radial mais precocemente em comparação com o segmento que chegou mais tarde, ou seja, que apresentaram assincronia intraventricular. A deformação longitudinal global apresenta uma queda significativa com o marca-passo, com um valor médio basal de $-18,3\% \pm 3,5\%$ e de $-11,8\% \pm 3,6\%$ após o uso do marca-passo (Figura 7.4). Há, também, mudança na rotação e torção do ventrículo esquerdo. Embora o ápice do ventrículo esquerdo apresentasse uma ligeira diminuição da rotação, a base da referida diminuição foi significativa e, consequentemente, a torção do ventrículo esquerdo piorou significativamente. Com a estimulação observou-se também uma diminuição nos diâmetros e volumes diastólicos finais do ventrículo esquerdo, sem alterações no sistólico final, o que implica uma piora significativa na fração de ejeção. Essas alterações podem ser explicadas por uma diminuição do enchimento ventricular

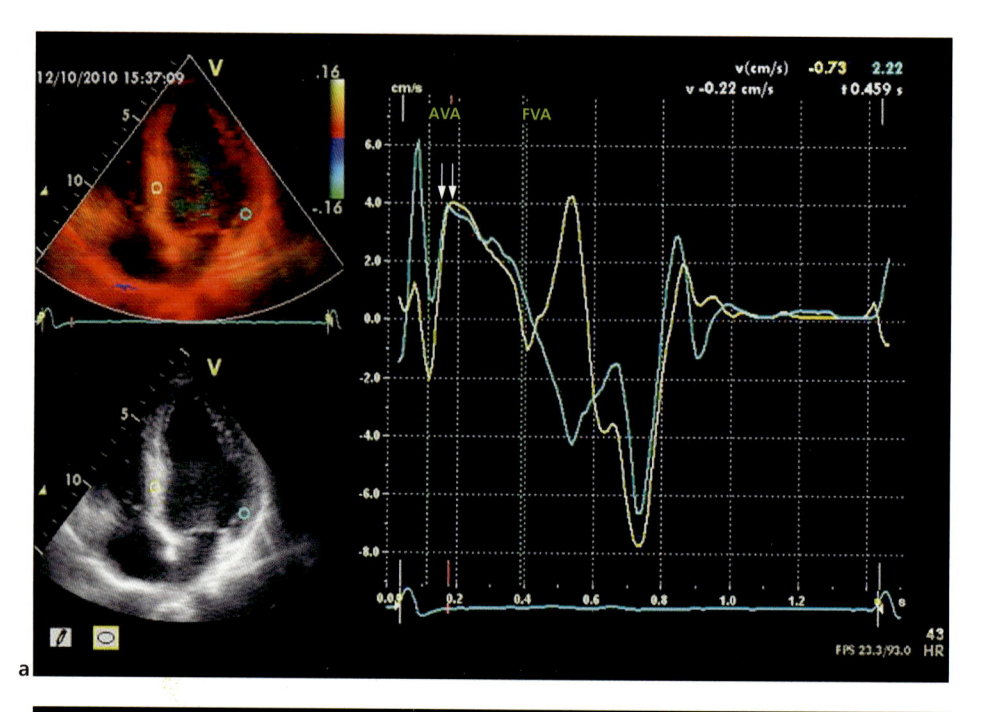

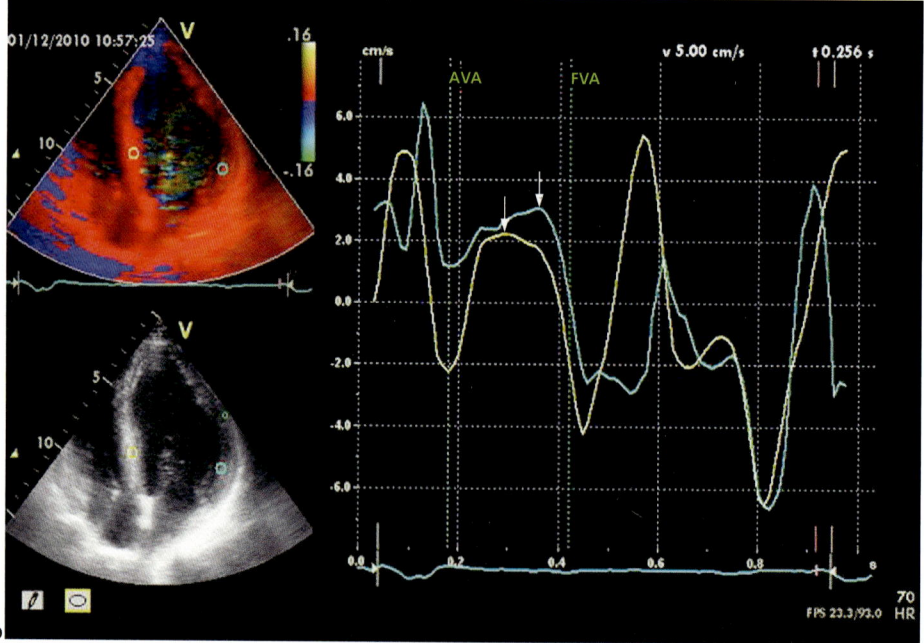

Figura 7.1 a Exemplo de avaliação de sincronia por Doppler tecidual colorido (TVI). Do lado esquerdo são observadas a visão em quatro câmaras apicais bidimensionais, e a visão realizada com Doppler tecidual colorido, com as amostras de volume colocadas nos segmentos basais das paredes septal (amarelo) e lateral (azul celeste), e nas curvas representadas à direita é observada uma sincronia antes da colocação de um marca-passo definitivo (diferença entre o tempo do pico da onda septal e lateral de 20 ms). **b** O mesmo paciente após 8 meses de marca-passo apical. A assincronia é observada entre os segmentos basais das paredes lateral e septal (diferença de tempo do pico da onda S = 70 ms) (setas).

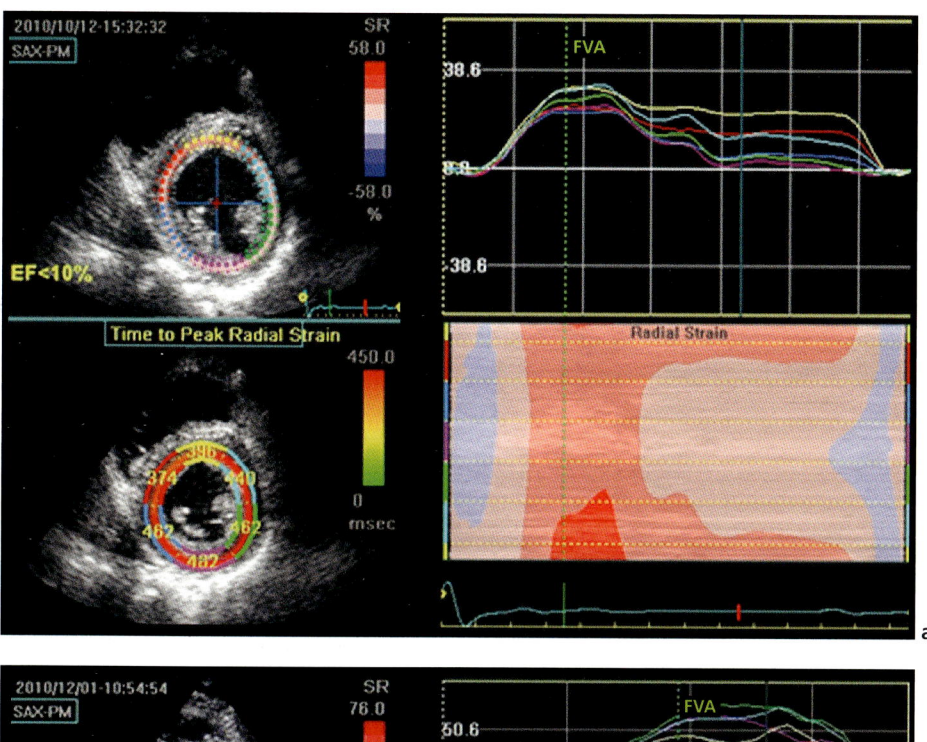

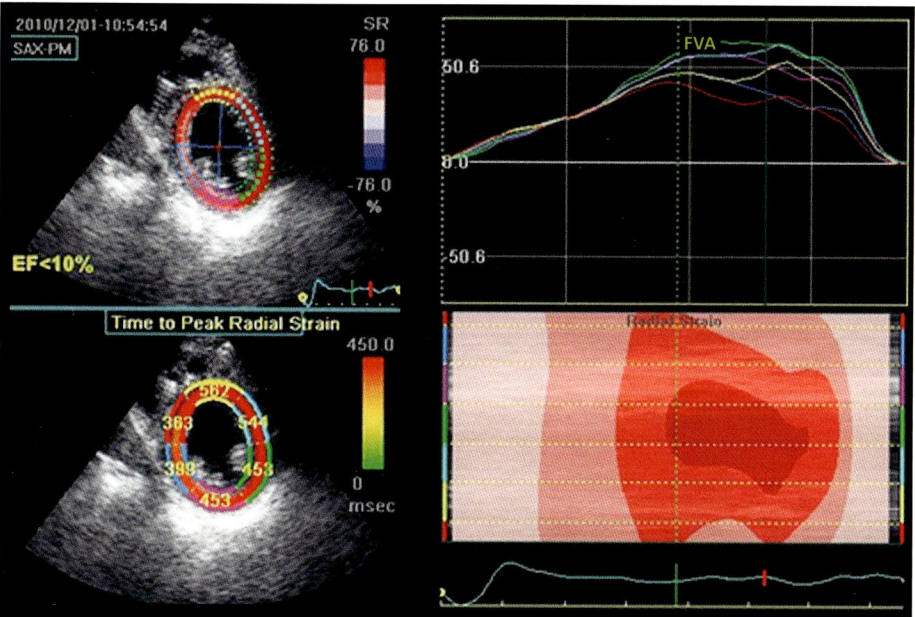

Figura 7.2 Análise da sincronia intraventricular com varredura pontual que mede a diferença de tempo para atingir o pico da deformação radial do miocárdio nos músculos papilares. **a** Antes da colocação do marca-passo pode ser visto que a diferença de tempo para atingir o pico de deformação não excede os 130 ms entre nenhum dos segmentos, ou seja, não há sincronia ventricular. **b** Um ano após a colocação do marca-passo definitivo DDD, desenvolveu-se uma assincronia intraventricular, com uma diferença de tempo superior a 130 ms para atingir o pico da deformação entre o segmento que chega mais cedo e atinge mais tarde.

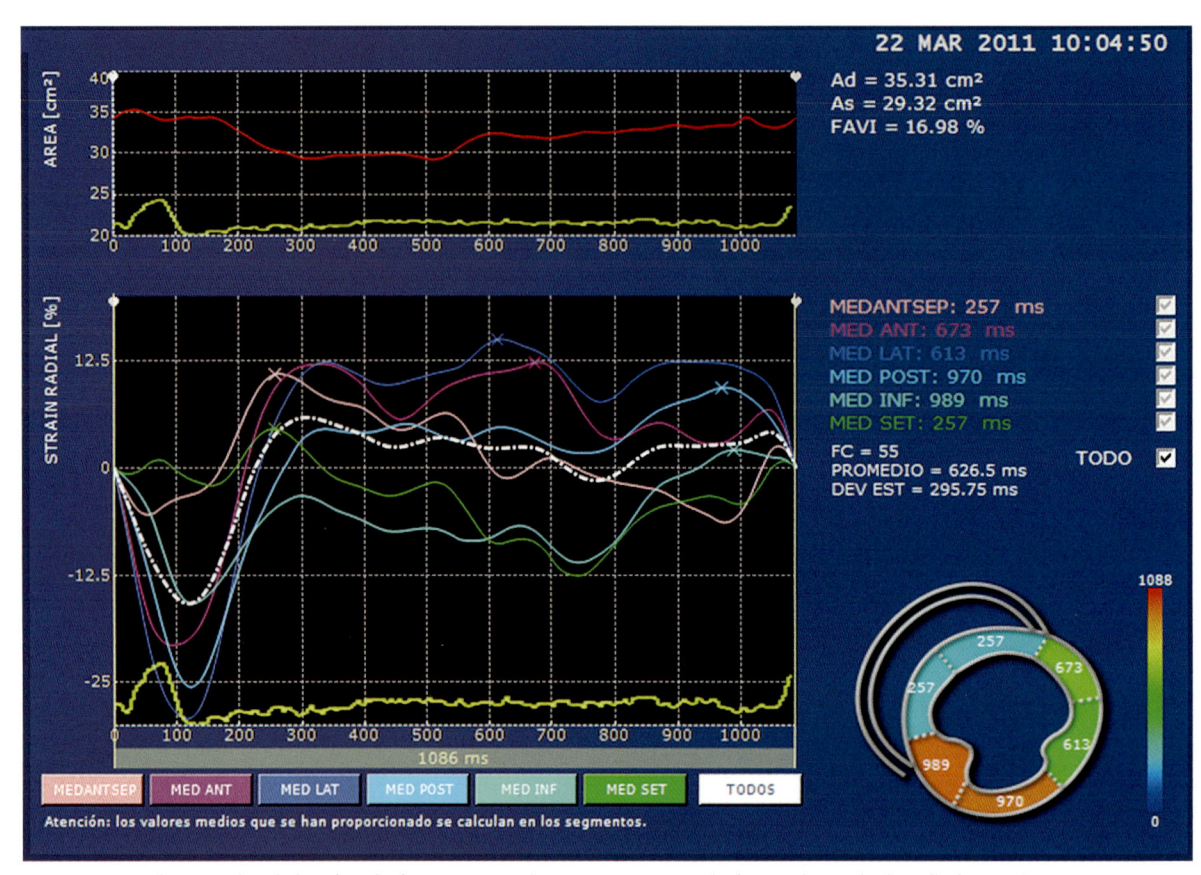

Figura 7.3 Paciente assincrônico depois de 15 anos após o marca-passo apical. A assincronia é avaliada no eixo curto medioventricular paraesternal esquerdo com varredura pontual com imagens do vetor velocidade. Há uma clara diferença no tempo de pico de máxima deformação radial (superior a 130 ms), especialmente entre os segmentos septais e posterolaterais.

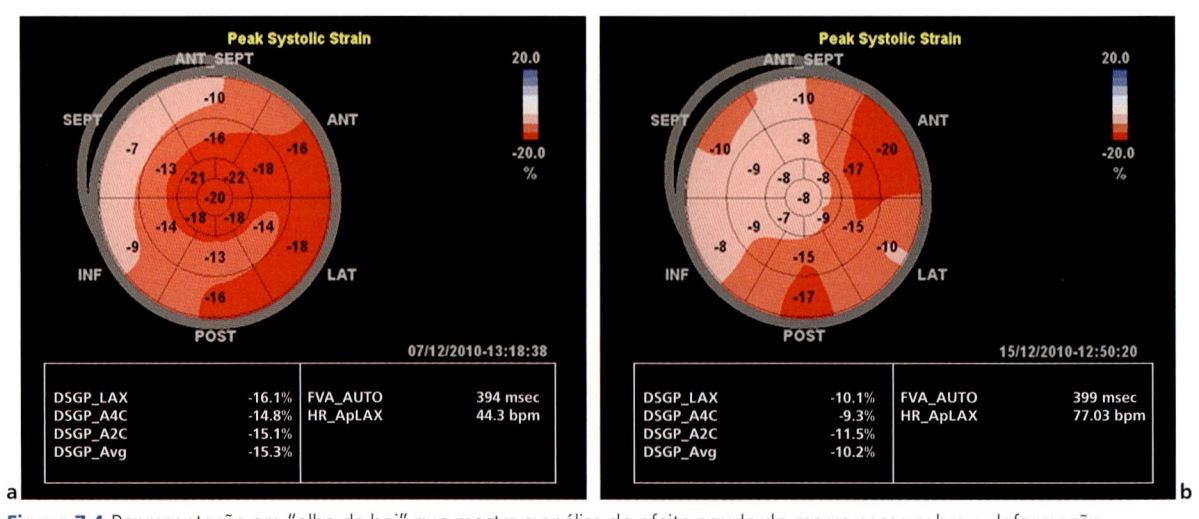

Figura 7.4 Representação em "olho de boi" que mostra a análise do efeito agudo do marca-passo sobre a deformação longitudinal do miocárdio. **a** Paciente com alteração basal da deformação miocárdica longitudinal, principalmente inferoposterior e septal mediobasal, mas com um valor global em limites normais (−16,1%). **b** O mesmo paciente, 1 semana após a colocação de um marca-passo permanente para bloqueio atrioventricular completo. Há piora da deformação longitudinal principalmente dos segmentos apicais (área próxima ao cateter), com valores anormais de deformação global (−10%).

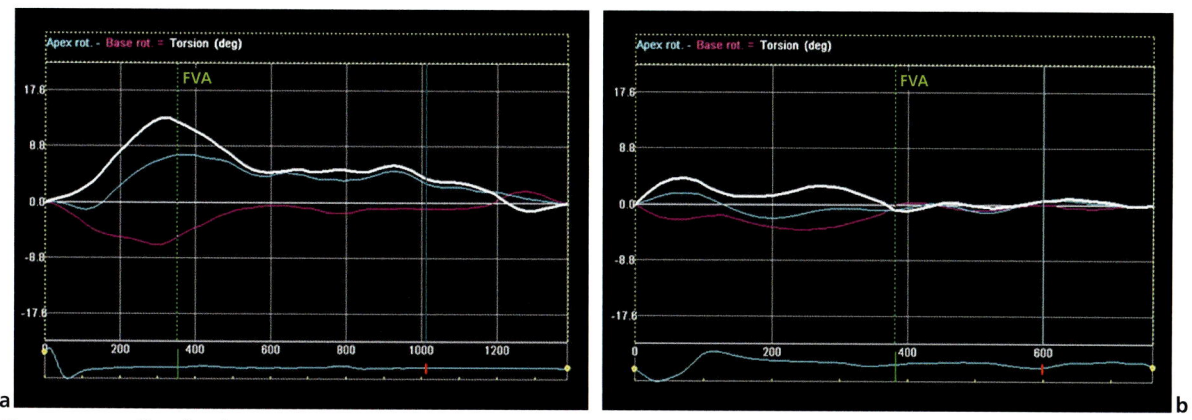

Figura 7.5 Análise do efeito agudo do marca-passo apical sobre a torção ventricular (linha branca). **a** Torção basal normal (13,3°). **b** Piora da torção do mesmo paciente após 4 dias de marca-passo apical (4,4°).

diastólico em razão da perda da sístole atrial adicionada ao movimento paradoxal do septo interventricular. Como mostra este estudo, poderíamos dizer que o marca-passo no ápice do ventrículo direito pode produzir assincronia precoce do ventrículo esquerdo e piora da função sistólica, como evidenciado por uma diminuição na deformação longitudinal, torção e fração de ejeção ventricular (Figura 7.5).[25]

Foram observadas mudanças agudas semelhantes no volume diastólico final, na fração de ejeção e no desenvolvimento de assincronia, determinada pelo índice de dissincronia sistólica com ecocardiografia tridimensional em tempo real.[26]

Usando a varredura pontual para comparar um modo de marca-passo mais "fisiológico" AAI em comparação com o modo DDD (estimulação ventricular) nos mesmos pacientes e 1 semana após a colocação do marca-passo, foram observadas mudanças agudas semelhantes na sincronia intraventricular e na rotação e torção do ventrículo esquerdo em pacientes com marca-passos com o modo DDD e não apresentaram com o modo AAI. Esta diminuição na torção do ventrículo esquerdo pode resultar em enchimento e esvaziamento do ventrículo esquerdo menos eficiente e contribuir para a piora da função sistólica e diastólica durante o uso de marca-passo no ápice do ventrículo direito.[27]

Da mesma forma, em pacientes com marca-passo crônico, a piora da função sistólica ventricular esquerda basal também teria influência sobre a possibilidade de desenvolver uma assincronia ventricular de forma aguda. Em um estudo com 153 pacientes, com a colocação de marca-passo permanente por indicações habituais, foi avaliado por um Doppler tecidual o desenvolvimento de assincronia 24 horas após a colocação do marca-passo com cateter ventricular no ápice do ventrículo direito. Quarenta e cinco por cento dos pacientes com função sistólica normal (fração de ejeção superior a 55%), 93% dos pacientes com piora moderada (fração de ejeção entre 35% e 55%) e 100% dos pacientes com grande pior da função sistólica (fração de ejeção inferior a 35%) desenvolveram assincronia intraventricular de forma aguda.[28]

Em conclusão, o marca-passo crônico no ápice do ventrículo direito pode gerar efeitos adversos significativos. Embora os pacientes com piora da função sistólica tenham um risco aumentado de apresentar uma má evolução, não se sabe por que alguns pacientes com função sistólica preservada são mais suscetíveis do que outros. O desenvolvimento de assincronia ventricular parece desempenhar um papel importante na má evolução. No entanto, não se sabe se o desenvolvimento de assincronia ventricular é um fenômeno agudo que pode gerar, a longo prazo, a piora da função sistólica e insuficiência cardíaca, já que os estudos que avaliaram o desenvolvimento de assincronia precoce não têm acompanhamento a longo prazo. Também não está claro por que alguns pacientes desenvolvem assincronia ventricular aguda e outros não, embora isso possa se dever a algumas das técnicas ecocardiográficas para avaliar assincronia ventricular não sejam sensíveis o suficiente para detectar pequenas mudanças na ativação eletromecânica. Portanto, mais estudos são necessários para avaliar o desenvolvimento de assincronia aguda e seu efeito a longo prazo. Se estudos futuros demonstrarem que o desenvolvimento de dissincronia ventricular aguda está associada à piora da função ventricular a longo prazo, poderia ter implicações clínicas importantes, pois os pacientes que apresentam assincronia ventricular aguda gerada, durante a colocação do marca-passo, se beneficiariam mais com a terapia de ressincronização, enquanto aqueles sem dissincronia só exigiriam um marca-passo convencional.

Ao mesmo tempo, o marca-passo deve ser programado para que o percentual de batimentos estimulados seja o menor possível para reduzir o efeito deletério da estimulação do ápice do ventrículo direito. Também deve sempre tentar utilizar um marca-passo o mais "fisiológico" possível, por exemplo, com a estimulação atrial do modo AAI. Embora isso não seja possível em pacientes com bloqueio atrioventricular, mas é para aqueles que não têm, como é o caso da síndrome do nódulo sinusal. Embora sempre haja o risco de desenvolvimento futuro de bloqueio atrioventricular nesta população, a colocação de marca-passo bicameral programado para operar principalmente como AAI evita a possibilidade de correr tais riscos.

Locais alternativos para colocação do cateter ventricular

O trato de saída do ventrículo direito, o septo interventricular ou, diretamente, o ramo de His têm sido sugeridos como locais alternativos de estímulo, quando for inevitável o marca-passo ventricular. Esta sugestão se baseia nesses locais que estão mais próximos do sistema de condução normal, o que atingiria uma condução do impulso elétrico menos lento e, consequentemente, menor assincronia eletromecânica (Figura 7.6).

O trato de saída do ventrículo direito é o local alternativo mais estudado e oferece uma boa opção para o ápice do ventrículo direito em razão da estabilidade que é alcançada atualmente com os cateteres de fixação ativa e os bons limiares de sensibilidade e estimulação mantidos a longo prazo. Vários estudos têm mostrado melhora nos parâmetros clínicos hemodinâmicos e na função sistólica do ventrículo esquerdo durante o marca-passo do trato de saída do ventrículo direito em comparação com o estímulo do ápice. Entretanto, a maioria destes estudos não é randomizada e avalia somente a fase aguda sem acompanhamento a longo prazo.[29-32]

Da mesma forma, alguns estudos têm sugerido a superioridade do marca-passo septal ou direto do ramo de His sobre o estímulo apical. Contudo, as dificuldades técnicas relativas à colocação e estabilidade do cateter, e confiabilidade na captura a longo prazo, limitam sua aplicabilidade clínica.[33-36]

Em razão da variação nos resultados dos diferentes locais alternativas do marca-passo, ainda não se chegou a um consenso sobre a posição ideal do cateter no ventrículo direito.

Portanto, a análise da sincronia ventricular poderia fornecer informações adicionais importantes para a escolha do local de estímulo ideal.

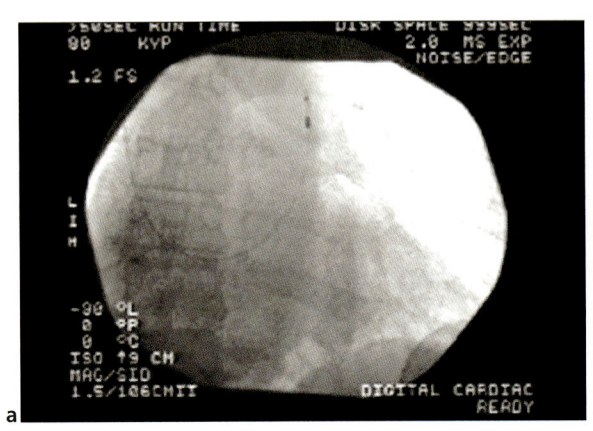

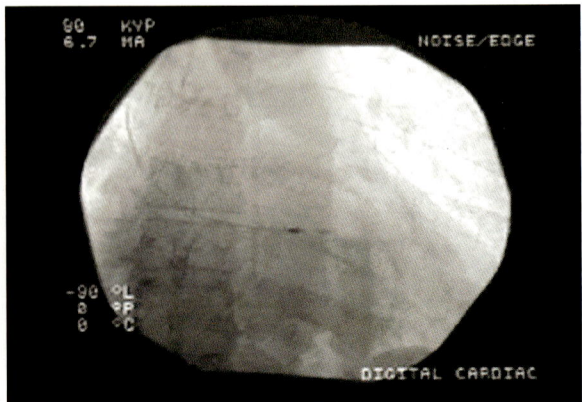

Figura 7.6 Imagem radioscópica do cateter de marca-passos em locais alternativos no ápice do ventrículo direito. **a** No trato da saída do ventrículo digreito. **b** No septo interventricular.

Dos estudos em que foi avaliada a sincronia ventricular por diferentes técnicas ecocardiográficas, podemos concluir que os locais alternativos de estímulo no ventrículo direito podem preservar melhor o padrão de ativação normal e, assim, induzir menos a assincronia intraventricular.[37-39]

No entanto, existem poucos dados sobre o desenvolvimento de assincronia com diferentes locais de marca-passo no ventrículo direito avaliado por varredura pontual, considerada como a técnica ecocardiográfica mais aceita atualmente. Em uma comparação sobre o desenvolvimento de assincronia intraventricular entre o efeito do marca-passo no trato da saída e o ápice do ventrículo direito, analisados pelo desvio-padrão do tempo transcorrido para atingir o ápice de deformação sistólica longitudinal de 18 segmentos utilizando a varredura pontual, o grau de assincronia intraventricular foi significativamente maior em pacientes com marca-passo apical e fortemente correlacionada com fração de ejeção. Embora este estudo sugira que a identificação de assincronia por varredura pontual possa desempenhar um papel importante na escolha do local de marca-passo, são necessários mais estudos para confirmar sua verdadeira utilidade.[40]

Outro parâmetro que pode ser útil para analisar, como uma expressão da alteração precoce da disfunção sistólica ventricular esquerda gerada pelo marca-passo do ventrículo direito, é a deformação longitudinal. Foram analisadas as mudanças na deformação ou no encurtamento longitudinal por Doppler tecidual durante o uso de marca-passo do trato da saída e o ápice do ventrículo direito em 14 pacientes com fração de ejeção normal e condução atrioventricular e intraventricular preservadas, e observou-se que com o marca-passo houve uma diminuição significativa da deformação longitudinal com relação ao ritmo sinusal, mas não houve diferenças entre os dois locais do marca-passo.[32]

Infelizmente, até agora, nenhum estudo foi registrado para avaliar a deformação longitudinal com *speckle tracking* com diferentes locais de marca-passo no ventrículo direito.

Apenas dois estudos avaliaram as mudanças na torção do ventrículo esquerdo, analisada por varredura pontual, com diferentes locais de marca-passo. Os dois compararam a estimulação do trato de saída e o ápice do ventrículo direito. Um analisou o efeito crônico e o outro os efeitos agudos do marca-passo sobre a torção ventricular esquerda. Nos dois estudos houve uma redução significativa da torção ventricular esquerda nos pacientes estimulados a partir do ápice do ventrículo direito. Com relação ao efeito agudo, não houve alteração significativa na rotação apical, mas com os dois locais de marca-passo observou-se uma redução na rotação basal, que apresentava maior magnitude na presença do estímulo apical.[40]

Do mesmo modo, para a assincronia intraventricular, a verdadeira utilidade da análise da deformação longitudinal e a torção do ventrículo esquerdo por varredura pontual para determinar a melhor localização do cateter de estimulação continua a ser definida com mais estudos.

A terapia de ressincronização cardíaca em pacientes que necessitam de marca-passo definitivo como tratamento antibradicardia.

A terapia de ressincronização cardíaca tornou-se nos últimos anos, uma opção terapêutica válida em pacientes com insuficiência cardíaca classe funcional III-IV da NYHA, grande piora da função sistólica ventricular esquerda, duração do QRS prolongado e tratamento médico ideal. Tem sido demonstrado em vários estudos que conseguem reduzir a mortalidade e hospitalizações por insuficiência cardíaca e melhora a capacidade de realizar exercício entre outros benefícios. Também é aceita como uma opção terapêutica razoável para pacientes com insuficiência cardíaca classe funcional III-IV da NYHA, insuficiência grave da função sistólica do ventrículo esquerdo e tratamento médico ideal, que necessitam ou dependem de um marca-passo ventricular.[41]

Da observação de que alguns pacientes com a marca-passo crônico podem evoluir com piora da função sistólica ventricular esquerda e insuficiência cardíaca prejudicada, levantou-se a possibilidade de que a terapia de ressincronização (com a adição de um cateter ventricular esquerdo e alterações do gerador) tenha algum benefício nestes pacientes.

Os efeitos adversos do marca-passo crônico no ápice do ventrículo direito relacionado com o metabolismo cardíaco, com a remodelação ventricular, com os parâmetros hemodinâmicos, com a regurgitação mitral, com a função mecânica podem ser parcialmente prevenidas ou revertidas com terapia de ressincronização cardíaca ao restaurar a sincronia ventricular esquerda.

Vários estudos de observação têm demonstrado um efeito benéfico da terapia de ressincronização cardíaca em pacientes com marca-passos definitivos que desenvolveram, de forma crônica, insuficiência cardíaca crônica funcional III-IV da NYHA e tinham uma fração de ejeção abaixo de 35%. Nestes estudos, observou-se que, em um acompanhamento de aproximadamente seis meses, os pacientes que mudaram para terapia de ressincronização cardíaca melhoraram significativamente a fração de ejeção do ventrículo esquerdo, os sintomas na base da classe funcional da NYHA, a duração do QRS e qualidade de vida. Alguns avaliaram, também, a assincronia por meio do Doppler tecidual e observaram melhora em pacientes ressincronizados.[42-46]

Além disso, em um estudo randomizado, cruzado com pacientes que já utilizavam marca-passos com estímulo no ápice do ventrículo direito, demonstrou-se que aqueles que estavam na classe funcional III-IV (NYHA), apesar do tratamento clínico otimizado, tinham uma fração de ejeção do ventrículo esquerdo inferior a 35% e assincronia (diferença entre os períodos de pré-ejeção ventriculares maiores que 40 ms ou atraso do pré-ejeção ventricular esquerdo maior que 140 ms), mostrou-se que a estimulação biventricular melhorou a classe funcional, a sincronia, a caminhada de 6 minutos e a qualidade de vida com relação ao marca-passo apical do ventrículo direito.[47]

Com base nessas evidências, os autores das diretrizes europeias para a terapia com marca-passo permanente e ressincronização cardíaca recomendam o uso de um dispositivo biventricular em pacientes com insuficiência cardíaca com sintomas na classe funcional III-IV da NYHA, fração de ejeção do ventrículo esquerdo menor que 35%, dilatação do ventrículo esquerdo e indicação convencional de marca-passo definitivo. Nesses pacientes, a duração do QRS pré-implantação maior ou igual a 120 ms não é um critério de seleção.[48]

Ao analisar pontualmente o efeito da terapia de ressincronização cardíaca sobre a sincronia ventricular em todos os estudos que analisaram sincronia por Doppler tecidual, observou-se melhora significativa no atraso ao atingir o pico da onda S tecidual entre o septo interventricular e a parede lateral. Apenas um estudo examinou o efeito da terapia de ressincronização cardíaca sobre a sincronia ventricular esquerda por meio da análise da deformação do miocárdio com varredura pontual. Em 11 pacientes que utilizavam marca-passos de forma crônica (4,1 ± 2 anos), que desenvolveram sintomas de insuficiência cardíaca e apresentaram assincronia intraventricular, houve a mudança para o ressincronizador e, depois de 11 ± 8 meses, a análise da diferença de tempo para alcançar o pico da deformação do miocárdio radial nos 6 segmentos medioventricular, mostrou que nenhum paciente apresentou uma diferença superior a 130 ms, ou seja, que nenhum paciente apresentou assincronia intraventricular. Ao mesmo tempo, esses pacientes melhoraram significativamente a fração de ejeção do ventrículo esquerdo, diminuíram os volumes diastólicos finais e sistólicos e melhoraram a classe funcional da NYHA.[23]

Infelizmente, ainda não há dados sobre o efeito da terapia de ressincronização cardíaca em pacientes que já utilizam marca-passos sobre a deformação longitudinal do miocárdio nem sobre a torção do ventrículo esquerdo.

A partir dos dados acima, sugerindo melhora nos diferentes parâmetros nos pacientes que utilizam marca-passos de forma crônica quando mudaram para um ressincronizador, e que os pacientes com grande piora da função sistólica do ventrículo esquerdo são aqueles com mais probabilidade de evoluir com assincronia e pior evolução clínica tem sido sugerida que este grupo, com função sistólica ventricular esquerda comprometida que é moderada à grave e indicação de colocação de um marca-passo permanente se beneficiariam mais de uma marca-passo biventricular (ressincronização) do que um marca-passo padrão com estímulo apenas do ápice do ventrículo direito. Portanto, tem havido alguns estudos observacionais e randomizados que comparam o marca-passo padrão com estímulo do ápice do ventrículo direito e terapia de ressincronização cardíaca.

No estudo de distribuição aleatória, cruzado HOBIPACE (*Homburg Biventricular Pacing Evolution*), 30 pacientes com indicações-padrão de marca-passo permanente antibradicardia e fração de ejeção inferior a 40% foram randomizados entre o marca-passo do ventrículo direito e terapia de ressincronização cardíaca. Foi realizada uma avaliação basal e outra nos 3 meses do início do marca-passo e, nesse momento, os pacientes foram cruzados para o modo de marca-passo a serem avaliados após 3 meses da nova modalidade. A terapia de ressincronização foi significativamente superior na redução dos volumes diastólicos finais e sistólicos, assim como no fato de melhorar a fração de ejeção (objetivos finais primários). Há, também, uma superioridade sobre os objetivos secundários do estudo: melhora na classe funcional da NYHA, qualidade de vida, capacidade de exercício e sincronia ventricular.[49]

Outros estudos também encontraram resultados semelhantes com relação aos volumes ventriculares, à fração de ejeção, à caminhada de 6 minutos, ao consumo de oxigênio e à qualidade de vida. No entanto, existem publicações nas quais só se observou um ligeiro ou nenhum nível maior da terapia de ressincronização com relação ao marca-passo do ventrículo direito sozinho e ainda não há estudos que tenham avaliado a morbidade e a mortalidade. Atualmente está em desenvolvimento o estudo BioPace (*Biventricular Pacing for Atrioventricular Block to Prevent Cardiac Desynchronization*) que procura demonstrar se a terapia de ressincronização cardíaca traz benefícios na morbidade e mortalidade em comparação com o marca-passo convencional do ápice do ventrículo direito.[50-54]

Quanto à análise do efeito sobre assincronia ventricular, no estudo de HOBIPACE, foi utilizado o Doppler tecidual pelo método de imagens de sincronização tecidual e foi obtido um modelo do ventrículo esquerdo de 6 segmentos basais e 6 meios a partir das visões apicais de quatro câmeras, duas câmeras e eixo longo. Com o marca-passo ventricular direito, não houve alterações significativas em sincronia ventricular, enquanto a terapia de ressincronização melhorou significativamente os parâmetros de sincronia ventricular analisados, mas não chegou a normalizá-los.

Também se comparou a terapia de ressincronização com marca-passo ventricular direito com o marca-passo DDDR para analisar o efeito sobre a assincronia utilizando, também, o Doppler tecidual. Registrou-se a velocidade longitudinal do miocárdio ventricular nos 16 segmentos obtidos nas três visões apicais clássicas, de acordo com a segmentação do ventrículo esquerdo da Sociedade Americana de Ecocardiografia e as contrações pós-sistólicas também foram analisados (deformações do miocárdio após o fechamento da válvula aórtica). Em 12 meses de acompanhamento, o número de segmentos do ventrículo esquerdo que mostraram contrações pós-sistólicas (representativas de assincronia) foi menor nos pacientes com ressincronizador comparados aos pacientes com marca-passo DDDR.[53]

Portanto, esses estudos mostram que a terapia de ressincronização seria superior ao marca-passo isolado do ventrículo direito com relação à melhora na sincronia ventricular, à remodelação e à função sistólica ventricular esquerda, que poderia se tornar uma boa opção terapêutica para pacientes com comprometimento moderado a grave da função sistólica ventricular esquerda, que exigem a colocação de um marca-passo permanente como tratamento de antibradicardia. No entanto, esses estudos também mostram que, embora o marca-passo biventricular melhore a assincronia ventricular, não se observa a restauração da normalidade da ativação eletromecânica e, além disso, não se sabe se, a longo prazo, a terapia de ressincronização cardíaca é melhor que um marca-passo padrão em termos de morbidade e mortalidade.

REFERÊNCIAS BIBLIOGRÁFICAS

1. Lamas GA, Orav EJ, Stambler BS, Ellenbogen KA *et al.* Quality of life and clinical outcomes in elderly patients treated with ventricular pacing as compared with dual-chamber pacing. *N Engl J Med* 1998;88:1045-53.
2. Connolly SJ, Kerr CR, Gent M, Roberts RS *et al.* Effects of physiologic pacing versus ventricular pacing on the risk of stroke and death due to cardiovascular causes. *N Engl J Med* 2000;342:1385-91.

3. Toff WD, Camm AJ, Skehan JD. Single-chamber versus dual-chamberfor high-grade atrioventricular block. *N Engl J Med* 2005;353:145-55.
4. Andersen HR, Thuesen L, Bagger JP, Vesterlund T *et al.* Prospective randomised trial of atrial versus ventricular pacing in sick-sinus syndrome. *Lancet* 1994;344:1523-8.
5. Lamas GA, Lee K, Sweeney M, Leon A, Yee R *et al.* The mode selection trial (MOST) in sinus node dysfunction: design, rationale, and baseline characteristics of de first 1000 patients. *Am Heart J* 2000;140:541-51.
6. Sweeney MO, Hellkamp AS, Ellenbogen KA *et al.* Adverse effect of ventricular pacing on heart failure and atrial fibrilation among patients with normal baseline QRS duration in a clinical trial of pacemaker therapy for sinus node dysfunction. *Circulation* 2003;107:2932-7.
7. Wilkoff BL, Cook JR, Epstein AE *et al.* Dual-chamber pacing or ventricular backup pacing in patients with an implantable defibrillator. The Dual chamber and VVI implantable defibrillator (DAVID) trial. *JAMA* 2002;288:3115-23.
8. Varma N. Left ventricular conductions delays induced by right ventricular apical pacing: effect of left ventricular dysfunction and bundle branch block. *J Cardiovasc Electrophysiol* 2008;19:114-22.
9. Sweeney MO, Hellkamp AS. Heart failure during cardiac pacing. *Circulation* 2006;113:2082-8.
10. Sweeney MO, Prinzen FW. A new paradigm for physiologic ventricular pacing. *J Am Coll Cardiol* 2006;47:282-8.
11. Nagle H, Schomburg R, Petersen B *et al.* Dual chamber pacing in patients with severe heart failure on blocker and amiodarone treatment: preliminary results of a randomized study. *Heart* 2002;87:566-7.
12. Prinzen FV, Preschar M. Relation between the pacing induced sequence of activation and left ventricular pump function in animals. *Pacing Clin Electrophysiol* 2002;25:484.
13. Prinzen FV, Hunter WC, Wyman BT *et al.* Mapping of regional myocardial strain and work during ventricular pacing: experimental study using magnetic resonance imagen tagging. *J Am Coll Cardiol* 1999;33:1735-42.
14. Spragg DD, Leclercq C *et al.* Regional alterations in protein expression in the dyssynchronous failing heart. *Circulation* 2003;108:929-32.
15. Skalidis EI, Kochiadakis GE *et al.* Myocardial perfusion en patients with permanent ventricular pacing and normal coronary arteries. *J Am Coll Cardiol* 2001;37:124-9.
16. Karpawich PP, Rabah R, Haas JE. Altered cardiac histology following apical right ventricular pacing in patients with congenital atrioventricular block. *Pacing Clin Electrophysiol* 1999;22:1372-7.
17. Van Oosterhout MF, Prinzen FW, Arts T *et al.* Asyncronous electrical activation induces asymmetrical hypetrophy of the left ventricular wall. *Circulation* 1998;98:588-95.
18. Vernooy K, Dijkman B, Cheriex EC, Prinzen FW, Crijns HJ. Ventricular remodeling during long-term right ventricular pacing following His bundle ablation. *Am J Cardiol* 2006;97:1223-7.
19. Lieberman R, Padeletti L, Schreuder J *et al.* Ventricular pacing lead locations alter systemic hemodynamics and left ventricular function in patients with and without reduced ejection fraction. *J Am Coll Cardiol* 2006;48:1634-41.
20. Bader H, Garrigue S, Lafitte S *et al.* Intra-left ventricular electromechanical asynchrony. A new independent predictor of severe cardiac events in heart failure patients. *J Am Coll Cardiol* 2004;43:248-56.
21. Cho GY, Song JK, Park WJ *et al.* Mechanical dyssynchrony assessed by tissue Doppler imaging is a powerful predictor of mortality in congestive heart failure with normal QRS duration. *J Am Coll Cardiol* 2005;46:2237-43.
22. Tops LF, Schalij MJ, Holman ER, van Erven L *et al.* Right ventricular pacing can induce ventricular dyssynchrony in patients with atrial fibrillation after atrioventricular node ablation. *J Am Coll Cardiol* 2006;48:1642-8.
23. Tops LF, Suffoletto MS, Bleeker GB *et al.* Speckle-tracking radial strain reveals left ventricular dyssynchrony in patients with permanent right ventricular pacing. *J Am Coll Cardiol* 2007;50:1180-8.
24. Schmidt M, Brömsen J, Herholz C, Adler K *et al.* Evidence of left ventricular dyssynchrony resulting from right ventricular pacing in patients with severely depressed left ventricular ejection fraction. *Europace* 2007;9:34-40.
25. Delgado V, Tops LF, Trines SA, Zeppenfeld K *et al.* Acute effects of right ventricular apical pacing on left ventricular synchrony and mechanics. *Circ Arrhythm Electrophysiol* 2009;2:135-45.
26. Liu WH, Chen MC *et al.* Right ventricular apical pacing acutely impairs left ventricular function and induces mechanical dyssynchrony in patients with sick sinus syndrome: a real time three-dimensional echocardiographic study. *J Am Soc Echocardiogr.* 2008;21:224-9.
27. Matsuoka K, Nishino M, Kato H, Egami Y *et al.* Right ventricular apical pacing impairs left ventricular twist as well as synchrony: acute effects of right ventricular apical pacing. *J Am Soc Echocardiogr* 2009;22:914-9.
28. Pastore G, Noventa F, Piovesana P *et al.* Left ventricular dyssynchrony resulting from right ventricular apical pacing: relevance of baseline assessment. *Pacing Clin Electrophysiol* 2008;31:1456-62.

29. Buckingham TA, Candinas R *et al.* Acute hemodynamic effects of atrioventricular pacing at differing sites in the right ventricle individually and simultaneously. *Pacing Clin Electrophysiol* 1997;20:909-15.
30. de Cock CC, Meyer A, Kamp O, Visser CA. Hemodynamics benefits of right ventricular outflow tract pacing: comparison with right ventricular apex pacing. *Pacing Clin Electrophysiol* 1998;21:536-41.
31. de Cock CC, Giudici MC, Twisk JW. Comparison of the hemodynamics effects of right ventricular outflow tract pacing with right ventricular apex pacing: a quantitative review. *Europace* 2003;5:275-8.
32. ten Cate TJ, Scheffer MG *et al.* Right ventricular outflow and apical pacing comparably worsen the echocardiographic normal left ventricle. *Eur J Echocardiogr* 2008;9:672-7.
33. Victor F, Mabo P, Mansour H *et al.* A randomized comparison of permanent septal versus apical right ventricular pacing: short term results. *J Cardiovasc Electrophysiol* 2006;17:238-42.
34. Deshmukh P, Casavant DA,omanyshyn M, Anderson. Permanent, direct His-bundle pacing: a novel approach to cardiac pacing in patients with normal His-Purkinje activation. *Circulation* 2000;101:869-77.
35. Kypta A, Steinwender C, Kammler J, Leisch F *et al.* Long-term outcomes in patients with atrioventricular block undergoing septal ventricular lead implantation compared with standard apical pacing. *Europace* 2008;10:574-9.
36. Padeletti L, Lieberman R, Schreuder J *et al.* Acute effects of His bundle pacing versus left ventricular and right ventricular pacing on left ventricular function. *Am J Cardiol* 2007;100:1556-60.
37. Occhetta E, Bortnik M, Magnani A *et al.* Prevention of ventricular dessynchronization by permanent para-Hisian pacing after atrioventricular node ablation in chronic atrial fibrillation: a crossover, blinded, randomized study versus apical right ventricular pacing. *J Am Coll Cardiol* 2006;47:1938-45.
38. Zanon F, Bacchiega E, Rampin L *et al.* Direct His bundle pacing preserves coronary perfusion comparing with right ventricular apical pacing: a prospective, cross-over mid-term study. *Europace* 2008;10:580-7.
39. Catanzariti D, Maines M, Cemin C, Broso G, Marotta T, Vergara G. Permanent direct his bundle pacing does not induce ventricular dyssynchrony unlike conventional right ventricular apical pacing. An intrapatient acute comparison study. *J Interv Card Electrophysiol* 2006;16:81-92.
40. Tops LF, Victoria Delgado and Bax JJ. The role of Speckle Tracking Strain Imaging in Cardiac Pacing. *Echocardiography* 2009;26:315.
41. Epstein AE, DiMarco JP, Ellenbogen KA y col. ACC/AHA/HRS 2008 Guidelines for divice-based therepy of cardiac rhythm abnormalities. A report of the American College of Cardiology/American Heart Association task force on practice guidelines (writting committee to revise the ACC/AHA/NASPE 2002 Guideline update for implantation of cardiac pacemakers and antiarrhythrmia devices). *J Am Coll Cardiol* 2008;51:1-62.
42. Leon AR, Greenberg JM *et al.* Cardiac resynchronization in patients with congestive heart failure and chronic atrial fibrillation: effect of upgrading to biventricular pacing after chronic right ventricular pacing. *J Am Coll Cardiol* 2002;39:1258-63.
43. Valls-Bertault V, Fatemi M, Gilard M, Pennec PY *et al.* Assessment of upgrading to biventricular pacing in patients with right ventricular pacing and congestive heart failure after atrioventricular junctional ablation for atrial chronic fibrillation. *Europace* 2004;6:438-43.
44. Eldadah ZA, Rosen B, Hay I, Edvardsen T *et al.* The benefit of upgrading chronically right ventricle-paced heart failure patients to resynchronization therapy demonstrated by strain rate imaging. *Heart Rhythm* 2006;3:435-42.
45. Leclercq C, Cazeau S, Ritter P, Alonso C, Gras D *et al.* A pilot experience with permanent biventricular pacing to treat advanced heart failure. *Am Heart J.* 2000;140:862-70.
46. Baker CM, Christopher TJ, Smith PF, Langberg JJ *et al.* Addition of a left ventricular lead to conventional pacing systems in patients with congestive heart failure: feasibility, safety, and early results in 60 consecutive patients. *Pacing Clin Electrophysiol* 2002;25:1166-71.
47. Leclercq C, Cazeau S, Lellouche D *et al.* Upgrading from single chamber rigth ventricular to biventricular pacing in permanently paced patients with worsening heart failure: The RD-CHF study. *Pacing Clin Electrophysiol* 2007:23-30.
48. Vardas PE, Auricchio A, Blanc JJ, Daubert JC *et al.* European Society of Cardiology; European Heart Rhythm Association. Guidelines for cardiac pacing and cardiac resynchronization therapy: The Task Force for Cardiac Pacing and Cardiac Resynchronization Therapy of the European Society of Cardiology. Developed in collaboration with the European Heart Rhythm Association. *Eur Heart J* 2007;28:2256-95.
49. Kindermann M, Hennen B, Jung J, Geisel J *et al.* Biventricular versus conventional right ventricular stimulation for patients with standard pacing indication and left ventricular dysfunction: the Homburg Biventricular Pacing Evaluation (HOBIPACE). *J Am Coll Cardiol* 2006;47:1927-37.
50. Doshi RN, Daoud EG, Fellows C, Turk K, Duran A *et al.* Left ventricular-based cardiac stimulation post AV nodal ablation evaluation (the PAVE study) *J Cardiovasc Electrophysiol* 2005;16:1160-5.
51. Brignole M, Gammage M, Puggioni E, Alboni P *et al.* Comparative assessment of right, left, and biventricular pacing in patients with permanent atrial fibrillation. *Eur Heart J* 2005;26:712-22.

52. Leclercq C, Walker S, Linde C, Clementy J *et al*. Comparative effects of permanent biventricular and right univentricular-pacing in heart failure patients with chronic atrial fibrillation. *Eur Heart J* 2002;23:1780-7.
53. Albertsen AE, Nielsen JC, Poulsen SH *et al*. Biventricular pacing preserves left ventricular performance in patients with high-grade atrio-ventricular block: a randomized comparison with DDD(R) pacing in 50 consecutive patients. *Europace* 2008;10:314-20.
54. Funck RC, Blanc JJ, Mueller HH, Schade-Brittinger C *et al*. Biventricular stimulation to prevent cardiac desynchronization: rationale, design, and endpoints of the "Biventricular pacing for atrioventricular block to prevent cardiac desynchronization (BioPace)'study. *Europace* 2006;8:629-35.

8 Doença coronária

Jorge A. Lax ▪ Alejandra M. Bermann

A doença coronariana é um dos contextos em que o estudo da deformação do miocárdio (tensão) adquire sua utilidade clínica máxima. Os miócitos se encurtam, encolhem ou deformam durante a sístole ventricular em todas as camadas do miocárdio em 15% a 20% do seu comprimento, e engrossam em 8% a 10%. No entanto, ao avaliar a função ventricular esquerda global pela fração de ejeção, um parâmetro de função predominantemente subendocárdica, observa-se que a parede do ventrículo esquerdo tem espessamento de 40% a 60% e gera uma fração de ejeção média de 60% a 70%. Como isso pode ser conseguido com apenas 15% de encurtamento ou deformação sistólica celular?

A resposta está no arranjo único dos miócitos em diferentes camadas, permitindo amplificar a deformação ou contração da região subendocárdica.[1] Embora os miócitos do ventrículo esquerdo pareçam um contínuo de fibras, na realidade possuem um arranjo tridimensional distinto, com um helicoide orientado longitudinalmente para a direita no subendocárdio, e outro helicoide de orientação inversa, em direção à esquerda, no subepicárdio. Entre as duas camadas estão localizadas as fibras de arranjo circunferencial.

Desta disposição em três camadas surgem uma combinação de forças de contração-deformação, que gera uma força de deformação circunferencial-longitudinal, outra circunferencial-radial, e uma terceira longitudinal-radial. Todos eles contribuem para a tridimensionalidade da contração ventricular e melhoram a eficiência contrátil, permitindo o deslizamento de uma camada sobre a outra, o que amplia a contração e empurra as camadas internas para o centro da cavidade ventricular. Além disso, a deformação circunferencial longitudinal é o principal responsável pela torção do miocárdio.

O desenvolvimento da isquemia ou necrose terá impacto sobre as diferentes camadas do miocárdio, de forma que alterará a contribuição relativa de cada uma delas, o que trará eficiência para deformação e causará uma redução da deformação transmural e de seu gradiente subendocárdico-subepicárdico.

Geralmente há um gradiente de deformação entre as diferentes camadas da parede ventricular. Tanto o Doppler tecidual quanto a varredura pontual registram e medem uma mistura da deformação que existe nas camadas musculares do endoepicárdio, mesoepicárdio e subepicárdio. Na base do ventrículo esquerdo longitudinal, a deformação no sentido longitudinal é a máxima no endocárdio e menor no epicárdio, mas as diferenças entre as camadas adjacentes são pequenas e não chegam a ter significância. Assim existe o gradiente de deformação crescente da base ao ápice no eixo longitudinal, mas principalmente em decorrência das camadas internas (subendocárdio) e metade da parede ventricular, já que na região subepicárdica a deformação longitudinal tende a homogeneizar e não vai aumentando progressivamente da base ao ápice. Normalmente a deformação sistólica de pico longitudinal é menor na região septobasal e posterior, e máxima nos segmentos apicais; e nos segmentos inferobasal e septobasal não há gradiente entre endocárdio e epicárdio. A deformação circunferencial tem um comportamento diferente, uma vez que mantém um gradiente entre as regiões basal e apical nas três camadas parietais mencionadas e, portanto, a deformação sistólica de pico circunferencial é maior no endocárdio em comparação ao mesocárdio e nesta com relação ao subepicárdio.[2] Em indivíduos normais, a deformação sistólica de pico longitudinal na base tem valores médios na região subendocárdica, mesocárdica e epicárdicas de –20,3%, –19,8% e –19,2%, respectivamente; na metade do ventrículo, de –23,5%, –21,5% e –19,4%, para cada uma das regiões mencionadas, e no ápice de –33,5%, –25% e –18,9%, respectivamente.[2] Esta distribuição normal da deformação em três camadas miocárdicas deve ser levada em conta para compreender suas alterações, tanto na doença coronária quanto em outras patologias.

Embora haja estudos que mostrem piora da deformação longitudinal já presente em pacientes com fatores de risco cardiovasculares,[3] é na isquemia e necrose miocárdicas que podem ser observadas as maiores alterações da deformação sistólica miocárdica de pico. Observou-se uma diminuição na amplitude da deformação sistólica de pico, um pico duplo e também a presença de picos tardios pós-sistólicos que chegam à diástole avançada.

As reduções na deformação sistólica de pico alcançam porcentagens de 40% a 60% sobre os valores normais, já que estão localizados, geralmente, em valores abaixo de –10% nos diferentes segmentos afetados. No entanto, a deformação sistólica de pico também pode ser menor em segmentos sem– isquemia, mas adjacentes aos isquêmicos, que é um fenômeno que depende da força das zonas não isquêmicas adjacentes semelhante à produzida com alterações regionais da motilidade[4] (Figura 8.1).

As fibras subendocárdicas (longitudinais) são as primeiras a serem afetadas por isquemia miocárdica. O olho humano só pode avaliar um atraso na contração superior a 80 ms. A isquemia pode causar um atraso na contração do miocárdio de apenas 30 ms, o que só pode ser detectado pela avaliação da deformação bidimensional.

A isquemia aguda em poucos minutos produz uma redução local da contratilidade miocárdica expressa como uma redução na deformação sistólica de pico (longitudinal, radial e circunferencial) e o início de contrações pós-sistólicas.

Essas contrações são uma anormalidade no começo do relaxamento ventricular precoce. Há evidências experimentais de que a detecção por deformação bidimensional corresponde a assincronias durante o período de relaxamento isovolumétrico e pode ser um indicador de "recuperação em potencial" da função sistólica regional pós-reperfusão coronária, onde as contrações pós-sistólicas do miocárdio atordoado podem desaparecer com a infusão gradual de dobutamina.[5]

Essas contrações pós-sistólicas ocorrem durante a isquemia aguda e podem ser mais precoces do que as alterações na função sistólica. Da mesma forma, a detecção temporal e espacial das contrações pós-sistólicas pode ser um indicador de viabilidade miocárdica.

Figura 8.1 Infarto inferoposterolateral: a deformação sistólica global de pico está reduzida (DSGP) para –9,8%, devido, principalmente, aos segmentos parietais posterior basal (10%) e médio (2%), inferior basal (–8%) e médio e (–7%) e lateral basal (–3%) e médio (–3%). Embora a artéria descendente anterior esquerda não apresentasse lesões, os seguimentos anterobasal (–4%) e médio (–7%) também tiveram diminuição de sua deformação, em razão da atração produzida pelas áreas isquemiconecróticas.

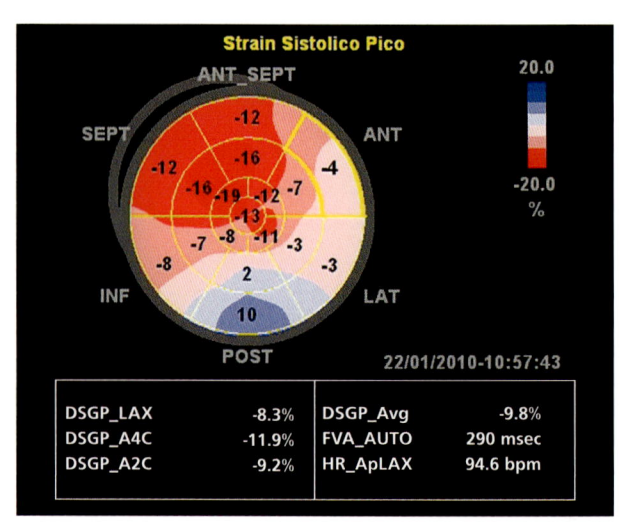

Está em discussão se as contrações pós-sistólicas, induzidas pela isquemia, representam um ativo ou passivo. Do ponto de vista clínico, a diferença entre as contrações pós-sistólicas ativas e passivas é muito importante porque as ativas sugerem a presença de miocárdio viável. As contrações pós-sistólicas passivas, que ocorrem no miocárdio necrótico, se devem ao alongamento que provocam às fibras do miocárdio vizinhas não isquêmicas e ao retrocesso durante o relaxamento isovolumétrico quando o miocárdio não isquêmico se relaxa.

Quando as contrações pós-sistólicas se manifestam na ausência da alongamento sistólico, o retrocesso passivo pode ser excluído e, portanto, as contrações pós-sistólicas podem representar uma contração ativa atrasada (tecido viável).

O índice pós-sistólico (IPS) é o marcador mais sensível de isquemia do que as contrações pós-sistólicas. O IPS é obtido a partir de deformação bidimensional com a fórmula:

$$IPS = \frac{DPS - DSF \times 100 \, (\%)}{DPS}$$

Onde IPS é o índice pós-sistólico, DPS a deformação pós-sistólica, e DSF a deformação sistólica final (Figura 2.46, Capítulo 2, "Deformação do miocárdio").

O IPS inclui as contrações pós-sistólicas e a deformação sistólica final. Os segmentos normais têm uma deformação sistólica final elevada, e se tiver algumas contrações pós-sistólicas, o IPS será baixo. Nos segmentos isquêmicos com contrações pós-sistólicas, a deformação sistólica final diminui e, portanto, o IPS será alto.

Um indivíduo normal pode ter um IPS entre 2,5% e 7,8% (Figura 8.2). Um paciente com infarto inferior pode ter um IPS entre 3% e 28%, mas os pacientes com infarto anterior têm o maior IPS, que varia entre 13% e 48%. A distribuição das contrações pós-sistólicas corresponde à área da artéria responsável pelo infarto.

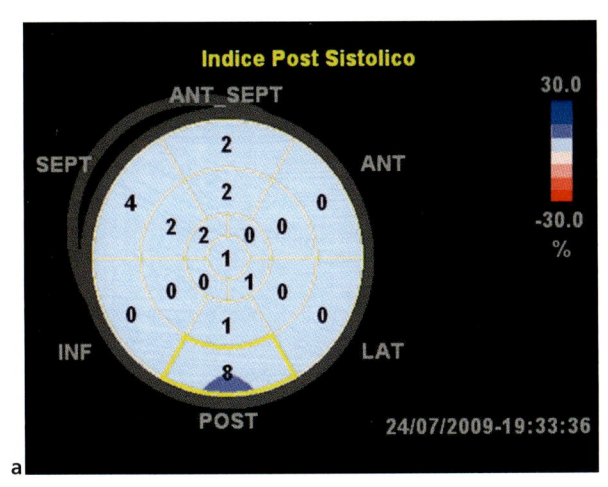

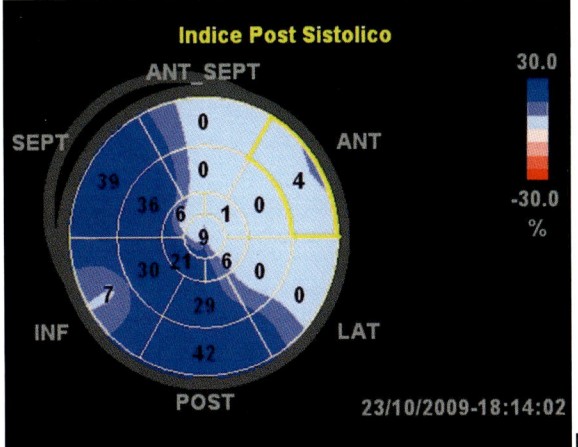

Figura 8.2 Contrações pós-sistólicas. **a** Um indivíduo saudável apresenta poucas contrações pós-sistólicas localizadas, principalmente, nos segmentos basais. **b** Um infarto inferoposterior com comprometimento do septo posterior por lesão da artéria coronária direita mostra a presença de grande número de contrações que eleva este índice nesses segmentos. **c** Um infarto anterior mostra a presença de contrações pós-sistólicas que acompanham esta distribuição regional.

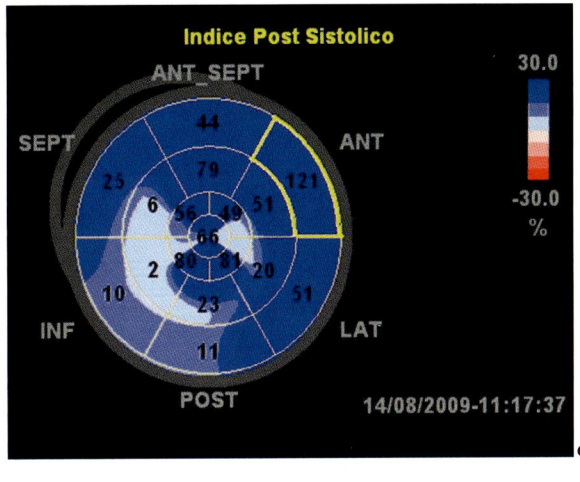

O tempo entre o fechamento aórtico e o pico das contrações pós-sistólicas é mais prolongado no infarto anterior e inferior do que em indivíduos normais. O miocárdio isquêmico mostra contração ativa demorada, enquanto o miocárdio necrótico mostra um retrocesso passivo.[6]

Devemos lembrar que a divisão das diferentes camadas do miocárdio não tem limites líquidos e que umas influem sobre as outras com maior ou menor intensidade.

ÍNDICE PÓS-SISTÓLICO

Então, as fibras circunferenciais (mesocárdicas) sofrem a influência da contração das longitudinais, embora estes estejam dispostos em um plano quase ortogonal. É por isso que as deformações longitudinal e circunferencial são complementares. Desta forma, as fibras circunferenciais, que se contraem e são influenciadas pela contração concomitante das longitudinais, conseguem maior encurtamento (daí a deformação sistólica de pico circunferencial ser maior que a longitudinal), mas ao mesmo tempo reduz a direção longitudinal. Embora o espessamento sistólico seja máximo no subendocárdio, em decorrência da forte interdependência das camadas miocárdicas, nem sempre é possível alcançar uma separação clara e atribuir à redução da espessura de camada única, em comparação com a diminuição do fluxo que esta sofre. A inter-relação entre os segmentos e as camadas de fibras do miocárdio é bastante intrincada e complexa, e assim é possível que os segmentos que na ecocardiografia bidimensional pareçam contrair normalmente, tenham algum grau de comprometimento de sua motilidade parietal, contribuindo menos para a contração sistólica efetiva do ventrículo esquerdo que aqueles segmentos genuinamente normais.[2] Isso também pode ajudar a explicar quadros clínicos de insuficiência cardíaca com pequenas alterações na motilidade parietal, levando em consideração a inter-relação entre deformação sistólica e diastólica. Nestes casos, a fração de ejeção, um parâmetro que se baseia principalmente no deslocamento subendocárdico, não é suficiente para expressar a função cardíaca. A deformação sistólica torna-se, assim, uma ferramenta muito útil para destacar essas áreas com menor deformação sistólica, mas com a fração de ejeção global e regional preservadas.

Em suma, devemos lembrar que deformação não é uniforme, mas aumenta a partir da base até o ápice do subepicárdio ao subendocárdio e atinge sua máxima expressão nos últimos locais. As deformações longitudinais e circunferenciais são maiores no subendocárdio que o subepicárdio, enquanto a deformação circunferencial é maior que a longitudinal. Em segmentos isquêmicos, observa-se a diminuição da deformação sistólica de pico e a presença de picos pós-sistólicos.

INFARTO DO MIOCÁRDIO

As alterações regionais da motilidade podem ser a consequência de um infarto do miocárdio com cicatriz transmural ou também podem ser causadas por um infarto não transmural (subendocárdico). O subendocárdio é, precisamente, a região parietal mais sensível à hipoperfusão. Na presença de isquemia, a deformação longitudinal pode ser reduzida e, portanto, a deformação sistólica de pico correlaciona-se bem com o tamanho do infarto em estudos comparativos com relação à ressonância magnética cardíaca realçada com gadolínio.[7] Assim uma deformação de –15% é um valor limite com uma sensibilidade de 90% e especificidade de 86% para identificar infartos com um tamanho superior a 20% (Figuras 8.3, 8.4, 8.5, 8.6).

Inclusive tem demonstrado ter melhor valor preditivo e reprodutibilidade que outros marcadores tradicionalmente utilizados, como fração de ejeção. Isso seria devido ao fato de que a deformação pode-se adaptar à alteração geométrica sofrida pelo miocárdio infartado. O valor de deformação sistólica global de pico, que surge da média de todos os segmentos, tem um menor desvio-padrão que a deformação sistólica de pico segmentária.[8] A deformação mostra uma boa correlação com o tamanho do infarto tanto na fase aguda quanto após o tratamento de revascularização.

Os pacientes com infartos pequenos e fração de ejeção preservada têm uma diminuição da deformação longitudinal e radial, mas mantêm preservadas a deformação circunferencial e a torção.[9]

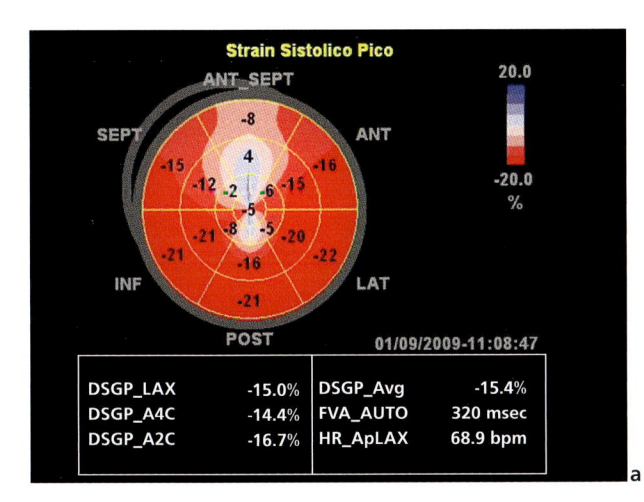

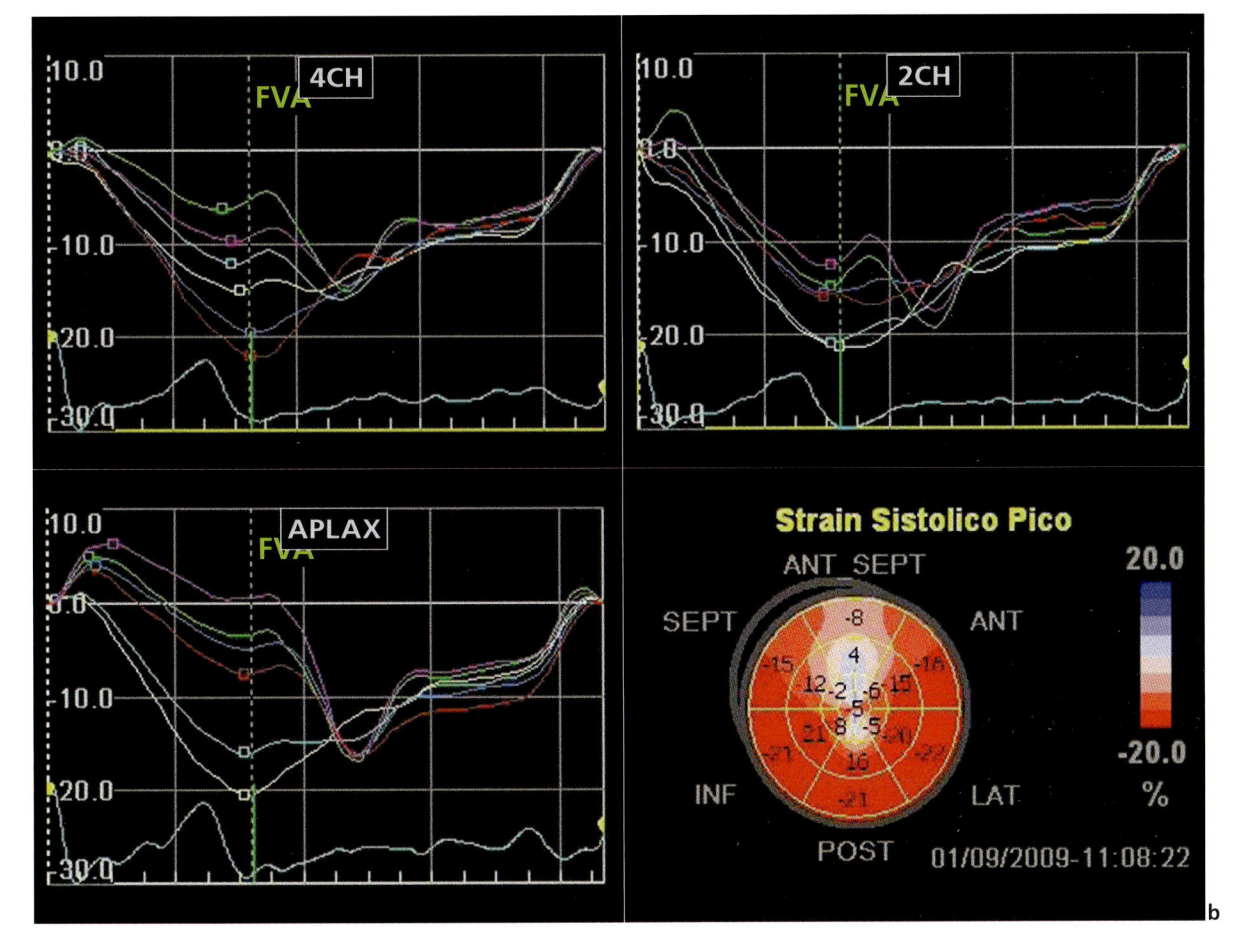

Figura 8.3 a A deformação sistólica de pico define claramente a extensão de um infarto apical com deformação global de –15% (DSGP), mas com uma acentuada diminuição da deformação nos segmentos apicais, anterior médio (4%) e anterior basal (–8%). **b** Podem ser observadas as curvas de deformação diminuída (roxo, verde e azul celeste), correspondente aos segmentos apicais e anteriores, bem como a presença do pico da deformação pós-sistólica das referidas curvas (setas).

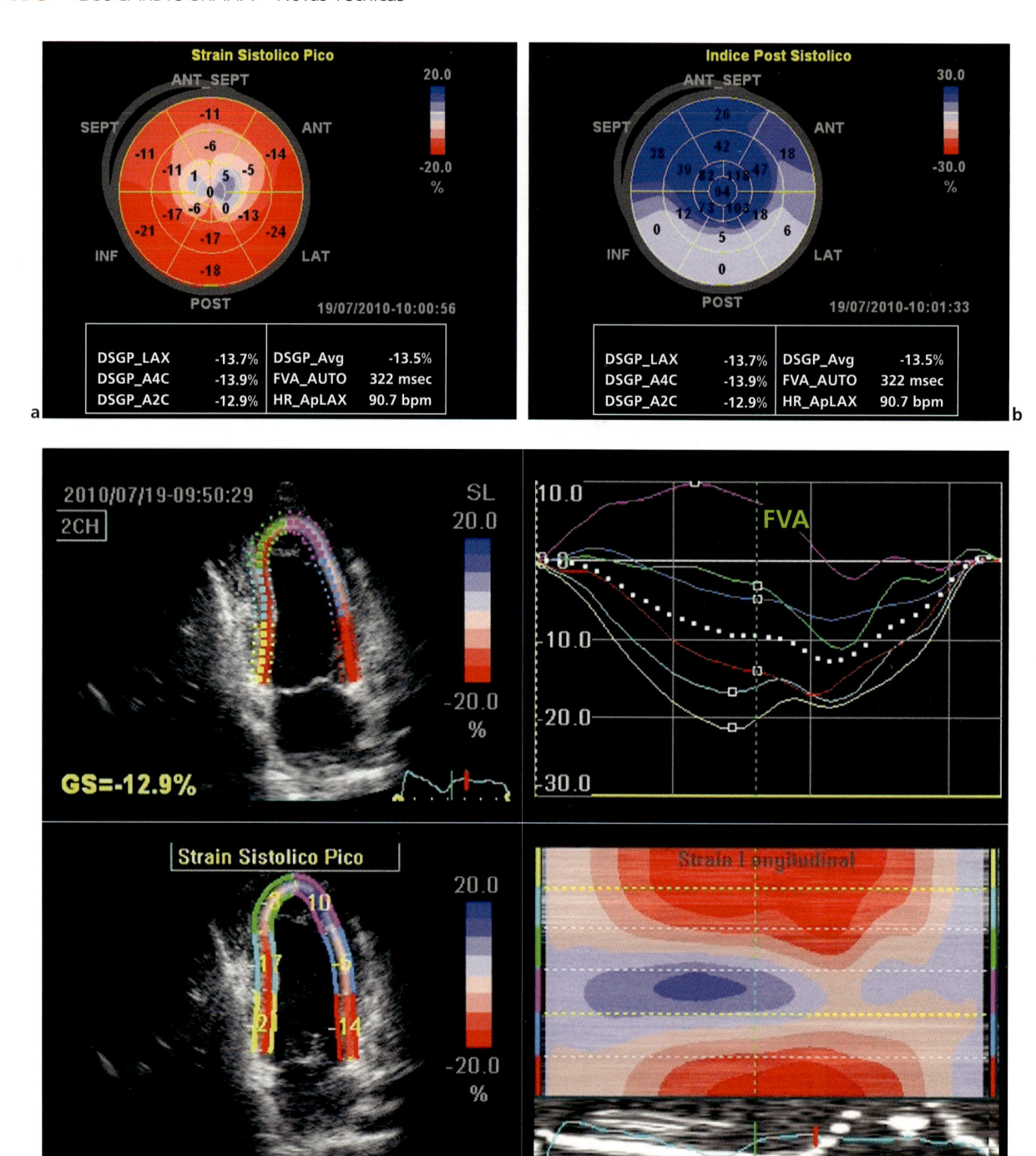

Figura 8.4 a A deformação sistólica de pico define claramente a extensão de outro infarto apical com deformação global de –13,5% (DSGP), mas com uma acentuada diminuição da deformação nos segmentos apicais. **b** Nesta imagem observa-se, no entanto, que a presença de picos pós-sistólicos é mais extensa. **c** A deformação é reduzida no segmento inferior apical, que é de –3% no anterior apical é positivo; 10% no anterior médio é de –5%. A curva roxa, que corresponde ao segmento apical anterior, é positiva, indicando uma deformação inversa com relação ao resto dos segmentos e, além disso, tem pico pós-sistólico igual à curva verde, correspondente ao segmento inferior apical. No gráfico da deformação longitudinal também pode ser vista a deformação inversa do ápice (segmentos roxo e verde).

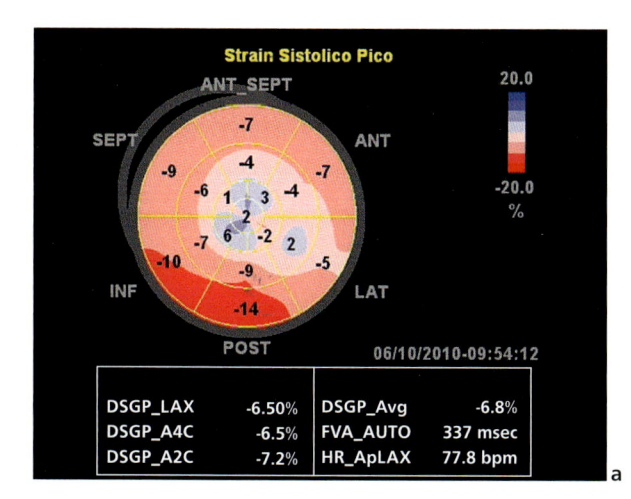

Figura 8.5 a Infarto anterior extenso. Há uma redução acentuada na deformação sistólica de pico em todos os segmentos anteriores, laterais e septais com um índice sistólico de pico global de –6,8% e com valores positivos no ápice correspondente a um aneurisma apical. **b** As curvas de deformação estão rebaixadas, as curvas verde e roxa têm valores positivos (inversos) e pico pós-sistólico.

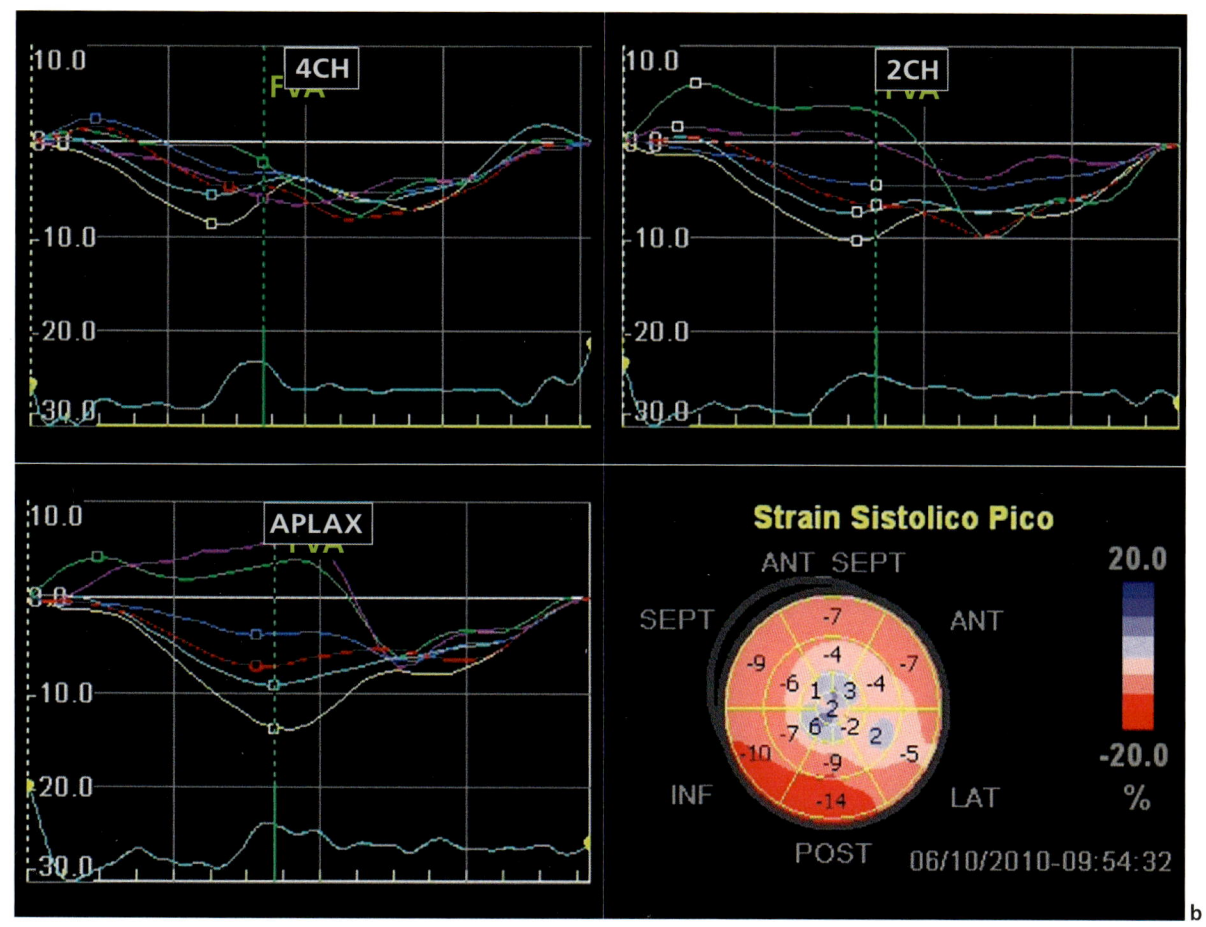

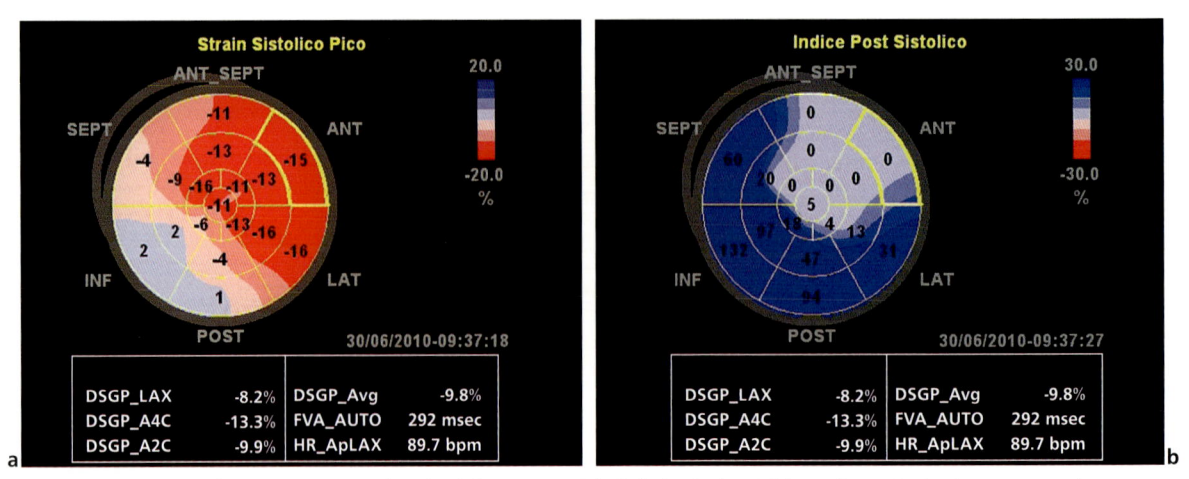

Figura 8.6 a Infarto inferoposterior: o índice de deformação global diminuiu (–9,8%) em decorrência de essas paredes. **b** Avalia-se o índice de pico pós-sistólico aumentado, indicando as paredes comprometidas pelo infarto.

Em contrapartida, e conforme previamente explicado, a deformação é um indicador da extensão da doença coronária. Entre os muitos estudos que apoiam essa evidência, podemos citar os resultados de alguns deles:

- Uma deformação sistólica de longitudinal de pico global de –17,9% permitiu detectar a existência da doença de três vasos ou do tronco da coronária esquerda com uma sensibilidade e especificidade de 79%.[10]

- Uma deformação sistólica longitudinal de pico global de –15% demonstrou sensibilidade de 76% e especificidade de 95% no nível segmentar e uma sensibilidade de 83% e especificidade de 93% a nível mundial para detectar infarto.[11]

- A deformação radial inferior a 16,5% permitiu diferenciar um infarto transmural do não transmural com uma sensibilidade de 70% e especificidade de 71% em comparação com ressonância nuclear magnética, enquanto menor deformação circunferencial de –11% apresentou sensibilidade de 70% e especificidade de 75%.[12]

O estudo da deformação radial permite, também, avaliar a transmuralidade de um infarto. As oclusões coronárias de 20-30 minutos de duração são capazes de iniciar uma frente de necrose que avança do subendocárdio até o subepicárdio e que com apenas 20% de comprometimento miocárdico já pode propiciar o aparecimento de uma redução ou, inclusive, ausência de espessamento sistólico, enquanto os graus mais elevados de comprometimento transmural não podem acrescentar nada à falta de espessamento. Por outro lado, como indicamos no início deste Capítulo, a deformação é máxima na região subendocárdica e, portanto, é responsável por uma espessura radial superior a 40%, mesmo quando o miócito está reduzido em apenas 15%. A máxima deformação, então, é a encontrada no subendocárdio. Na presença de um acometimento não transmural, existe um comprometimento precoce de toda a deformação longitudinal (fibras de localização e as forças de deformação que predominam na região subendocárdica), enquanto que as zonas médias e subepicárdicas, responsáveis pelas deformações radial, circunferencial e da torção, se deformam ou mesmo mais geralmente como uma espécie de mecanismo compensatório (Figura 8.7), principalmente numa etapa subaguda do infarto (três primeiros meses), no qual o subendocárdio sofre um remodelamento pela fibrose e o subepicárdio, uma hipertrofia compensadora. Nesta fase, a deformação circunferencial e radial se recuperam, mas a longitudinal, não.[13]

Atualmente, a avaliação da deformação usando varredura pontual permite, pela análise seletiva, demonstrar que pacientes com infarto do subendocárdio sofrem uma redução na deformação longitudinal com preservação do circunferencial e radial, enquanto o infarto transmural perdeu a deformação em todas as suas dimensões. Para medir isso é possível colocar três linhas de medição de deformação, separadas entre si por 1 mm de espessura do miórcadio, e medir a deformação das dife-

Figura 8.7 a Infarto subendocárdico anterior. A deformação sistólica global de pico longitudinal é menor (−14,8%), principalmente devido aos segmentos anterior e septal. **b** Mostra a deformação radial global conservada (53%).

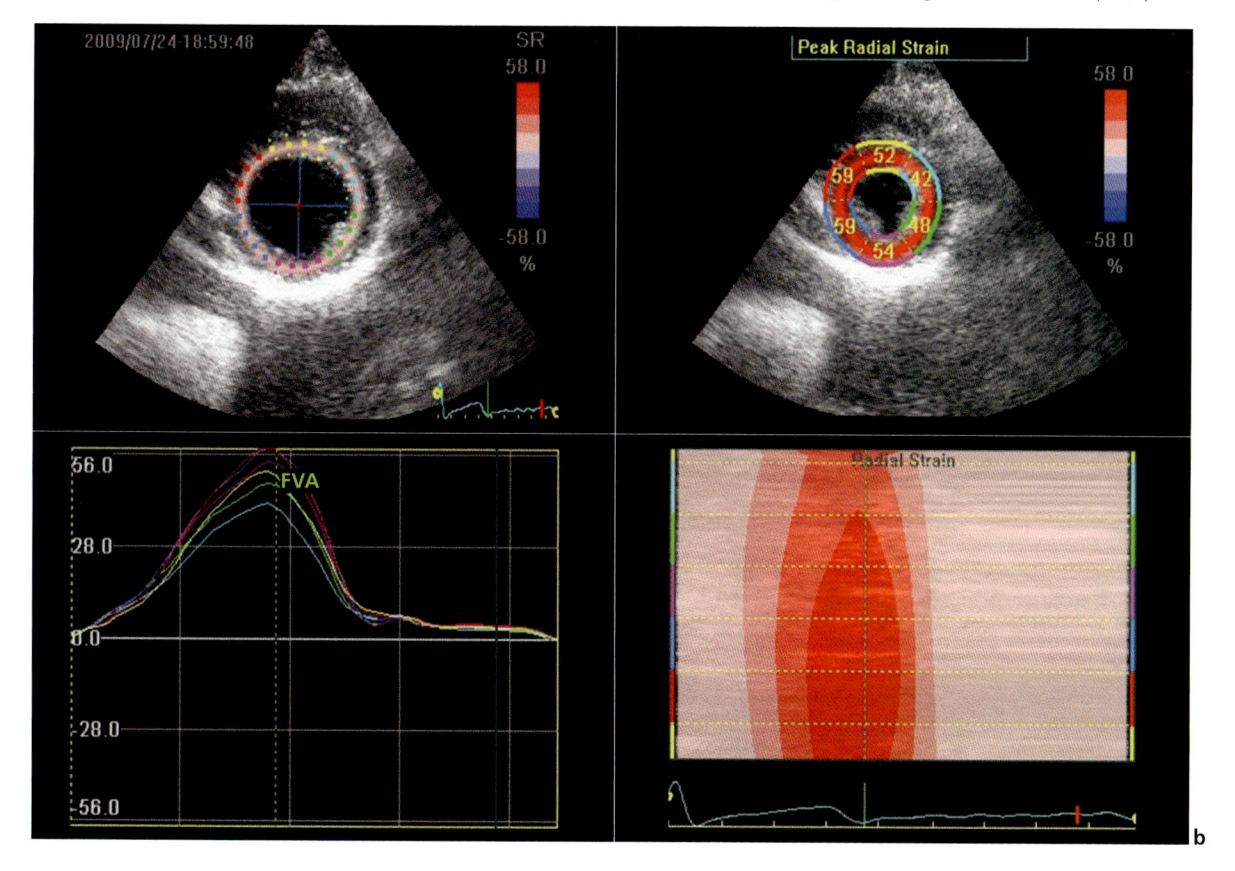

entes camadas.[14] Tomando como padrão de transmuralidade a ressonância magnética cardíaca transmural com realce pelo gadolínio, e dividindo-se o miocárdio transmural em quatro quartis, foi demonstrado que a deformação sistólica de pico pode diferenciar a necrose transmural da não transmural. A localização do pico de deformação vai em paralelo com a frente de necrose e afastando-se do subendocárdio até o subepicárdio na medida em que aumenta a área de necrose.

VIABILIDADE PÓS-INFARTO DO MIOCÁRDIO

Além da avaliação do infarto agudo do miocárdio, a deformação é um bom parâmetro para acompanhar a recuperação do miocárdio atordoado após a revascularização. Os estudos seriados por dia, 7 dias e 3 meses após a angioplastia transluminal coronariana mostram a melhora da deformação e velocidade da deformação inicial, nos primeiros dias, mas não nos estudos de 7 dias e 3 meses.[15] Em estudos mais detalhados, com ecografia com Doppler seriado na primeira semana, demonstrou-se que a melhoria significativa da motilidade ocorre nos primeiros 2 dias, tanto nos segmentos com comprometimento moderado (melhora da deformação sistólica de pico de –8% a –15%) e como aqueles severamente afetados (melhora da deformação sistólica de pico de +1% a –12%).[16]

A deformação também se correlaciona com o tempo decorrido desde o início dos sintomas até a reperfusão obtida. Assim os tempos sintoma-balão curto apresentam níveis menores de troponina e menor comprometimento da deformação.[17]

A deformação também pode identificar segmentos com disfunção sistólica de pós-revascularização que, provavelmente, melhoram no acompanhamento (Figura 8.8).

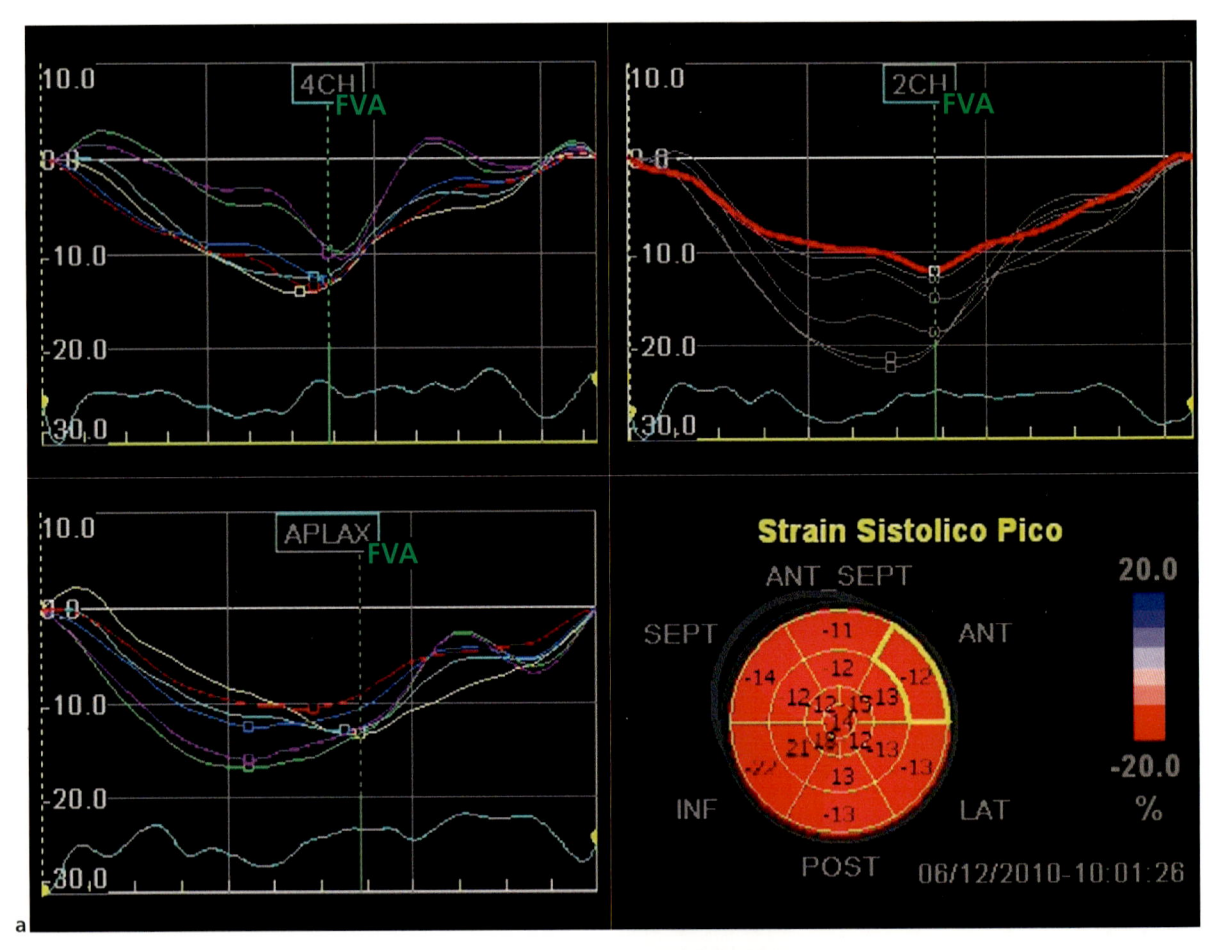

Figura 8.8 Paciente do sexo feminino de 47 anos, com fatores de risco coronariano (hipertensão, tabagismo e sedentarismo); o dia antes da internação mostra episódio de angina prolongada leve que cede espontaneamente e que se repete no momento da internação com intensidade 10/10. A consulta acontece 50 minutos após ter iniciado a dor, de modo que se realiza um ECG em que se registra o supradesnível do segmento ST em toda a face anterior e uma progressão lenta da onda R em VI a V3. É feita a infusão de estreptoquinase e, na ausência de critérios de reperfusão, é encaminhada a um centro de maior complexidade, onde a cinecoronariografia evidencia uma lesão grave da artéria descendente anterior em seu segmento proximal, com vaso reperfundido TIMI II e a presença de um coágulo sanguíneo. Procedemos à aspiração do coágulo sanguíneo e à colocação da endoprótese coronária (stent). A ecocardiografia realizada algumas horas evidenciava uma hipocinesia anterior e septal e a deformação sistólica global estava reduzida para –13,8% (a). O estudo da deformação realizado no terceiro dia mostra sua padronização em –19,9% (b).

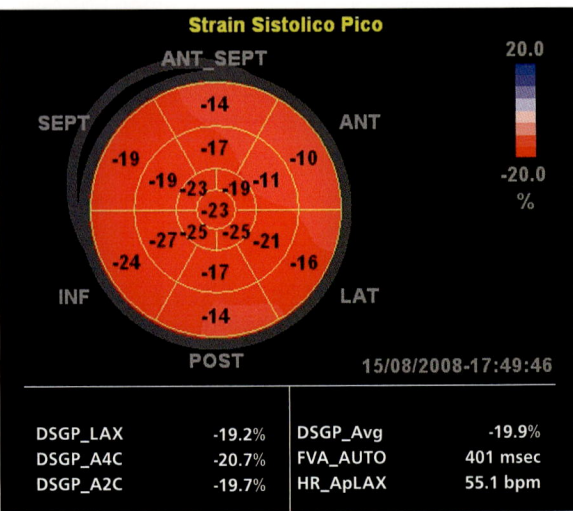

Uma deformação longitudinal pós-reperfusão inferior a –10,2% prevê a presença de miocárdio não viável com uma sensibilidade de 91% e especificidade de 86%, enquanto um valor inferior a –6% prevê o desenvolvimento de insuficiência cardíaca e aumento da mortalidade com uma sensibilidade de 82% e especificidade de 85%.[18] Ao comparar estes resultados com a ressonância magnética com realce tardio com gadolínio, uma deformação sistólica de pico radial de –17,2% previu a recuperação funcional, com sensibilidade de 70% e especificidade de 85%.[19]

As implicações clínicas destes achados são relevantes, pois a detecção precoce de uma ausência de melhora na deformação sistólica de pico após a angioplastia pode influenciar na estratégia de acompanhamento. O estudo da deformação sistólica de pico derivada da varredura pontual permite a avaliação de viabilidade após o tratamento de infartos e pacientes sem melhora da deformação durante os primeiros 2 dias da angioplastia exigirão reavaliação e acompanhamento preferencial.

ULTRASSONOGRAFIA DE ESTRESSE – ISQUEMIA E VIABILIDADE

A detecção do miocárdio viável, mas com disfunção, no contexto de pacientes com doença coronariana e comprometimento da função ventricular esquerda, traz implicações para o tratamento e prognóstico modificáveis pela tomada de decisão. A viabilidade miocárdica geralmente é detectável por ultrassom de estresse com dobutamina, quando uma região hipocinética ou acinética melhora de forma constante, ou quando apresenta melhora inicial com piora posterior em doses mais elevadas, o que é conhecido como resposta bifásica.

A avaliação das variações das alterações regionais da motilidade é realizada de forma subjetiva, o que dá uma sensibilidade de 74% a 87% e uma especificidade de 73% a 87%, desde que seja feito por pessoal com ampla experiência. No entanto, é esta mesma subjetividade o aspecto mais criticado da técnica, uma vez que a avaliação visual das mudanças e pouca possibilidade de quantificação são aspectos que o tornam mais dependente do operador e responsável pela grande variabilidade entre laboratórios.

Neste contexto, a avaliação da deformação sistólica fornece uma quantificação que pode chegar a ocupar uma posição-chave nesta técnica. A associação entre dobutamina e deformação sistólica em um grupo de pacientes que, após a verificação da sua viabilidade, foi submetido à revascularização e reavaliado após 9 meses, fornece informações adicionais, o que melhorou a sensibilidade de 73% para 83%.[20]

A avaliação da deformação longitudinal derivada da varredura pontual, em associação à ultrassonografia de estresse com dobutamina, pode detectar isquemia e viabilidade com maior segurança na área da artéria descendente anterior com relação à coronária direita e circunflexa.[21] Enquanto esses segmentos com fibrose ou cicatrização transmural tenham menor resposta em decorrência de menor reserva contrátil demonstrável após a infusão de dobutamina. A deformação circunferencial é a mais sensível para diferenciar um infarto transmural de um não transmural.[22] Um desafio no contexto de diagnóstico de ultrassom de estresse é a presença de bloqueio do ramo esquerdo. Por um lado, é um marcador de prognóstico que indica mortalidade cardiovascular 3 ou 4 vezes maior e sua etiologia mais comum é a doença coronária. Além disso, o movimento anormal do septo, e, às vezes, apical e inferior, tipo assíncrono, dificulta a avaliação visual da resposta à infusão de dobutamina, causando uma grande variabilidade na sensibilidade e na especificidade. No bloqueio de ramo esquerdo, a quantificação da velocidade de deformação longitudinal durante a infusão de dobutamina, obtida por imagens do vetor velocidade, fornecem valor prognóstico incremental sobre a parede e a motilidade parietal isolada. O taxa anual de eventos para aqueles com uma velocidade de deformação sistólica medida no pico de estresse com dobutamina, inferior e superior a $-0,5/s^{-1}$, foi de 90% e 46%, respectivamente.[23]

REFERÊNCIAS BIBLIOGRÁFICAS

1. Cowell JW. Tissue structure and ventricular wall mechanics. *Circulation* 2008;118:699-701.
2. Leitman M, Lysiansky M, Lysiansky P, Friedman Z *et al*. Circumferential and longitudinal strain in 3 myocardial layers in normal subjects and in patients with regional left ventricular dysfunction. *J Am Soc Echocardiogr* 2010;23:2364-70.
3. Mizuguchi Y, Oishi Y, Miyoshi H, Iochi A *et al*. The functional role of longitudinal, circumferential and radial myocardial deformation for regulating the early impairment of left ventricular contraction and relaxation in patients with cardiovascular risk factors: a study with two dimensional strain imaging. *J Am Soc Echocardiogr* 2008;21:1138-44.

4. Adams U, Schmitz F, Becker M, Kelm M et al. Advanced speckle tracking echocardiography allowing a three myocardial layer specific analysis of deformation parameters. *Eur J Echocardiogr* 2009;10:303-8.
5. Rambaldi R, Bax JJ, Rizzello V, Biagini E et al. Postsystolic shortening during dobutamine stress echocardiography predicts cardiac survival in patients with severe left ventricular dysfunction. *Coronary Artery Disease* 2005;16:141-5.
6. Skulstad H, Edvardsen T, Urheim S, Rabben SI et al. Postsystolic shortening in ischemic myocardium: active contraction or passive recoil? Circulation. 2002;106:718-24.
7. Sjoli B, Orn S, Grenne B, Vartdal T et al. Comparison of left ventricular ejection fraction and left ventricular global strain as determinants of infart size inpatients with acute myocardial infarction. *J Am Soc Echocardiogr* 2009;22:1232-8.
8. Sjoli B, Orn S, Grenne B, Ihlen H et al. Diagnostic capability and reproducibiliry of strainby Doppler and by spleckle tracking in patients with acute myocardialinfarction. *J Am Coll Cardiol Img* 2009;2:24-33.
9. Takeuchi M, Nishikage T, Nakai H, Kokumai M et al. The assessment of left ventricular twist in anterior wall myocardial infarction using two dimensional spleckle tracking. *J Am Soc Echocardiogr* 2007;20:36-46.
10. Choi JO, Cho SW, Song YB, Lee SC et al. Longitudinal 2D strain at rest predicts the presence of left main and three vessel coronary artery disease in patients without regional wall motion abnormality. *Eur J Echocardiogr* 2009;10:695-703.
11. Vartdal T, Bunvand H, Pettersen E, Smith H et al. Early prediction of infarct size by strain Doppler echocardiography after coronary reperfusion. *J Am Coll Cardiol* 2007;49:1715-21.
12. Becker M, Hoffmann R, Jul H, Grawe H et al. Analysis of myocardial deformation based on ultrasonic pixel tracking to determine transmurality in chronic myocardial infarction. *Eur Heart J* 2006;27:2560-6.
13. Ono S, Walkman L, Yamashita H, Novell J et al. Effect of coronary artery reperfusion on transmural myocardial remodeling in dogs. *Circulation* 1995;91:1143-53.
14. Tanimoto T, Imanishi T, Tanaka A, Yamano T et al. Bedside assessment of myocardial viability using transmural strain profile in patients with ST elevarion myocardial infarction: comparison with cardiac magnetic resonance imaging. *J Am Soc Echocardiogr* 2009;22:1015-21.
15. Ingul C, Stoylen A, Stordahn SA. Recovery of stunned myocardium in acute myocardial infarction quantified by strain rate imaging a clinical study. *J Am Soc Echocardiogr* 2005;18:401-10.
16. Ingul CB, Malm S, Refsdal E, Hegbom K et al. Recovery of function after acute myocardial infarction evaluated by tissue Doppler strain and strain rate. *J Am Soc Echocardiogr* 2010;23:432-8.
17. Winter R, Jussila R, Nowak J, Brodin L. Speckle tracking echocardiography is a sensitive tool for the detection of myocardila ischemia:a pilot study from the catheterization laboratory during precutaneous coronary intervention. *J Am Soc Echocardiogr* 2007;20:974-81.
18. Park Y, Kang S, Song J, Lee E et al. Prognostic value of longitudinal strain after primary reperfusion therapy in patients with anterior wall acute myocardial infarction. *J Am Soc Echocardiogr* 2008;21:262-7.
19. Becker M, Lenzen A, Ocklenburg K, Kuhl H et al. Myocardial deformation imaging based on ultrasonic pixel tracking to identify reversible myocardial dysfunction. *J Am Coll Cardiol* 2008;51:1473-81.
20. Hanekom L, Jenkins C, Jeffries L, Case C et al. Incremental value of strain rate analysis as an adjunct to wall motion scoring for assessment of myocardial viability by dobutamine echocardiography: a follow up study after revascularization. *Circulaltion* 2005;112:3892-900.
21. Hanekom L, Cho GY, Leano R, Jeffriess L, Marwick TH. Comparison of two dimensional speckle and tissue Doppler strain measurement during dobutamine stress echocardiography: an angiographic correlation. *Eur Heart J* 2007;28:1765-72.
22. Chan L, Hanekom L, Wong C, Leano R, Cho G, Marwick T. Differentiation of subendocardial and transmural infarctionusing two dimensional strain rate imaging to assess shork axis and long axis myocardial function. *J Am Coll Cardiol* 2006;48:2026-33.
23. Shan Y, Villarraga H, Pislaru C, Shah A, Cha S, Pelikka P. Quantitative assessment of strain and strain rate by velocity vector imaging during dobutamine stress echocardiography to predict outcome in patients with left bundle branch block. *J Am Soc Echocardiogr* 2009;22:1212-23.

9 Valvulopatias

Jorge A. Lax ■ Alejandra M. Bermann

As doenças valvares produzem, durante sua progressão, uma sobrecarga de volume (insuficiência mitral), sobrecarga de pressão (estenose aórtica) ou mista (insuficiência aórtica) do ventrículo esquerdo. Classicamente, a decisão do momento ideal para indicar a cirurgia nestas valvulopatias se baseia no início dos sintomas ou, nos assintomáticos, em parâmetros precoces de disfunção ventricular como a fração de ejeção ou os diâmetros ventriculares.

Em pacientes assintomáticos com insuficiência aórtica ou mitral grave e função ventricular conservada, é possível predizer o prognóstico a longo prazo e o desenvolvimento da disfunção ventricular pós-operatória mediante uma ecografia de estresse com exercício. Esta técnica avalia a presença de reserva contrátil, ou seja, a capacidade de aumentar a fração de ejeção durante um esforço. A falta de resposta contrátil (falta de aumento da fração de ejeção pós-exercício) sugere a presença de uma disfunção miocárdica subclínica ou latente.

A deformação e a velocidade de deformação também podem predizer a disfunção miocárdica subclínica.

INSUFICIÊNCIA MITRAL

Na insuficiência mitral, o aparecimento de sintomas ou a presença de sinais ecocardiográficos incipientes de disfunção ventricular implica elevado risco de deterioração ventricular pós-operatória irreversível.

Segundo as diretrizes do American College of Cardiology e a Sociedade Argentina de Cardiologia, os pacientes com insuficiência mitral grave assintomática com um diâmetro sistólico final ≥ 45 e uma fração de ejeção < 60% se beneficiam com a substituição valvular mitral para proteger a função ventricular.[1,2] Entretanto, quando se utilizam estes pontos de corte, alguns pacientes desenvolvem insuficiência cardíaca[3] ou menor sobrevida[4] logo depois da cirurgia. Por isso estes parâmetros não são capazes de identificar todos os casos de disfunção ventricular subclínica.

Um parâmetro de repouso é a presença de uma velocidade de deformação ≤ 1,07 s^{-1}, que tem sensibilidade de 91%, especificidade de 80% e certeza de 88% para identificar a disfunção miocárdica subclínica e predizer uma pobre resposta contrátil em pacientes com insuficiência mitral grave, assintomáticos, com função ventricular conservada.[5]

Também foi demonstrado, mediante biópsia endomiocárdica em pacientes nos quais se realizava cirurgia valvar mitral, que o aparecimento da disfunção ventricular subclínica antes do desenvolvimento de disfunção ventricular evidente ou desenvolvimento de sintomas deve-se à presença de fibrose miocárdica.[6]

Uma estratégia melhor para pacientes assintomáticos é procurar sinais ecocardiográficos de disfunção ventricular latente, como a falta de reserva contrátil no ecoestresse. Esta disfunção ventricular esquerda latente pode predizer o desenvolvimento de descompensação precoce após tratamento cirúrgico, mas também o desenvolvimento de uma redução progressiva da fração de ejeção no grupo de pacientes em tratamento médico porque aponta para um subgrupo de pior prognóstico. A deformação longitudinal global derivada da varredura pontual em pacientes com insuficiência mitral grave assintomática e fração de ejeção superior a 60% já se encontra reduzida em estado de repouso, em comparação com indivíduos normais (−19% contra −22%, respectivamente); durante o exercício, a deformação longitudinal global alcançada também será maior nos indivíduos normais (−23,4% contra −17,1%, respectivamente). Assim na insuficiência mitral grave, uma deformação longitudinal global basal de −18,1% tem uma sensibilidade de 77% e uma especificidade de 76% para predizer o desenvolvimento de disfunção ventricular esquerda pós-operatória (Figura 9.1). Durante o exercício, o ponto de corte é de −18,5%, com sensibilidade de 84% e especificidade de 76%.[7] Esta reserva contrátil diminuída, identificada mediante a

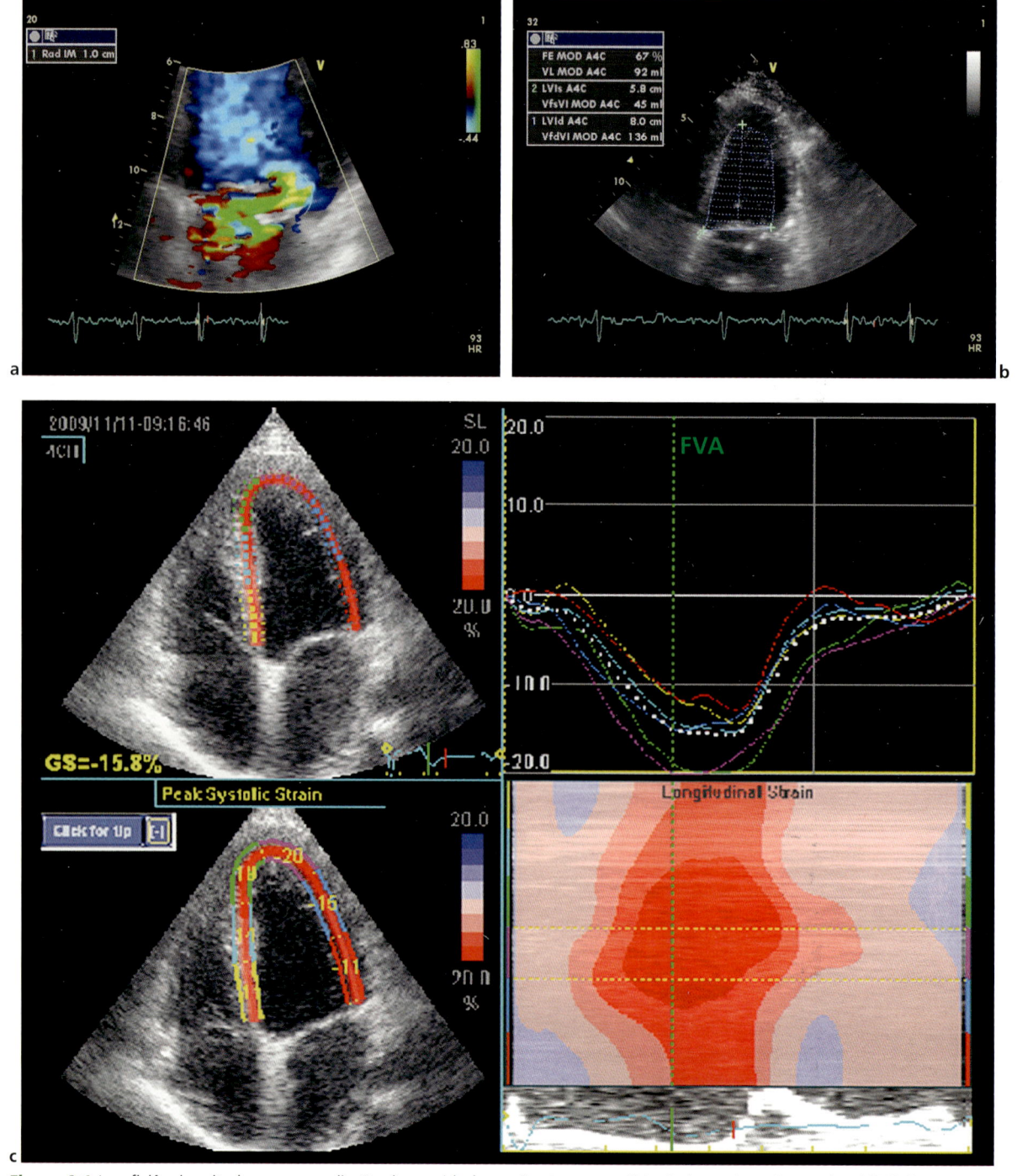

Figura 9.1 Insuficiência mitral grave: a avaliação da gravidade mediante a superfície de isoaceleração proximal (PISA) mostra um rádio de 1 cm (**a**) que permitiu estimar um orifício regurgitante efetivo de 52 mm². Ainda que a fração de ejeção seja normal, 67% (**b**), a deformação sistólica de pico longitudinal se encontra reduzida a −15,8% (**c**).

deformação longitudinal global derivada da varredura pontual em resposta ao exercício, também prediz a presença de uma fração de ejeção pós-operatória inferior a 50%.[7]

Deve-se destacar que o menor recrutamento miocárdico durante o exercício indica uma insuficiência mitral mais avançada, com maior impacto fibrótico miocárdico, degeneração miocítica e remodelação ventricular esquerda. Esta disfunção subclínica não é detectada pela medição da fração de ejeção ventricular esquerda, já que a magnitude de sua variação provocada pelo exercício não se correlaciona com a fração de ejeção de repouso; além disso, as mudanças da fração de ejeção de esforço se correlacionaram pobremente com as alterações da deformação longitudinal em pacientes com insuficiência mitral e, em vez disso, houve correlação nos indivíduos–controle. Isso confirma que a avaliação da função contrátil por meio de parâmetros volumétricos tem limitações importantes quando se procura estudar as sobrecargas de volume.

No mesmo sentido, uma velocidade de deformação longitudinal, medida no septo interventricular médio inferior a $-0{,}80^{-1}$, apresentou sensibilidade de 60%, especificidade de 96%, valor preditivo positivo de 90% e valor preditivo negativo de 82% para predizer uma queda da fração de ejeção pós-operatória > 10%. Este valor preditivo foi superior ao de parâmetros tradicionais como os volumes ventriculares, a fração de ejeção, a dp/dr ventricular esquerda ou a deformação e sua velocidade derivadas do Doppler tecidual.[8]

INSUFICIÊNCIA AÓRTICA

Aos pacientes assintomáticos com insuficiência aórtica está indicada cirurgia quando a fração de ejeção é inferior a 50% ou o diâmetro sistólico final ultrapassa 50 mm.[1,2] Entretanto, discute-se se esses parâmetros, com base nos volumes do ventrículo esquerdo, são úteis para avaliar a função ventricular esquerda em todos os casos, já que se encontram influenciados pelas condições de carga. Tanto as modificações que podem sofrer o volume regurgitante quanto as pressões sistólicas e diastólicas, podem dificultar a detecção de variações da força de contração, provocadas por um dano miocárdico subjacente. A insuficiência aórtica, diferentemente da insuficiência mitral, é uma sobrecarga mista de volume e pressão, por isso o ventrículo esquerdo responde com dilatação para melhorar a sobrecarga volumétrica e com hipertrofia para poder incrementar sua contratilidade. Com isso consegue-se sustentar o volume sistólico anterógrado e a tensão ou estresse parietal em valores normais. Quando esses mecanismos compensadores começam a se esgotar, inicia-se a disfunção miocárdica e nem sempre esta etapa é acompanhada de sintomas. Para prevenir uma deterioração progressiva e grave da função sistólica ventricular esquerda, com sua consequente maior morbimortalidade cirúrgica, a detecção precoce em etapa subclínica é fundamental.[9]

Tanto a deformação quanto a velocidade de deformação são instrumentos para a detecção e medição de alterações precoces, já que com o aumento da sobrecarga de volume elas diminuem, ainda que a fração de ejeção se mantenha normal. Assim a deformação longitudinal foi similar em indivíduos normais ou com insuficiência aórtica leve (–21% ± 6% e –21% ± 4%, respectivamente), mas diminuiu na moderada ou grave (–18% ± 3% e –14% ± 6%); enquanto a deformação radial só foi observada francamente deteriorada na insuficiência grave (51% ± 9% em normais, 45% ± 9% em leve, 45% ± 16% em moderada e 32% ± 10% em grave) (Figura 9.2). A velocidade de deformação radial (3 ± 0,5 em normais, 3 ± 0,4 em leve, 2,6 ± 0,5 em moderada e 2,1 ± 0,6% em grave) e longitudinal (1,54 ± 0,9% em normais, 1,67 ± 0,32% em leves, 1,32 ± 0,28 em moderada e 1,11 ± 0,42% em grave) também foram úteis para diferenciar normais e leves de moderados e graves.[10] Além disso, é possível formular um índice que relacione o volume ventricular esquerdo com a deformação e com sua velocidade; assim, a relação entre a velocidade de deformação e o volume de final da diástole (normais 0,028 ± 0,009, insuficiência aórtica leve 0,024 ± 0,011, moderada 0,017 ± 0,009, grave 0,008 ± 0,005) e entre a deformação e o volume de final da diástole (normais 0,50 ± 0,17, insuficiência aórtica leve 0,46 ± 0,21, moderada 0,35 ± 0,2, grave 0,16 ± 0,10) se encontram marcadamente reduzidas na insuficiência aórtica grave. Isso demonstra que a dilatação resultante do aumento do volume provoca um aumento da tensão parietal, com consequente dano do miocárdio refletido na

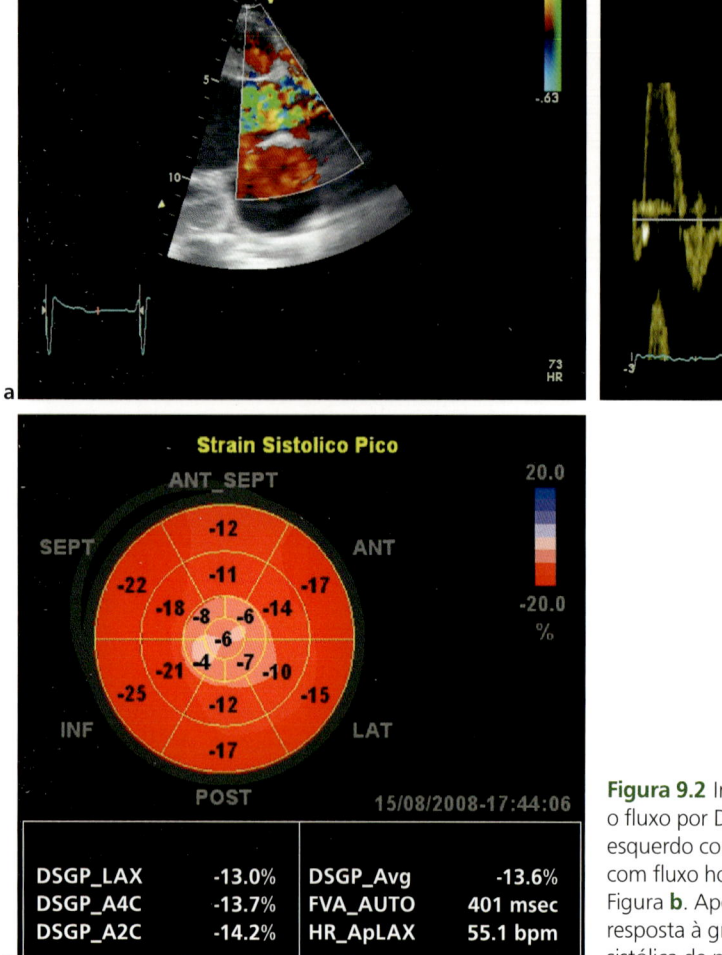

Figura 9.2 Insuficiência aórtica grave: em (**a**) pode-se observar o fluxo por Doppler colorido no trato de saída do ventrículo esquerdo correspondente a uma insuficiência aórtica grave com fluxo holodiastólico reverso na aorta abdominal na Figura **b**. Apesar de ter boa função ventricular esquerda em resposta à grande sobrecarga de volume, a deformação sistólica de pico longitudinal é de –13,6% (**c**).

redução da deformação sistólica de pico ao iniciar a deterioração da função contrátil. Essas alterações são facilmente detectáveis na insuficiência aórtica grave; nos pacientes com insuficiência aórtica moderada, a redução da velocidade de deformação está refletindo a diminuição da capacidade de geração da força intrínseca do miocárdio.[10]

Tudo isso sugere que, enquanto a deformação global está preservada, a velocidade de deformação já começa a diminuir nos pacientes com insuficiência aórtica moderada. Ainda assim, a deformação não é o resultado do grau de insuficiência aórtica, de forma direta, e sim da interação entre o volume ventricular, o volume sistólico e a contratilidade miocárdica. O índice de deformação corrige os valores de deformação para as mudanças geométricas que sofre o ventrículo esquerdo. Quando a geometria do ventrículo esquerdo se altera, a correção mediante índices mostra uma significativa redução tanto nos valores globais como nos regionais, mesmo quando a fração de ejeção não tenha sido comprometida.

A similaridade dos valores da deformação em indivíduos normais e naqueles com insuficiência aórtica leve, que indicam ausência de deterioração, é sustentada, também, por outro estudo que comparou a deformação de atletas saudáveis com atletas com uma válvula aórtica do tipo bicúspide, em que se encontrou os valores da deformação sistólica de pico tendendo a ser próximos dos de atletas normais.[11]

As imagens de velocidade vetorial também demonstraram possuir capacidade para detectar a disfunção ventricular esquerda subclínica. Nesse grupo de pacientes, tanto a deformação longitudinal como a circunferencial se encontraram diminuídas na insuficiência grave, assim como os índices deformação/volume de final da diástole e a velocidade de deformação/volume de fim da diástole. Tanto as fibras longitudinais como as circunferenciais são afetadas pelo aumento do colágeno intercelular, que provoca uma redução da contratilidade. Assim, a deterioração da deformação se correlaciona com a deterioração da geometria ventricular esquerda.[12]

No que diz respeito a predizer qual será a função ventricular esquerda com a qual ficará o paciente após a cirurgia, permanece a controvérsia sobre os preditores prognósticos tradicionais. A avaliação da velocidade de deformação radial antes da cirurgia de substituição valvular aórtica permitiu detectar a presença de alterações intrínsecas da motilidade parietal e também predizer o grau de disfunção ventricular esquerda pós-operatória. Assim a cirurgia permitiu uma redução significativa dos diâmetros e volumes do ventrículo esquerdo, enquanto a velocidade de deformação sistólica radial melhora de 1,94 ± 0,64 a 2,39 ± 0,83 s^{-1}, p < 0,001, e a fração de ejeção de 53% ± 8,7% a 59% ± 8,8%, p < 0,001. Na análise de regressão múltipla a velocidade de deformação sistólica radial média (quatro segmentos: anterosseptal, lateral, posterior e inferior em um eixo curto) foi o único preditor independente de disfunção ventricular pós-operatória, com um valor limite inferior a 1,82 s^{-1}, sensibilidade de 91% e especificidade de 73% para predizer uma fração de ejeção pós-operatória inferior a 50%.[13]

Portanto, a deformação sistólica de pico radial em pacientes com insuficiência aórtica crônica grave é significativamente menor que a dos controles normais, o que indica uma deterioração precoce da contratilidade miocárdica em paciente com fração de ejeção normal. Nesta etapa, ainda que a fração de ejeção seja normal, a relação pressão/volume começa a se deteriorar, o que é mascarado pelo incremento da pré-carga. A relação pressão/volume é capaz de identificar maior quantidade de pacientes com função ventricular esquerda anormal que a fração de ejeção, a dp/dt positiva ou o estresse sistólico,[14] mas carece de utilidade clínica cotidiana por ser uma medição invasiva. A velocidade de deformação sistólica de pico e média é índice não invasivo da contratilidade ventricular esquerda, com boa correlação com a relação pressão/volume, pelo que permitem quantificar de forma não invasiva a contratilidade miocárdica com relativa independência das condições de carga.[15]

ESTENOSE AÓRTICA

Esta valvulopatia gera uma sobrecarga crônica de pressão sobre o ventrículo esquerdo que induz alterações na geometria ventricular para sustentar uma fração de ejeção normal mesmo quando a função sistólica miocárdica tenha começado a se deteriorar. Com o objetivo de compensar o aumento da tensão que exerce a pressão intraventricular elevada sobre a parede, denominada estresse parietal, os miócitos devem se hipertrofiar e este aumento da grossura parietal consegue compensar o estresse e, com isso, manter a fração de ejeção. Entretanto, quando a pressão intraventricular excede a capacidade de hipertrofia, o aumento do estresse mesoparietal provoca uma redução na função ventricular esquerda, mesmo quando os volumes e a fração de ejeção se mantenham na faixa normal durante um período prolongado.

O estudo da deformação demonstrou ser um bom método para detectar esta situação (Figura 9.3). Assim a hipertrofia concêntrica do ventrículo esquerdo sofre uma diminuição da deformação sistólica longitudinal quanto aos pacientes sem hipertrofia (–15% ± 3 contra –18% ± 3%), enquanto as deformações circunferencial e radial se mantém conservadas; além disso, menor deformação longitudinal se associa à maior gravidade da estenose. Por outro lado, existem diferenças regionais, já que a deformação longitudinal é significativamente menor que o septo basal e nas paredes lateral e média.[16]

Os pacientes com estenose aórtica com massa ventricular e espessura parietal relativa aumentadas sofrem redução da deformação miocárdica longitudinal, mesmo quando a fração de ejeção global esteja conservada. Os pacientes com hipertrofia ventricular concêntrica são os que têm maior diminuição da deformação, o que sugere que este tipo de hipertrofia se caracteriza por menor função miocárdica. Assim a deformação longitudinal é um melhor marcador de disfunção

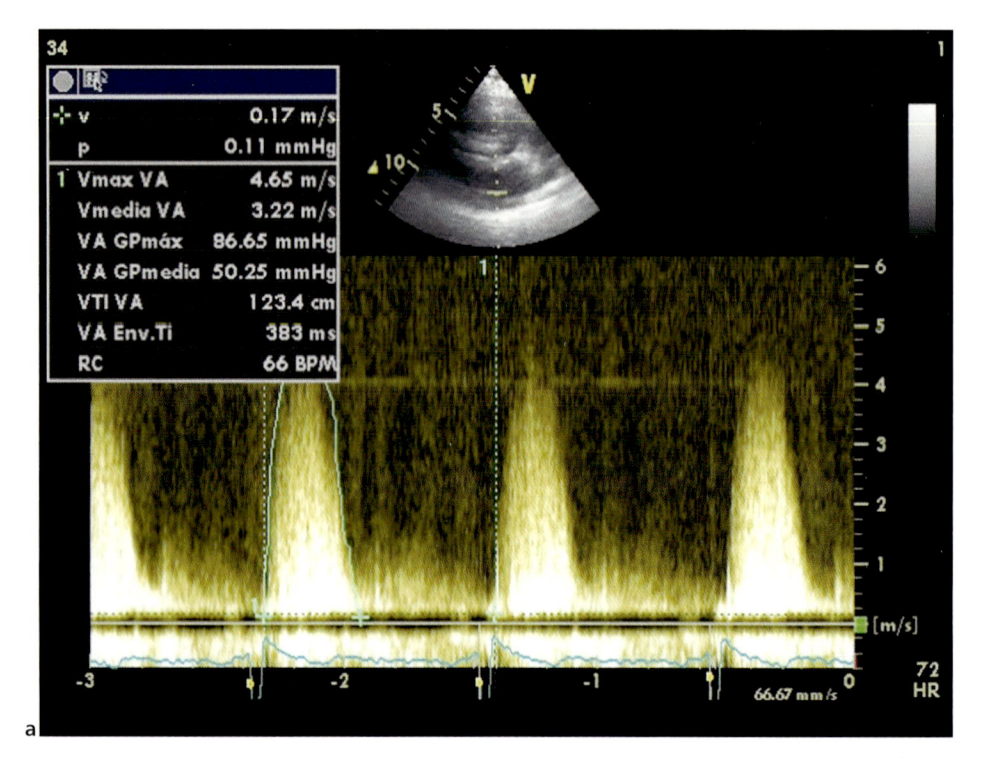

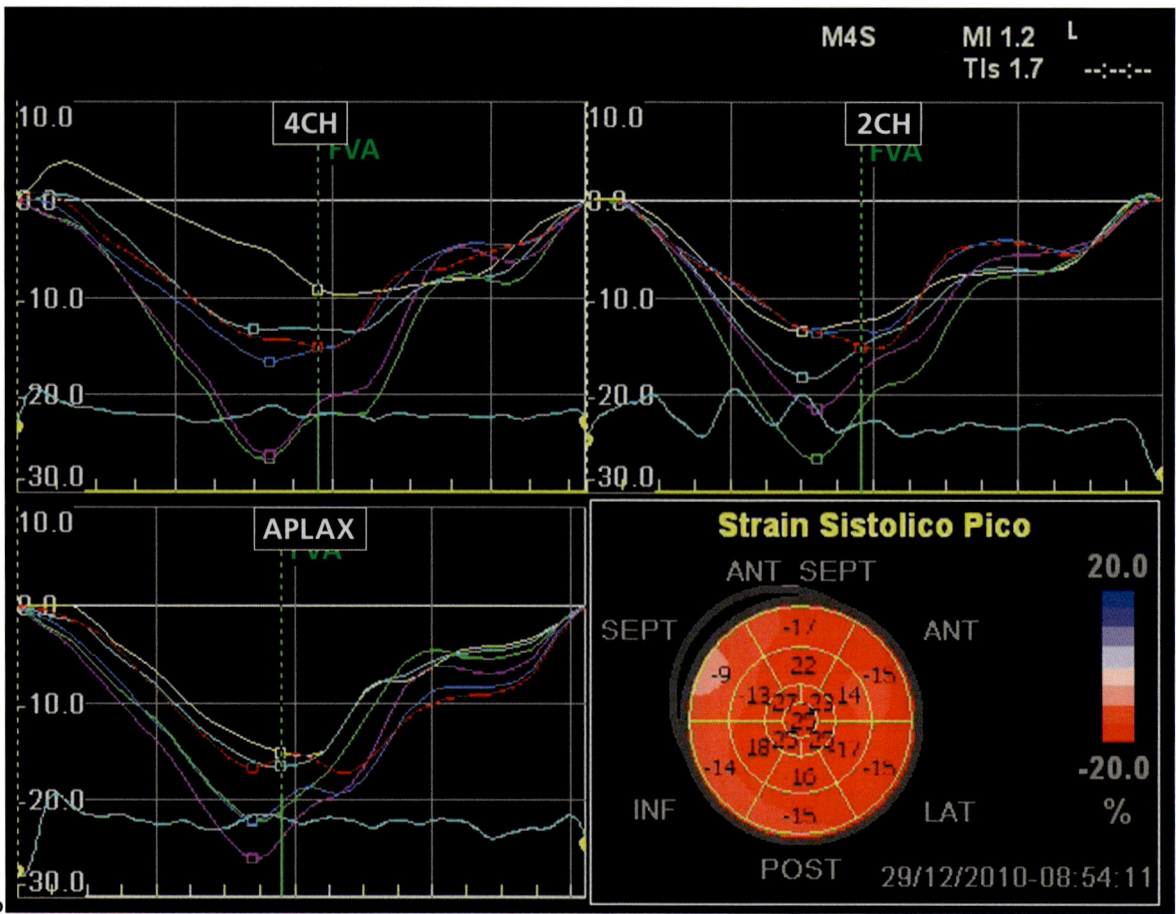

Figura 9.3 Estenose aórtica grave. **a** Gradiente máximo instantâneo de 86 mmHg e médio de 50 mmHg e uma área de 0,62 cm². Apesar de a fração de ejeção ser normal, a deformação sistólica de pico longitudinal se encontra diminuída a −15,1% (**b**).

ventricular esquerda subclínica que a fração de ejeção ou o índice de motilidade parietal e, além disso, esta associação inversa entre maior massa parietal e menor deformação é independente do sexo, da gravidade da estenose e da fração de ejeção; ademais, aponta para a maior massa como um forte preditor de menor deformação longitudinal. A maior gravidade da estenose aórtica está associada a um grau superior de hipertrofia ventricular esquerda e à maior alteração da geometria, fatos que formam uma hipertrofia de tipo concêntrica. Entretanto, na análise multivariada, uma deformação sistólica longitudinal esteve significativamente associada a uma estenose mais grave, independentemente da geometria ventricular, o que demonstra que uma deformação reduzida não é somente o reflexo das alterações geométricas do ventrículo. Assim, é possível achar pacientes com hipertrofia ventricular esquerda e deformação sistólica de pico reduzida, e outros com deformação normal; o primeiro caso se associa à maior morbidade pós-operatória, enquanto o grupo com deformação normal pode ser considerado como uma hipertrofia conservadora do tipo benigna.[17]

Nos últimos anos ganhou relevância o estudo da carga global do ventrículo esquerdo na estenose aórtica, que combina a carga valvular, desde há muito reconhecida, estimada pela impedância valvuloarterial. Muitos pacientes têm pós-carga aumentada pela válvula estenótica. Por isso a impedância, ao abarcar ambos os aspectos da pós-carga ventricular esquerda, é um índice superior para predizer uma diminuição da capacidade de encurtamento longitudinal em pacientes com estenose aórtica e fração de ejeção normal. Assim a redução da deformação sistólica global se associa a uma impedância elevada, mas também a uma relação E/E' aumentada, o que indica um incremento da pré-carga e da pressão de final da diástole do ventrículo esquerdo que pode ser tanto a causa como a consequência da alteração da deformação e do aumento do volume final da diástole.[18] A avaliação da deformação sistólica também permite estudar a resposta ao tratamento cirúrgico. Em contraposição ao exposto previamente, existem publicações que informam sobre uma diminuição da deformação e da velocidade de deformação não só longitudinal, mas também circunferencial e radial, mesmo com uma fração de ejeção normal.[19]

Um fato interessante é que na avaliação a médio prazo depois da substituição valvar aórtica (17 meses) pode-se observar melhora significativa dos três parâmetros de deformação, enquanto a fração de ejeção não mostra variações. Se o resultado da substituição valvar piora quando a fração de ejeção já está deteriorada,[20] será preferível um marcador mais sutil da disfunção ventricular esquerda que indique, com maior rapidez, o impacto do aumento da pós-carga sobre o encurtamento mesoparietal antes da queda da fração de ejeção. A deformação sistólica permitiria, então, pôr em evidência o efeito deletério da estenose aórtica sobre a função ventricular esquerda global. Depois da substituição valvular há uma significativa melhora da deformação e uma diminuição da pós-carga que estaria mais vinculada às mudanças desta última que a uma redução na massa e as dimensões do ventrículo esquerdo.[19]

Enquanto as mudanças na deformação foram observadas de forma seriada nas três dimensões,[20,21] a fração de ejeção não reflete modificações após a substituição valvar aórtica. Em vez disso, o estresse mesoparietal sofreu uma redução significativa em resposta ao declínio da pressão intraventricular. Deve-se apontar que são necessários estudos prospectivos em grandes populações para determinar o início da disfunção sistólica prévia ao começo dos sintomas e à deterioração da fração de ejeção, e se isso impactará genuinamente em conseguir melhores resultados pós-cirúrgicos, definições que permitiriam incorporar a deformação sistólica como um dado de real valor clínico.

REFERÊNCIAS BIBLIOGRÁFICAS

1. Bonow R, Carabello B, Chatterjee K, de León A *et al.* ACC/AHA 2006 Guidelines for the Management of patients with valvular heart disease: A report of the American College of Cardiology/American Heart Asociation Task Force on practice Guidelines. *J Am Coll Cardiol* 2006;48.
2. Lax J, Herschon A, Bermann A, Santos D *et al.* Consenso de valvulopatías de la Sociedad Argentina de Cardiología: actualización 2006. *Rev Arg Cardiol* 2007;75:304-54.

3. Enriquez-Sarano M, Schaff HV, Orszulak TA, Bailey KR et al. Congestive heart failure after surgical correction of mitral regurgitation. A long-term study. *Circulation* 1995;92:2496-5.
4. Enríquez-Sarano M, Tajik AJ, Schaff HV, Orszulak TA et al. Echocardiographic prediction of survival after surgical correction of organic mitral regurgitation. *Circulation* 1994;90:830-7.
5. Lee R, Hanekom L, Marwick TH, Leano R et al. Prediction of subclinical left ventricular dysfunction with strain rate imaging in patients with asymptomatic severe mitral regurgitation. *Am J Cardiol* 2004;94:1333-7.
6. Hanekom L, Lee R, Leano R, Wahi S et al. Ultrasound tissue characterization may be used to detect subclinical left ventricular dysfunction and fibrosis in asymptomatic severe mitral regurgitation. *Circulation* 2004;110:588.
7. Lancellotti P, Cosyns B, Zacharakis D, Attena E et al. Importante of left ventricular longitudinal function and functional reserve in patients with degenerative mitral regurgitation: assessment by two dimensional speckle tracking. *J Am Soc Echocardiogr* 2008;21:1331-6.
8. Pérez de la Isla L, Agustín A, Rodrigo JL, Almería C et al. Chronic mitral regurgitation: a pilot study to assess preoperative left ventricular contractile function using speckle tracking echocardiography. *J Am Soc Echocardiogr* 2009;22:831-8.
9. Chaliki HP, Monty D, Avierinos J, Scott C et al. Outcomes after aortic valve replacement in patients with severe aortic regurgitation and markedly reduced left ventricular function. *Circulation* 2002;106:2687-93.
10. Marciniak A, Sutherland G, Marciniam M, Claus P, Bijnens B, Jahangiri M. Myocardial deformation abnormalities in patients with aortic regurgitation: ?a strain rate imaging study. *Eur J Echocardiogr* 2009;10:112-9.
11. Stefani L, De Luca A, Maffulli N, Mercuri R et al. Speckle tracking for left ventricle performance in young athletes with bicuspide aortic valve and mild aortic regurgitation. *Eur J Echocardiogr* 2009;10:527-31.
12. Tayyareci Y, Yildirimturk O, Aytekin V, Demiroglu IC et al. Sublcinical left ventricular dysfunction in asymptomatic severe aortic regurgitation patients with normal ejection fraction: a combined tissue doppler an velocity vector imaging study. *Echocardiography* 2010;27:260-8.
13. Onishi T, Kawai H, Tatsumi K, Kataoka T et al. Preoperative systolic strain rate predicts postoperative Left ventricular dysfunction in patients with chronic aortic regurgitation. *Circ Cardiovas Imaging* 2010;3:134-41.
14. Starling M, Kirsh M, Montgomery D, Gross M. Mechanisms for left ventricular systolic dysfunction in aortic regurgitation: importance for predicting the functional response to aortic valve replacement. *J Am Coll Cardiol* 1991;17:887-97.
15. Greenberg N, Firstenberg M, Castro P, Main M et al. Doppler derived myocardial systolic strain rate is a strong index of left ventricular contractility. *Circulation* 2002;105:99-105.
16. Cramariuc D, Gerdts E, Davidsen E, Segadal. Myocardial deformation in aortic valve stenosis relation to left ventricular geometry. *Heart* 2010;96:106-12.
17. Bauer F, M ghaieth F, Dervaux N, Donal E et al. Preoperative tissue Doppler imaging differentiates beneficial from detrimental left ventricular hypertrophy in patients with surgical aortic stenosis. A postoperative morbidity study. *Heart* 2008;94:1440-5.
18. Marechaux S, Carpentier E, Carpentier M, Asseman P et al. Impact of valvuloarterial impedance of left ventricular longitudinal deformation in patients with aortic valve stenosis and preserved ejection fraction. *Arch of Cardiovasc Dis* 2010;103:227-35.
19. Delgado V, Tops LF, van Bommel RJ, van der Kley F et al. Strain analysis in patients with severe aortica stenosis and preserved left ventricular ejection fraction undergoing surgical valve replacement. *European Heart J* 2009;30:3037-47.
20. Becker M, Kramman R, Dohmen G, Luckhoff A et al. Impact of left ventricular loading conditions on myocardial deformation parameters after aortic valve replacement. *J Am Soc Echocardiogr* 2007;20:681-9.
21. Carasso SH, Cohen O, Mutlak D, Adler Z et al. Differential effects of afterload on left ventricular long and short axis function: insights from a clinical model of patients with aortic valve stenosis undergoing aortic valve replacement. *Am Heart J* 2009;158:540-5.

10 Hipertrofia fisiológica e patológica

Luis Alberto Morita

INTRODUÇÃO

O estudo das doenças cardíacas leva a avaliar, em todos os casos, uma combinação complexa de compensações funcionais que em um determinado momento podem-se tornar modificações estruturais. A compreensão destes mecanismos compensatórios é crucial tanto na elaboração do diagnóstico quanto no estabelecimento da estratégia terapêutica.

Um destes mecanismos é a hipertrofia miocárdica, que foi definida como aumento da massa do músculo cardíaco. Na Tabela 10.1 encontram-se as causas mais comuns de hipertrofia ventricular esquerda (HVE).

Há 40 anos a hipertrofia do ventrículo esquerdo (VE) foi considerada importante fator de risco cardiovascular independente.[1] Até o momento as diferentes tecnologias destinadas à sua detecção não detiveram sua jornada na busca do método mais simples e exato.

Neste caminho, a aplicação da ecocardiografia ao estudo da HVE mostrou, como em outras patologias tratadas em Capítulos anteriores, um desenvolvimento vertiginoso nas últimas décadas, tanto pelo avanço tecnológico na área da informática como pelo aparecimento de novos paradigmas e perguntas na pesquisa clínica.

Tabela 10.1 Causas de hipertrofia do ventrículo esquerdo

Causa secundária

• Sobrecarga crônica de pressão (concêntrica):
  ▪ HAS
  ▪ Estenose aórtica
  ▪ Estenose subaórtica
  ▪ Estenose supravalvar aórtica
  ▪ Coarctação
 • Sobrecarga crônica de pressão-volume (excêntrica):
  ▪ Insuficiência aórtica
  ▪ Remodelamento no IAM

Causa primária
• Miocardiopatia hipertrófica (MH)
Causa fisiológica
• Crescimento   • Gravidez   • Atletas de elite ou alto rendimento

Uma das primeiras contribuições do estudo da HVE foi a validação da fórmula de Devereaux[2] para o cálculo da massa ventricular esquerda. A partir dela se considerou classicamente HVE quando a massa ventricular esquerda indexada pela superfície corporal (IMVE) é superior a 134 g/m² no homem, e de 110 g/m² na mulher. Recentemente, as sociedades Europeia e Americana de Ecocardiografia[3] recomendaram utilizar valores menores para diagnosticar HVE:IMVE superior a 115 g/m² em homens e maior de 95 g/m² em mulheres.

$$IMVE = 0{,}8 \times (1{,}04[(DDVE + PP + SIV)^3 - DDVE^3]) + 0{,}6 \text{ g}$$

Por sua vez, o conceito de espessura parietal relativa (EPR)[4] permite normalizar a espessura da parede ventricular esquerda ao volume da cavidade e sensibiliza a detecção de HVE em corações pequenos. O valor normal de EPR é ≤ 0,42.

$$EPR = (SIV + PP)/DDVE$$

A elevada incidência de morte súbita entre pacientes com miocardiopatia hipertrófica (MH) impõe um desafio ao plano diagnóstico com a finalidade de encontrar um método seguro para distingui-la de outras formas de HVE. Na prática clínica, não é usual que se apresentem dificuldades para diferenciar a MH das formas secundárias de HVE (hipertensão, estenose aórtica), já que o dado semiológico somado à ecocardiografia convencional e de outras técnicas cardiológicas básicas costuma ser suficiente para definir um diagnóstico. Entretanto, existem expressões fenotípicas de MH nas quais a massa ventricular esquerda aumenta apenas levemente e que, portanto, podem suscitar dúvidas durante a avaliação cardiológica de um indivíduo presumivelmente saudável com HVE, como no caso de atletas com alto grau de treinamento.

Entre atletas de alto rendimento não é elevada a casuística de morte súbita por MH não diagnosticada em vida. Entretanto, o impacto emocional que provoca um evento trágico em um atleta jovem transcende e repercute em toda a sociedade, particularmente no mundo do esporte. Esta situação obriga os cardiologistas a encontrar um método simples e seguro para sua detecção nessa população, já que é crucial definir se um atleta jovem pode ou não continuar com a disciplina esportiva que escolheu e em que depositou todas as suas expectativas.

O CORAÇÃO DO ATLETA

Na primeira publicação a se referir ao que hoje chamamos de "coração de atleta" data de 1899, quando Henschen observou, mediante a percussão do precórdio, o crescimento do tamanho cardíaco em esquiadores. Concluiu, então, que "o esqui provoca um aumento do coração, que pode trabalhar mais que o normal".

Em 1975, Morganroth[5] descreveu, pela primeira vez, por meio da ecocardiografia, as modificações estruturais que se observam no coração dos atletas de elite segundo o tipo de treino predominante. Assim os indivíduos com treinamento em exercício estático (também chamado isométrico, de força ou anaeróbico) revelam corações com cavidade ventricular esquerda normal e com paredes grossas, enquanto aqueles com treinamento predominantemente dinâmico (também chamado isotônico, de resistência ou aeróbico) mostram aumento do volume da cavidade ventricular esquerda associado a menor incremento da espessura parietal. Em ambos os casos o IMVE está aumentado.

Em estudos genéticos mais recentes, postulou-se que a remodelação do VE após o treinamento físico parece depender do polimorfismo encontrado nos genes da enzima conversora da angiotensina. Isso poderia explicar por que nem todos os atletas desenvolvem hipertrofia ventricular em semelhantes níveis de atividade esportiva.[6]

As variáveis hemodinâmicas que induzem essas alterações morfológicas adaptativas estão representadas na Figura 10.1. O exercício dinâmico se caracteriza por gerar um aumento na frequência cardíaca (FC) e no volume sistólico (VS) junto a uma redução da resistência vascular sistêmica (RVS). Isso acarreta um importante aumento do volume-minuto (VM) sem uma grande

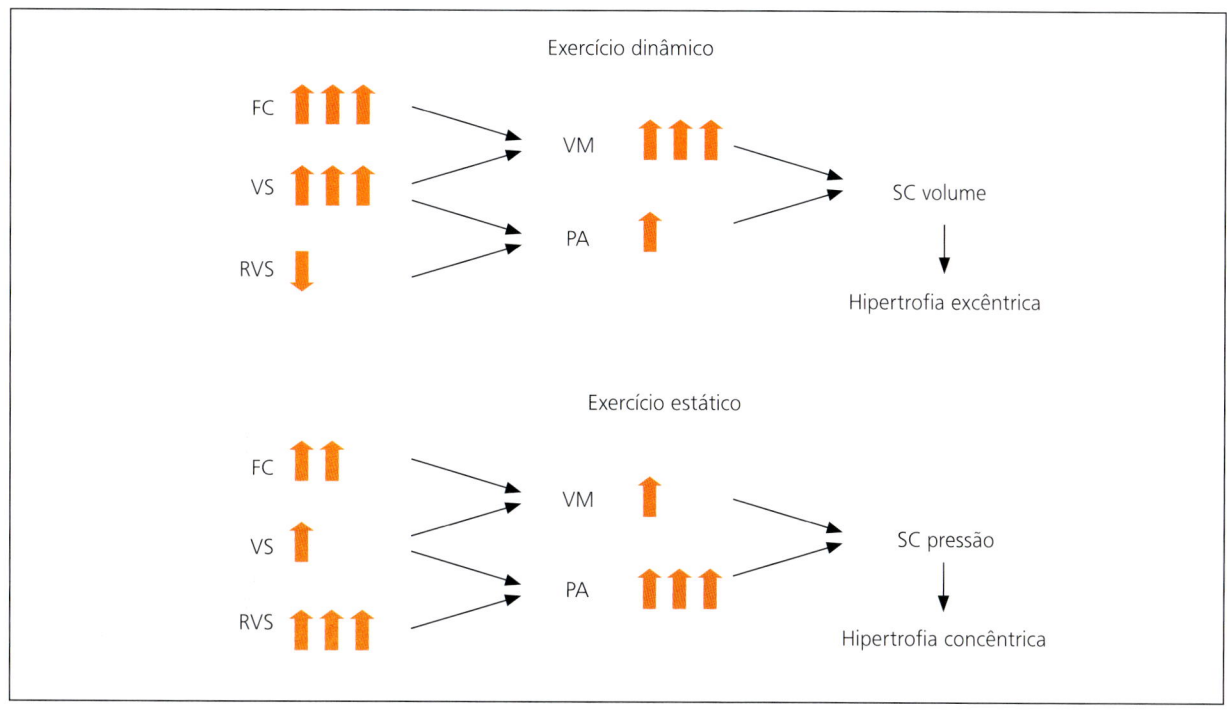

Figura 10.1 Adaptações fisiológicas do coração segundo a modalidade de treinamento em atletas de alto rendimento competitivo.

elevação da pressão arterial sistólica (PAS), o que leva a uma HVE de tipo excêntrico por sobrecarga de volume.

No exercício estático a RVS aumenta proporcionalmente mais que a FC. Produtos deste, tanto o VS como o VM aumentam apenas levemente, enquanto a PAS se eleva a cifras extremas. Nestes casos a HVE desenvolvida por sobrecarga de pressão é do tipo concêntrica.[7] Apesar dessa regra geral, não há formas puras, e sim uma predominância acentuada de um tipo de hipertrofia.

Como exemplo do anteriormente exposto, os atletas predominantemente aeróbicos, como velocistas, maratonistas e nadadores se caracterizam por mostrar um aumento leve do IMVE a custa de um maior volume ventricular esquerdo, sem um incremento significativo da espessura parietal. Por outro lado, os levantadores de peso e os lançadores de martelo desenvolveram, proporcionalmente, maior espessura parietal que volume ventricular. Em alguns esportes como o remo ou o ciclismo se conjugam ambos os tipos de treinamento de modo intensivo, resultando em uma variedade mista de hipertrofia em que a massa ventricular esquerda é ainda maior do que nas formas anteriores e se caracteriza por maior volume ventricular esquerdo e níveis de espessura parietal superiores ao observado no resto das disciplinas esportivas.[8]

Na Figura 10.2 estão listados os diferentes tipos de esporte e seu impacto sobre as dimensões do VE.[9]

O aspecto mais relevante destes achados está nas características histológicas observadas em corações de atletas. Os depósitos de colágeno característicos da hipertrofia patológica, assim como a desordem miofibrilar típica da MH, estão ausentes nestes casos (Figura 10.3).

Consequentemente, no coração do atleta tampouco se desenvolverão aquelas alterações hemodinâmicas relacionadas com esta anormalidade como produto da disfunção diastólica e da falha contrátil do miocárdio, em que um dos substratos é a fibrose. Em consequência, esta hipertrofia é fisiológica e usualmente referida como de evolução benigna.

Embora não haja estudos clínicos concludentes relacionados com a HVE em atleta veterano (provavelmente em razão do aumento da incidência de hipertensão relacionado com a idade como causa concorrente de HVE), foi descrita maior expectativa de vida e menor morbidade cardiovascular na população de atletas de alto rendimento.

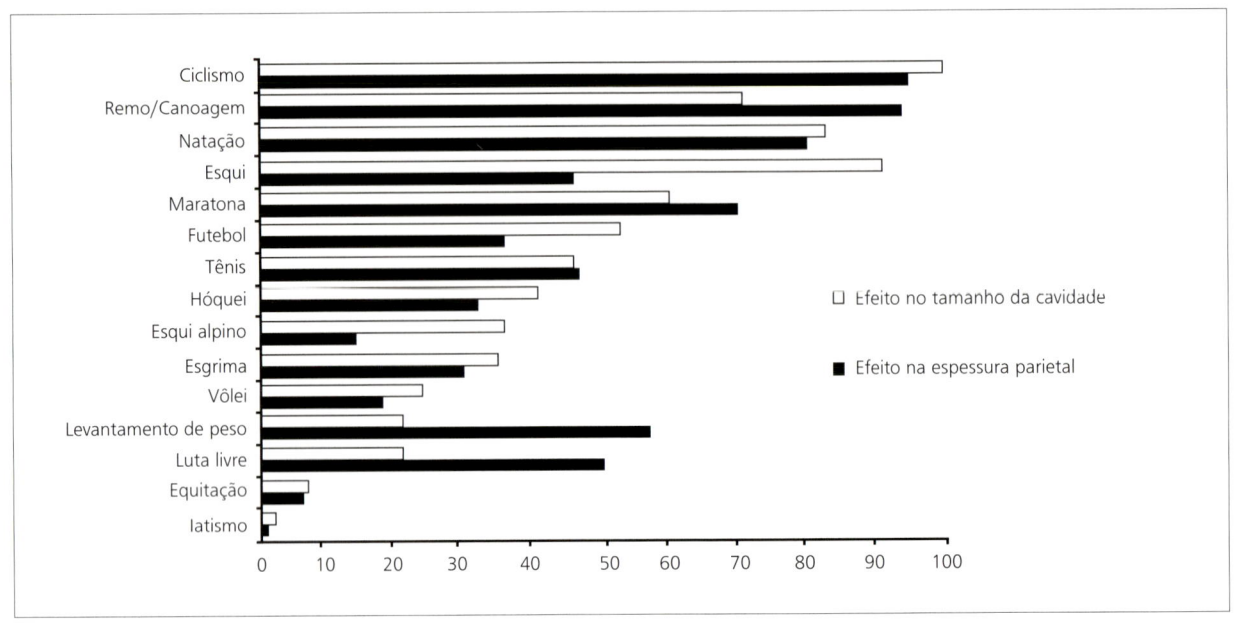

Figura 10.2 Impacto do tipo de esporte sobre as dimensões do ventrículo esquerdo (%). (Adaptada de Maron BJ, Pelliccia A. Circulation 2006;114:1633-44.)

A regressão da HVE do atleta é produzida após um período de destreinamento de 3 a 6 meses.[10] Em aproximadamente 20% deles o diâmetro máximo da cavidade ventricular não se modifica, significativamente, não obstante a redução da espessura parietal. Apesar disso, a função sistólica ventricular esquerda medida por fração de ejeção e a função diastólica avaliada por Doppler transmitral permanecem normais.[11]

HVE FISIOLÓGICA E PATOLÓGICA OU "A SOMBRA DA MIOCARDIOPATIA HIPERTRÓFICA"

Com exceção da região do Vêneto (Itália), onde a displasia arritmogênica do ventrículo direito (VD) provoca aproximadamente 22% das mortes súbitas entre desportistas,[12] a MH é a causa mais frequente de morte súbita nos estudos com maior número de pacientes (40% dos casos), com uma incidência de 1:200.000/ano[14], e é maior no sexo masculino, com uma relação de 9:1 (Figura 10.4). A prevalência de MH é de cerca de 2 para cada 1.000 indivíduos jovens de 23 a 35 anos.[15]

Uma possível razão para tal diferença, além das relacionadas com fatores étnicos e genéticos, é que na Itália se realiza uma avaliação sistemática em todos os atletas antes de altas competições, das quais é possível que se exclua um número importante de indivíduos com características compatíveis com MH, cuja detecção é, frequentemente, mais simples que a da displasia do VD.

No estudo de Pelliccia e Maron,[16] a espessura máxima parietal dos atletas foi de 16 mm. Um total de 16 entre 947 atletas (1,7%) (15 remadores ou canoístas e um ciclista) apresentaram uma espessura parietal compatível com MH (≥ 13 mm), todos com diâmetros diastólicos do ventrículo esquerdo (DDVEs) aumentados (55 a 63 mm). Os autores concluíram que os atletas com espessura parietal superior a 16 mm e DDVEs normais provavelmente apresentam formas primárias de HVE como MH. Aqueles com valores de espessura parietal entre 13 e 16 mm se incluem entre os que Maron definiu como "zona cinzenta" e necessitam de estudo mais profundo para esclarecer a natureza da hipertrofia.

Um estudo Britânico[17] demonstrou que 11 atletas (judô, esqui, ciclismo, triátlon, *rugby* e tênis), de um total de 442 (2,5%), apresentaram espessura parietal superior a 13 mm (máximo 14

10 | Hipertrofia fisiológica e patológica 197

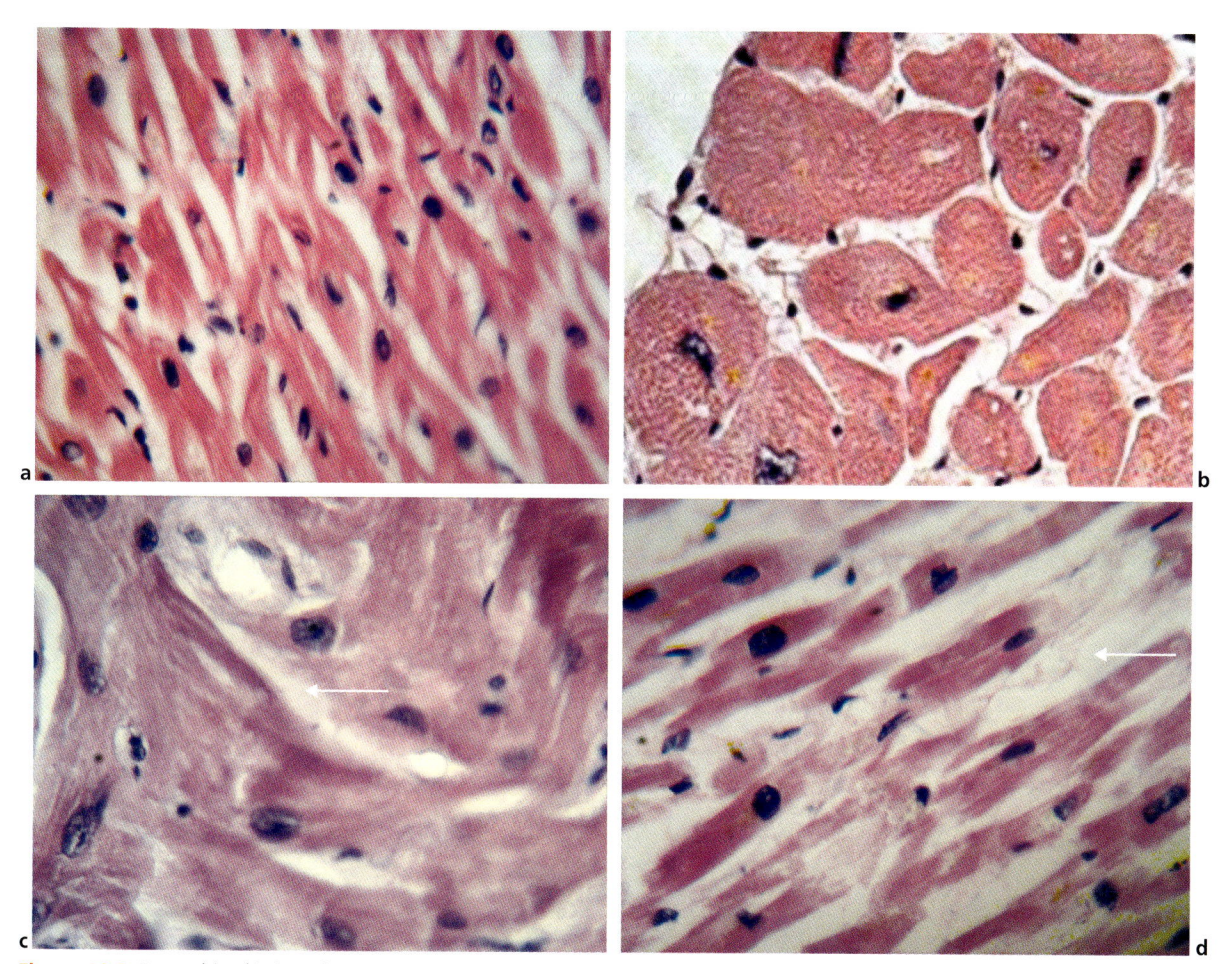

Figura 10.3 Cortes histológicos de: **a** Miocárdio normal. **b** Hipertrofia fisiológica. **c** Hipertrofia primária. **d** Hipertrofia secundária. Tanto o miocárdio ventricular normal como na HVE fisiológica há ausência de depósitos de colágeno, enquanto na hipertrofia patológica (**c**, **d**) há aumento do tecido colágeno intersticial (setas). (Gentileza do Dr. Marcelo Amante, chefe de necropsias. Hospital Argerich de Buenos Aires)

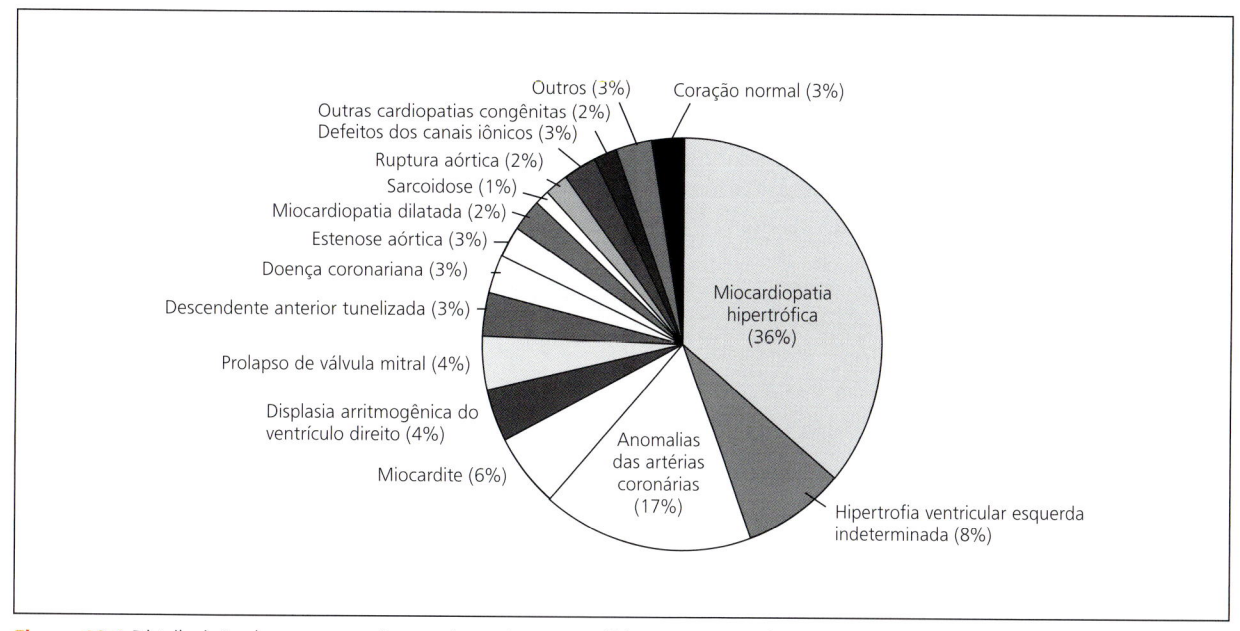

Figura 10.4 Distribuição de causas cardiovasculares de morte súbita em 1.435 atletas jovens. (Modificada de Maron et al. Circulation 2007;115:1643-55.)

mm), compatível com o diagnóstico de MH. Dezoito dos 306 atletas (5,8%) do sexo masculino apresentaram um DDVE superior a 60 mm, com um limite superior de 65 mm. Das 136 atletas do sexo feminino, nenhuma teve uma espessura parietal máxima superior a 11 mm, e o DDVE foi ≤ 60 mm em todas. As funções sistólica e diastólica foram normais em todos os atletas.

A definição de hipertrofia fisiológica por ecocardiografia alcançaria os atletas jovens com uma espessura parietal que oscila entre 12 e 13 mm, sobretudo quando o aumento da espessura parietal é acompanhado de um incremento proporcional no diâmetro final da diástole do ventrículo esquerdo. Valores superiores de espessura parietal excedem, estatisticamente, a classificação do fisiológico e fazem necessário descartar formas patológicas de HVE. Felizmente esta situação se apresenta somente em cerca de 2% dos atletas.

A relação espessura septal/espessura da parede posterior do VE é ≤ 1,3 na maioria dos atletas com HVE.[18] Quando esta relação é superior, a probabilidade de estar diante de uma MH é maior, o que obriga a descartá-la.

A análise da densidade acústica do miocárdio por meio da técnica de caracterização tecidual pode ser útil para distinguir a HVE primária da fisiológica. Os pacientes com MH apresentam aumento da densidade acústica, enquanto na HVE fisiológica a refletividade miocárdica é normal.[19] Entretanto, esta modalidade de estudo caiu em desuso nos últimos anos.

Em nossa experiência, o achado de hipertrofia do VD,[20] ou de um ou ambos os músculos papilares do ventrículo esquerdo,[21] em um indivíduo com HVE, praticamente define o diagnóstico de MH.

Além desses aspectos morfológicos, são reconhecidas diferenças marcantes no plano funcional:

- A frequência cardíaca em atletas costuma ser inferior a 60 L/min em condições de repouso,[7] achado pouco habitual nos casos de MH.
- A função diastólica em atletas é normal em repouso e melhora durante o exercício, o que favorece o preenchimento ventricular esquerdo com frequências cardíacas mais elevadas.[7]
- Durante o esforço os atletas aumentam significativamente a fração de ejeção do VE em contraste com o que acontece em pacientes com cardiopatia.[22]

Em relação ao uso de esteroides anabolizantes androgênicos, os primeiros estudos ecocardiográficos e com Doppler do fluxo transmitral mostraram que não induziam alterações na função diastólica nem sistólica do VE. Porém, estudos recentes, nos quais foram empregadas técnicas ecocardiográficas, demonstraram que os usuários de anabolizantes têm uma redução da deformação e da velocidade de deformação, o que revelaria uma alteração precoce das funções sistólica e diastólica do VE, em uma etapa em que os parâmetros convencionais permanecem dentro de limites normais (Capítulo 16).

Finalmente, existe uma série de características clínicas e ecocardiográficas proposta por Maron que permite orientar o cardiologista quando valores da espessura parietal se encontram entre 13 e 16 mm (Figura 10.5).[24]

APLICAÇÃO DE NOVAS TECNOLOGIAS

Segundo o esquema orientador (Figura 10.5), a informação ecocardiográfica básica algumas características clínico-epidemiológicas costumam ser suficientes para esclarecer o dilema.

Apenas ocasionalmente há necessidade de se recorrer a métodos mais complexos para definir se a HVE detectada em um atleta é fisiológica ou não. Nesse sentido, nos últimos 15 anos foram desenvolvidas as novas tecnologias ecocardiográficas, já explicadas nos Capítulos anteriores.

A análise das velocidades de relaxamento e de contração do músculo cardíaco por meio do Doppler tecidual abriu novos caminhos para a pesquisa da fisiopatologia cardíaca. Centenas de publicações consolidaram esta técnica como parte da prática corrente em qualquer laboratório de ecocardiografia na atualidade.

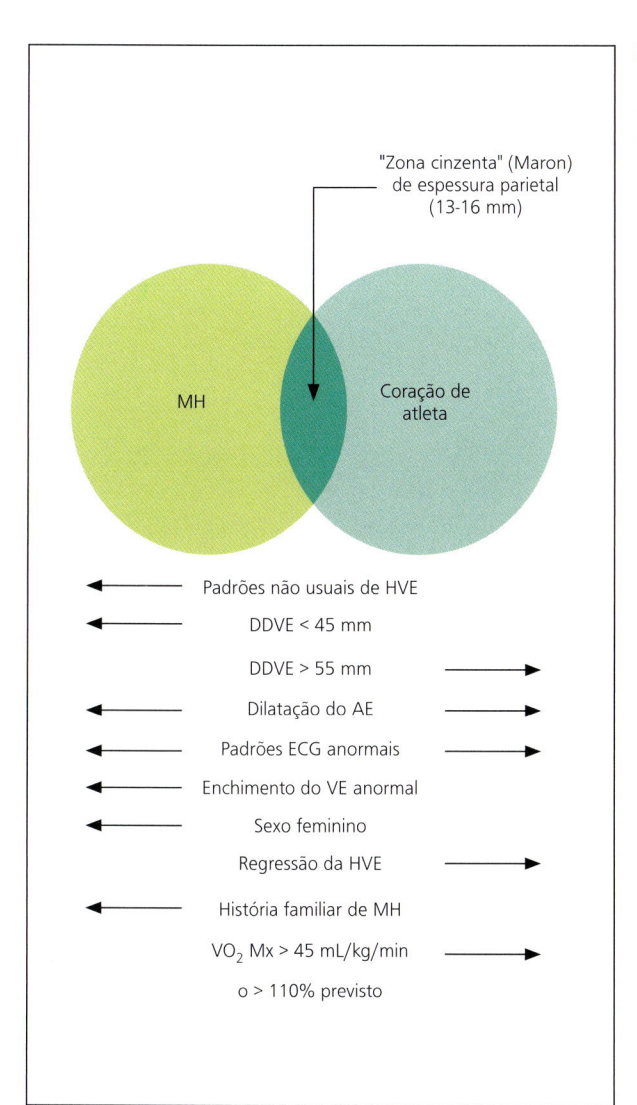

Figura 10.5 Esquema orientador para diferenciar a HVE fisiológica (coração de atleta) da MH. Adaptada de Maron *et al.* (Circulation 1995;91:1596-1601.)

"Zona cinzenta" (Maron) de espessura parietal (13-16 mm)

MH — Coração de atleta

← Padrões não usuais de HVE
← DDVE < 45 mm
DDVE > 55 mm →
← Dilatação do AE →
← Padrões ECG anormais →
← Enchimento do VE anormal
← Sexo feminino
Regressão da HVE →
← História familiar de MH
VO₂ Mx > 45 mL/kg/min →
o > 110% previsto

Assim a necessidade de contar com um método de avaliação da mecânica cardíaca menos dependente dos movimentos globais do coração dentro da cavidade torácica levou ao desenvolvimento de técnicas mais precisas, como a varredura pontual e com rastreamento, com base no estudo da deformação bidimensional.

Doppler tecidual

Na HVE fisiológica as velocidades de contração miocárdica S' e de relaxamento E' do Doppler tecidual permanecem normais. Foi descrito um padrão supernormal em atletas, com velocidades E' superiores aos valores normais.[25] Em vez disso, na HVE patológica as velocidades S' e E' podem estar normais ou reduzidas.

Uma velocidade sistólica média no anel mitral S' inferior a 9 cm/s identifica os pacientes com hipertrofia patológica com sensibilidade de 87% e especificidade de 97% (Figura 10.6).[26]

No contexto da miocardiopatia hipertrófica familiar há pacientes que apresentam mutações genéticas de suas proteínas sarcométricas, mas demonstram níveis muito leves de hipertrofia miocárdica ou necessitam, totalmente, de expressão fenotípica. Com a ecocardiografia convencional não é possível distingui-los dos indivíduos normais, incluídos os desportistas de alto rendi-

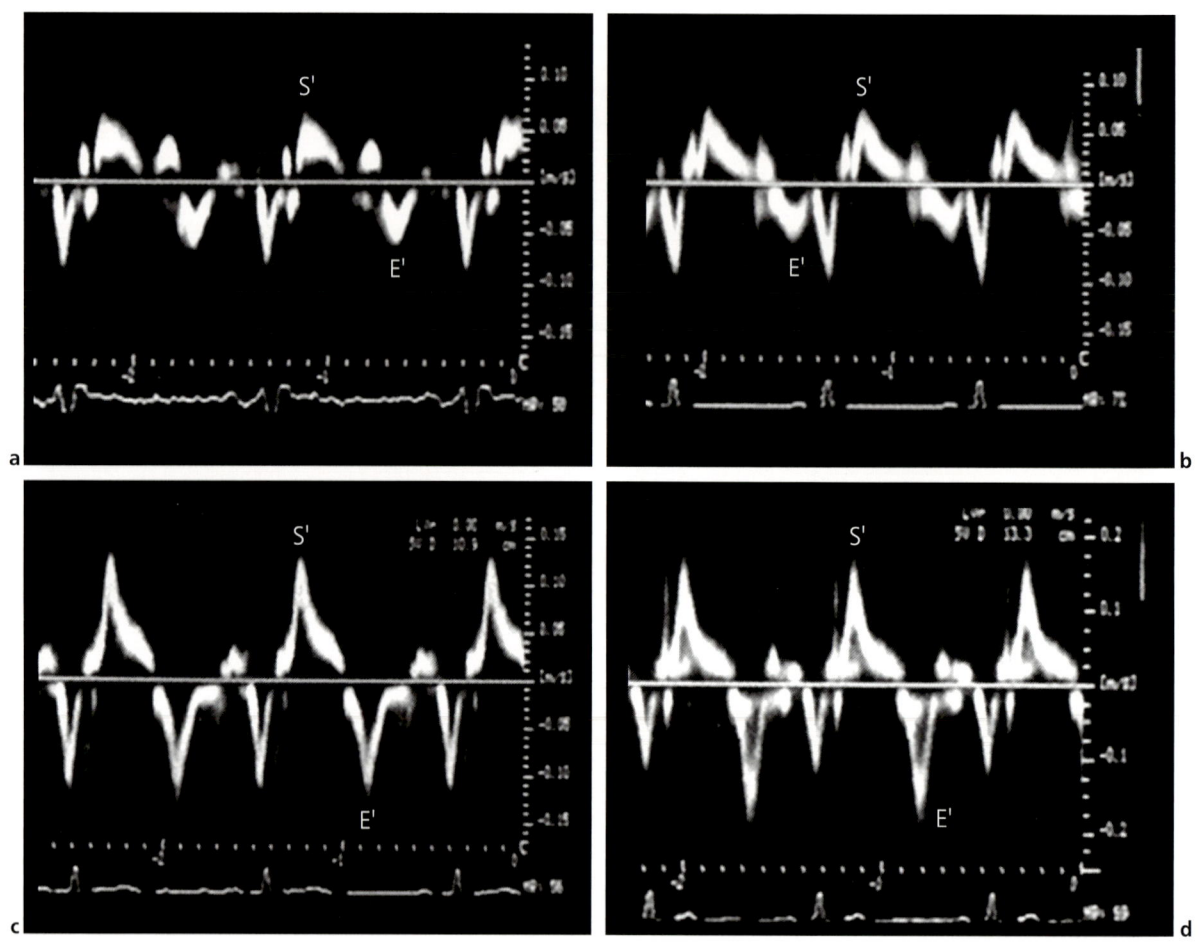

Figura 10.6 Doppler pulsado tecidual. Os valores de S e E são significativamente menores em **a** (MH) e **b** (HAS) do que em **c, d** (indivíduos normais e atletas com HVE fisiológica, respectivamente). (Autorizada por Vinereanu et al. Am J Cardiol 2001; 88:53-8.)

mento com HVE leve. No Doppler tecidual há uma redução significativa das velocidades S' e E' do anel mitral (septal e lateral) em todos os paciente com mutações genéticas, com ou sem HVE ecocardiográfica, em comparação com os normais.[27]

As velocidades miocárdicas sistólica e diastólica, medidas com Doppler pulsado tecidual, em indivíduos normais, aumentam com o exercício; pelo contrário, nos pacientes com MH não se modificam. Esta redução da reserva longitudinal da função miocárdica sistólica e diastólica durante o exercício é característica desta doença.[28]

Avaliaram-se outros aspectos além da medição isolada das velocidades miocárdicas. Tanto em corações normais como em ventrículos com hipertrofia secundária, as velocidades miocárdicas medidas com Doppler tecidual decrescem gradualmente desde a base até a ponta. Na miocardiopatia hipertrófica as velocidades miocárdicas não só são inferiores aos valores normais, mas também se observa uma homogeneização das velocidades entre os segmentos basais e médios[29] (Figura 10.7).

Assim a HVE encontrada em um atleta de elite que apresente velocidades miocárdicas normais e heterogêneas em um exame Doppler tecidual poderá ser considerada fisiológica.

10 | Hipertrofia fisiológica e patológica **201**

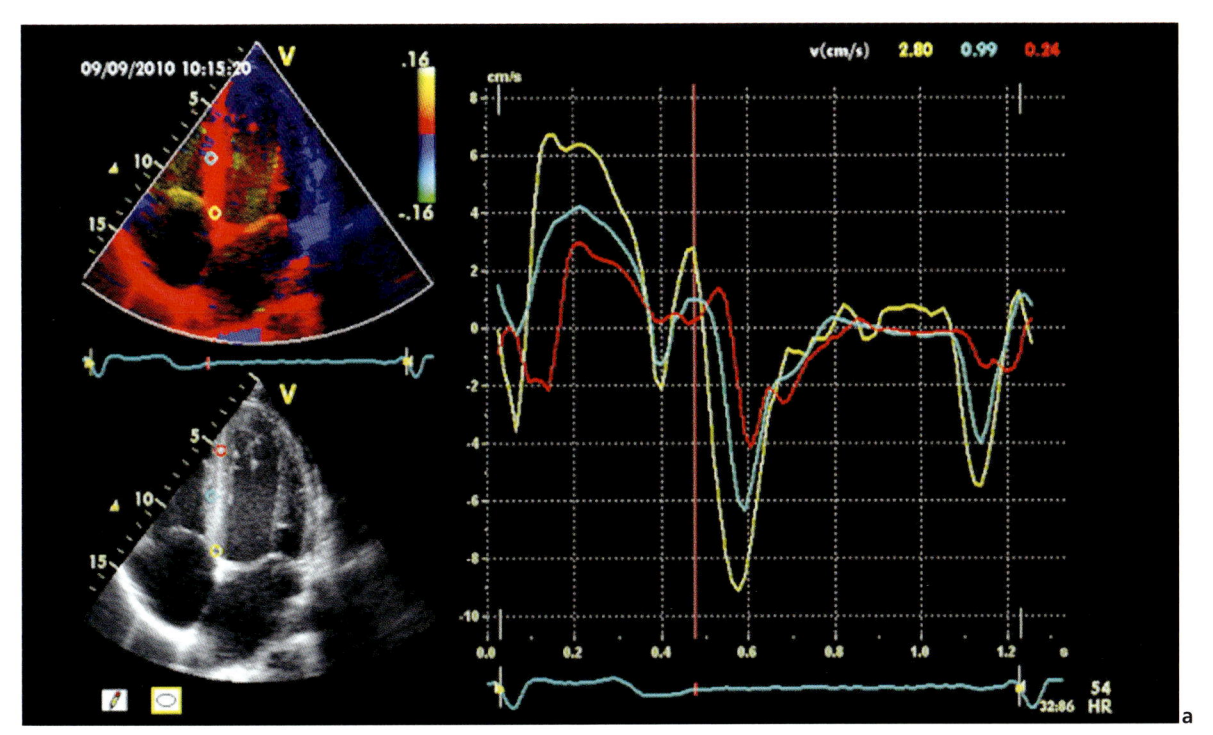

Figura 10.7 Doppler tecidual do septo interventricular. **a** Atleta de elite (remador olímpico): as velocidades miocárdicas decrescem da base (curva amarela) ao ápex (curva vermelha).

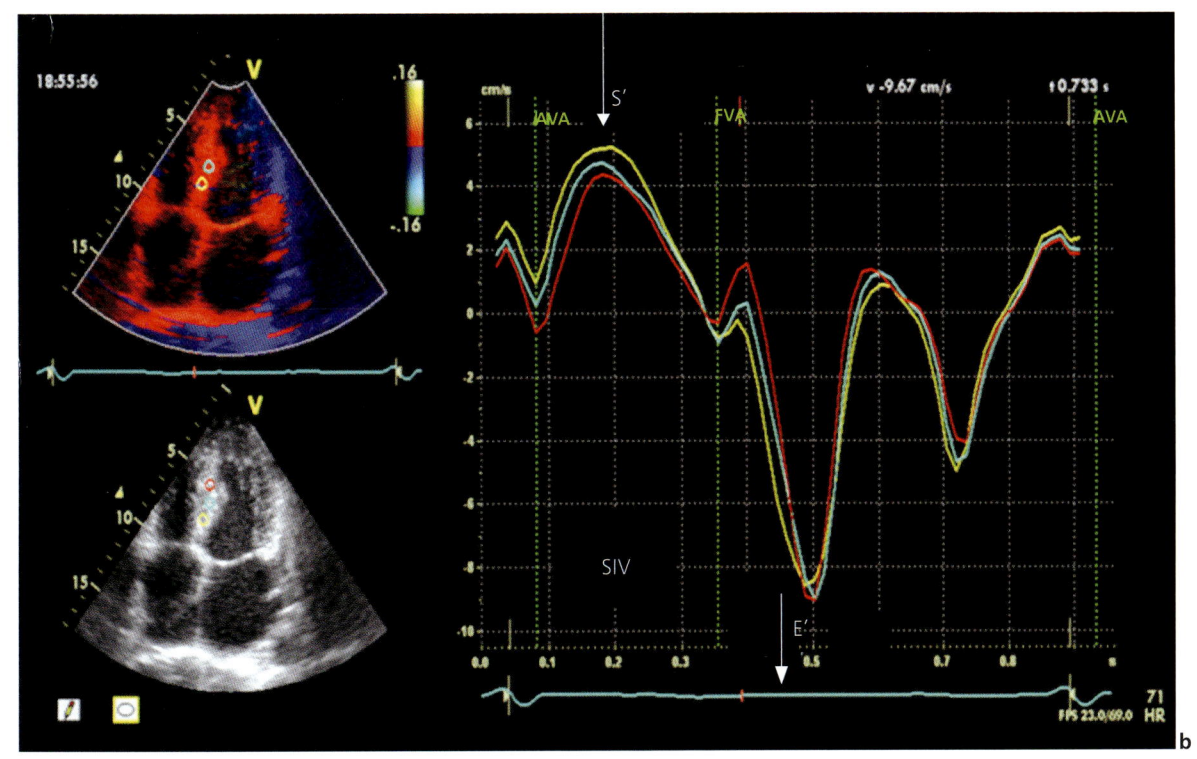

Figura 10.7 *(Cont.)* **b** Miocardiopatia hipertrófica: observam-se redução e homogeneização das velocidades miocárdicas. (Gentileza do Dr. Enrique Prada. CeNARD. Buenos Aires, Argentina.)

Deformação bidimensional, velocidade de deformação e torção

O estudo da mecânica da contração do miocárdio pelo método de deformação bidimensional em atletas sob condições de repouso revela a presença de uma deformação longitudinal ligeiramente menor que em indivíduos normais, mas associada a um incremento da deformação radial, transversal e circunferencial.[30] Como resposta a um exercício intenso e prolongado, diferentes autores observaram comportamentos muito variáveis.

Diversos estudos publicados mencionam valores superiores de deformação sistólica global, depois de intenso treinamento, em comparação com valores basais. Existe um aumento na deformação radial e na deformação longitudinal e um padrão heterogêneo na deformação circunferencial com redução localizada no septo, provavelmente vinculado à melhora dos parâmetros sistólicos no VD.[31]

Em outro grupo de atletas observou-se um aumento seletivo da deformação longitudinal nos segmentos medioapicais do VE, assim como da deformação longitudinal do VD após a manobra de pressão palmar,[32, 33] mas esta resposta não parece ser uniforme. Um grupo de maratonistas foi avaliado antes e, depois da competição (ultramaratona de 89 km), foi demonstrada uma redução nos parâmetros de função sistólica, como a fração de ejeção e, também, mas com algum grau de variabilidade segmentar, da deformação e da velocidade de deformação circunferencial, radial e longitudinal.[34]

Por outro lado, analisou-se a torção do VD pelo método de deformação bidimensional em ciclistas de alto nível competitivo e observou-se que é reduzida no subendocárdio, em comparação com controles sem HVE, e que tanto a torção como a distorção aumentam em magnitude frente ao exercício, o que melhora as propriedades do enchimento ventricular.[35] Entretanto, os pacientes com MH apresentam porcentagens de torção ainda menores que atletas e que a população geral (Figura 10.8).

A análise do VE por meio da deformação bidimensional permite detectar alterações muito precoces na função sistólica de pacientes com HVE de diferentes causas. Em todos os casos de HVE patológica observam-se valores de deformação bidimensional menores quem nos indivíduos saudáveis.

Ao comparar atletas de tipo estático ou de força com HVE pacientes hipertensos, encontrou-se uma diminuição estatisticamente significativa da deformação longitudinal, da velocidade de deformação sistólica de pico e da velocidade de deformação protodiastólica de pico neste último grupo, em comparação com os controles. O grupo de atletas não mostrou diferenças significativas em comparação com o grupo-controle.[36] Uma deformação longitudinal abaixo de −10% tem sensibilidade de 85%, especificidade de 100% e valor preditivo de 91,2% para identificar uma MH. A combinação de uma relação espessura septal/espessura da parede posterior superior a 1,3 e uma deformação com valores abaixo de −10% identifica a MH com um valor preditivo de 96,1%

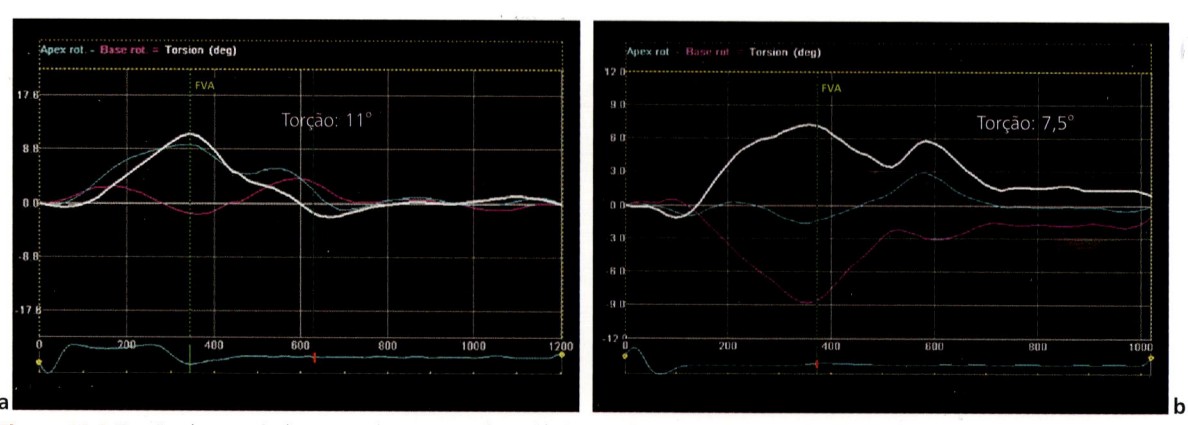

Figura 10.8 Torção do ventrículo esquerdo em um atleta de alto rendimento com HVE fisiológica (**a**) e em um paciente com MH (**b**). Na MH nota-se uma diminuição da torção quanto ao atleta (11° *vs.* 7,5°). (Gentileza do Dr. Enrique Prada. CeNARD. Buenos Aires, Argentina.)

(Figura 10.9). Dessa maneira, a deformação bidimensional se converte em excelente ferramenta para o diagnóstico diferencial entre HVE fisiológica e patológica (Figura 10.10).

Estas características são frequentemente suficientes para diferenciar a HVE fisiológica da HVE secundária, pelo que se tornam ainda relevantes para descartar MH, sobretudo nos casos em que a espessura parietal se encontra na faixa da "zona cinzenta" de Maron.

Função atrial esquerda e hipertrofia ventricular esquerda

Para avaliar a função do AE aplicou-se o estudo de sua deformação em pacientes com MH, que apresentaram diminuição tanto da deformação em cada um dos períodos (reservatório, conduto passivo e contração atrial) como na deformação atrial total, em comparação com outras formas de HVE patológica (HAS, estenose aórtica) e com indivíduos normais. Isso pode ser comprovado com a deformação baseada em Doppler tecidual, como a deformação bidimensional[38] (Figura 10.11).

A deformação longitudinal do AE foi quantificada para analisar a função atrial em pacientes hipertensos e em atletas de elite; a deformação sistólica de pico foi significativamente menor na HVE secundária à HAS em comparação com a HVE fisiológica.[39]

Também empregou-se a velocidade de deformação triplanar em tempo real (análise simultânea em três planos) em grupos similares e observou-se uma diminuição da velocidade de deformação na população com hipertrofia patológica com relação aos normais e a um grupo de atletas com HVE.[40]

É interessante destacar que o crescimento atrial em atletas altamente treinados é menor que o observado na presença de cardiopatia e considerado parte do remodelamento cardíaco como mecanismo de adaptação ao exercício. Por outro lado, o risco de taquiarritmias nestes indivíduos[41] é similar ao da população geral (< 1%).

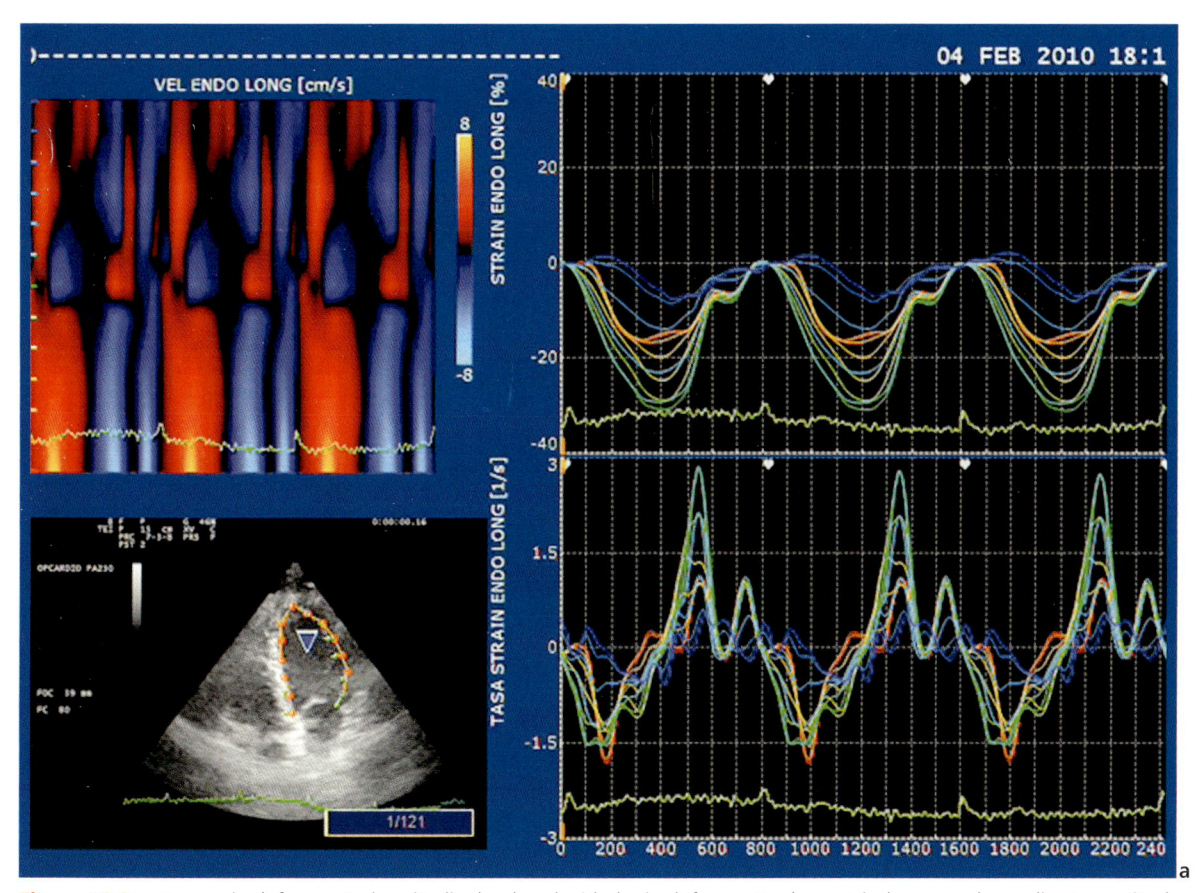

Figura 10.9 a Curvas de deformação longitudinal e de velocidade de deformação do ventrículo esquerdo mediante o método com rastreamento (velocidade vetorial) em um indivíduo normal. *(Continua.)*

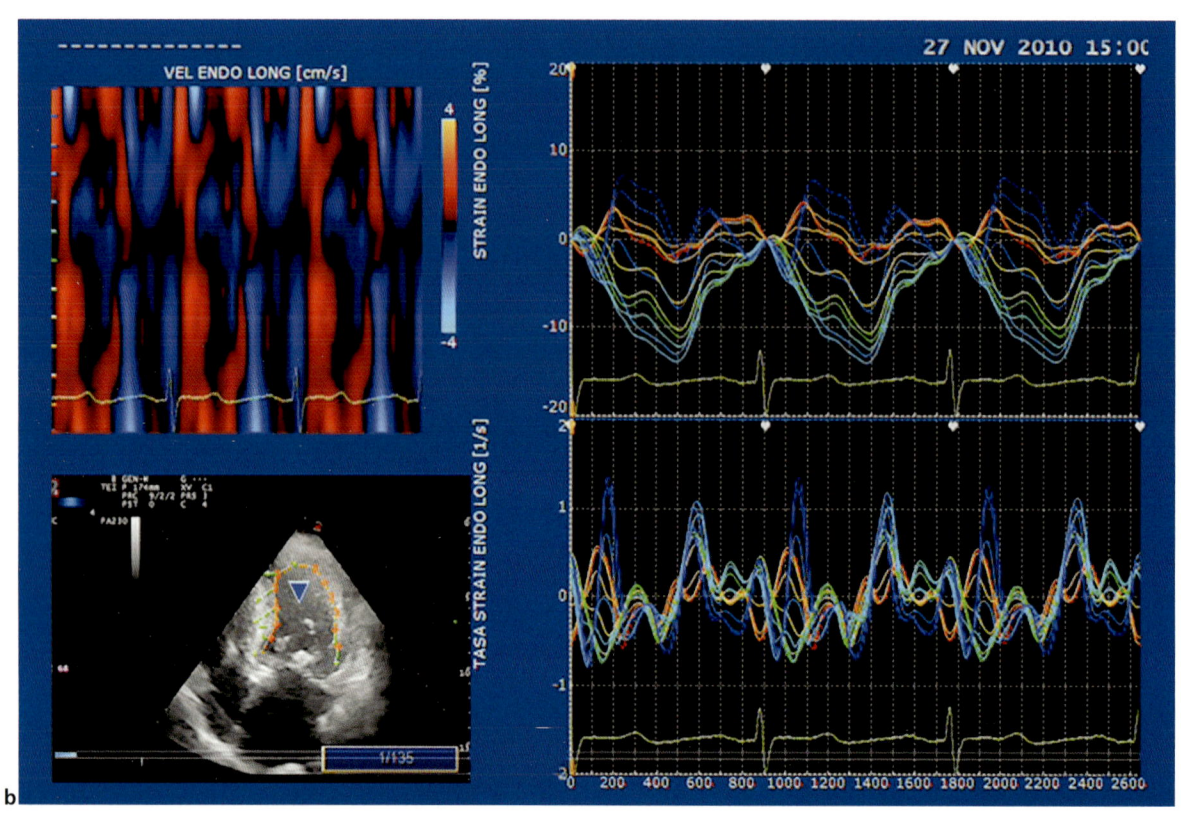

Figura 10.9 *(Cont.)* **b** Curvas de deformação longitudinal e de velocidade de deformação do ventrículo esquerdo mediante o método com rastreamento (velocidade vetorial) em um paciente com MH, em que se encontram notavelmente diminuídos em comparação com o normal (Figura 10.9a).

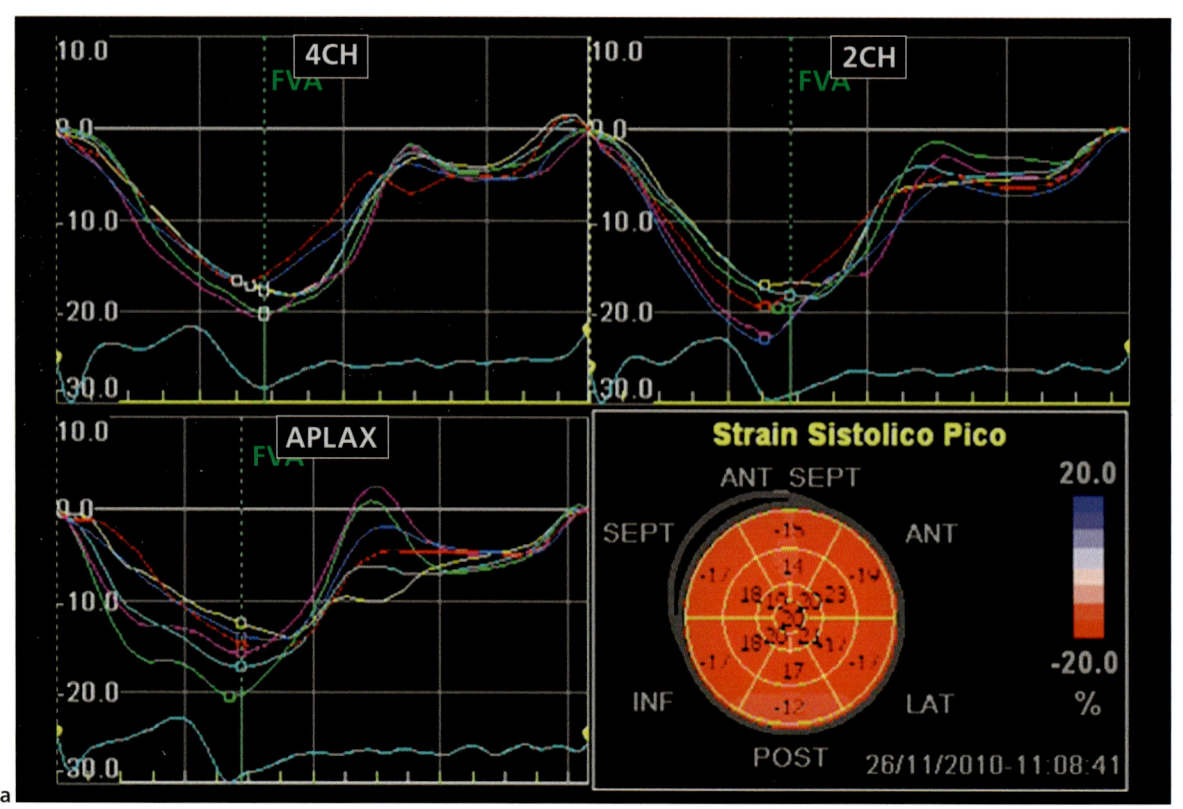

Figura 10.10 Curvas de deformação bidimensional. **a** Indivíduo normal (−17,8%) com porcentagens de deformação longitudinal dentro dos limites normais. (Gentileza do Dr. Enrique Prada. CeNARD. Buenos Aires, Argentina.)

10 | Hipertrofia fisiológica e patológica | 205

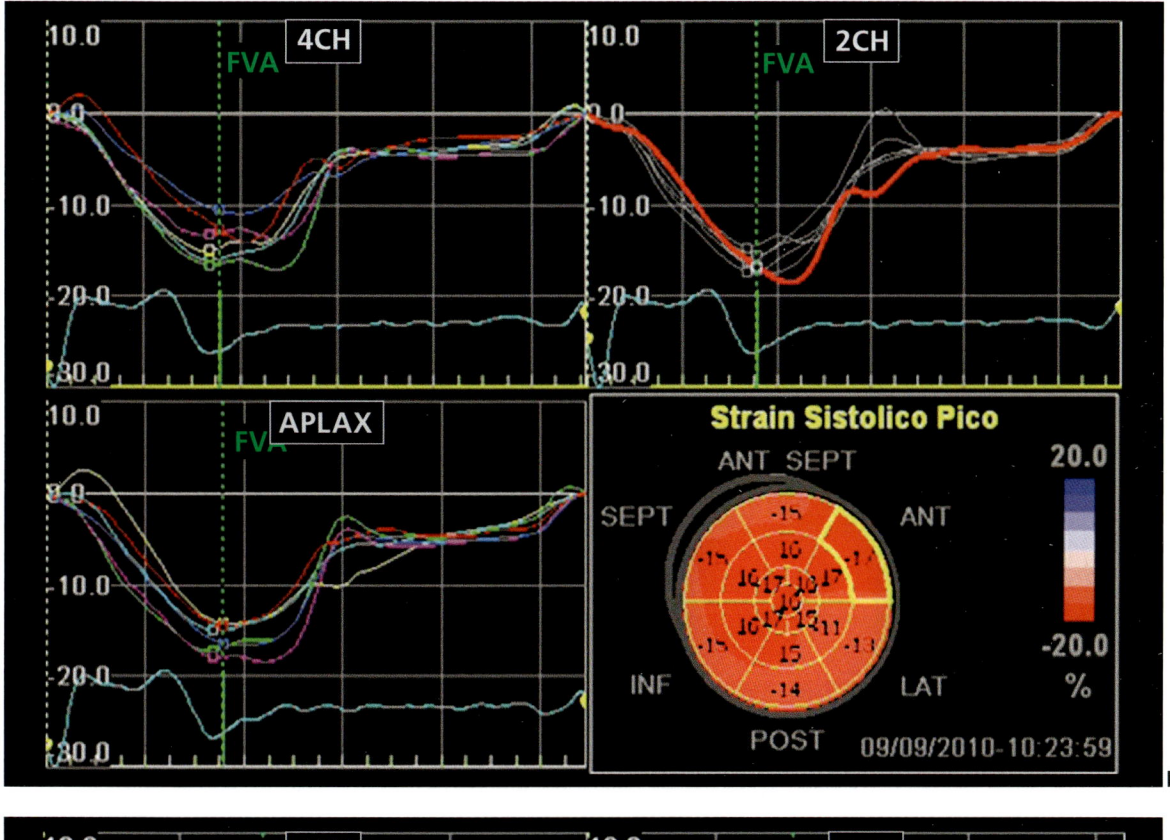

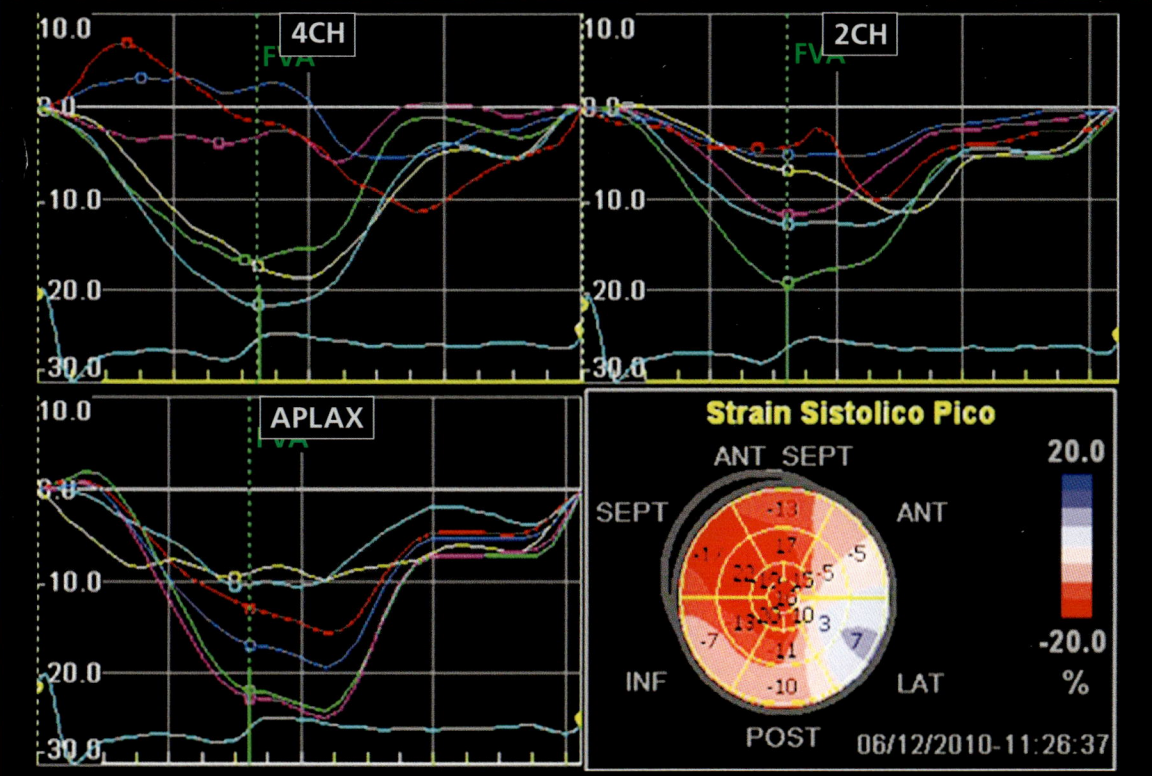

Figura 10.10 *(Cont.)* Curvas de deformação bidimensional. **b** Atleta de elite com deformação longitudinal normal (−17,8%). **c** Paciente com MH, com redução da deformação longitudinal nas paredes anterior, lateral, posterior e inferior (−12,3%). (Gentileza do Dr. Enrique Prada. CeNARD. Buenos Aires, Argentina.)

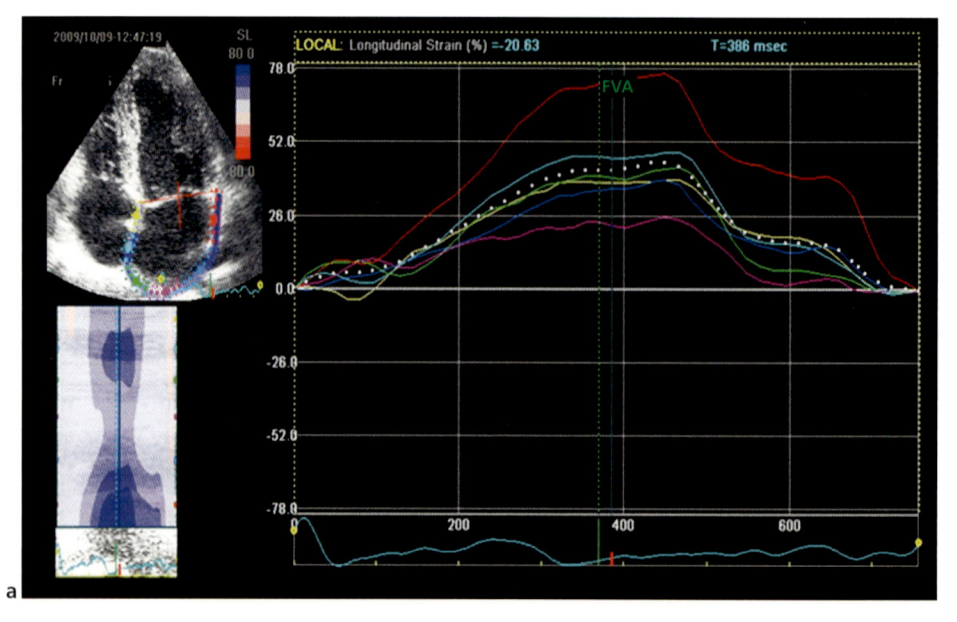

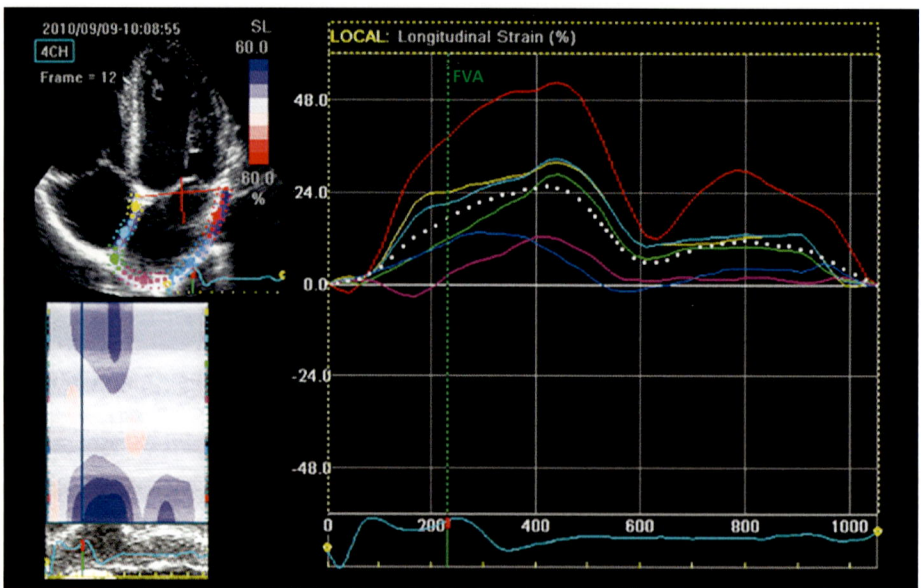

Figura 10.11 a, b Deformação do átrio esquerdo. Curvas obtidas dos mesmos exames da Figura 10.10. As linhas brancas pontilhadas revelam a deformação do reservatório médio em um indivíduo normal (**a**) e em um atleta de elite (**b**). (Gentileza do Dr. Enrique Prada. CeNARD. Buenos Aires, Argentina.)

Avaliação da função do ventrículo direito

A possibilidade de estudar a função do VD mediante as técnicas de deformação e velocidade de deformação adiciona outra ferramenta útil para diferenciar a HVE patológica da fisiológica.

Do ponto de vista fisiopatológico, o VD está sob a influência de condições de cargas impostas pelo treinamento físico intensivo. Os atletas de elite apresentam volumes maiores que a população geral, mas com funções sistólica e diastólica normais. Por outro lado, os pacientes com HVE patológica, em particular na MH, manifestam alterações com esses parâmetros em razão tanto da disfunção septal como o comprometimento intrínseco do VD (Figura 10.12).

Ao analisar a função do VD por meio da ecocardiografia convencional, do Doppler transtricuspídeo, do Doppler tecidual e da deformação bidimensional, as diferenças mais significativas favoreceram a deformação bidimensional. A deformação longitudinal global do VD foi obtida

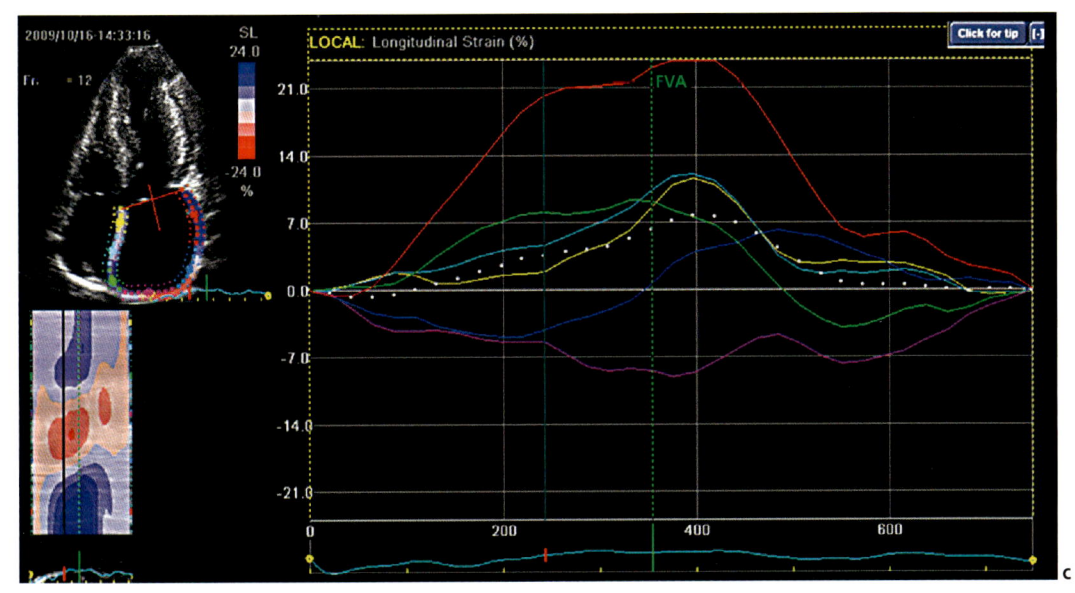

Figura 10.11 *(Cont.)* **c** Deformação do átrio esquerdo. Curvas obtidas dos mesmos exames da Figura 10.10. As linhas brancas pontilhadas revelam uma redução da deformação do reservatório médio em um paciente com MH. (Gentileza do Dr. Enrique Prada. CeNARD. Buenos Aires, Argentina.)

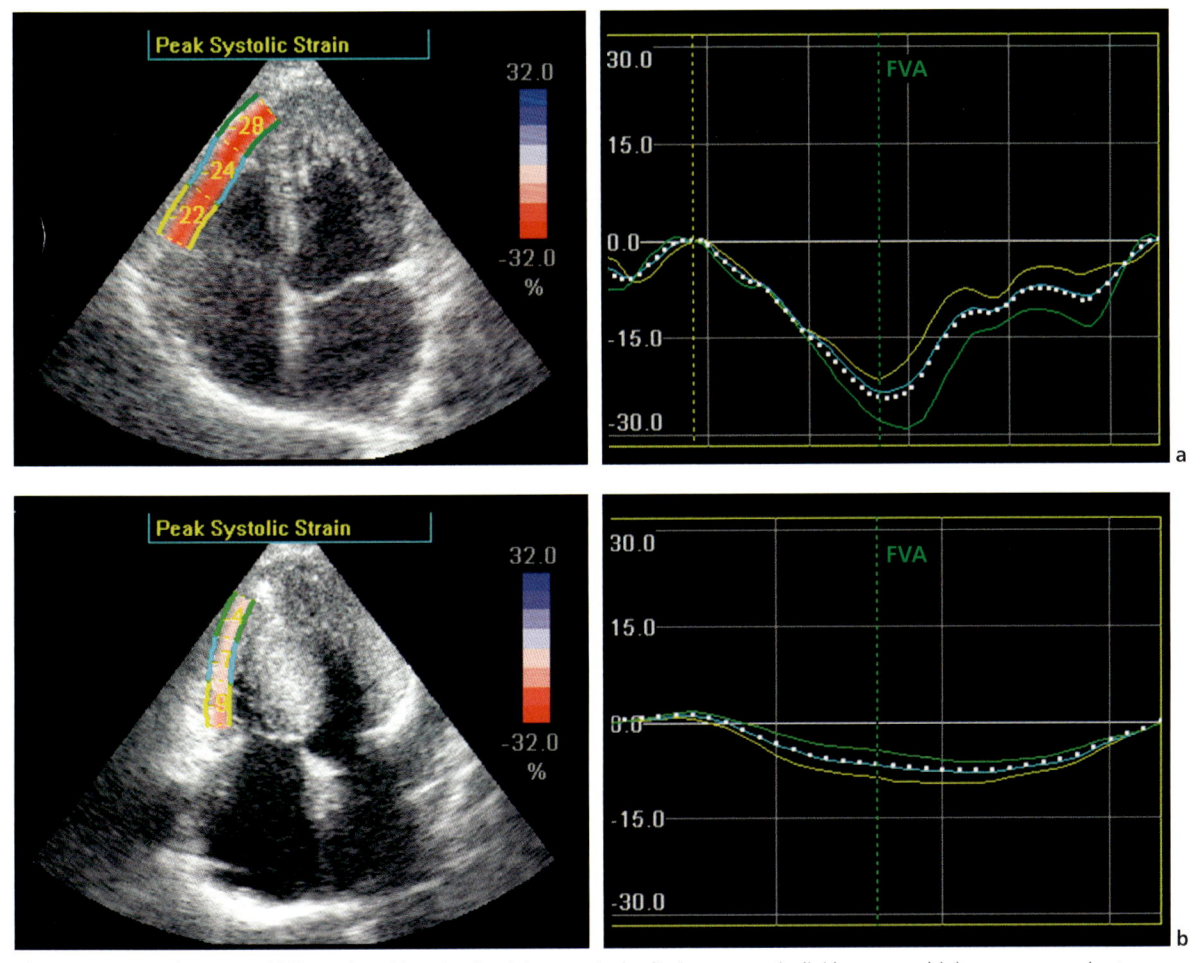

Figura 10.12 Deformação bidimensional longitudinal do ventrículo direito em um indivíduo normal (**a**) e em um paciente com MH biventricular (**b**). A deformação média (linha pontilhada) do ventrículo direito no indivíduo normal é de –25%, enquanto na MH se reduz a –6%.

Tabela 10.2. Aplicação das novas técnicas ecocardiográficas ao diagnóstico diferencial entre HVE fisiológica e MH

	Normal sem HVE	HVE fisiológica	MH
Doppler tissular do ventrículo esquerdo			
Onda Sa	Normal	Normal	menor de 9 cm/s*
Onda Ea	Normal	Normal	Diminuída
Homogeneização	Não	Não	Sim
Deformação bidimensional do ventrículo esquerdo			
Longitudinal	Normal	Levemente reduzida	Menor de –10%
Circunferencial	Normal	Levemente aumentada	Reduzida
Radial	Normal	Levemente aumentada	Reduzida
Torção	Normal	Levemente reduzida	Reduzida
Deformação bidimensional da aurícula esquerda			
Reservatório	Normal	Normal	Reduzida
Conduto passivo	Normal	Normal	Reduzida
Contração auricular	Normal	Normal	Reduzida
Total	Normal	Normal	Reduzida
Deformação bidimensional do ventrículo direito			
Longitudinal global	Normal	Normal	Inferior a –16%

HVE: hipertrofia do ventrículo esquerdo; MH: miocardiopatia hipertrófica; Sa: velocidade sistólica do anel mitral; Ea: velocidade diastólica do anel mitral; (*): velocidade sistólica média do anel mitral.

pela média do valor dos três segmentos da parede lateral e dos três do septo. Foi estabelecido um ponto de corte da deformação longitudinal global do VD de –16% para diferenciar dos atletas com MH, com sensibilidade de 86% e especificidade de 92%.

CONCLUSÃO

Na Tabela 10.2 estão resumidas as principais ferramentas diagnósticas que auxiliam as novas tecnologias ecocardiográficas.[42] Convém esclarecer que a aplicação destas novas técnicas ultrassônicas está em pleno desenvolvimento e grande parte da informação publicada na literatura internacional ainda não está consolidada. Apesar disso, é encorajador comprovar que em muitas situações planteadas no diagnóstico das doenças cardiovasculares se abre um horizonte promissor mediante a ecocardiografia em suas diferentes modalidades. Com efeito, em nossa experiência hospitalar, foram-nos muito úteis para distinguir os diferentes tipos de hipertrofia ventricular.

REFERÊNCIAS BIBLIOGRÁFICAS

1. Kannel WB, Gordon T, Castelli WP, Margolis JR. Electrocardiographic left ventricular hypertrophy and risk of coronary heart disease. The Framingham study. *Ann Intern Med* 1970;72:813-22.
2. Devereux RB, Alonso DR, Lutas EM, Gottlieb GJ et al. Echocardiographic assessment of left ventricular hypertrophy: comparison to necropsy findings. *Am J Cardiol* 1986;57:450-8.
3. Lang RM, Bierig M, Devereux RB, Flachskampf FA et al. Chamber Quantification Writing Group;American Society of Echocardiography's Guidelines and Standards Committee; European Association of Echocardiography. Recommendations for chamber quantification: a report from the

American Society of Echocardiography's Guidelines and Standards Committee and the Chamber Quantification Writing Group, developed in conjunction with the European Association of Echocardiography, a branch of the European Society of Cardiology. *J Am Soc Echocardiogr* 2005;18:1440-63.

4. Grossman W, Jones D, Mc Laurin LP. Wall stress and patterns of hypertrophy in the human left ventricle. *J Clin Invest* 1975;56:56-64.
5. Morganroth J, Maron BJ, Henry WL, Epstein SE. Comparative left ventricular dimensions in trained athletes. *Ann Intern Med* 1975;82:521-4.
6. Montgomery HE, Clarkson P, Dollery CM, Prasad K *et al*. Association of angiotensin-conversting enzyme gene I/D polymorphism with change in left ventricular mass in response to physical training. *Circulation* 1997;96:741-7.
7. Fagard R. Athlete's heart. *Heart* 2003;89:1455-61.
8. Pluim BM, Zwinderman AH, Van der Laarse A, Van der Wall EE. The Athlete's heart: A meta-analysis of cardiac structure and function. *Circulation* 2000;101:336-44.
9. Barry J. Maron and Antonio Pelliccia. The heart of trained athletes: cardiac remodeling and the risks of sports, including sudden death. *Circulation* 2006;114:1633-44.
10. Maron BJ, Pelliccia A, Spataro A, Granata M. Reduction in left ventricular wall thickness after deconditioning in highly trained olympic athletes. *Br Heart J* 1993;69:125-8.
11. Pelliccia A, Maron BJ, De Luca R, Di Paolo FM, Spataro A, Culasso F. Remodeling of left ventricular hypertrophy in elite athletes after long-term deconditioning. *Circulation* 2002;105:944-9.
12. Corrado D, Basso C, Schiavon M, Thiene G. Screening for hypertrophic cardiomyopathy in young athletes. *New Engl J Med* 1998;339:364-9.
13. Maron BJ, Thompson PD, Ackerman MJ, Balady G *et al*. Recommendations and considerations related to preparticipation screening for cardiovascular abnormalities in competitive athletes: 2007 update. *Circulation* 2007;115:1643-55.
14. Maron BJ, Gohman TE, Aeppli D. Prevalence of sudden cardiac death during competitive sports activities in Minnesota high school athletes. *J Am Coll Cardiol* 1998;32:1881-84.
15. Maron BJ, Gardin JM, Flack JM, Gidding SS *et al*. Prevalence of hypertrophic cardiomyopathy in a general population of young adults. Echocardiographic analysis of 4111 subjects in the CARDIA study. *Circulation* 1995;92:785-9.
16. Pelliccia A, Maron BJ, Spataro A, Proschan MA *et al*. The upper limit of physiologic cardiac hypertrophy in high trained elite athletes. *N Engl J Med* 1991;324:295-301.
17. Whyte GP, George K, Sharma S, Firoozi S, Stephens N, Senior R, McKenna WJ. The upper limit of physiological cardiac hypertrophy in elite male and female athletes: the British experience. *Eur J Appl Physiol* 2004;92:592-7.
18. Maron BJ. Structural features of the athlete heart as defined by echocardiography. *J Am Coll Cardiol* 1986;7:190-203.
19. DJR, Shapiro LM. Echocardiographic differentiation of pathological and physiological left ventricular hypertrophy. *Heart* 2001;85:615-9.
20. Saccheri MC, Cianciulli TF, Konopka IV *et al*. Right ventricular hypertrophy alone as a new form of presentation of hypertrophic cardiomyopathy. *Circulation* 2008;117:143.
21. Cianciulli TF, Saccheri MC, Bermann AM, Lax JA *et al*. Solitary papillary muscle hypertrophy can be a precursor of hypertrophic cardiomyopathy. *Circulation* 2008;117:121.
22. Venckunas T, Mazutaitiene B. The role of echocardiography in the differential diagnosis between training induced myocardial hypertrophy versus cardiomyopathy. *Journal of Sports Science and Medicine* 2007;6:166-71.
23. Hartgens F, Cheriex EC, Kuipers H. Prospective echocardiographic assessment of androgenic-anabolic steroids effects on cardiac structure and function in strength athletes. *Int J Sports Med* 2003;24:344-51.
24. D'Andrea A, D'Andrea L, Caso P, Scherillo M *et al*. The usefulness of Doppler myocardial imaging in the study of the athlete's heart and in the differential diagnosis between physiological and pathological ventricular hypertrophy. *Echocardiography* 2006;23:149-57.
25. Maron BJ, Pelliccia A, Spirito P. Cardiac disease in young trained athletes: insights into methods for distinguishing athlete's heart from structural heart disease, with particular emphasis on hypertrophic cardiomyopathy. *Circulation* 1995;91:1596-1601.
26. Vinereanu D, Florescu N, Sculthorpe N, Tweddel AC, Stephens MR, Fraser AG. Differentiation between pathologic and physiologic left ventricular hypertrophy by tissue Doppler assessment of long-axis function in patients with hypertrophic cardiomyopathy or systemic hypertension and in athletes. *Am J Cardiol* 2001;88:53-8.
27. Vinereanu D, Florescu N, Sculthorpe N, Tweddel AC *et al*. Differentiation between pathologic and physiologic left ventricular hypertrophy by tissue Doppler assessment of long-axis function in patients with hypertrophic cardiomyopathy or systemic hypertension and in athletes. *Am J Cardiol* 2001;88:53-8.

28. Nagueh SF, Bachinski LL, Meyer D, Hill R *et al.* Tissue Doppler imaging consistently detects myocardial abnormalities in patients with hypertrophic cardiomyopathy and provides a novel means for an early diagnosis before and independently of hypertrophy. *Circulation* 2001;104:128-30.
29. Ha JW, Ahn JA, Kim JM, Choi EY *et al.* Abnormal longitudinal myocardial functional reserve assessed by exercise tissue Doppler echocardiography in patients with hypertrophic cardiomyopathy. *J Am Soc Echocardiogr* 2006;19:1314-9.
30. Richand V, Lafitte S, Reant P, Serri K *et al.* An ultrasound speckle tracking (two-dimensional strain) analysis of myocardial deformation in professional soccer players compared with healthy subjects and hypertrophic cardiomyopathy. *Am J Cardiol* 2007;100:128-32.
31. Baggish AL, Yared K, Wang F, Weiner RB, Hutter AM, Picard MH, Wood MJ. The impact of endurance exercise training on left ventricular systolic mechanics. *Am J Physiol Heart Circ Physiol*, 2008;295:1109-16.
32. Stefani L, Pedrizzetti G, De Luca A, Mercuri R *et al.* Real-time evaluation of longitudinal peak systolic strain (speckle tracking measurement) in left and right ventricles of athletes. *Cardiovascular Ultrasound* 2009;7:17.
33. Stefani L, Toncelli L, Di Tante V, Vono MCR, Capelli B, Pedrizzetti G, Galanti G. Supernormal functional reserve of apical segments in elite soccer players: an ultrasound speckle tracking handgrip stress study. *Cardiovascular Ultrasound* 2008;6:14.
34. George K, Shave R, Oxborough D, Cable T *et al.* Left ventricular wall segment motion after ultra-endurance exercise in humans assessed by myocardial speckle tracking. *Eur J Echocardiogr* 2009;10:238-43.
35. Nottin S, Doucende G, Schuster-Beck I, Dauzat M *et al.* Alteration in left ventricular normal and shear strains evaluated by 2D strain-echocardiography in the athlete's heart. *J Physiol* 2008;586:721-33.
36. Saghir M, Areces M, Makan M. Strain Rate Imaging Differentiates Hypertensive Cardiac Hypertrophy from Physiologic Cardiac Hypertrophy (Athlete's Heart). *J Am Soc Echocardiogr* 2007;20:151-7.
37. Kato TS, Noda A, Izawa H, Yamada A *et al.* Discrimination of nonobstructive hypertrophic cardiomyopathy from hypertensive left ventricular hypertrophy on the basis of strain rate imaging by tissue Doppler ultrasonography. *Circulation* 2004;110:3808-14.
38. Paraskevaidis IA, Panou F, Papadopoulos C *et al.* Evaluation of left atrial longitudinal function in patients with hypertrophic cardiomyopathy: a tissue Doppler imaging and two dimensional strain study. *Heart* 2009;95:483-9.
39. D'Andrea A, De Corato G, Scarafile R, Romano S *et al.* Left atrial myocardial function in either physiological or pathological left ventricular hypertrophy: a two-dimensional speckle strain study. *Br J Sports Med* 2008;42:696-702.
40. Sun P, Wang ZB, Li JX, Nie J *et al.* Evaluation of left atrial function in physiological and pathological left ventricular myocardial hypertrophy by real-time tri-plane strain rate imaging. *Clin Cardiol* 2009;32:676-83.
41. Pelliccia A, Maron BJ, Di Paolo FM, Biffi A *et al.* Prevalence and clinical significance of left atrial remodeling in competitive athletes. *J Am Coll Cardiol* 2005;46:690-6.
42. D'Andrea A, Caso P, Bossone E, Scarafile R *et al.* Right ventricular myocardial involvement in either physiological or pathological left ventricular hypertrophy: an ultrasound speckle tracking two-dimensional strain analysis. *Eur J Echocardiogr* 2010;11:492-500.

11 Miocardiopatias hipertróficas

María Cristina Saccheri

As mutações das proteínas contráteis são as responsáveis pelas mudanças estruturais e funcionais que induzem a hipertrofia ventricular, ou seja, o desarranjo miofibrilar e a fibrose intersticial que apresentam os pacientes com miocardiopatia hipertrófica (MH) pelo menos 24 genes se associaram a esta doença e até o momento foram detectadas mais de 400 mutações. Ainda que a maioria destes genes codifique as proteínas sarcométricas, recentes pesquisas identificaram algumas mutações em genes de proteínas não sarcométricas.[1]

Os pacientes com MH mostram uma função sistólica do ventrículo esquerdo (VE) hiperdinâmica, com fração de ejeção supranormal, mas demonstram uma disfunção miocárdica sistólica e uma disfunção diastólica regional que se revelam com as novas técnicas ecocardiográficas. Como dito no Capítulo 10 ("Hipertrofia fisiológica e patológica"), uma redução da deformação miocárdica longitudinal sistólica de pico abaixo de –10,6% tem sensibilidade de 85%, especificidade de 100% e valor preditivo de 91,2% para diferenciar MH de hipertrofia secundária à hipertensão arterial.[2]

O Doppler tecidual mostra a redução das velocidades miocárdicas sistólica (S') e protodiastólica (E') e do índice de função global, não só nos segmentos comprometidos pela hipertrofia, mas também em segmentos com espessuras conservadas.[3]

Em indivíduos normais as velocidades do Doppler pulsado tecidual são maiores na base do VE e diminuem de forma progressiva até o ápice. Este gradiente decrescente da base até a ponta desaparece nos pacientes com MH, nos quais se observa significativa diminuição das velocidades miocárdicas sistólicas e diastólicas, com homogeneização das curvas[4] (Figura 11.1 e vídeo 21).

Achados similares são observados no deslocamento miocárdico longitudinal (Figura 11.2 e vídeo 22).

A análise da deformação longitudinal mediante Doppler tecidual colorido (Figura 11.3 e vídeo 23) ou com varredura pontual (Figura 11.4 e vídeo 24) mostra marcante redução de seus valores.

Embora vários autores[5,6] tenham encontrado que a deformação miocárdica sistólica de pico longitudinal medida com Doppler tecidual colorido ou com varredura pontual está menor nos segmentos com maior hipertrofia (sobretudo nos estágios mais avançados da doença), e que isso se associa à presença de fibrose na ressonância magnética. Popovic *et al.*[7] encontraram que a deformação longitudinal diminuída é um preditor independente de fibrose, pelo que, ainda que se observe em áreas pouco hipertróficas, também indicaria sua presença. Estas anormalidades da deformação, associadas a aumentos das contrações pós-sistólicas, caracterizam-se por serem focais e heterogêneas e expressam o desarranjo miofibrilar e a fibrose, o que marca uma diferença com hipertrofias de outra origem, que são muito mais homogêneas.

A redução da deformação longitudinal observada nos pacientes com MH também pode ser transmural. Estudamos 20 pacientes com MH apical, analisando 340 segmentos miocárdicos e medindo a deformação sistólica de pico longitudinal (DSPL) mesocárdica e a comparamos com a DSPL subendocárdica. Comprovamos que, na presença de uma função ventricular sistólica normal, a DSPL mesoparietal estava marcadamente diminuída, de forma mais evidente nos segmentos apicais que nos basais (Figuras 11.5 e 11.6). Ao contrário, a DSPL subendocárdica foi

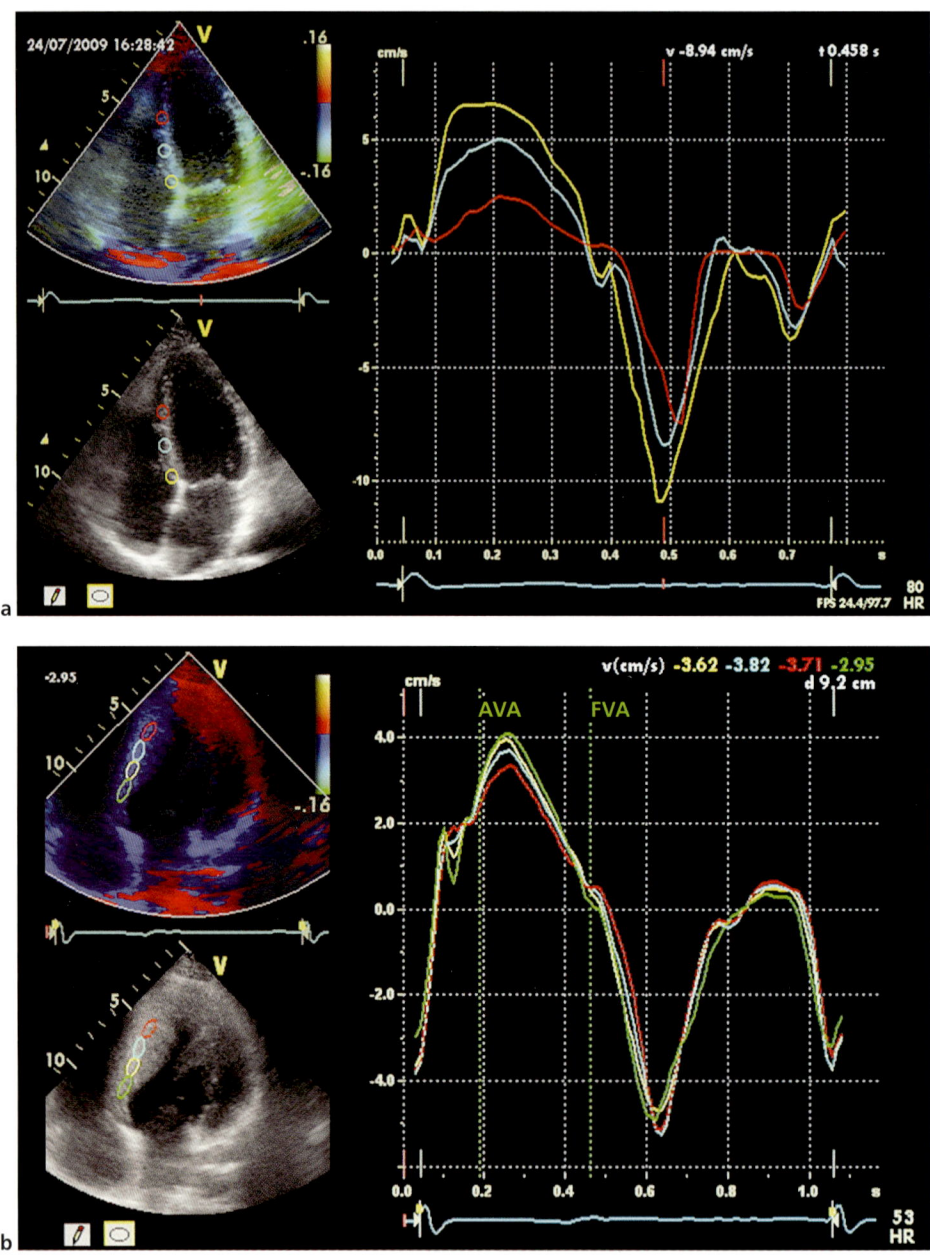

Figura 11.1 Curvas de Doppler pulsado tecidual (DPT) derivadas do atraso do Doppler tecidual colorido em um indivíduo normal (**a**) e em uma MH (**b**). As três curvas representam as velocidades miocárdicas em diferentes locais do septo (basal, medial e apical). Observe que a escala no paciente com MH está reduzida à metade com relação à do paciente normal. As velocidades miocárdicas sistólica (8 cm/s) e protodiastólica (12 cm/s) da base do septo do paciente normal contrastam com a significativa redução no paciente com MH (4 e 5 cm/s, respectivamente), com homogeneização das curvas e desaparecimento do gradiente longitudinal decrescente.

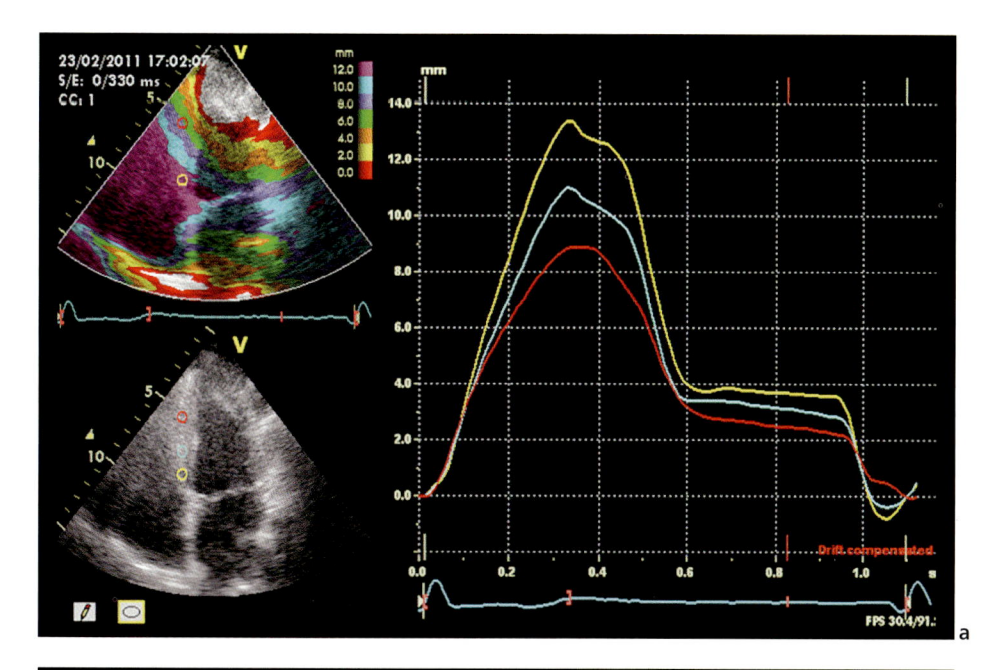

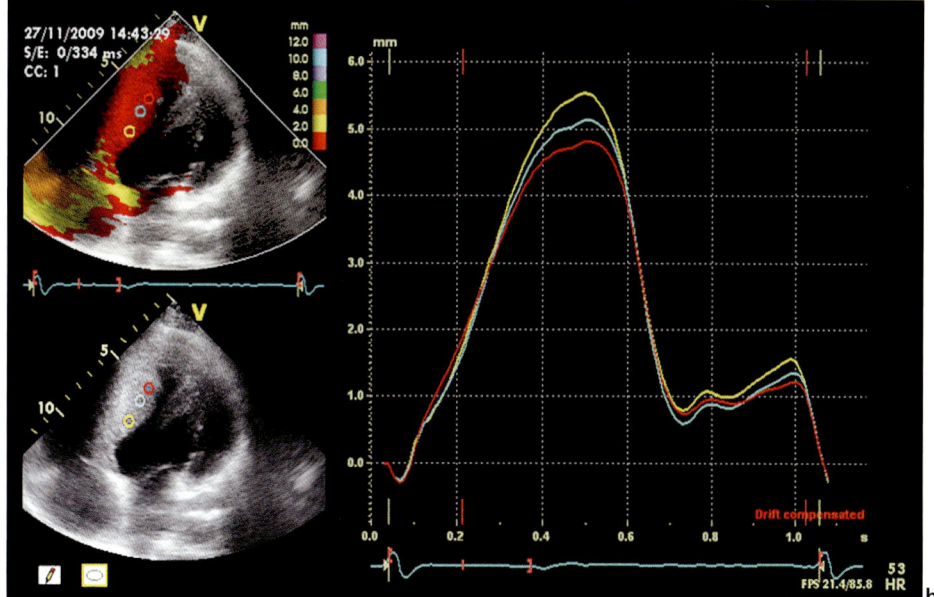

Figura 11.2 Curvas de deslocamento miocárdico longitudinal *(tissue tracking)* derivadas do atraso do Doppler tecidual colorido em um indivíduo normal (**a**) e em um com MH (**b**). As três curvas representam o deslocamento miocárdico em diferentes locais do septo (basal, medial e apical). Observe que a escala no paciente com MH está reduzida à metade com relação à do paciente normal. O deslocamento do paciente normal de 9 a 13 mm contrasta com a significativa diminuição no paciente com MH (5,5 a 4,8 mm).

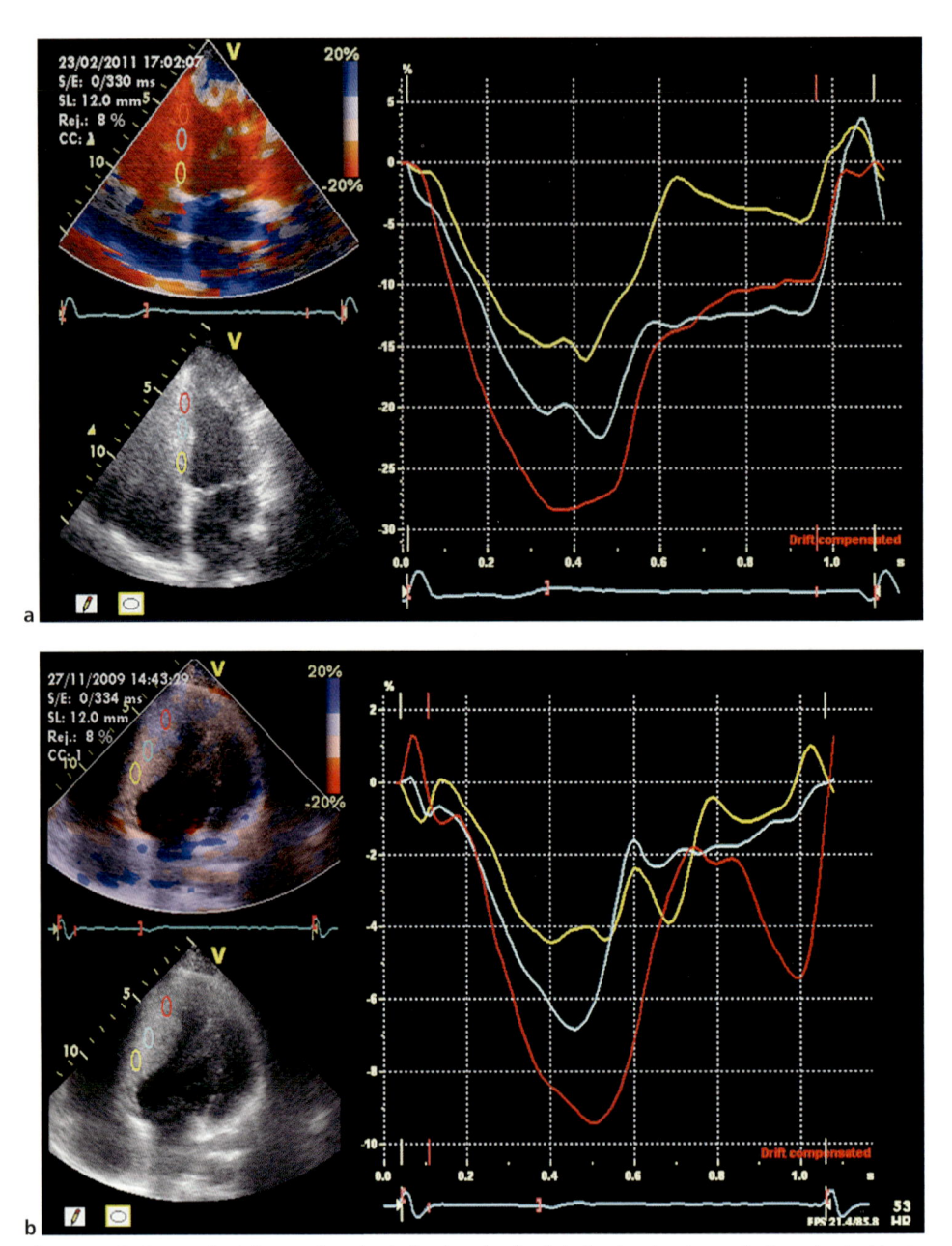

Figura 11.3 Curvas de deformação miocárdica longitudinal derivadas do atraso do Doppler tecidual colorido em um indivíduo normal (**a**) e em um com MH (**b**). As três curvas representam a deformação em diferentes locais do septo (basal, medial e apical). Observe que a escala no paciente com MH está reduzida à metade com relação à do paciente normal. A deformação do paciente normal (−15% a −30%) contrasta com a significativa diminuição no paciente com MH (−3% a −11%).

11 | Miocardiopatias hipertróficas 215

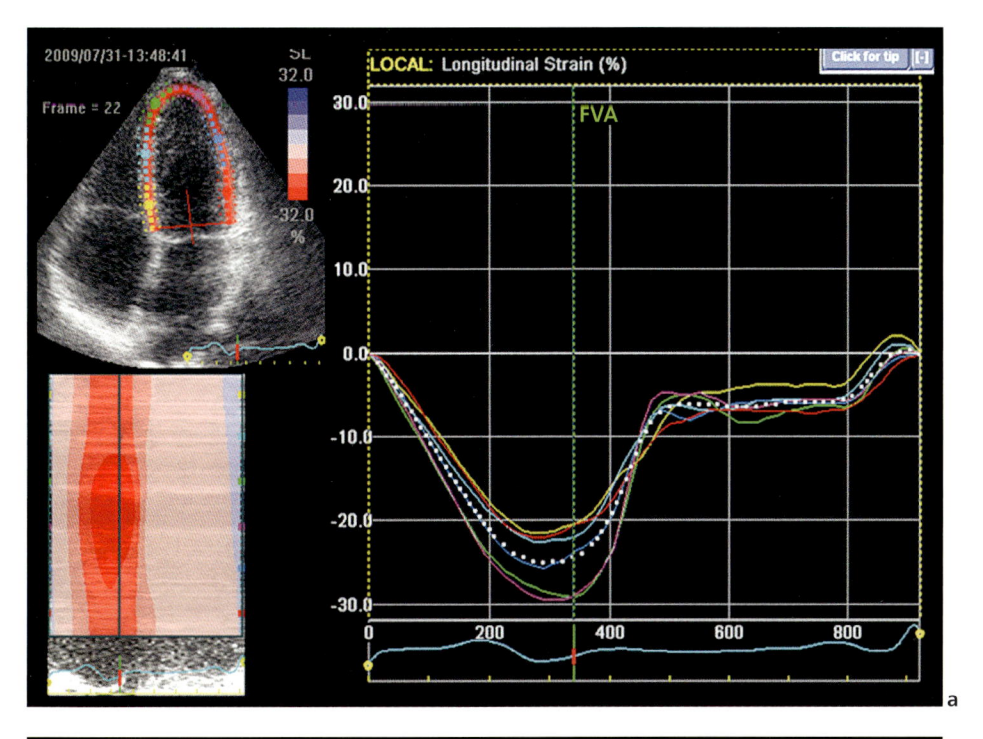

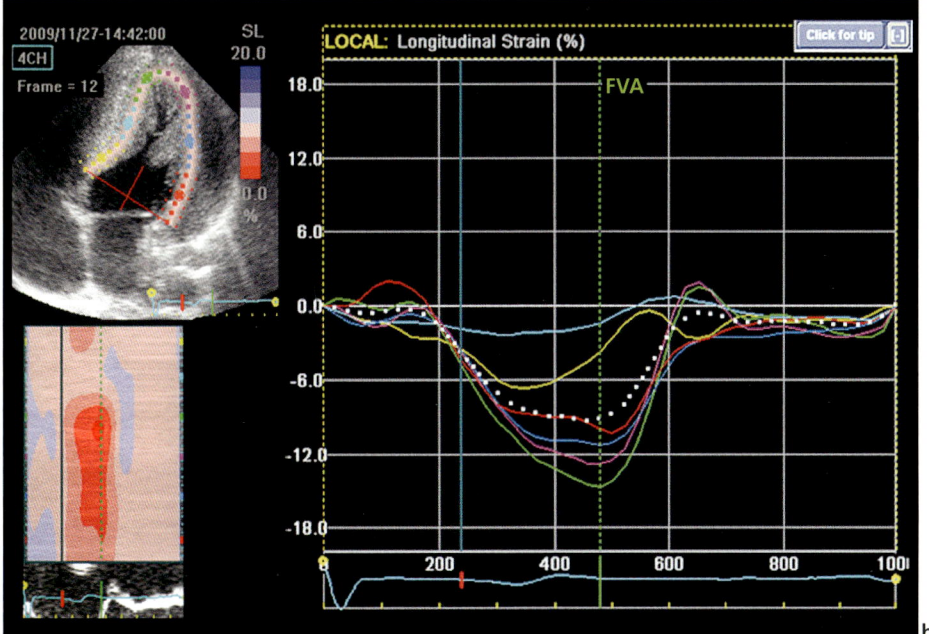

Figura 11.4 Curvas de deformação miocárdica longitudinal derivadas da varredura pontual em um indivíduo normal (**a**) e em um com MH (**b**). As seis curvas representam a deformação longitudinal dos segmentos basais, mediais e apicais do septo e da parede lateral do VE. Observe que a escala no paciente com MH está reduzida com relação à do paciente normal. A deformação do paciente normal (–22% a –30%) contrasta com a significativa diminuição no paciente com MH (–2% a –14%).

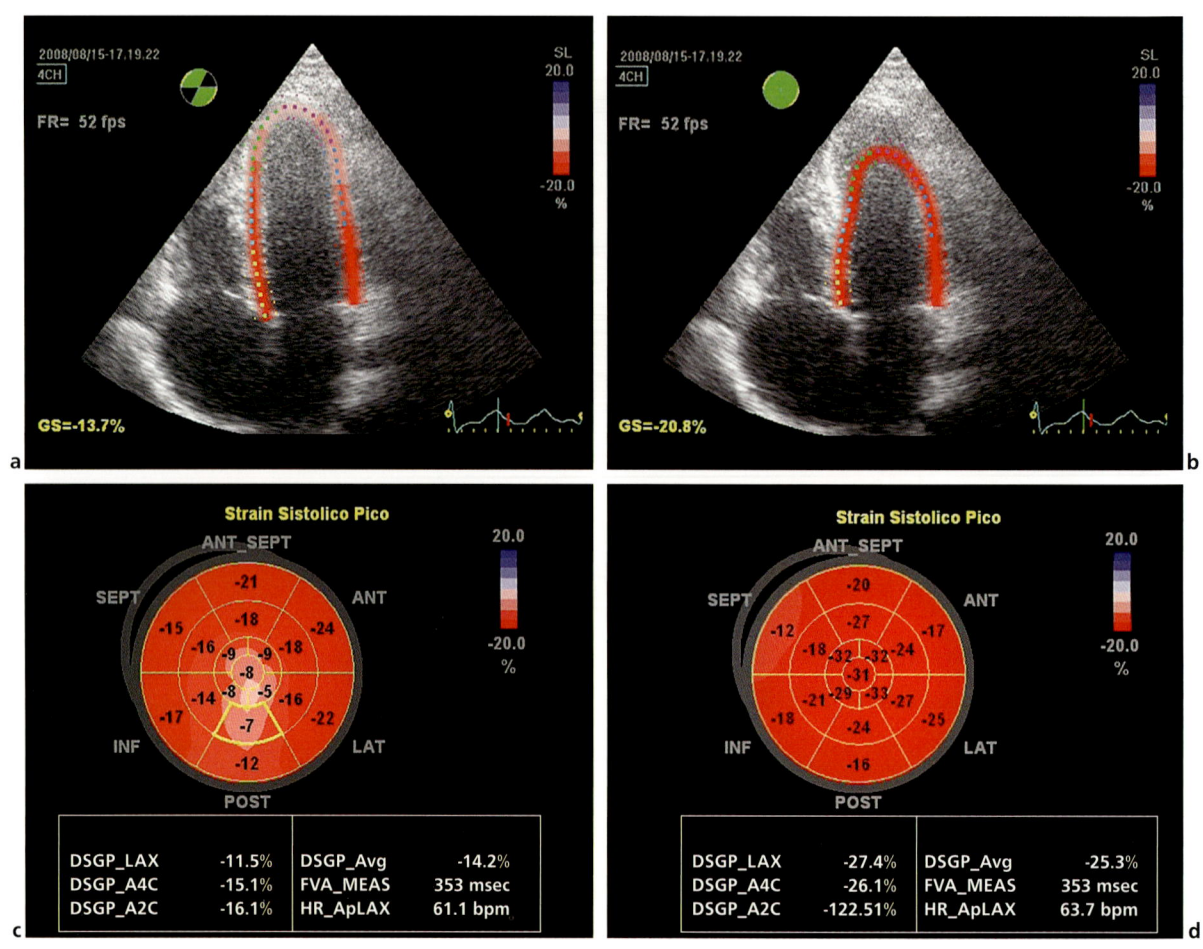

Figura 11.5 Deformação miocárdica bidimensional em um paciente com MH apical avaliada na incidência de apical quatro câmeras (**a**, **b**) e mediante o "olho de boi" (**c**, **d**). A deformação sistólica de pico longitudinal mesoparietal (**a**, **c**) está diminuída (−14,2%), principalmente no ápice (−8%). A deformação subendocárdica média é maior em todos os segmentos (−19,9%) e se normaliza nos segmentos apicais (−31%).

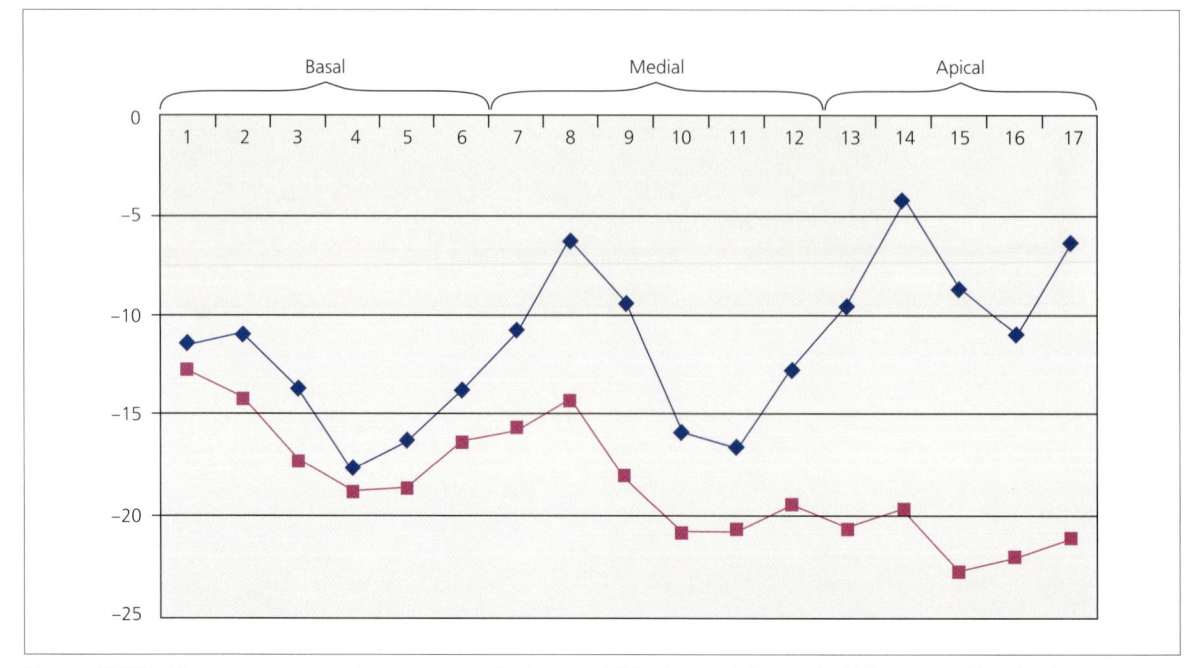

Figura 11.6 Gráfico em que se mostra que, em pacientes com MH apical, a deformação bidimensional longitudinal mesoparietal está diminuída em todos os segmentos miocárdicos sobretudo no ápice hipertrofiado. A porcentagem de deformação subendocárdica média é maior em todos os segmentos e se normaliza nos segmentos apicais.

significativamente maior, já que alcançou valores normais nos segmentos apicais.[8] Estes achados indicam que os pacientes com MH apical, com excelente função sistólica, possuem uma anormalidade subclínica na função miocárdica mesocárdica, com preservação da função miocárdica subendocárdica. Uma explicação deste fenômeno é que o desarranjo miofibrilar esteja presente nas porções mais profundas do miocárdio. Esta poderia ser a causa do escasso rendimento diagnóstico que tem a biópsia endomiocárdica nesta doença, já que o biótomo não alcança as fibras mesocárdicas com desarranjo miofibrilar.[9]

As anormalidades da deformação longitudinal em pacientes com MH são focais e podem-se revelar tanto nas curvas de deformação como na presença das contrações pós-sistólicas (CPS).

As CPSs, medidas com varredura pontual, são identificadas porque são produzidas depois do fechamento da válvula aórtica e são uma das causas de disfunção diastólica nesta doença (Figura 11.7).

Os pacientes com MH obstrutiva e função sistólica normal não só mostram uma diminuição da deformação longitudinal como também da deformação circunferencial e radial.[10,11] Além disso, há aumento da torção ventricular (11,8 ± 4,6°) em comparação com os indivíduos normais (10,4 ± 3,2°), o que poderia ser um mecanismo de compensação da redução da função das fibras longitudinais para manter o preenchimento ventricular normal.

A análise da distorção ventricular mostra um atraso de 25% no tempo de distorção por alterações no relaxamento diastólico. Esse atraso ainda é maior em pacientes com gradiente intraventricular, correlaciona-se com o aumento da PDFVE e é um dos melhores preditores da deterioração da classe funcional.[12-15]

COMPROMETIMENTO VENTRICULAR DIREITO

O ventrículo direito está frequentemente comprometido na MH, seja por extensão do processo miocárdico, seja pela interdependência ventricular que provoca o septo hipertrofiado.

A presença de hipertrofia ventricular direita identifica (sobretudo em crianças) um grupo de maior risco de morte súbita.[16]

Vários estudos demonstraram que uma grande proporção de pacientes com MH pode ter uma morfologia normal do VD (sem hipertrofia), mas com disfunção diastólica. Nestes casos, o Doppler pulsado tecidual mostra uma redução das velocidades sistólica (S') e diastólica (E'), um prolongamento dos períodos de contração e relaxamento isovolumétrico e uma redução do índice combinado da função do ventrículo direito.[15-20]

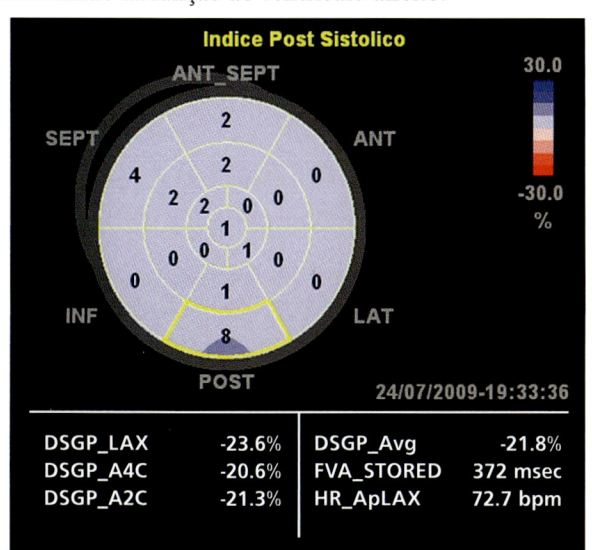

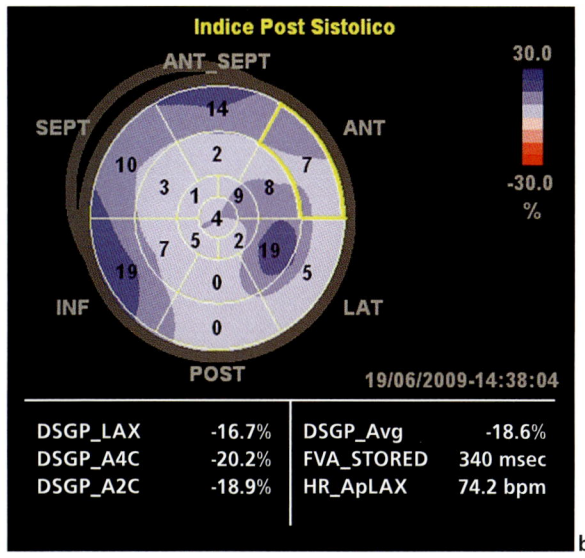

Figura 11.7 Contrações pós-sistólicas (CPS) obtidas com varredura pontual. **a** Um indivíduo normal mostra escassas CPSs, localizadas, preferencialmente, nos segmentos basais. **b** Paciente com MH que mostra grande quantidade de CPS nos segmentos hipertróficos.

A deformação miocárdica média com varredura pontual em pacientes com MH e comprometimento de VD[21-23] está diminuída nos três segmentos da parede livre do VD (Figura 11.8 e vídeo 25).

FUNÇÃO ATRIAL

A MH se caracteriza por um processo miopático generalizado que afeta ambos os ventrículos e o miocárdio atrial, o que produz disfunção ventricular e remodelamento atrial. O aumento do volume atrial é acompanhado de progressiva deterioração de sua função e pode preceder o início dos sintomas, razão pela qual sua avaliação mediante as novas técnicas ecocardiográficas pode ser útil para a determinação do prognóstico.[24]

A função atrial esquerda contribui para o preenchimento ventricular em três fases: uma fase de reservatório (em que o átrio recebe sangue das veias pulmonares durante a sístole ventricular); uma segunda fase de conduto passivo (que inclui a protodiástole e a diástase); e a terceira fase de bomba com uma contração ativa durante a telediástole (Capítulo 13, "Função atrial"). Todas estas fases da função miocárdica atrial podem ser estudadas mediante a análise da deformação e da velocidade da deformação com varredura pontual.

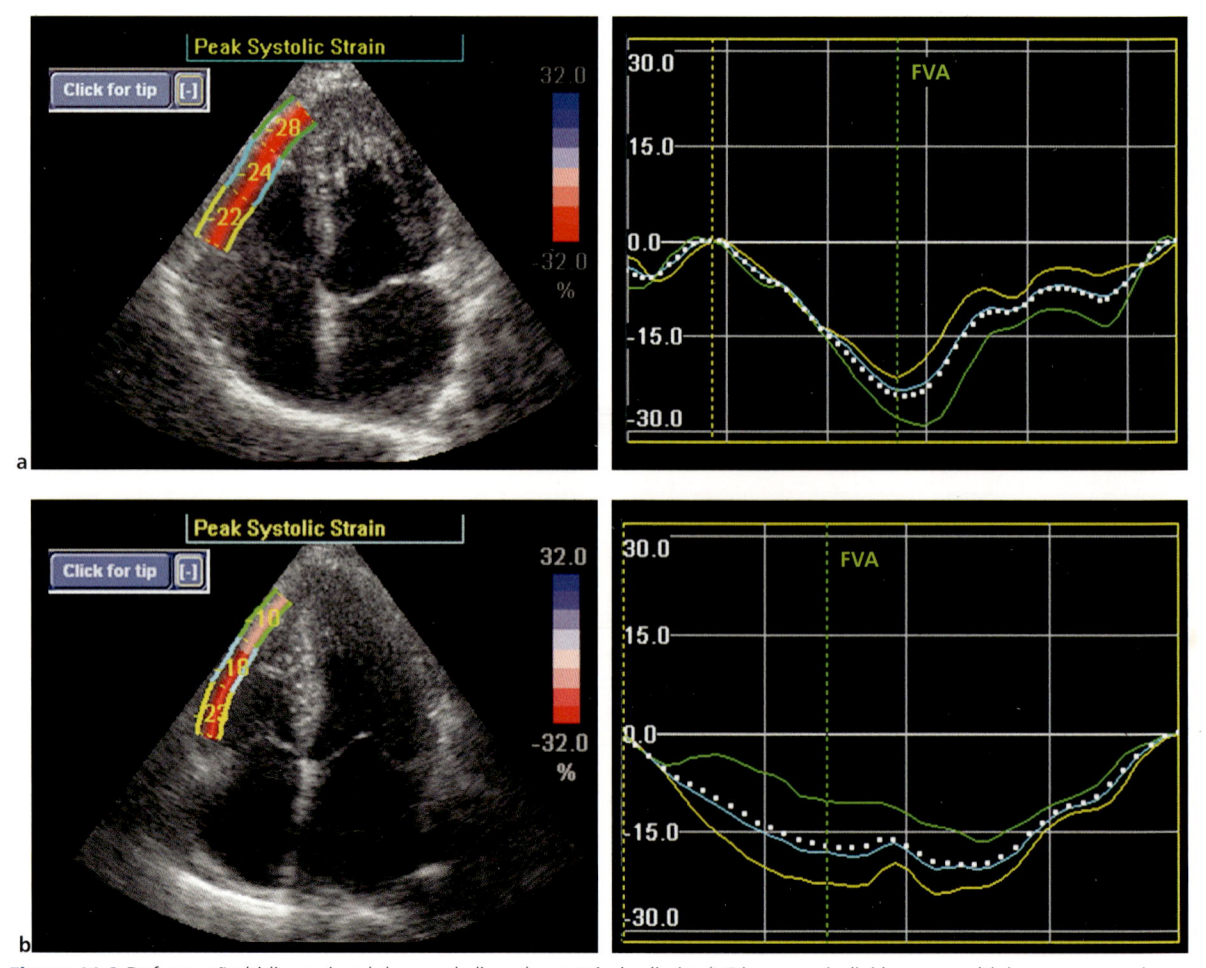

Figura 11.8 Deformação bidimensional da parede livre do ventrículo direito (VD) em um indivíduo normal (**a**) e em um paciente com MH (**b**). Comparando os valores da deformação miocárdica sistólica de pico nos três segmentos da parede livre do VD, o indivíduo normal tem um valor de (−24,6%), enquanto no paciente com MH está diminuída (−18%). Observe também que no paciente com MH o gradiente incremental desapareceu da base à ponta e vê-se uma homogeneização dos valores nos três segmentos miocárdicos.

Em pacientes com MH, as três fases da função atrial se encontram significativamente diminuídas em decorrência de vários fatores: disfunção diastólica do VE, insuficiência mitral, gravidade da obstrução no trato de saída do VE e processo miopático atrial. Maior diminuição da função da bomba atrial se correlaciona mais com os sintomas de insuficiência cardíaca (Figura 11.9 e vídeo 26).

A fibrilação atrial (FA) em pacientes com MH pode ser produzida com AE dilatada ou normal. Nem a insuficiência mitral nem o gradiente intraventricular são preditores de FA. É possível que as mutações das proteínas sarcométricas aumentem a predisposição a desenvolvê-la em alguns pacientes, causando maior miopatia intrínseca; isso pode explicar o aparecimento desta arritmia em pacientes com átrios não dilatados. Uma deformação atrial de reservatório inferior a 21% prediz o desenvolvimento de FA em menos de um ano de acompanhamento,[25,26] com sensibilidade de 94% e especificidade de 78% (Capítulo 13, Figura 13.9).

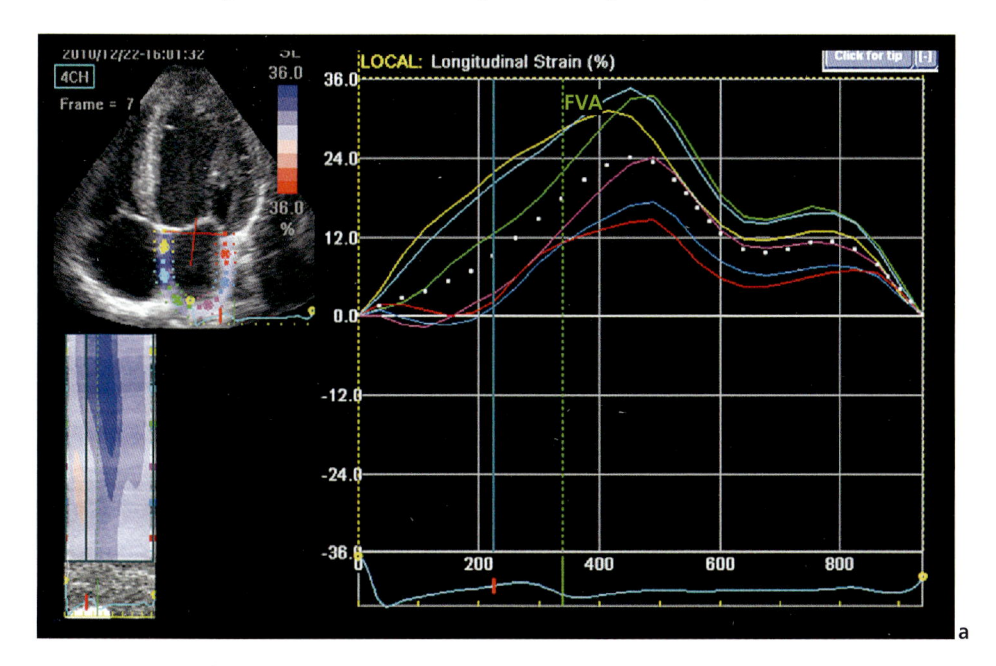

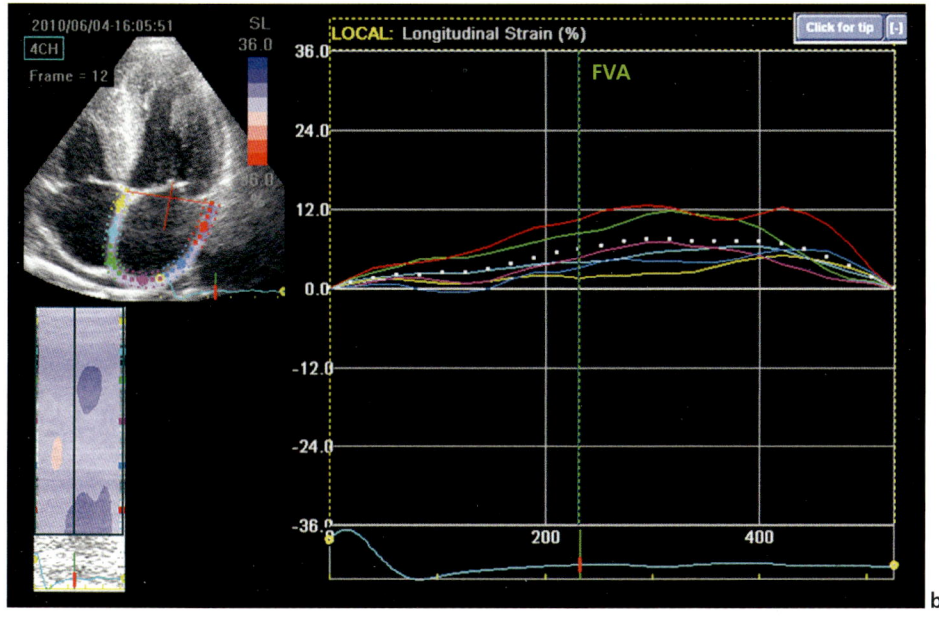

Figura 11.9 Deformação bidimensional atrial longitudinal em uma MH com átrio normal (**a**) e em uma com dilatação atrial (**b**). Em ambos os pacientes a deformação atrial média está diminuída, mas no paciente com átrio dilatado está marcadamente reduzida (24% contra 7%, respectivamente).

Nos raros casos de MH com comprometimento do átrio direito,[27] a deformação do reservatório atrial está marcadamente diminuída (Capítulo 13, Figura 13.8).

FASE PRÉ-CLÍNICA

O estudo genético representa um grande avanço no diagnóstico da MH, mas como existe uma grande quantidade e heterogeneidade das mutações genéticas que produzem a doença, só se identifica em 60% dos pacientes estudados.

Em familiares assintomáticos de pacientes com MH nos quais se detecta uma mutação genética, não se sabe quais indivíduos com genótipo positivo desenvolverão o fenótipo, em quanto tempo a doença manifestar-se-á e se seu prognóstico e o risco de morte súbita é igual ao de outras mutações similares. Esta diversidade pode ser devida ao fato de que cada caso varia por múltiplos fatores modificadores, genéticos e ambientais, incluídos sexo, outros genes envolvidos, como o do sistema renina-angiotensina, dieta, exercício físico, nível de pressão arterial etc.

Isso explica a grande controvérsia que existe atualmente acerca de um atleta com genótipo positivo sem fenótipo ter de afastar-se da atividade competitiva. O consenso Americano não recomenda afastá-lo, ao contrário da Sociedade Europeia de Cardiologia, que considera que ser portador de uma doença é um fator de risco para a prática desportiva competitiva.[28]

Diante dessa problemática, muitos pesquisadores utilizaram diferentes tecnologias para demonstrar anormalidades que funcionariam como marcadores de doença em um miocárdio ainda sem hipertrofia. Os pacientes com MH têm disfunção miocárdica sistólica e diastólica, que se manifestam por uma redução das velocidades miocárdicas sistólica (S') e protodiastólica (E') do Doppler pulsado tecidual. Estas alterações podem estar presentes antes do desenvolvimento da hipertrofia ventricular esquerda (HVE).

Nagueh *et al.*[29] estudaram pacientes com genótipo positivo e fenótipo negativo, ou seja, sem HVE, mediante Doppler pulsado tecidual obtido em tempo real com o sinal mostrado no anel mitral lateral. Demonstraram que uma redução da velocidade miocárdica S' é superior a 12 cm/s e E' inferior a 13 cm/s identifica os portadores da mutação com sensibilidade de 100% e especificidade de 90%. Em estudo posterior,[30] reafirmou-se a utilidade desta técnica em indivíduos com doença subclínica, já que aqueles que desenvolveram hipertrofia tinham baixas velocidades miocárdicas no anel mitral lateral (S': 8,2 ± 2,1 cm/s e E': 8,1 ± 2,3 cm/s).

Ho *et al.*[31] estudaram 68 indivíduos com genótipo positivo e fenótipo negativo para MH e compararam com 38 sujeitos normais. Comprovaram que uma velocidade E' média inferior a 12 cm/s, medida com Doppler pulsado derivadas do atraso com relação ao Doppler tecidual colorido nos quatro sítios da base do anel mitral (lateral, septal, anterior e inferior) identificou portadores da mutação sarcomérica na fase pré-clínica com menos de 25 anos, com 86% de valor preditivo positivo. O valor preditivo negativo de uma E' superior a 12 cm/s foi de apenas 22%, o que demonstra que a redução da velocidade de pico E' tem alta especificidade, porém baixa sensibilidade para diferenciar um indivíduo saudável de um portador pré-clínico de MH. A disfunção diastólica miocárdica regional é uma consequência da mutação sarcomérica e permite identificar os portadores da mutação genética antes do desenvolvimento da HVE. A deformação e a velocidade de deformação com varredura pontual não foram úteis para detectar os portadores de MH na etapa pré-clínica.

Nosso grupo de trabalho[32] estudou a função diastólica regional do VD em familiares de primeiro grau de pacientes com MH familiar e demonstrou que 21,3% dos pacientes têm uma disfunção diastólica regional caracterizada por diminuição da velocidade pico de E' e da relação E'/A' com aumento da velocidade de pico A' e do tempo de relaxamento isovolumétrico (RIV) no Doppler pulsado tecidual. Este achado poderia corresponder a um marcador pré-clínico da doença.

Gandjbakhch *et al.*[33] referiram que as anormalidades do Doppler tecidual não são suficientemente confiáveis para identificar os portadores da mutação genética e que o remodelamento ventricular é um achado frequente. Propuseram, assim, uma nova metodologia que combina a ecografia Doppler com o Doppler tecidual e usa como indicadores das pressões de preenchimento do VE a relação E/E' septal e como indicadores do remodelamento ventricular, a relação espessura septal/espessura da parede posterior do VE e a espessura parietal relativa (SIV + PP/DDVE). Os pacientes com mutações genéticas têm diminuição da velocidade pico E' septal sem alterações do Doppler tecidual da parede lateral do VE. Também mostram uma relação E/E' septal aumentada e uma velocidade de pico A' do anel tricúspide aumentada. A combinação de uma relação espessura septal/espessura da parede posterior superior a 1,43 e uma relação E/E' superior a 7,9 tem sensibilidade de 67% e especificidade de 96% para detectar a doença em sua fase pré-clínica.

A medição da torção ventricular mediante ressonância magnética também permite detectar os pacientes portadores de MH com genótipo positivo sem HVE,[34] já que estes pacientes mostram um aumento da torção ventricular (10,1 ± 2,5°) em comparação com os indivíduos saudáveis (7,7 ± 1,2°). Este achado é concordante com os obtidos em animais transgênicos com mutações das proteínas sarcométricas, que, na ausência de hipertrofia ventricular, mostram um estado de hipercontratilidade com aumento da fração de ejeção.[35]

Com esses dados poder-se-ia modificar o conceito tradicional do fenótipo da MH, pelo que a HVE deveria ser novamente questionada. A presença de disfunção miocárdica sistólica ou diastólica subclínica poderia ser considerada como marcador de doença, mesmo na ausência de HVE.[36,37]

ESTRATIFICAÇÃO DE RISCO DE MORTE SÚBITA E PROGNÓSTICO

Em pacientes com MH, a morte súbita (MS) pode ser a primeira manifestação da doença e se associa, em geral, à taquicardia ventricular e à fibrilação ventricular, embora sua incidência seja baixa.

De acordo com o Consenso Europeu e Americano de MH de 2003,[38] o Consenso Argentino de 2009[39] e uma recente metanálise de fatores de risco de MS na MH[40] foram definidos sete critérios maiores de MS: antecedentes de parada cardíaca ou uma taquicardia ventricular sustentada, taquicardia ventricular não sustentada no Holter, história familiar de MS prematura em menores de 40 anos, síncope de origem inexplicável, HVE extrema, resposta anormal da pressão arterial durante o exercício; atualmente alguns autores consideram que a obstrução do trato de saída do VE em repouso superior a 30 mmHg é também um critério maior.

Como fatores de risco possíveis foram incluídos, também, a FA, a isquemia miocárdica, as mutações genéticas de alto risco, o exercício físico rigoroso, os pacientes jovens com menos de 30 anos, a disfunção ventricular sistólica, a doença coronariana associada, as pontes musculares (sobretudo em crianças), os pacientes tratados mediante ablação com álcool e os que têm evidência de fibrose miocárdica detectada com RM com realce tardio por gadolínio.[41,42]

Mas estes critérios possuem limitações, já que têm um valor preditivo positivo baixo (entre 15% e 30% cada um) e não estão determinados quantos fatores de risco são necessários para definir se o paciente tem alto risco de MS e indicar corretamente um cardiodesfibrilador implantável (CDI) como prevenção primária.[43] Por exemplo, em um estudo multicêntrico de acompanhamento de pacientes com CDI não houve diferenças significativas na probabilidade de descargas apropriadas em pacientes com um ou mais fatores de risco, motivo pelo qual, para alguns autores, um só fator de risco pode ser suficiente para justificar seu implante.[44] Vários estudos foram feitos para esclarecer esta controvérsia.

Ganame et al.[45] demonstraram que os pacientes com MH que tiveram taquicardia ventricular mostraram maior anormalidade dos parâmetros sistólicos e diastólicos do Doppler pulsado tecidual, assim como uma relação E/E' mais elevada.

Efthimiadis et al.[46] demonstraram que uma relação E/E' superior a 15 é um preditor independente de eventos adversos.

Com base em estudos *post mortem* de pacientes com MH e MS, foi demonstrado que o septo interventricular hipertrofiado possui 15% de fibrose, o que é 8 vezes maior que a fibrose observada em outras cardiopatias. Isso demonstraria uma relação causal entre o grau de fibrose e as arritmias letais.[47] A RM[48] permite identificar diferentes graus de fibrose que, mesmo parecendo maior nos segmentos hipertróficos, também se encontra em segmentos com espessura normal. Os pacientes com fibrose na RM têm 7 vezes mais risco de apresentar taquicardia venticular não sustentada (TVNS) no Holter.

A RM com gadolínio tem limitações por seu elevado custo em pacientes claustrofóbicos, com insuficiência renal, com CDI ou marca-passo. Novas técnicas ecocardiográficas permitem a avaliação quantitativa da função sistólica regional mediante a análise da deformação miocárdica bidimensional. Em um estudo recente com varredura pontual, demonstrou-se que uma deformação radial inferior a –17% no septo interventricular e uma deformação longitudinal de pico inferior a –10% em mais de três segmentos constitui um fator de risco independente para desenvolver TVNS no Holter, com sensibilidade de 81% e especificidade de 97%.[49]

A deformação miocárdica se encontrava diminuída nos segmentos em que a RM demonstrava fibrose.[5,7,46,50] Estas observações sugerem que a anormalidade da deformação pode indicar a presença de fibrose miocárdica.

A assincronia interventricular e intraventricular é frequente na MH. Apesar de não ter transtornos de condução, parece estar relacionada com a extensão da hipertrofia e a presença de obstrução ao trato de saída do VE. A espessura septal se correlaciona com a presença de assincronia intraventricular. A detecção de assincronia intraventricular em pacientes com MH prediz o desenvolvimento de taquiarritmias ventriculares.[51] Uma assincronia nos segmentos basais do VE medida com Doppler pulsado tecidual que seja superior a 45 ms identifica os pacientes com MH e risco de MS com sensibilidade de 85,5%, especificidade de 90,4%, valor preditivo positivo de 66,9% e valor preditivo negativo de 96,7%.

O efeito benéfico da terapia de ressincronização cardíaca observado em pacientes com miocardiopatia dilatada, disfunção ventricular e QRS alargado não pode ser estendido à população com MH.[52]

Paraskevaidis et al.[53] estudaram 50 pacientes com MH com a medição da deformação bidimensional do átrio esquerdo a fim de avaliar indicadores prognósticos de eventos cardiovasculares (morte ou internação de causa cardiovascular). No acompanhamento de 1 ano, 4% dos pacientes morreram e 36% foram internados. Uma deformação atrial de reservatório inferior a 21% pediz o aparecimento de eventos com sensibilidade de 90% e especificidade de 86%.

AVALIAÇÃO DO TRATAMENTO

As novas técnicas ecocardiográficas foram usadas nos pacientes com formas obstrutivas de MH para avaliar o benefício dos diferentes tratamentos.

Nagueh et al.[54] usaram Doppler pulsado tecidual do anel mitral lateral para monitorar o resultado da ablação septal com álcool e comprovaram um aumento de 38% da velocidade diastólica precoce (E') aos 6 meses do procedimento. Esta alteração se associou a uma redução da relação E/E' como expressão da redução das pressões de preenchimento do VE.

Vários autores[50,55] demonstraram que os pacientes com MH obstrutiva têm uma redução da deformação longitudinal sistólica de pico (DLSP). No ano da redução do gradiente intraventricular e da redução da pressão diastólica final do ventrículo esquerdo (PDFVE) com ablação septal com álcool, encontrou-se um aumento da DLSP na parede laterobasal do VE (antes: –9,4 ± 4,7; depois: –12,4 ± 4,8%) sem alterações no local da ablação.

A distorção do VE encontra-se diminuída na MH, mas é mais evidente na presença de gradiente intraventricular. A obstrução do trato de saída do VE produz um retardo de 25% no tempo de distorção por alterações no relaxamento diastólico e o consequente aumento da PDFVE. Wang et al.[56] demonstraram que depois da ablação septal com álcool a distorção é produzida de modo mais precoce e se relaciona com a melhora das pressões do preenchimento do VE e da tolerância ao exercício.

Até o momento não há estudos realizados com varredura pontual em pacientes tratados com miomectomia cirúrgica que demonstrem achados similares ao obtidos em pacientes submetidos à ablação septal com álcool.

REFERÊNCIAS BIBLIOGRÁFICAS

1. Bos JM, Ommen SR Ackerman MJ. Genetics of hypertrophic cardiomyopaty: one, two, or more diseases? *Curr Opin Cardiol* 2007;22:193-9.
2. Kato TS, Noda A, Izawa H, Yamada A *et al.* Discrimination of nonobstructive hypertrophic cardiomyopathy from hypertensive left ventricular hypertrophy on the basis of strain rate imaging by tissue Doppler ultrasonography. *Circulation* 2004;110:3808-14.
3. Saccheri MC, Cianciulli TF, Lax JA, Guerra JE *et al.* Impaired myocardial function in hypertrophic cardiomyopathy. *Echocardiography* 2009;26:657-64.
4. Chejtman D, Baratta S, Fernández H, Ferroni F *et al.* Clinical value of the tissue Doppler s wave to characterize left ventricular hypertrophy as defined by echocardiography. *Echocardiography* 2010;27:370-7.
5. Ghio S, Revera M, Mori F, Klersy C *et al.* Regional abnormalities of myocardial deformation in patients with hypertrophic cardiomyopathy: correlations with delayed enhancement in cardiac magnetic resonance. *Eur J Heart Fail* 2009;11:952-7.
6. Yajima R, Kataoka A, Takahashi A, Uehara M *et al.* Distinguishing focal fibrotic lesions and non-fibrotic lesions in hypertrophic cardiomyopathy by assessment of regional myocardial strain using two-dimensional speckle tracking echocardiography: Comparison with multislice CT. *Int J Cardiol* 2011:25.
7. Popović ZB, Kwon DH, Mishra M, Buakhamsri A *et al.* Association between regional ventricular function and myocardial fibrosis in hypertrophic cardiomyopathy assessed by speckle tracking echocardiography and delayed hyperenhancement magnetic resonance imaging. *J Am Soc Echocardiogr* 2008;21:1299-1305.
8. Saccheri MC, Cianciulli TF, Beck MA, Lax JA *et al.* Strain bidimensional en las miocardiopatías hipertróficas. *Rev Argent Cardiol* 2009;77:121.
9. Phadke RS, Vaideeswar P, Mittal B, Deshpande J. Hypertrophic cardiomyopathy: an autopsy analysis of 14 cases. *J Postgrad Med* 2001;47:165-70.
10. Van Dalen BM, Kauer F, Soliman OI, Vletter WB *et al.* Influence of the pattern of hypertrophy on left ventricular twist in hypertrophic cardiomyopathy. *Heart* 2009;95:657-61.
11. Carasso S, Yang H, Woo A, Vannan MA *et al.* Systolic myocardial mechanics in hypertrophic cardiomyopathy: novel concepts and implications for clinical status. *J Am Soc Echocardiogr* 2008;21:675-83.
12. Borg AN, Ray SG. A unifying framework for understanding heart failure? Response to "Left Ventricular Torsion By Two-Dimensional Speckle Tracking Echocardiography in Patients With Diastolic Dysfunction and Normal Ejection Fraction" by Park SJ *et al. J Am Soc Echocardiogr* 2009;22:318-20.
13. Van Dalen BM, Kauer F, Michels M, Soliman OI *et al.*Delayed left ventricular untwisting in hypertrophic cardiomyopathy. *J Am Soc Echocardiogr* 2009;22:1320-6.
14. Abozguia K, Nallur-Shivua G, Phan TT *et al.* Left ventricular strain and untwist in hypertrophic cardiomyopathy: Relation to exercise capacity. *Am Heart J* 2010;159:825-32.
15. Carasso S, Yang H, Woo A, Jamorski M *et al.* Diastolic myocardial mechanics in hypertrophic cardiomyopathy. *J Am Soc Echocardiogr* 2010;23:164-7.
16. McKenna WJ, Deanfield JE. Hypertrophic cardiomyopathy: an important cause of sudden death. *Arch Dis Child* 1984;59:971-5.
17. McKenna WJ, Kleinebenne A, Nihoyannopoulos P, Foale R. Echocardiographic measurement of right ventricular wall thickness in hypertrophic cardiomyopathy: relation to clinical and prognostic features. *J Am Coll Cardiol* 1988;11:351.
18. Maron MS, Hauser TH, Duborow E, Horst TA *et al.* Right ventricular involvement in hypertrophic cardiomyopathy. *Am J Cardiol* 2007;100:1293-8.
19. Lazzaret F, Pellerin D, Fournier C, Witchitz S *et al.* Right and left isovolumic ventricular relaxation time intervals compared in patients by means of a single pulsed Doppler method. *J Am Soc Echocardiogr* 1997;10:699-70.
20. Severino S, Caso P, Cicala S, Galderisi M *et al.* Involvement of right ventricle in left ventricular hypertrophic cardiomyopathy: analysis by pulsed tissue imaging. *Eur J Echocardiogr* 2000;1:281-8.
21. Morner S, Lindqvist P,Waldenstrom A, Kazzam E. Right ventricular dysfunction in hypertrophic cardiomyopathy as evidenced by the myocardial performance index. *Int J Cardiol* 2008;124:57-63.

22. Zemánek D, Tomašov P, Přichystalová P, Linhartová K et al. Evaluation of the right ventricular function in hypertrophic obstructive cardiomyopathy: a strain and tissue Doppler study. *Physiol Res* 2010;59:697-702.
23. D'Andrea A, Caso P, Bossone E, Scarafile R et al. Right ventricular myocardial involvement in either physiological or pathological left ventricular hypertrophy: an ultrasound speckle-tracking two-dimensional strain analysis. *Eur J Echocardiogr* 2010;11:492-500.
24. Roşca M, Popescu BA, Beladan CC, Călin A, Muraru D, Popa EC, Lancellotti P, Enache R, Coman IM, Jurcuţ R, Ghionea M, Ginghină C. Left atrial dysfunction as a correlate of heart failure symptoms in hypertrophic cardiomyopathy. *J Am Soc Echocardiogr* 2010;23:1090-8.
25. Paraskevaidis IA, Farmakis D, Papadopoulos C, Ikonomidis I et al. Two-dimensional strain analysis in patients with hypertrophic cardiomyopathy and normal systolic function: A 12-month follow-up study. *Am Heart J* 2009;158;444-50.
26. Tsai WC, Lee CH, Lin CC et al. Association of left atrial strain and strain rate assessed by speckle tracking echocardiography with paroxysmal atrial fibrillation. *Echocardiography* 2009;26:1188-94.
27. Cianciulli TF, Saccheri MC, Lax JA, Bermann AM et al. Two-dimensional speckle tracking echocardiography for the assessment of atrial function. *World J Cardiol* 2010;2:163-70.
28. Maron BJ, Semsarian C. Emergence of gene mutation carriers and the expanding disease spectrum of hypertrophic cardiomyopathy. *Eur Heart J* 2010;31:1551-3.
29. Nagueh SF, Bachinski LL, Meyer D et al. Tissue Doppler Imaging Consistently Detects Myocardial Abnormalities in Patients With Hypertrophic Cardiomyopathy and Provides a Novel Means for an Early Diagnosis Before and Independently of Hypertrophy. *Circulation* 2001;104:128-30.
30. Nagueh SF, McFalls J, Meyer D, Hill R et al. Tissue Doppler imaging predicts the development of hypertrophic cardiomyopathy in subjects with subclinical disease. *Circulation* 2003;108:395-8.
31. Ho CY, Carlsen C, Thune JJ, Havndrup O et al. Echocardiographic strain imaging to assess early and late consequences of sarcomere mutations in hypertrophic cardiomyopathy. *Circ Cardiovasc Genet* 2009;2:314-21.
32. Saccheri MC, Cianciulli TF, Konopka IV, Guerra JE et al. Utilidad del Doppler pulsado tisular en la detección precoz de anormalidades diastólicas en familiares de primer grado de pacientes con miocardiopatía hipertrófica familiar. *Rev Esp Cardiol* 2006;59:41-9.
33. Gandjbakhch E, Gackowski A, Tezenas du Montcel S, Isnard R et al. Early identification of mutation carriers in familial hypertrophic cardiomyopathy by combined echocardiography and tissue Doppler imaging. *Eur Heart J* 2010;31:1599-607.
34. Rüssel IK, Brouwer WP, Germans T, Knaapen P et al. Increased left ventricular torsion in hypertrophic cardiomyopathy mutation carriers with normal wall thickness. *J Cardiovasc Magn Reson* 2011;13:3.
35. Ahmad F, Seidman JG, Seidman CE. The genetic basis for cardiac remodeling. *Annu Rev Genomics Hum Genet* 2005;6:185-216.
36. Bayrak F, Kahveci G, Mutlu B, Sonmez K et al. Tissue Doppler imaging to predict clinical course of patients with hypertrophic cardiomyopathy. *Eur J Echocardiogr* 2008;9:278-83.
37. Meditskou S, Giannakoulas G, Parcharidou D, Styliadis I et al. Normal systolic function in hypertrophic cardiomyopathy: reality or myth? *Eur Heart J* 2008;29:948.
38. Maron BJ, McKenna WJ, Danielson GK et al. American College of Cardiology/European Society of Cardiology clinical expert consensus document on hypertrophic cardiomyopathy. A report of the American College of Cardiology Foundation Task Force on Clinical Expert Consensus Documents and the European Society of Cardiology Committee for Practice Guidelines. *J Am Coll Cardiol* 2003;42:1687-713.
39. Casabé JH, Acunzo R, Fernández A, Gabay J et al. Consenso Argentino de Miocardiopatía Hipertrófica. *Rev Argent Cardiol* 2009;77:151-6.
40. Christiaans I, van Engelen K, van Langen IM, Birnie E et al. Risk stratification for sudden cardiac death in hypertrophic cardiomyopathy: systematic review of clinical risk markers. *Europace* 2010;12:313-21.
41. Elliott PM, Poloniecki J, Dickie S, Monserrat L et al. Sudden death in hypertrophic cardiomyopathy: identification of high risk patients. *J Am Coll Cardiol* 2000;36:2212-8.
42. Maron BJ, Spirito P, Shen WK, Haas TS et al. Implantable cardioverter-desfibrillators and prevention of sudden cardiac death in hypertrophic cardiomyopathy. *JAMA* 2007, 298:405-12.
43. Maron BJ, Maron MS, Lesser JR, Hauser RG et al. Sudden cardiac arrest in hipertrophic cardiomyopathy in the absence of convencional criteria for high risk status. *Am J Cardiol* 2008, 101:544-7.
44. Maron BJ, Spirito P, Shen WK, Haas TS et al. Implantable cardioverter-defibrillators and prevention of sudden cardiac death in hypertrophic cardiomyopathy. *JAMA* 2007;298:405-12.
45. Ganame J, Pignatelli RH, Eidem BW et al. Myocardial deformation abnormalities in pediatric hypertrophic cardiomyopathy: are all etiologies identical? *Eur J Echocardiogr* 2008;9:784-90.
46. Efthimiadis GK, Giannakoulas G, Parcharidou DG et al. Clinical significance of tissue Doppler imaging in patients with hypertrophic cardiomyopathy. *Circ J* 2007;71:897-903.

47. Basoo C, Thiene G, Corrado D, Buja G *et al.* Hipertrophic cardiomyopathy and sudden death in the young: patologic evidence of miocardial ischemia. *Hum Pathol* 2000;31:988-98.
48. Adabag AS, Maron BJ, Appelbaum E, Harrigan CJ *et al.* Occurrence and frequency of arrhythmias in hypertrophic cardiomyopathy in relation to delayed enhancement on cardiovascular magnetic resonance. *J Am Coll Cardiol* 2008;51:1369-74.
49. Di Salvo G, Pacileo G, Limongelli G, Baldini L *et al.* Non sustained ventricular tachycardia in hypertrophic cardiomyopathy and new ultrasonic derived parameters. *J Am Soc Echocardiogr* 2010;23:581-90.
50. Valente AM, Brosnan R, Wagner A. The influence of myocardial fibrosis by delayed enhanced MRI on left ventricular diastolic function in hypertrophic cardiomyopathy. *J Am Coll Cardiol* 2006;47:137.
51. D'Andrea A, Caso P, Severino S, Cuomo S *et al.* Prognostic value of intra-left ventricular electromechanical asynchrony in patients with hypertrophic cardiomyopathy. *Eur Heart J* 2006;27:1311-8.
52. Fuster V, van der Zee S, Miller MA. Evolving anatomic, functional, and molecular imaging in the early detection and prognosis of hypertrophic cardiomyopathy. *J Cardiovasc Transl Res* 2009;2:398-406.
53. Paraskevaidis IA, Farmakis D, Papadopoulos C, Ikonomidis I *et al.* Two-dimensional strain analysis in patients with hypertrophic cardiomyopathy and normal systolic function: A 12-month follow-up study. *Am Heart J* 2009;158:444-50.
54. Nagueh SF, Lakkis NM, Middleton KJ, Killip D *et al.* Changes in left ventricular diastolic function 6 months after nonsurgical septal reduction therapy for hypertrophic obstructive cardiomyopathy. *Circulation* 1999;99:344-7.
55. Sommer A, Poulsen SH, Mogensen J, Thuesen L, Egeblad H. Left ventricular longitudinal systolic function after alcohol septal ablation for hypertrophic obstructive cardiomyopathy: a long-term follow-up study focused on speckle tracking echocardiography. *Eur J Echocardiogr* 2010;11:883-8.
56. Wang J, Buergler JM, Veerasamy K, Ashton YP, Nagueh SF. Delayed untwisting:the mechanistic link between dynamic obstruction and exercise tolerance in patients with hypertrophic obstructive cardiomyopathy. *J Am Coll Cardiol* 2009;54:1326-34.

12 Miocardiopatias restritivas

Fabio L. Weich Glogier ■ Juliana Vilkas Ansorena

As miocardiopatias restritivas são um grupo heterogêneo de patologias que afetam o miocárdio e que têm em comum a manifestação de uma insuficiência cardíaca com função sistólica conservada e disfunção diastólica grave (Tabela 12.1).

O diagnóstico da miocardiopatia restritiva (MR) é fundamentalmente ecocardiográfico e deve ser analisado nos pacientes que, além dos resultados acima, apresentam um enchimento ventricular restritivo. Outras descobertas frequentes são a dilatação atrial, o aumento da espessura da parede ventricular, a presença de hipertensão pulmonar e a insuficiência valvular mitral ou tricúspide. Às vezes é difícil realizar o diagnóstico diferencial entre os diferentes tipos de MR e deve-se levar em consideração os antecedentes clínicos, dados epidemiológicos e outros exames complementares (eletrocardiograma, exames laboratoriais, biópsias).

Embora as MRs tenham sido classicamente consideradas cardiopatias sem o comprometimento da função sistólica ventricular, as novas tecnologias derivadas do Doppler tecidual colorido e da deformação longitudinal bidimensional permitem a demonstração da presença de disfunção sistólica na amiloidose cardíaca mesmo quando ainda não pode ser avaliada pela ecocardiografia convencional.[1]

Na amiloidose cardíaca avaliada com Doppler tecidual, a função sistólica parece normal.[2] Com a técnica de deformação e a velocidade da deformação miocárdica, pode-se detectar a disfunção sistólica longitudinal prévia ao início dos sintomas. Esta técnica não só é útil para demonstrar a disfunção sistólica, mas também é um forte indicador prognóstico de sobrevida.

Tabela 12.1 Classificação das miocardiopatias restritivas

Miocárdicas
• Infiltrativas
▪ Amiloidose
▪ Sarcoidose
• Não infiltrativas
▪ Idiopática
▪ Diabética
• Por depósito
▪ Hemocromatose
▪ Doença de Fabry
▪ Glicogenose
Endomiocárdicas
• Endomiocardiofibrose
• Endocardite de Löeffler

Um valor de deformação longitudinal global menor ou igual a −13% nesta entidade é o ponto de corte mais apropriado para predizer a mortalidade global, enquanto um valor de deformação menor ou igual a −12% é o que melhor prediz a mortalidade cardíaca[3] (Figura 12.1).

Ainda que a redução da deformação longitudinal na amiloidose cardíaca seja encontrada em todos os segmentos, ela é mais acentuada nos segmentos mediais e basais (Figuras 12.1 e 12.2).

É importante destacar que a deformação miocárdica bidimensional contribuiria para diferenciar entre as distintas causas das síndromes da hipertrofia cardíaca, como o espessamento parietal da amiloidose cardíaca, a miocardiopatia hipertrófica e a hipertrofia ventricular esquerda secundária à hipertensão arterial ou estenose aórtica.

A deformação bidimensional longitudinal, circunferencial e radial é significativamente menor em pacientes com amiloidose cardíaca, em comparação com a da miocardiopatia hipertrófica e a da hipertrofia ventricular esquerda secundária[4] (Figuras 12.3 e 12.4).

Alguns autores consideram que uma deformação longitudinal global inferior a −12% (na presença de espessamento parietal ventricular) é sugestiva de amiloidose cardíaca[5] (Figura 12.5).

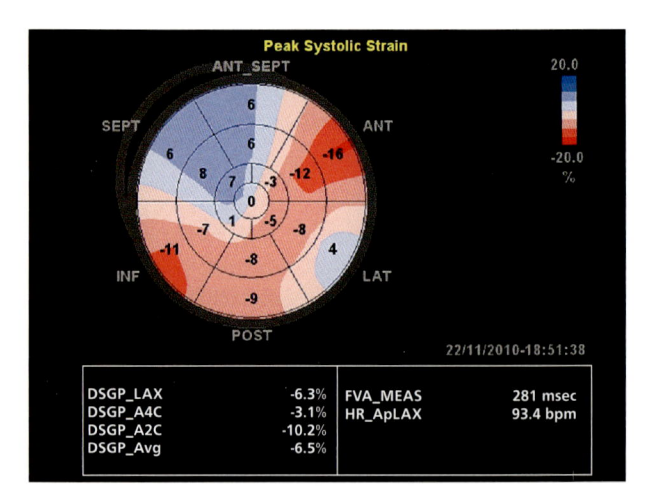

Figura 12.1 Representação no "olho de boi". Deformação miocárdica sistólica de pico bidimensional longitudinal em um indivíduo com amiloidose cardíaca. Observa-se uma deformação sistólica global de pico (DSGP) gravemente reduzida, de −6,5%.

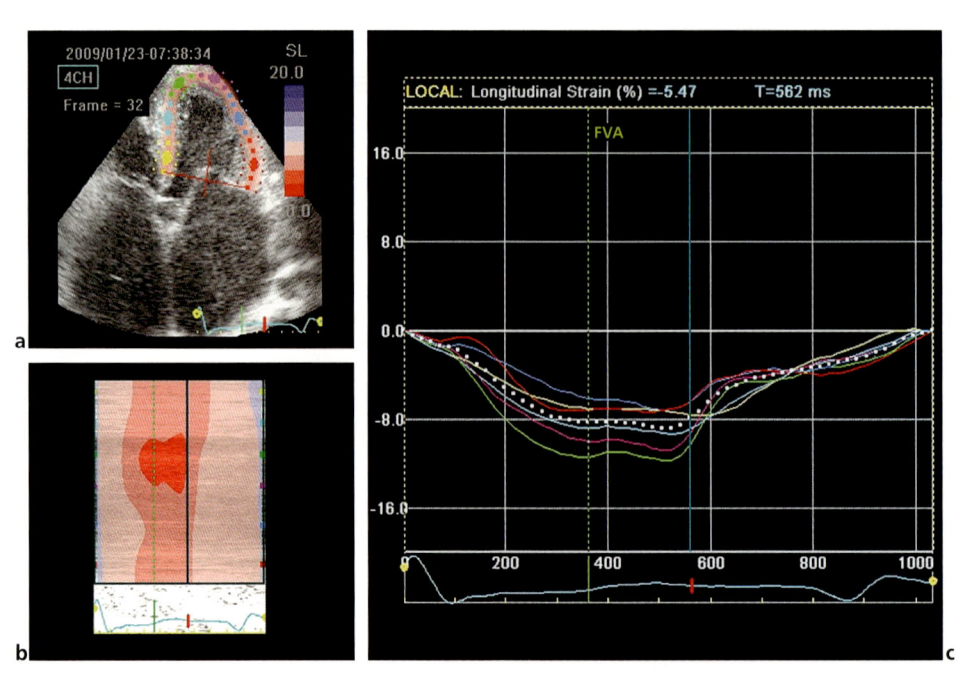

Figura 12.2 Amiloidose cardíaca. Deformação miocárdica bidimensional longitudinal. **a** Imagem paramétrica da deformação bidimensional apical de quatro câmaras. **b** Modo M anatômico curvo. **c** Curvas de deformação dos seis segmentos analisados. Embora todos os segmentos apresentem uma deformação reduzida, ela é menor nos segmentos médio e basal.

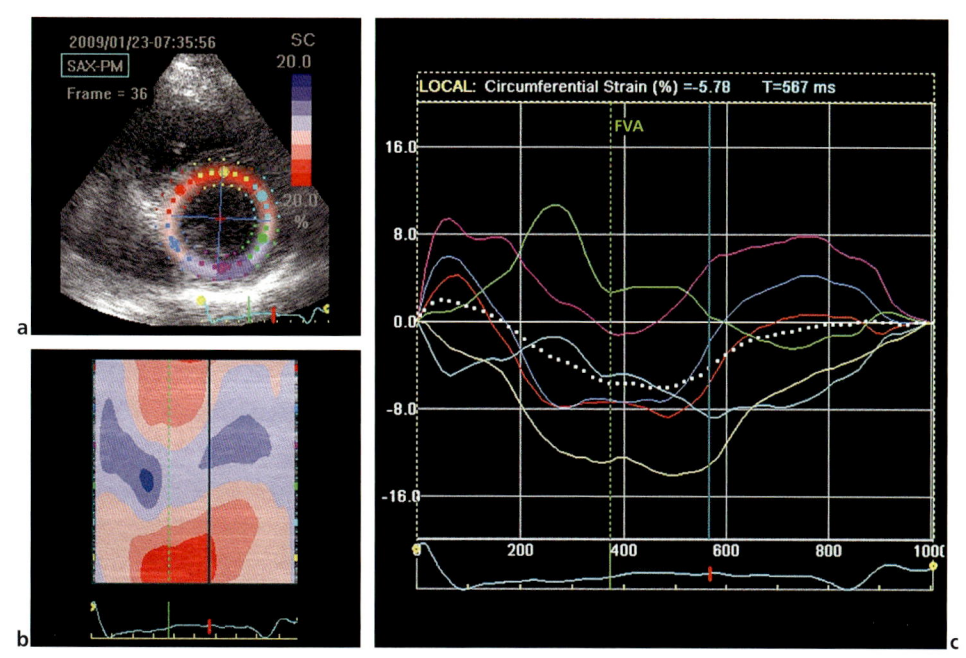

Figura 12.3 Deformação bidimensional circunferencial obtida a partir do eixo curto do ventrículo esquerdo, nos músculos papilares em um indivíduo com amiloidose cardíaca. **a** Eixo menor com a amostra de interesse sobre o miocárdio dos seis segmentos. **b** Modo M anatômico curvo da deformação circunferencial. **c** Curvas de deformação de cada um dos seis segmentos. Observa-se uma redução de −6% da deformação circunferencial sistólica média de pico (linha pontilhada branca).

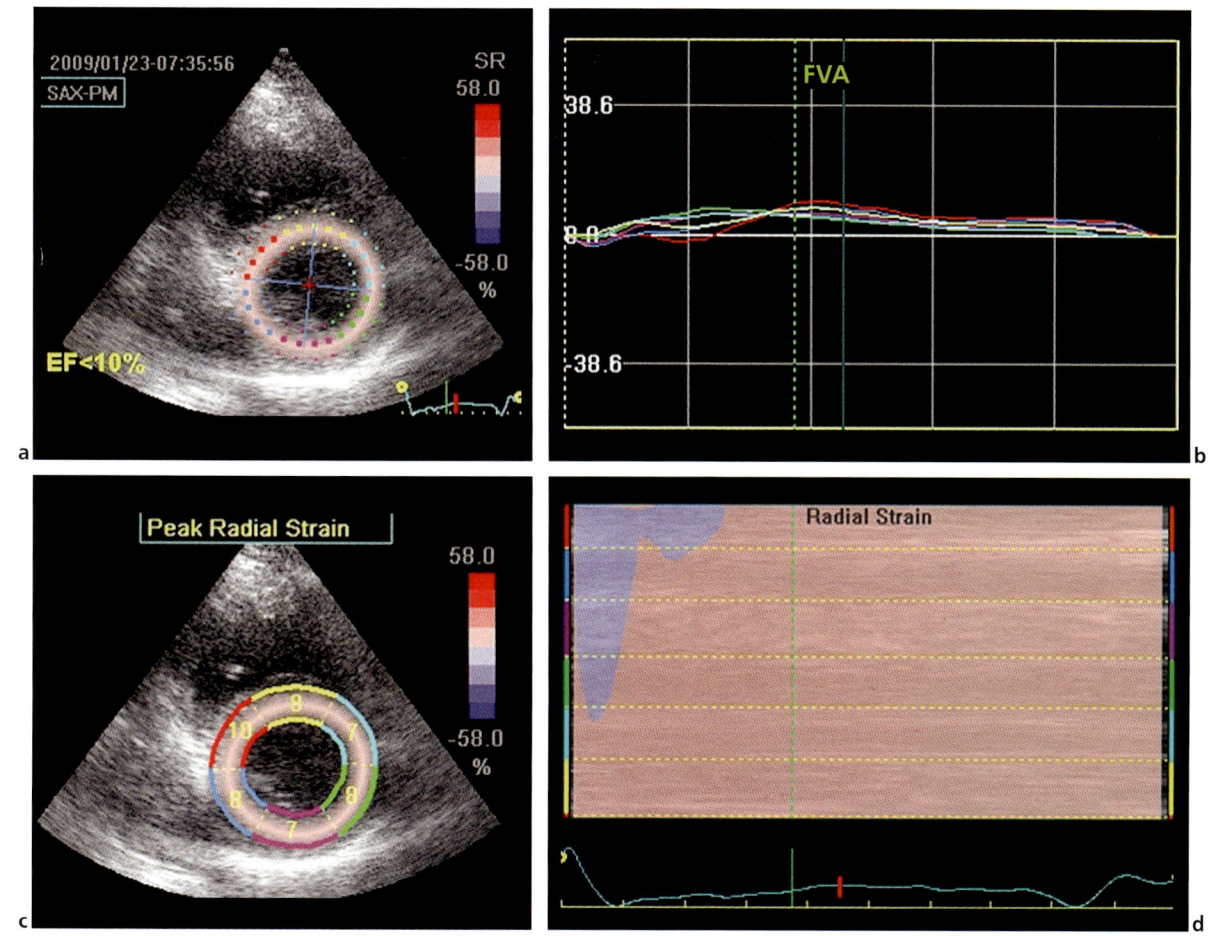

Figura 12.4 Deformação bidimensional circunferencial obtida a partir do eixo curto do ventrículo esquerdo, nos músculos papilares em um indivíduo com amiloidose cardíaca. **a** Eixo menor com a amostra de interesse sobre o miocárdio dos seis segmentos. **b** Curvas de deformação de cada um dos seis segmentos. **c** Valor do pico da deformação radial, calculado automaticamente em cada um dos seis segmentos. **d** Modo M anatômico curvo da deformação radial. Observa-se a redução muito acentuada da deformação radial sistólica média de pico em 8%.

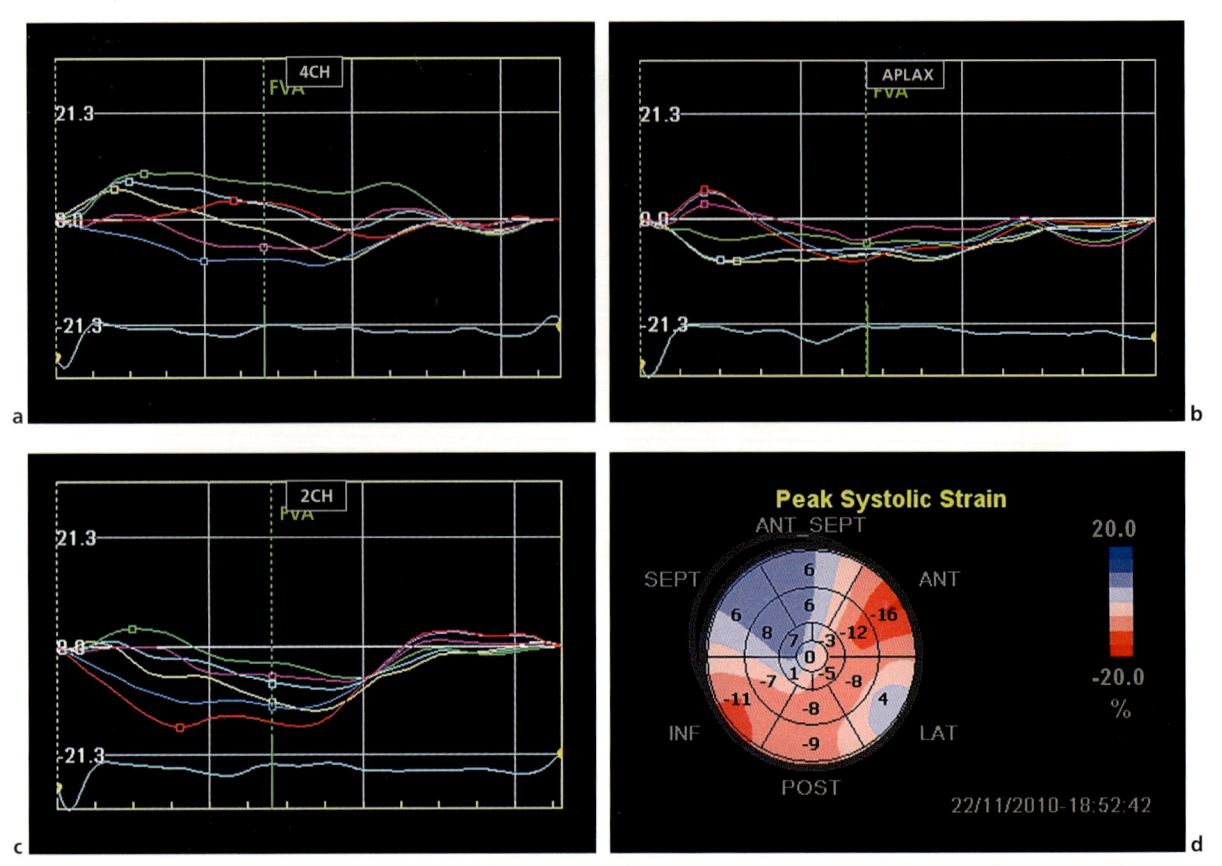

Figura 12.5 Deformação bidimensional longitudinal no pico sistólico em um paciente com amiloidose cardíaca em estado avançado. As curvas de deformação de cada uma é obtida a partir dos três pontos de vista apicais: quatro câmaras (**a**), eixo longo apical (**b**), duas câmaras, (**c**) e deriva-se do "olho de boi" com o valor da deformação longitudinal sistólica de pico (**d**). Observa-se uma acentuada redução da deformação longitudinal em todos os segmentos, chegando a atingir valores de deformação positiva nas anterosseptais e septais. A deformação sistólica de pico média é de –6,5%. O valor vem da média dos 16 segmentos apontados no "olho de boi".

Outras formas de MRs, como a idiopática e a endomiocardiofibrose, também apresentam deformação bidimensional longitudinal, circunferencial e radial reduzida (Figuras 12.6 a 12.8) (vídeo 27).

Observa-se maior comprometimento da deformação longitudinal nos segmentos apicais na endomiocardiofibrose, coincidentes com a obliteração apical característica da doença (Figura 12.6).

A doença de Fabry é uma doença rara do depósito lisossômico, causada pela deficiência da enzima α-galactosidase A, ligada ao cromossomo X (região Xq22). Este déficit gera um acúmulo progressivo de globotriaosilceramida em diversos tecidos, entre eles o miocárdio. A miocardiopatia de Fabry se manifesta fundamentalmente pela presença conjunta de uma hipertrofia ventricular esquerda progressiva e uma grave disfunção diastólica com comportamento restritivo.

A ecocardiografia bidimensional convencional não permite identificar os pacientes portadores da doença de Fabry na etapa subclínica (com genótipo positivo, mas sem fenótipo, ou seja, antes do desenvolvimento da hipertrofia ventricular esquerda [HVE]). Isso é possível com o Doppler tecidual. O tempo de contração isovolumétrica (CIV) encontra-se significativamente reduzido nesses indivíduos. Um ponto de corte menor ou igual a 105 ms de CIV apresenta 100% de sensibilidade e 96% de especificidade para o diagnóstico.[6]

Em um grupo pequeno de pacientes com a doença de Fabry, demonstrou-se que os portadores jovens (com genótipo positivo, sem fenótipo) que apresentavam estudos convencionais de ecocardiografia e Doppler absolutamente normais, tinham desgaste da torção ventricular, descoberta que deveria ser levada em consideração no momento de decisão do começo da terapia de reposição enzimática.[7]

12 | Miocardiopatias restritivas 231

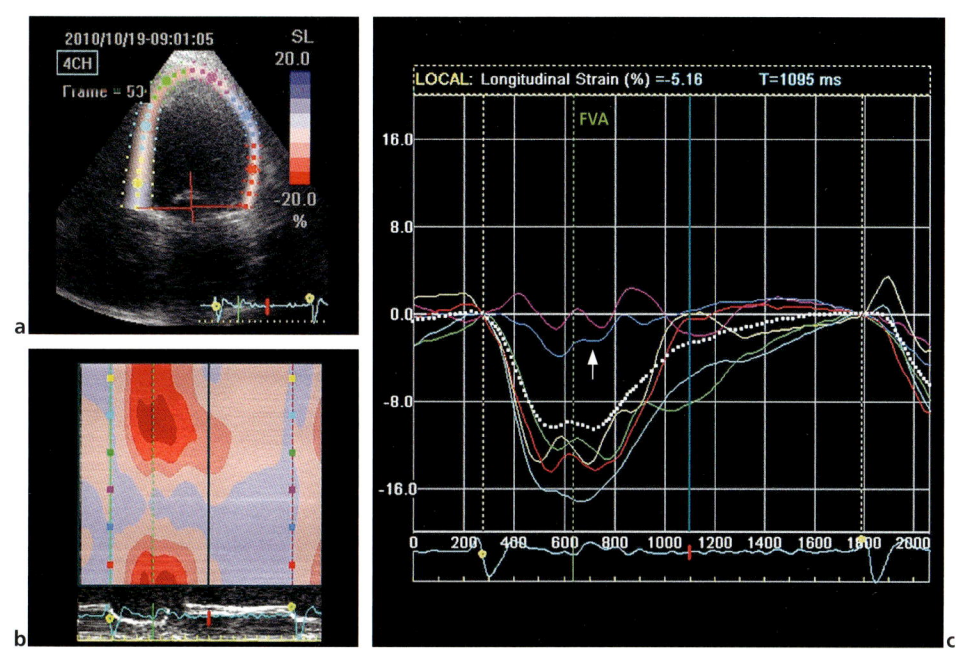

Figura 12.6 Paciente com endomiocardiofibrose, com avaliação da deformação bidimensional longitudinal a partir do ponto de vista de quatro câmaras apicais (**a**). Modo M anatômico curvo (**b**). Curvas de deformação dos seis segmentos analisados (**c**). Observa-se uma deformação positiva nos segmentos apicais e uma acentuada redução da deformação sistólica média de pico (linha pontilhada) de –10%.

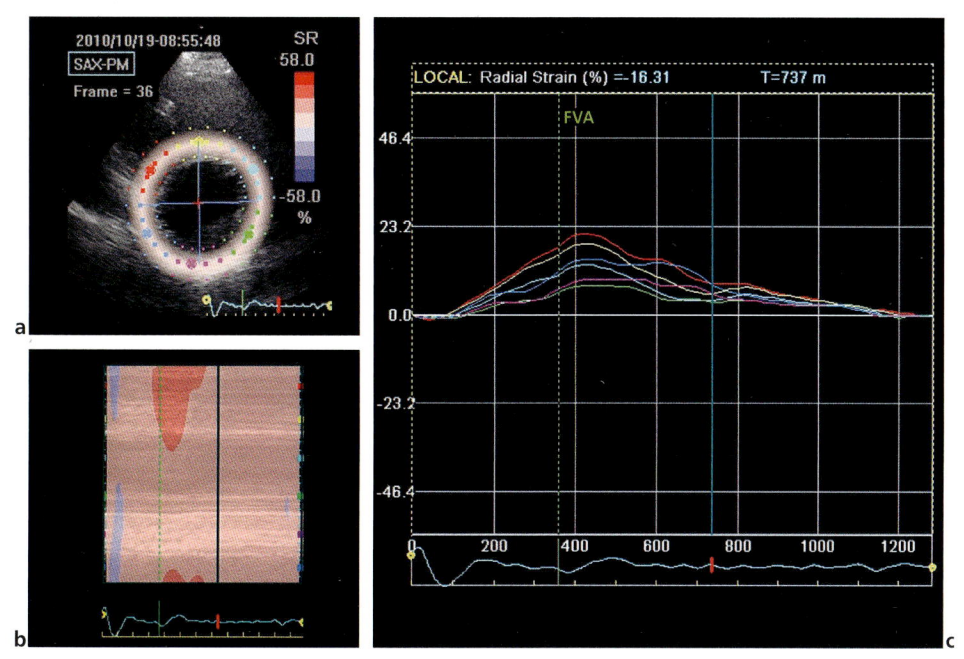

Figura 12.7 Deformação bidimensional radial obtida a partir do eixo curto do ventrículo esquerdo nos músculos papilares, em um indivíduo com endomiocardiofibrose. Eixo menor com a amostra de interesse sobre o miocárdio dos seis segmentos (**a**). Modo M anatômico curvo da deformação radial (**b**). Curvas da deformação radial de cada um dos seis segmentos (**c**). Observa-se a redução de 12,5% da deformação radial sistólica de pico.

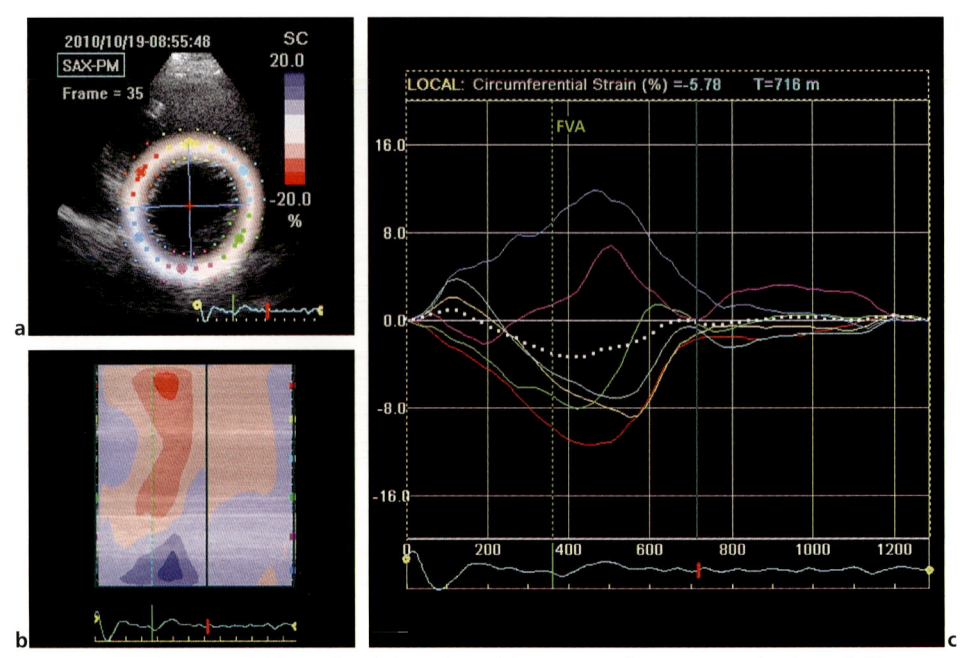

Figura 12.8 Deformação bidimensional circunferencial em um paciente com endomiocardiofibrose. Eixo menor com a amostra de interesse sobre o miocárdio dos seis segmentos (**a**). Modo M anatômico curvo da deformação circunferencial (**b**). Curvas da deformação circunferencial de cada um dos seis segmentos (**c**). Observa-se uma redução de −3% da deformação circunferencial sistólica de pico média (linha pontilhada).

Os pacientes com a doença de Fabry e comprometimento cardíaco (HVE) apresentam uma redução da deformação longitudinal global apesar de ter uma função sistólica preservada na ecocardiografia bidimensional (vídeo 28). Por meio de terapia de reposição enzimática é possível comprovar melhora da deformação longitudinal, antes da regressão da HVE, coincidentemente com a redução das pressões do enchimento do ventrículo esquerdo (VE) e melhora clínica. A avaliação da deformação miocárdica com varredura pontual é um método sensível às mudanças precoces que pode ser usada na monitoração da resposta ao tratamento de reposição enzimática (Figura 12.9).

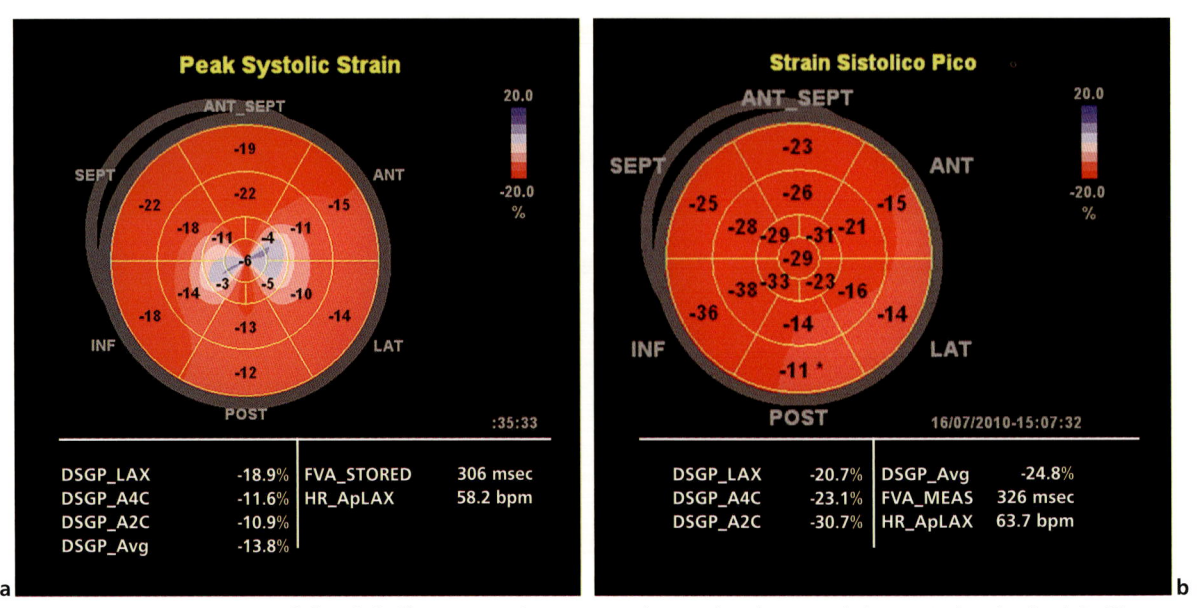

Figura 12.9 Representação em "olho de boi" em um paciente com a doença de Fabry. **a** A deformação longitudinal sistólica global de pico média é de −13,8%. **b** Após 3 meses de tratamento de reposição enzimática, observa-se melhora de −24,8% da deformação sistólica global de pico média (o segmento posterobasal não alterou a deformação por apresentar fibrose na ressonância magnética cardíaca).

Nas MRs, a torção ventricular encontra-se reduzida por causa de uma alteração na rotação basal do ventrículo esquerdo, enquanto a rotação apical se mantém normal (Figura 12.10). Esta diminuição é mais marcada na endomiocardiofibrose, onde observamos uma acentuada redução da rotação apical, que provavelmente é atribuída ao grave comprometimento, com fibrose subendocárdica, espessamento e, em alguns casos, trombose apical (Figura 12.11).

A deformação bidimensional longitudinal global do ventrículo direito também é apresentada nas MRs. Na amiloidose cardíaca, os segmentos basal e médio da parede lateral do ventrículo direito encontram-se principalmente afetados, coincidindo com o que ocorre no ventrículo esquerdo. Por outro lado, observa-se marcada redução da deformação miocárdica no segmento apical (Figura 12.12) na endomiocardiofibrose.

A deformação e a velocidade da deformação atrial esquerda também encontram-se reduzidas nas MRs, onde se observa uma redução predominante nas fases de reservatório e de bombeamento.[8] A fase da condução passiva é relevante nesses pacientes, expressando grave disfunção diastólica que caracteriza esta patologia (vídeos 29 e 30).

Diagnóstico diferencial entre a miocardiopatia restritiva e a pericardite constritiva.

Nos pacientes que se apresentam com insuficiência cardíaca com função sistólica conservada e disfunção diastólica grave com fluxo mitral restritivo, é necessário diferenciar se se trata de uma miocardiopatia restritiva (MR) ou uma pericardite constritiva (PC), já que ambas as patologias têm manifestações clínicas semelhantes, mas prognóstico e tratamento diferentes.[9]

As novas tecnologias ecocardiográficas contribuem para o diagnóstico diferencial. A medição da velocidade do enchimento ventricular rápido no anel mitral (E') com o Doppler tecidual é um método simples que permite uma rápida diferenciação entre elas. A onda E' se encontra normal ou aumentada na PC, enquanto se encontra reduzida na MR[10,11] (Figura 12.13). Um valor superior a 8 cm/s da E' tem uma sensibilidade de 95% e uma especificidade de 96% para o diagnóstico da PC.[12] Os pacientes com amiloidose cardíaca apresentam, além disso, uma E' menor que os pacientes com miocardiopatia restritiva idiopática[10] (Figura 12.14).

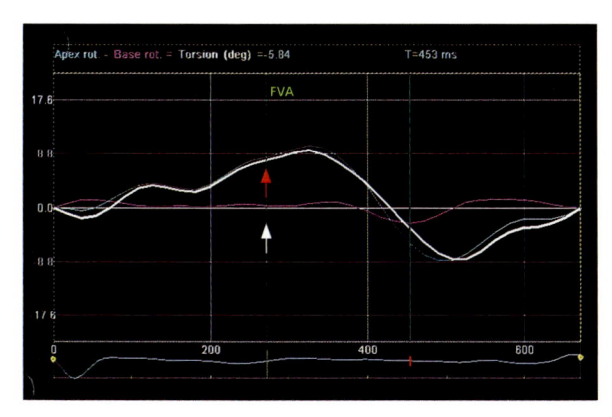

Figura 12.10 Paciente com amiloidose cardíaca demonstrando uma inversão da rotação basal, que, em vez de ser horária, é anti-horária e apresenta um valor positivo de 0,2° (seta branca). A rotação apical anti-horária foi preservada (8,7°). Portanto, a torção ventricular está reduzida +8,5° (seta vermelha). Torção = rotação apical − rotação basal (torção = 8,7°−0,2° = 8,5°).

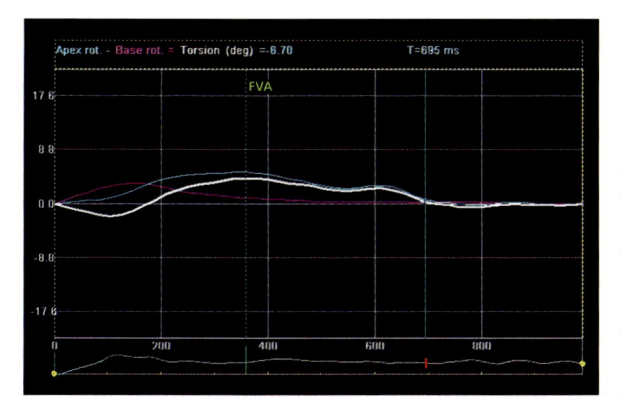

Figura 12.11 Paciente com endomiocardiofibrose com inversão da rotação basal, que, em vez de ser horária, é anti-horária e apresenta um valor positivo de 0,5°. A rotação anti-horária apical está reduzida (4,5°). A torção ventricular está muito reduzida (+4°). Torção = rotação apical − rotação basal (torção = 4,5°−0,5° = 4°).

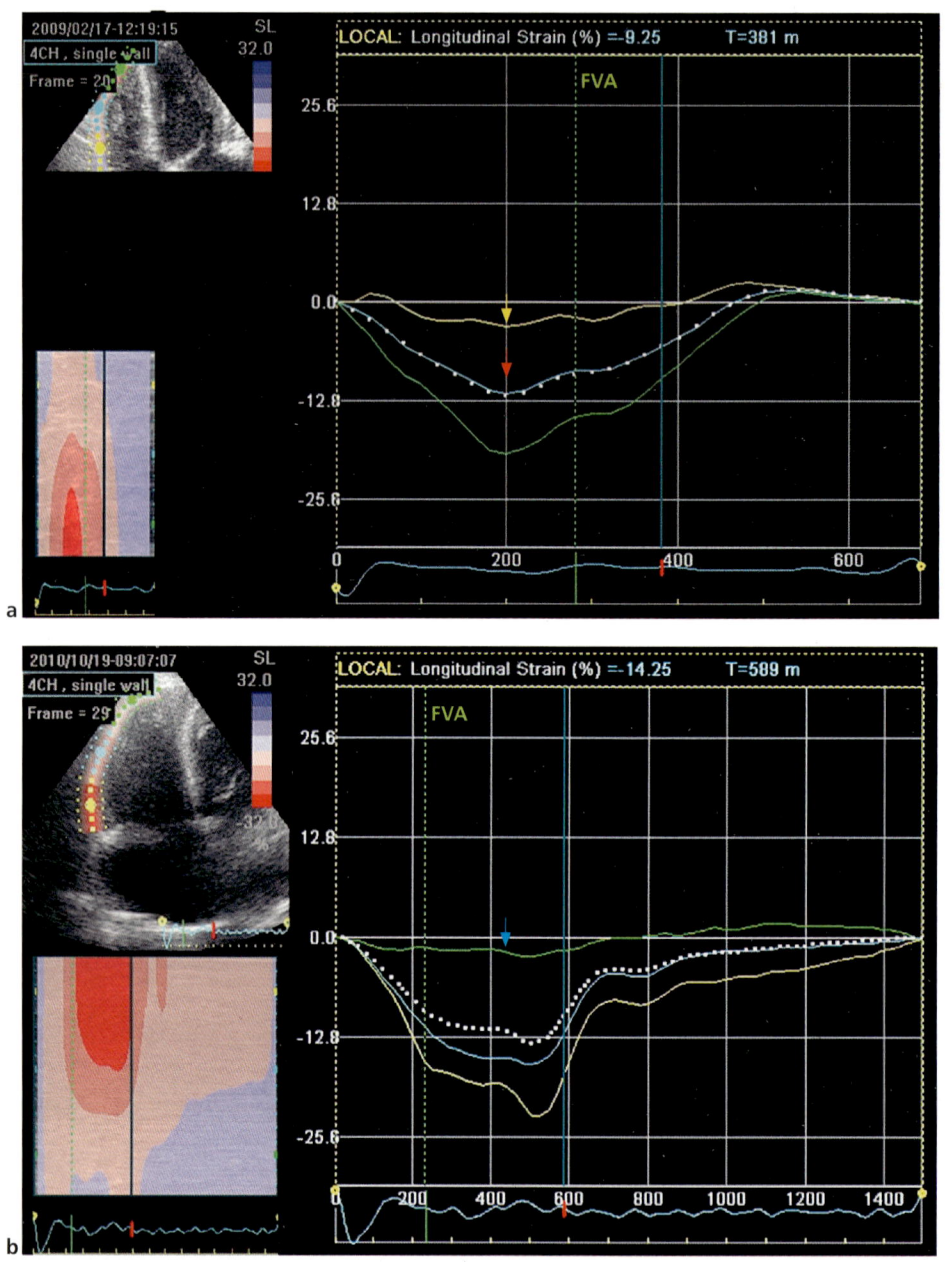

Figura 12.12 Deformação bidimensional longitudinal do ventrículo direito de um indivíduo com amiloidose cardíaca (**a**) e de um indivíduo com endomiocardiofibrose (**b**). Observa-se a redução da deformação longitudinal do VD à custa dos segmentos médio (seta vermelha) e basal (seta amarela) em (**a**) e do segmento apical (seta azul) em (**b**).

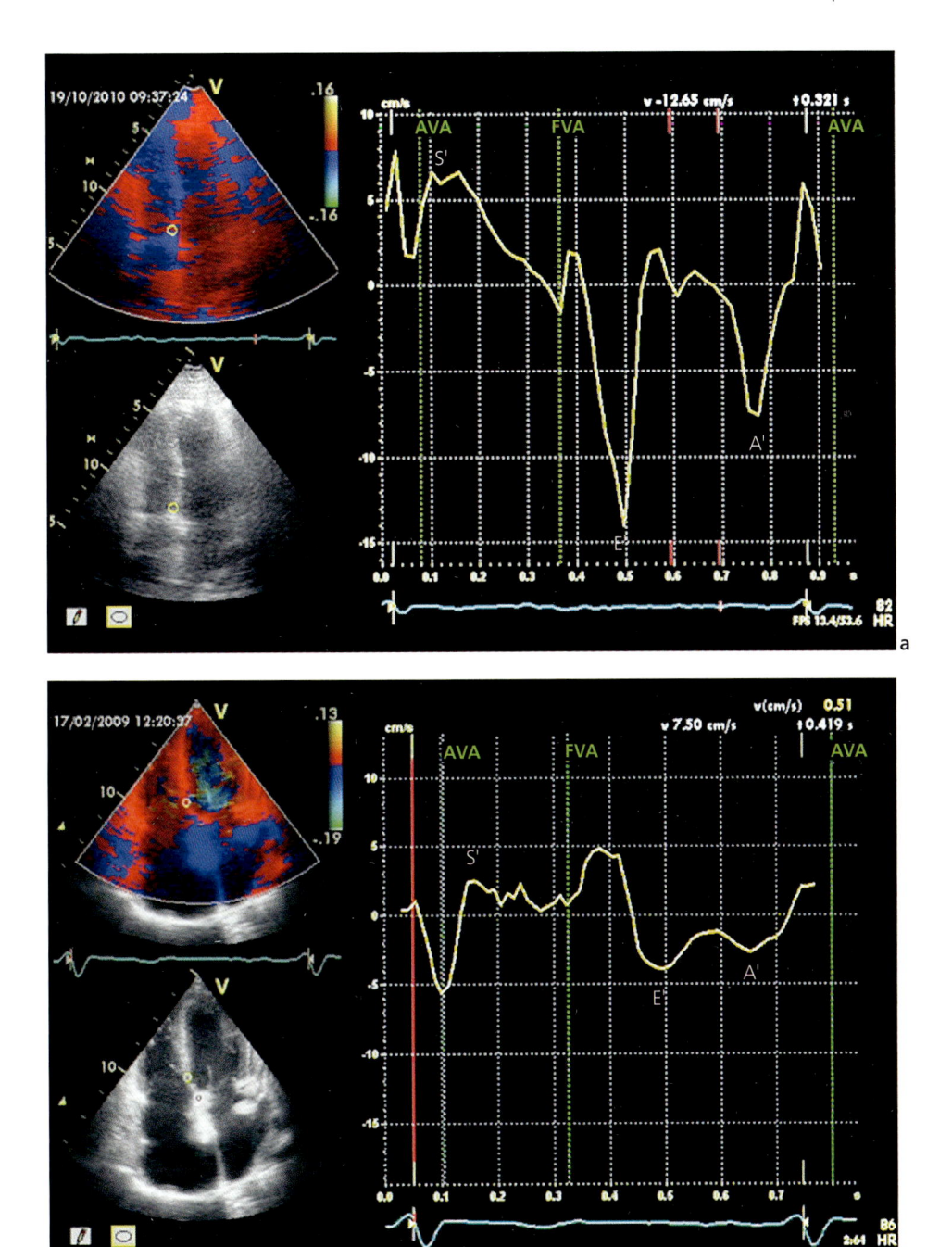

Figura 12.13 Doppler tecidual colorido do ponto de vista de quatro câmaras apicais de um paciente com pericardite constritiva (**a**) e de um paciente com MR por amiloidose cardíaca (**b**). *Direita:* são mostradas as curvas do Doppler tecidual por onda pulsada obtidas diretamente no septo basal. Observa-se que a velocidade E' no paciente com PC é de 14 cm/s, enquanto na MR é de 4 cm/s.

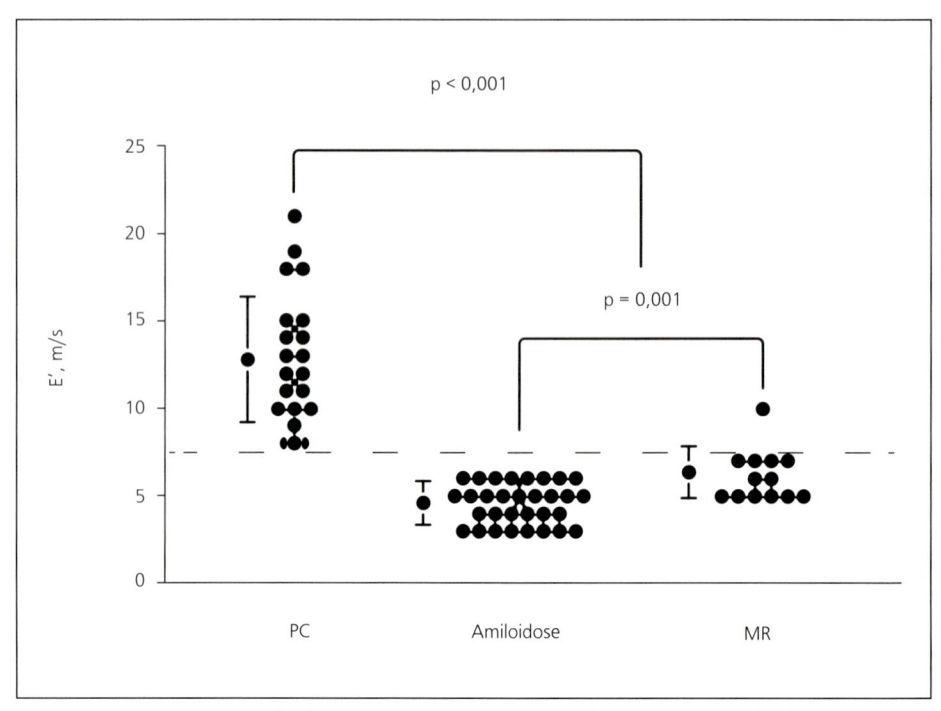

Figura 12.14 Comparação de E' entre os três grupos: pericardite constritiva, amiloidose e miocardiopatia restritiva idiopática. Um valor de corte superior a 8 cm/s diferencia a pericardite constritiva dos outros grupos (extraída de García MJ et al.[10]).

A deformação bidimensional também é útil para diferenciar a MR da PC. A disposição das fibras miocárdicas na dupla hélice gera uma orientação diferente das mesmas na região subepicárdica e subendocárdica. Desta forma, a região subendocárdica é a responsável pelo encurtamento longitudinal, e a subepicárdica pelo encurtamento circunferencial e torção miocárdica.[13,14] As patologias que afetam, de maneira predominante, as fibras subendocárdicas alteram a deformação longitudinal da parede do VE. Por outro lado, a disfunção das miofibrilas subepicárdicas afeta a deformação circunferencial da parede do VE.

Na PC, o espessamento, a fusão e a frequente calcificação das membranas pericárdicas distendem a região epimiocárdica, o que provoca um agravamento da função das fibras epicárdicas, que se manifesta como uma redução da deformação circunferencial basal, média e apical[15,16] (Figura 12.15). Também pode afetar a deformação longitudinal apical, já que o ápex é a região mais final do VE, onde as fibras subepicárdicas e subendocárdicas têm uma continuidade anatômica direta[12] (vídeo 31).

Os depósitos infiltrativos e a fibrose predominam na região subendocárdica nas MRs.[17,18] Desta maneira, a deformação longitudinal será mais afetada que na pericardite constritiva.[19]

Devido à mesma distribuição anatômica das fibras descritas anteriormente, há marcada redução da rotação e da torção miocárdica na PC. Por outro lado, todas são menos afetadas na MR. Na PC, a rotação é discretamente prejudicada na base e de forma acentuada no ápex, como consequência da afecção pericárdica que retardaria o normal deslocamento rápido e livre de fricções da região apical[20] (Figura 12.16). Há uma redução da rotação basal na MR, enquanto na rotação apical ela é normal. Como consequência, a torção ventricular fica levemente reduzida (Tabela 12.2).

12 | Miocardiopatias restritivas **237**

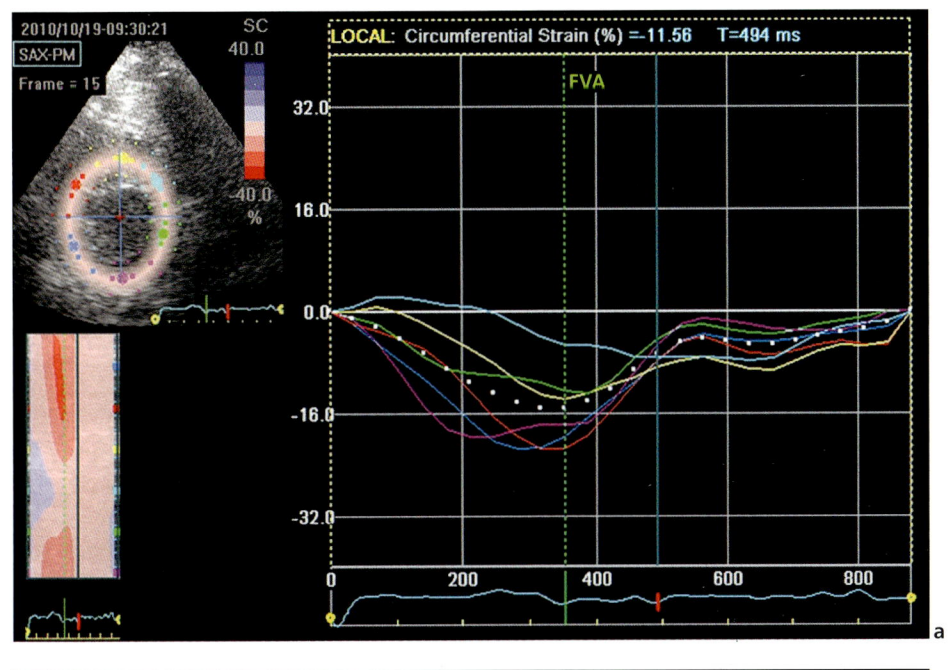

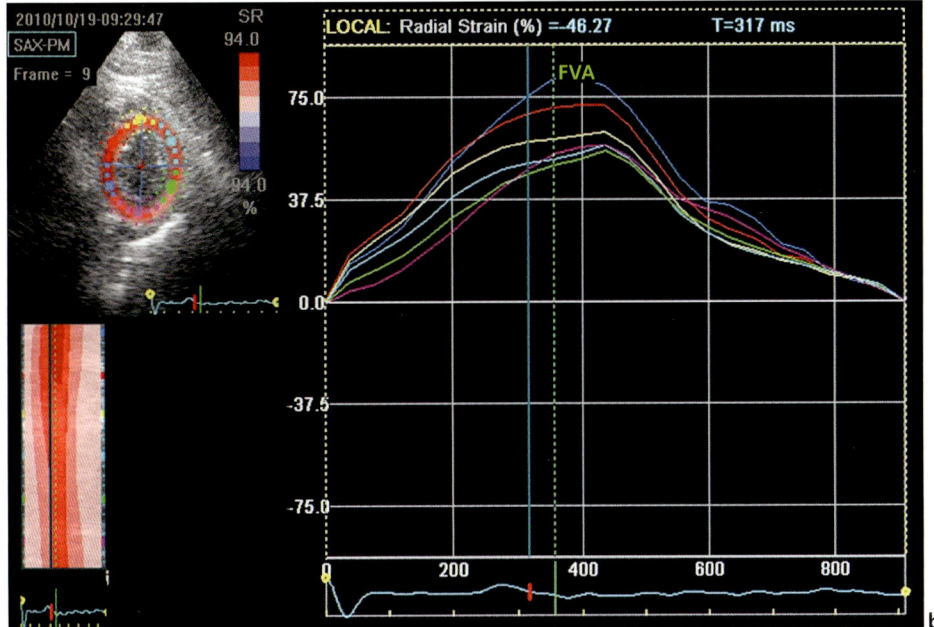

Figura 12.15 Deformação bidimensional circunferencial (**a**) e deformação bidimensional radial (**b**) em um paciente com pericardite constritiva. Observa-se uma redução de –16% da deformação circunferencial sistólica de pico média (linha pontilhada), enquanto a deformação radial foi conservada (média 58%).

Figura 12.16 Pericardite constritiva com rotação basal horária conservada −10° (curva lilás), rotação apical invertida −1,5° (seta branca) e torção ventricular diminuída +8,8° (seta vermelha).

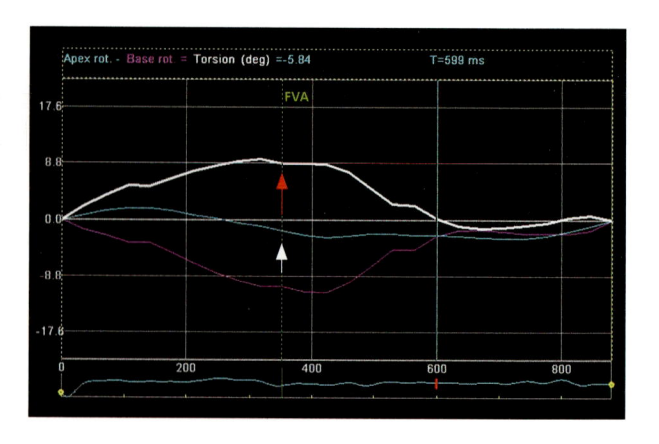

Tabela 12.2 Diferenças entre a miocardiopatia restritiva e a pericardite constritiva

Parâmetro	Miocardiopatias restritiva	Pericardite constritiva
Deformação longitudinal	Reduzida	Normal (exceto os segmentos apicais)
Deformação circunferencial	Reduzida	Reduzida
Rotação basal	Reduzida	Levemente reduzida
Rotação apical	Normal	Reduzida
Torção ventricular	Levemente reduzida	Reduzida
Velocidade E'	< 8 cm/s	> 8 cm/s

REFERÊNCIAS BIBLIOGRÁFICAS

1. Koyama J, Ray-Sequin PA, Falk RH. Longitudinal myocardial function assessed by tissue velocity, strain, and strain rate tissue Doppler echocardiography in patients with AL (primary) cardiac amyloidosis. *Circulation* 2003;107:2446-52.
2. Koyama J, Ray-Sequin PA, Davidoff R, Falk RH. Usefulness of pulsed tissue Doppler imaging for evaluating systolic and diastolic left ventricular function in patients with AL (primary) amyloidosis. *Am J Cardiol* 2002;89:1067-71.
3. Koyama J, Falk R H. Prognostic significance of strain Doppler imaging in light-chain amyloidosis. *J Am Coll Cardiol Imag* 2010;3:333-42.
4. Sun J, Stewart W, Yang X, Donnell R, Leon A, Felner J et al. Differentiation of hypertrophic cardiomyopathy and cardiac amyloidosis from other causes of ventricular wall thickening by two-dimensional strain imaging echocardiography. *Am J Cardiol* 2009;103:411-5.
5. Weidemann F, Niemann M, Ertl G, Störk S. The different faces of echocardiographic left ventricular hypertrophy: clues to the etiology. *J Am Soc Echocardiogr* 2010;23:793-801.
6. Toro R, Pérez-Isla L, Doxastaquis G, Barba MA, Gallego AR, Pintos G et al. Clinical usefulness of tissue Doppler imaging in predicting preclinical Fabry cardiomyopathy. *Int J Cardiol* 2009;132:38-44.
7. Zócalo Y, Guevara E, Bia D, Fernández A, Casabé J H, Politei J et al. Left ventricular torsión dynamics in patients with Fabry's disease. *Circulation* 2008;117:149.
8. Rossi A, Zardini P. Marino P. Modulation of left atrial function by ventricular filling impairment. *Heart Fail Rev*. 2000;5:325-31.
9. Kushwaha S, Fallon J, Fuster V. Restrictive cardiomiophaty. *N Engl J Med*. 1997;336:267-76.
10. García MJ, Rodríguez L, Ares M, Griffin BP, Thomas JD, Klein AL. Differentiation of constrictive pericarditis from restrictive cardiomyopathy: assessment of left ventricular diastolic velocities in longitudinal axis by Doppler tissue imaging. *J Am Coll Cardiol* 1996;27:108-14.
11. Rajagopalan N, García MJ, Rodríguez L, Murray RD, Apperson-Hansen C et al. Comparison of new Doppler echocardiographic methods to differentiate constrictive pericardial heart disease and restrictive cardiomyopathy. *Am J Cardiol* 2001;87:86-94.
12. Ha J, Ommen S, Tajik J, Barnes M, Ammash N, Gertz M et al. Differentiation of constrictive pericarditis from restrictive cardiomyopathy using mitral annular velocity by Tissue Doppler echocardiography. *Am J Cardiol* 2004;94:316-9.
13. Sengupta PP, Korinek J, Belohlavek M. Left ventricular structure and function: basic science for cardiac imaging. *J Am Coll Cardiol* 2006;48:1988-2001.

14. Sengupta PP, Khandheria BK, Korinek J. Apex-to-base dispersionin regional timing of left ventricular shortening and lengthening. *J Am Coll Cardiol* 2006;47:163-72.
15. Chello M, Mastroroberto P, Romano R, Perticone F, Marchese AR. Collagen network remodelling and left ventricular function in constrictive pericarditis. *Heart* 1996;75:184-9.
16. Dave T, Narula JP, Chopra P. Myocardial and endocardial involvement in tuberculous constrictive pericarditis: difficulty in biopsy distinction from endomyocardial fibrosis as a cause of restrictive heart disease. *Int J Cardiol* 1990;28:245-51.
17. Maceira AM, Joshi J, Prasad SK. Cardiovascular magnetic resonance in cardiac amyloidosis. *Circulation* 2005;111:186-93.
18. Henein MY, Gibson DG. Abnormal subendocardial function in restrictive left ventricular disease. *Br Heart J* 1994;72:237-42.
19. Dal-Bianco J, Sengupta P, Mookadam F, Chandrasekaran K, Tajik J, Khandheria B. Role of Echocardiography in the Diagnosis of Constrictive Pericarditis. *J Am Soc Echocardiogr* 2009;22:24-33.
20. Sengupta P, Krishnamoorthy V, Abhayaratna W, Korinek J, Belohlavek M, Sundt T *et al.* Disparate patterns of left ventricular mechanics differentiate constrictive pericarditis from restrictive cardiomyopathy. *J Am Coll Cardiol Img* 2008;1:29-38.

13 Função atrial

Tomás F. Cianciulli

As alterações na função atrial podem ser avaliadas pela ecocardiografia através do uso dos métodos convencionais, como a área e o volume atrial. Atualmente, as novas técnicas de deformação e velocidade da deformação bidimensional derivadas da varredura pontual permitem identificar os três componentes da função atrial[1] que contribuem para o enchimento do ventrículo esquerdo (VE): reservatório, conduto passivo e função de bombeamento (Figura 13.1).

A fase de reservatório começa com a sístole ventricular, durante a qual o átrio esquerdo (AE) recebe o sangue das veias pulmonares. A câmara atrial se distende na diástole precoce; e durante a diástase o fluxo é aspirado pelo ventrículo, cujo átrio age apenas como um conduto passivo. Na diástole tardia, os músculos do átrio se contraem ativamente e realizam uma função de bombeamento que completa o enchimento ventricular.

Em indivíduos normais, a contribuição do átrio como reservatório, conduto passivo e bombeamento é de aproximadamente 40, 35 e 25%, respectivamente. A importância da função de

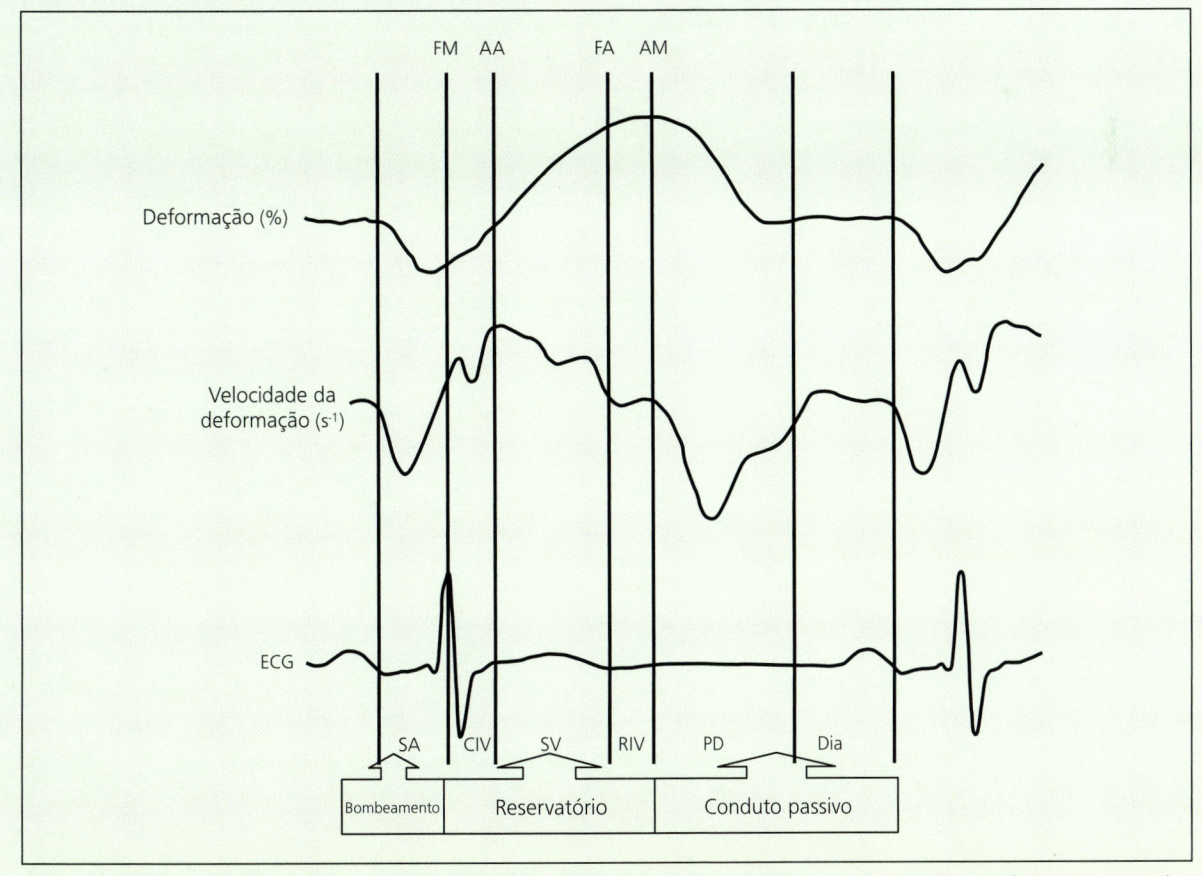

Figura 13.1 Esquema da deformação e velocidade da deformação atrial durante as fases do ciclo cardíaco. FM: fechamento mitral; AA: abertura aórtica; FA: fechamento aórtico, AM: abertura mitral; SA: sístole atrial; CIV: contração isovolumétrica; SV: sístole ventricular; RIV: relaxamento isovolumétrico; PD: protodiástole, Dia: diástase.

reservatório é especialmente relevante, porque 40% do volume sistólico são armazenados no átrio durante a sístole ventricular.

Quando há uma disfunção diastólica, ocorrem alterações no enchimento ventricular e a contribuição de cada um desses componentes varia para manter o volume sistólico ventricular. Por exemplo, o relaxamento ventricular prolongado induz uma diminuição da função de conduto e um aumento da função de reservatório e de bombeamento. À medida que a disfunção sistólica avança e o paciente demonstra um fluxo mitral pseudonormal ou restritivo, a função atrial de conduto passivo aumenta e a função de reservatório diminui significativamente; e então a função de bombeamento é ativada.[2]

Tradicionalmente, a avaliação da função atrial esquerda foi feita com a medição da área e dos volumes por ecocardiografia bidimensional e com o Doppler do fluxo transmitral e das veias pulmonares. Recentemente, o estudo das velocidades teciduais derivadas do Doppler tecidual colorido foi incorporado ao método alternativo na avaliação da função atrial.[3,4] Entretanto, essa metodologia tem várias limitações, como: a reprodutibilidade subideal, a dependência do ângulo de incidência, a possibilidade de que haja erros no sinal obtido, que só meça a deformação regional e que não possa obter informações sobre a porção curva do teto atrial.

Para superar essas limitações, usa-se a deformação e a velocidade da deformação bidimensional com varredura pontual. Como já dissemos no Capítulo 2 ("Deformação miocárdica"), esta técnica não é derivada do Doppler, e sim da ecocardiografia bidimensional; e não depende do ângulo,[5,7] mas tem outras limitações: depende dos quadros/segundo com os quais as imagens são obtidas, não é aplicável em pacientes com qualidade de imagem bidimensional subideal e requer uma curva de aprendizagem para a análise *off-line* com o *software* empregado nas estações de análise posterior. Apesar disso, é uma ferramenta muito promissora para a avaliação da função atrial, já que permite medir a deformação global e regional do AE.

Um dado técnico que deve ser destacado é que, para combinar a melhor resolução temporal a uma adequada definição espacial da parede atrial, as imagens devem ser obtidas entre 60 e 80 quadros por segundo, o que permite obter um adequado acompanhamento, quadro a quadro, das espículas da fina parede atrial. Além disso, para aumentar a resolução lateral, coloca-se o foco do feixe ultrassônico no átrio.

A deformação ventricular é oposta à deformação atrial.[8] As curvas da deformação ventricular são negativas, enquanto as do átrio são positivas (Figura 13.2).

As curvas da velocidade da deformação ventricular *(strain rate)* também são opostas às dos átrios (Figura 13.3).

A janela de quatro câmaras apicais permite obter a deformação bidimensional de ambos os átrios. Para calcular a deformação atrial, primeiro realizamos o traçado manual do endocárdio atrial. A superfície epicárdica é marcada, automaticamente, pelo equipamento e, em seguida, a largura da região de interesse é reduzida de acordo com a espessura da parede atrial. O *software* divide a parede atrial automaticamente em seis segmentos, dois correspondentes ao septo interatrial, dois à parede lateral, e dois ao teto do átrio esquerdo (Figura 13.4 e vídeo 32).

Se esses passos forem repetidos a partir das janelas apicais de duas e três câmaras, obtemos a deformação das paredes anterior, inferior e posterior do átrio esquerdo, sendo conseguida a representação em "olho de boi" dos 17 segmentos atriais (Figura 13.5). A deformação atrial pode ser calculada rapidamente com essa técnica (em dois ou três minutos). Na janela de três câmaras apicais, só se leva em consideração a parede posterior do AE, já que sua parede oposta inclui a aorta ascendente.

Deve-se destacar que, como ainda não há um *software* específico com o qual se possa realizar a deformação atrial, por ora usa-se o mesmo *software* disponível para análise da função ventricular.

Com as curvas da deformação atrial, realizam-se duas medições: uma é a deformação atrial de pico (durante a fase de reservatório), que é representada como uma curva positiva (S) no momento do fechamento da valva aórtica; e a outra é a deformação durante a sístole atrial (A), que é representada como uma curva levemente negativa com um pico depois da onda P da eletrocardiografia (Figura 13.6b). As curvas de velocidade da deformação atrial são derivadas da deformação bidimensional atrial (Figura 13.6d).

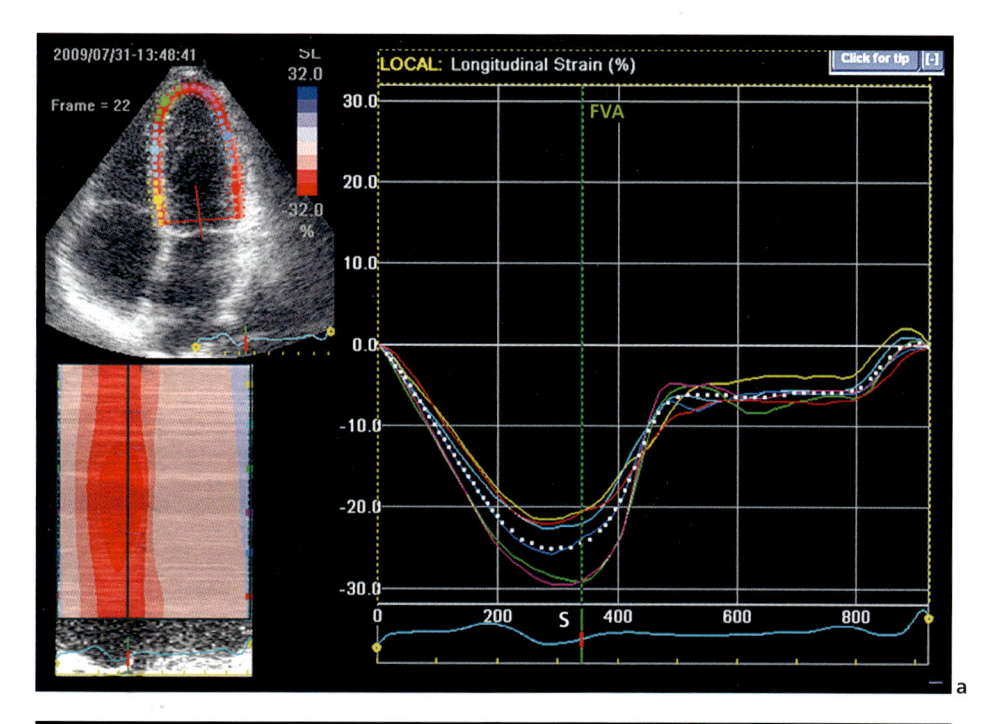

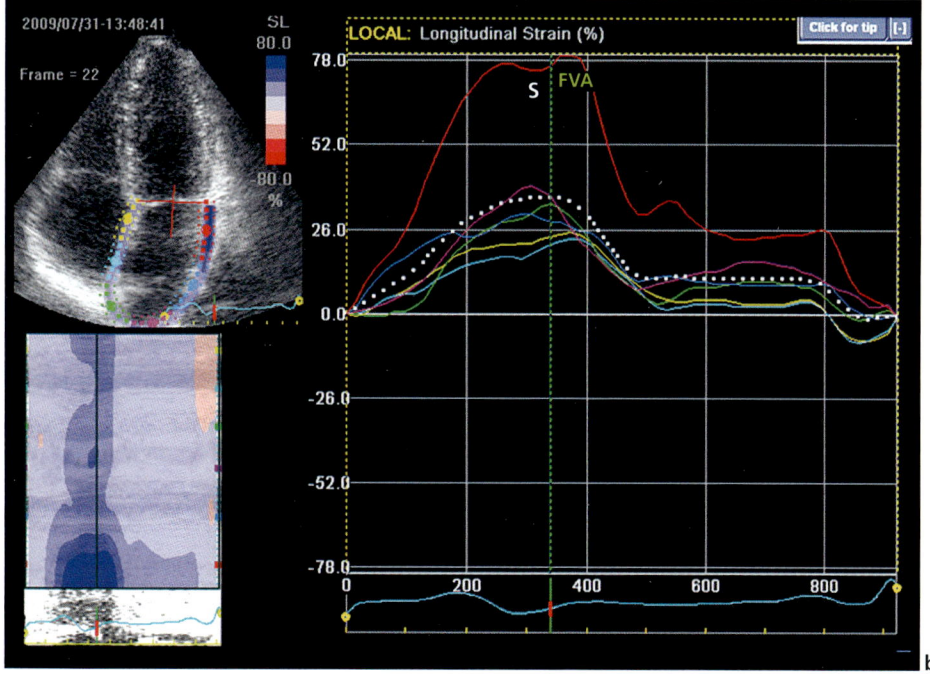

Figura 13.2 Deformação ventricular (**a**) e atrial (**b**). Observa-se que, durante a sístole ventricular (S), as curvas de deformação ventricular são negativas, enquanto as da deformação atrial são positivas. FVA: fechamento da valva aórtica.

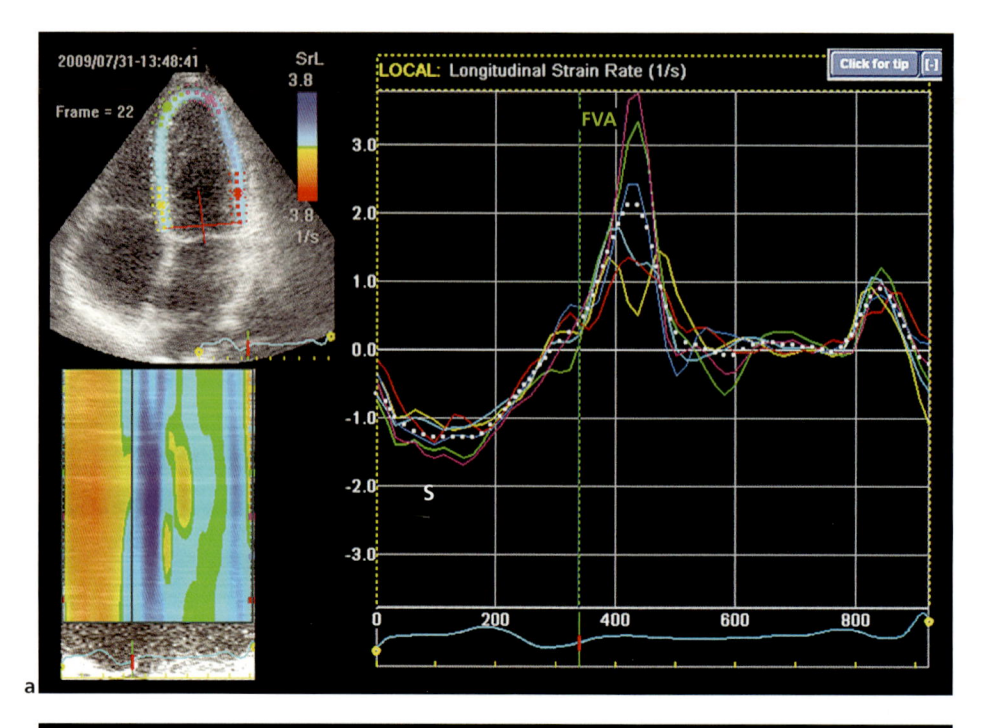

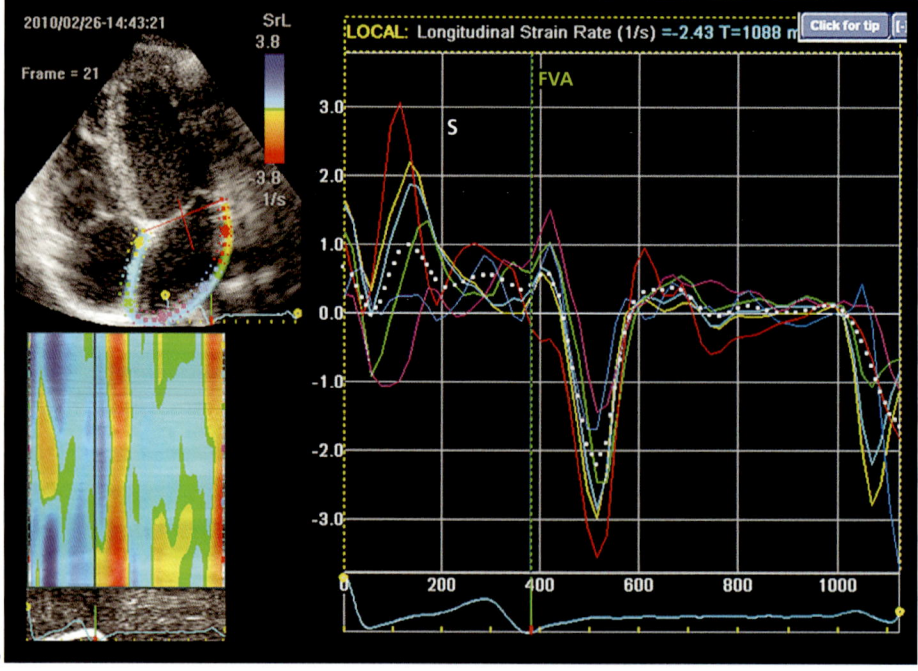

Figura 13.3 Velocidade da deformação ventricular (**a**) e atrial (**b**). Observa-se que durante a sístole ventricular a velocidade da deformação ventricular é negativa, enquanto a velocidade da deformação atrial é positiva. FVA: fechamento da valva aórtica.

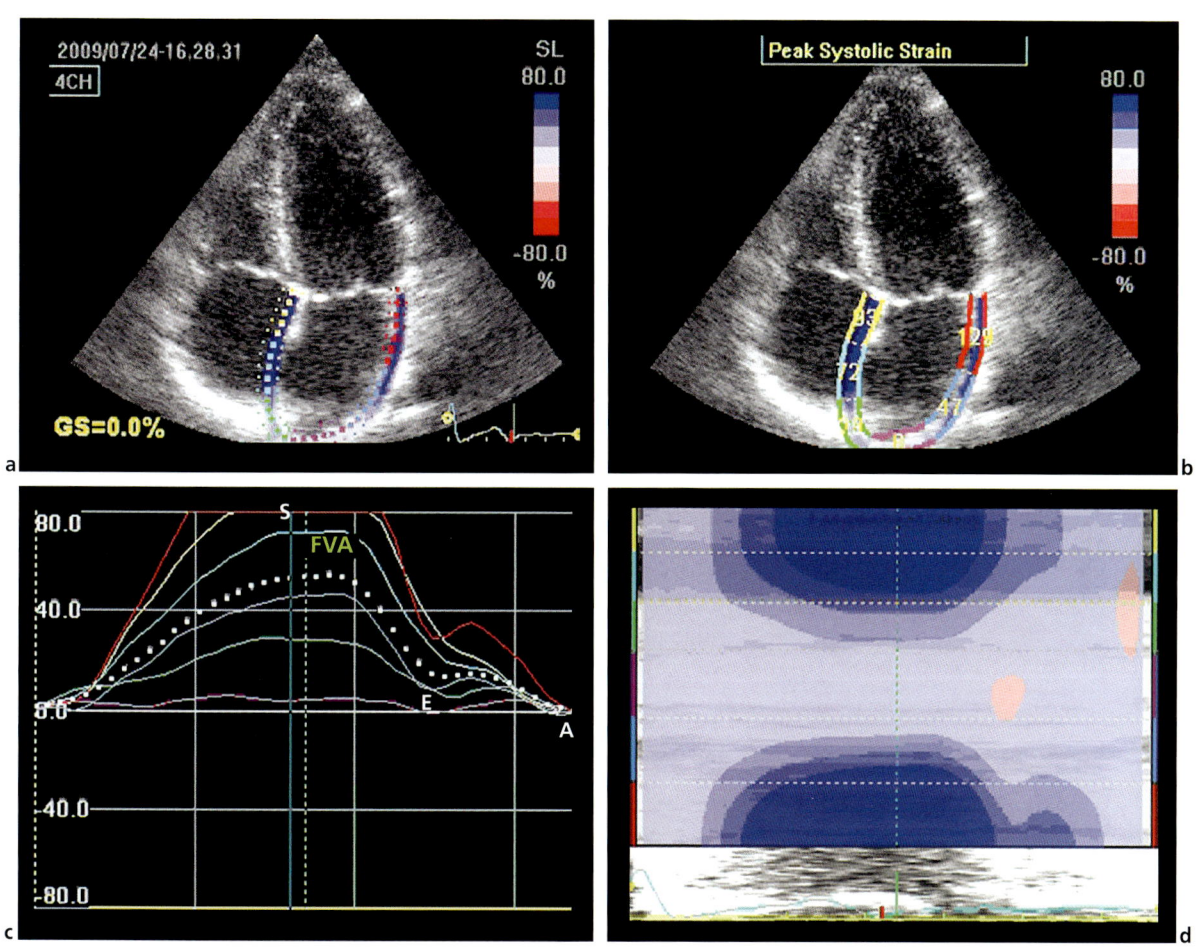

Figura 13.4 Medida da deformação bidimensional longitudinal atrial com varredura pontual. Imagem quadrática. **a** Traça-se a margem endocárdica atrial e desenha-se, automaticamente, toda a espessura atrial. **b** Mostra o valor da deformação de reservatório nas seis paredes atriais. **c** Curvas de deformação longitudinal dos seis segmentos atriais. A curva pontilhada representa a deformação longitudinal atrial média. Durante o período em que o átrio age como reservatório (correspondente às fases de contração isovolumétrica, ejeção e relaxamento isovolumétrico), a deformação atrial aumenta e atinge um pico (S) ao finalizar o enchimento pelas veias pulmonares, logo antes da abertura da valva mitral. Durante a fase atrial de conduto, a deformação atrial diminui (E), mostrando um aumento durante a diástase e atingindo um pequeno pico negativo ao finalizar a contração atrial (A). **d** Modo M anatômico curvo: a cor azul celeste indica que o teto do átrio esquerdo tem menor deformação que o resto das paredes pintadas de azul. FVA: fechamento da valva aórtica.

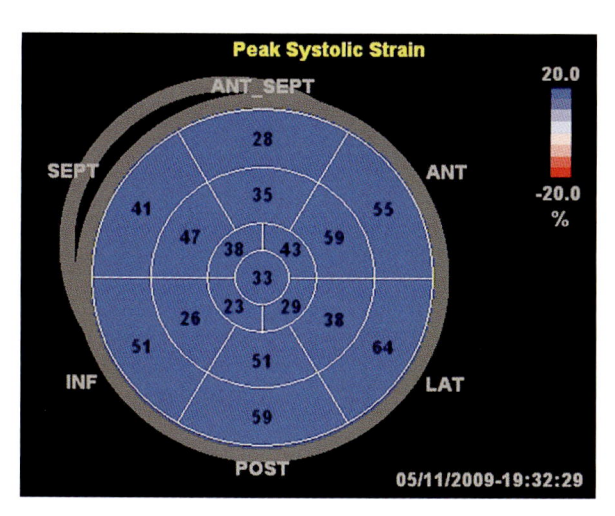

Figura 13.5 Representação no "olho de boi" da deformação bidimensional de reservatório do átrio esquerdo em um indivíduo normal. A cor azul representa a deformação atrial de reservatório que aumenta durante a sístole ventricular. Observa-se que os valores basais são maiores que os mediais e são mais reduzidos no centro, que representa a deformação do teto atrial. Os valores correspondentes à parede anterosseptal devem ser excluídos, porque corresponde à aorta ascendente.

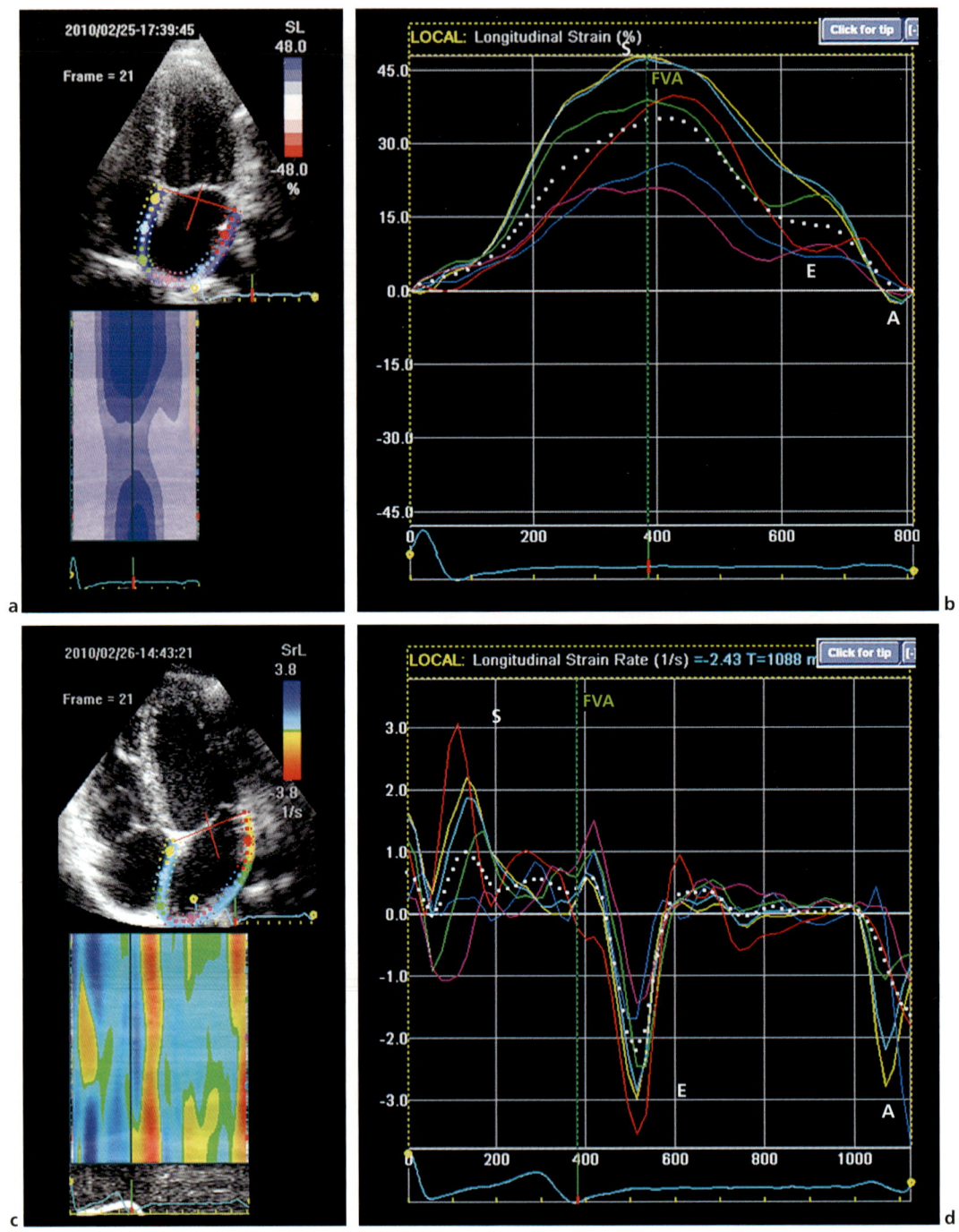

Figura 13.6 Deformação e velocidade da deformação longitudinal do átrio esquerdo obtida a partir das janelas de quatro câmaras apicais em um indivíduo normal. Imagem quadrática: **a** varredura pontual atrial esquerda e modo M anatômico curvo da deformação atrial durante todo o ciclo cardíaco. **b** Curvas da deformação atrial com diferentes cores nos seis segmentos (a linha pontilhada indica a deformação média). As curvas positivas indicam a deformação atrial de reservatório durante a sístole ventricular (S), que coincidem com o fechamento da valva aórtica. As curvas negativas representam a deformação atrial durante a diástole precoce (E) e, logo depois da onda P da eletrocardiografia, é produzido o pico da contração atrial (A), **c-d** Similar a **a-b**, mostra a velocidade da deformação longitudinal do átrio esquerdo (a linha pontilhada indica uma média). As curvas positivas (S) indicam o aumento do átrio (relaxamento) durante os períodos de contração isovolumétrica, ejeção ventricular e relaxamento isovolumétrico (velocidade da deformação de reservatório). As curvas negativas indicam a velocidade da deformação atrial durante o enchimento ventricular rápido (E) e depois da onda P da eletrocardiografia há presença da velocidade da deformação sistólica atrial (A). FVA: fechamento da valva aórtica.

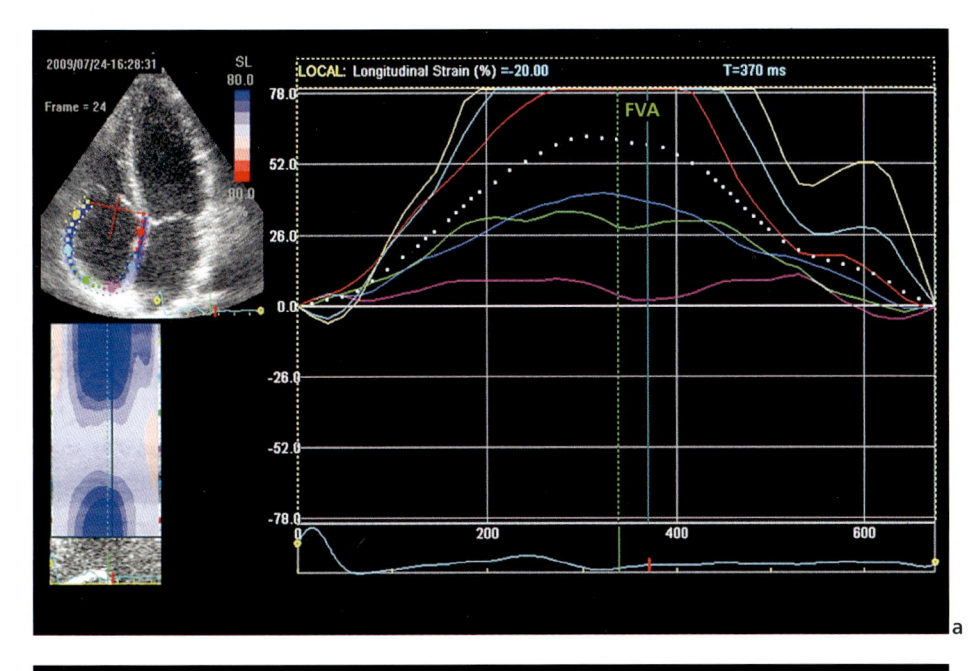

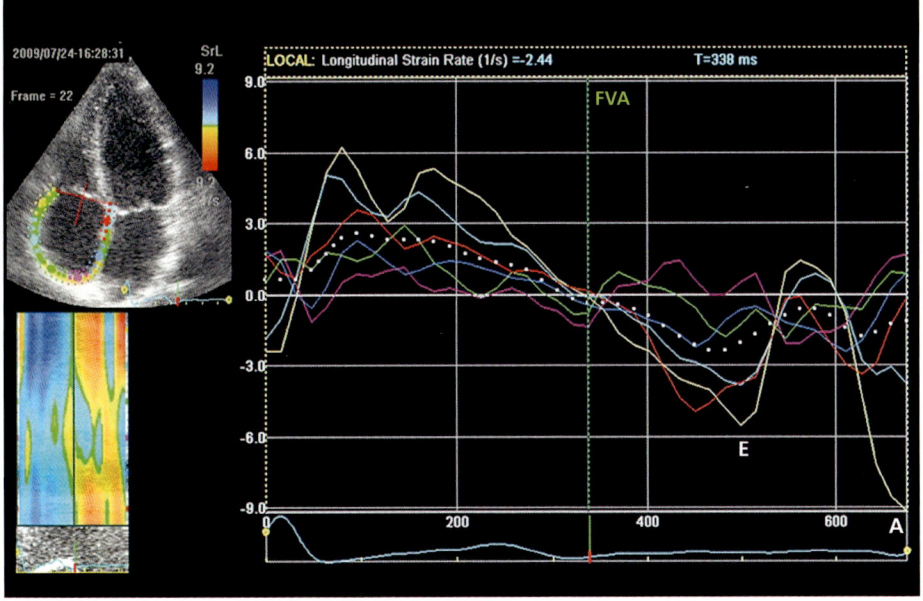

Figura 13.7 Deformação e velocidade da deformação do átrio direito. Deformação bidimensional longitudinal obtida a partir da janela de quatro câmaras apicais em um indivíduo normal. **a** Deformação do átrio direito. **b** Velocidade da deformação do átrio direito. O texto explicativo é igual ao da Figura 13.6. E: enchimento rápido; A: contração atrial; FVA: fechamento da valva aórtica.

A deformação do átrio direito (AD) (Figura 13.7a e vídeo 33) e a sua velocidade de deformação (Figura 13.7b) são conseguidas da mesma forma que a deformação bidimensional longitudinal da AE.

A deformação radial dos átrios não é calculada a partir das janelas paraesternais, porque a parede atrial é muito fina para que sejam analisadas com varredura pontual.

A deformação atrial de reservatório é maior na janela de duas câmaras apicais que na de quatro câmaras. Essa discrepância pode ser ocasionada pela existência de duas áreas cuja deformação atrial é baixa: ao redor das veias pulmonares (onde o coração fica preso ao mediastino) e no septo interatrial.

Durante a contração e o relaxamento do AE há um gradiente de velocidade, com maiores velocidades perto do anel mitral e menores no teto atrial. Este último e a parede posterior atrial têm uma deformação menor que a base (ao contrário do que acontece com o VE), possivelmente pela citada fixação ao mediastino pelas veias pulmonares.

Por outro lado, a parede inferior é a que mostra os maiores valores de deformação e velocidade da deformação,[9] o que pode ser causado por sua maior espessura. De forma contrária, a parede anterior, adjacente ao seio transverso de Theile, é mais fina.

A reprodutibilidade das medidas da deformação bidimensional do átrio esquerdo é boa, com baixa variabilidade em comparação com a deformação derivada do Doppler tecidual colorido.

Quando analisamos a função atrial direita, a parede livre é a que mostra maior deformação e velocidade da deformação, porque os músculos pectíneos lhe conferem maior massa e mobilidade.

APLICAÇÕES CLÍNICAS

Considerando as limitações das medições clássicas usadas para avaliar a função atrial, a deformação bidimensional atrial com varredura pontual é uma técnica rápida e fácil de ser realizada, que pode explicar a função atrial em várias situações fisiopatológicas: valvopatia mitral, arritmias supraventriculares, hipertensão arterial, doença coronária, insuficiência cardíaca e miocardiopatias.

O estudo da função atrial esquerda é útil na insuficiência cardíaca para avaliar a pressão de fim de diástole do ventrículo esquerdo. Quando o AE encontra-se cronicamente submetido a pressões altas, sofre um remodelamento atrial, dilatando-se, o que gera uma alteração tanto na sua função contrátil quanto no relaxamento, que podem ser avaliadas com a análise da deformação longitudinal.

Quanto maior o grau de disfunção diastólica do VE, maior a alteração das funções de reservatório e conduto passivo atrial esquerdo, que são expressas com menores porcentagens de deformação longitudinal. Enquanto nas etapas iniciais isso não vem acompanhado por um aumento na função de bombeamento (o que mantém o esvaziamento atrial), nas etapas mais avançadas é associado a uma redução de tal função, que se reflete na parte descendente da curva de Frank Starling.[10]

Pode-se medir a porcentagem da deformação longitudinal de pico do AE para avaliar a pressão no fim da diástole. Há uma correlação linear entre as pressões de enchimento do ventrículo esquerdo e a deformação longitudinal do miocárdio atrial esquerdo, fundamentalmente o medido no final da fase de reservatório, de forma que uma porcentagem inferior a 30% da deformação tem aproximadamente 89% de especificidade para predizer uma pressão do fim da diástole superior a 16 mmHg, enquanto uma porcentagem de deformação superior a 45% tem a mesma especificidade para pressões menores que 16 mmHg.[11] Isso refletiria não só uma alteração do relaxamento atrial, como também a dilatação do átrio, ambas provocadas pelo aumento crônico das pressões de enchimento (veja o Capítulo 5, "Insuficiência cardíaca", Figuras 5.3 a 5.6).

Esses dados foram avaliados em um grupo de pacientes estáveis com insuficiência cardíaca crônica avançada. Neles, uma deformação longitudinal do miocárdio atrial esquerdo no final da fase de conduto inferior a 15%, teve 100% de especificidade e 93% de sensibilidade para predizer uma pressão capilar pulmonar superior a 18 mmHg.[12]

O estudo da função atrial também é útil na distinção entre a hipertrofia fisiológica e a patológica. Durante a diástole ventricular (fases de conduto passivo e função de bombeamento), o AE fica exposto às pressões de enchimento do ventrículo. Nos indivíduos saudáveis, a deformação de reservatório e a deformação de bombeamento aumentam durante o exercício para manter o enchimento ventricular. Nos pacientes com hipertrofia secundária à hipertensão arterial, a pressão atrial aumenta para manter um adequado enchimento ventricular e o aumento da deformação da parede contribui para a sua dilatação. Como consequência, há um aumento da função de bombeamento e redução da função de reservatório,[13] com um aumento da deformação de pico durante a contração atrial e redução da deformação de reservatório.

A miocardiopatia hipertrófica (MH) é caracterizada por um processo miopático generalizado que afeta não só ambos os ventrículos, como também o miocárdio atrial, o que provoca dilatação atrial. O aumento do volume atrial vem acompanhado por uma deterioração progressiva da função atrial que pode preceder o começo dos sintomas.[14]

A varredura pontual permite avaliar de forma exata a função miocárdica atrial pela análise da deformação e da velocidade da deformação. Nos pacientes com MH, as três fases da função atrial se encontram significativamente diminuídas em decorrência de vários fatores, como o grau de disfunção diastólica do ventrículo esquerdo, o grau de insuficiência mitral, a gravidade da obstrução das vias de saída do ventrículo esquerdo e do grau de comprometimento miopático atrial. A maior redução da função de bombeamento atrial está particularmente mais correlacionada com os sintomas da insuficiência cardíaca.

A fibrilação atrial (FA) nos pacientes com MH pode-se manifestar com o átrio esquerdo de tamanho normal ou dilatado. Nem a insuficiência mitral, nem o gradiente intraventricular são preditores da FA. É possível que as mutações das proteínas sarcoméricas aumentem a predisposição do desenvolvimento da FA em alguns pacientes com MH, o que provoca, por exemplo, maior miopatia intrínseca do átrio esquerdo. Isso pode explicar o surgimento da FA nos pacientes com os átrios não dilatados. Uma deformação atrial de reservatório inferior a 21% prediz o desenvolvimento da FA em menos de 1 ano de acompanhamento, com uma sensibilidade de 94% e uma sensibilidade de 78%.[8,15,16]

Nos raros casos de MH com hipertrofia do átrio direito, a deformação atrial de reservatório demonstra uma acentuada redução (Figura 13.8).

A fisiopatologia da fibrilação atrial nos pacientes com o coração aparentemente normal ainda não foi esclarecida. O aumento do volume do AE é uma das mudanças estruturais mais importantes na FA, mas permanece controverso se a FA provoca a dilatação atrial ou vice-versa. O alongamento dos miócitos aumenta a matriz intercelular, a produção do colágeno e da fibrose. A dilatação atrial não só reflete um processo de remodelamento, como também os efeitos do aumento da pressão atrial. Demonstrou-se que os pacientes com FA paroxística apresentam maior tamanho e pressão do AE.[15] A velocidade da deformação atrial é o melhor preditor da manifestação da FA paroxística, mais ainda que da deformação atrial, provavelmente porque permite identificar, de forma mais eficaz, as três fases da função atrial.

Outro preditor da FA em pacientes com insuficiência cardíaca é a presença de assincronia intra-atrial, demonstrável com deformação durante a fase de reservatório. Usa-se um "índice de assincronia" para avaliar a assincronia intra-atrial, com base no desvio-padrão do tempo para o pico da deformação atrial de reservatório em quatro paredes do átrio esquerdo (anterior, inferior, septal e lateral), medido com Doppler pulsátil tecidual resultante das imagens do Doppler tecidual colorido. Nos pacientes com ICC, um índice de assincronia superior a 39 ms é um preditor do aparecimento da FA.[17]

Em pacientes com FA,[18] a deformação e a velocidade da deformação atrial de reservatório e de conduto ficam reduzidos e há ausência da deformação e da velocidade da deformação atrial durante a diástole tardia, com relação aos pacientes com ritmo sinusal (Figura 13.9). Com a restauração do ritmo sinusal, ocorre aumento da deformação e da velocidade da deformação atrial de reservatório e de conduto passivo. Por outro lado (ao contrário do aumento da velocidade de pico da onda "a" do Doppler pulsátil tecidual), a velocidade da deformação atrial de pico que expressa a função de bombeamento atrial (onda A) não se normaliza até os 6 meses da reversão.[19]

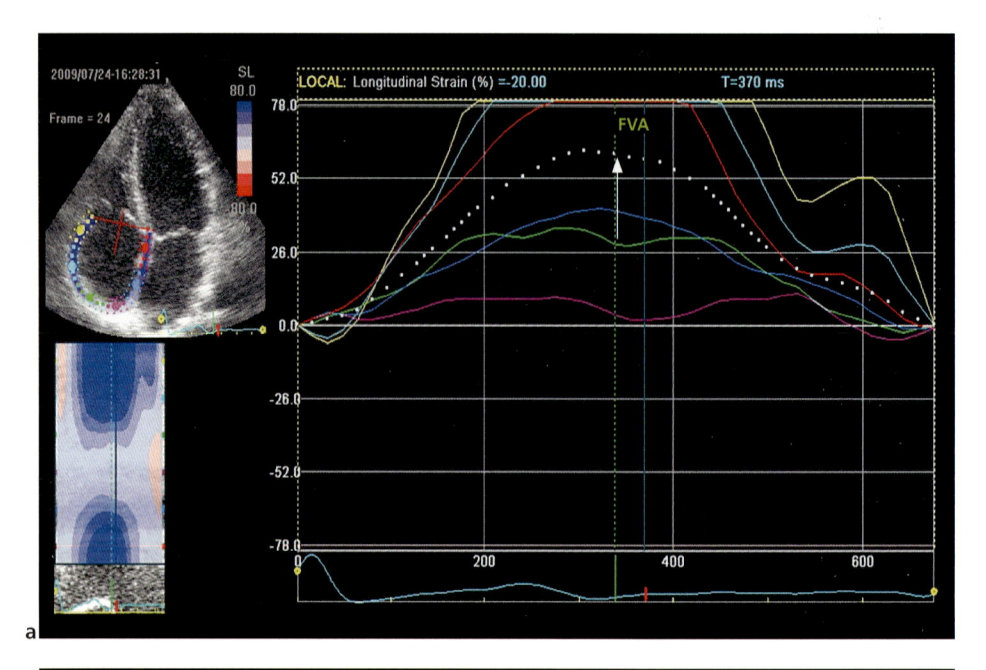

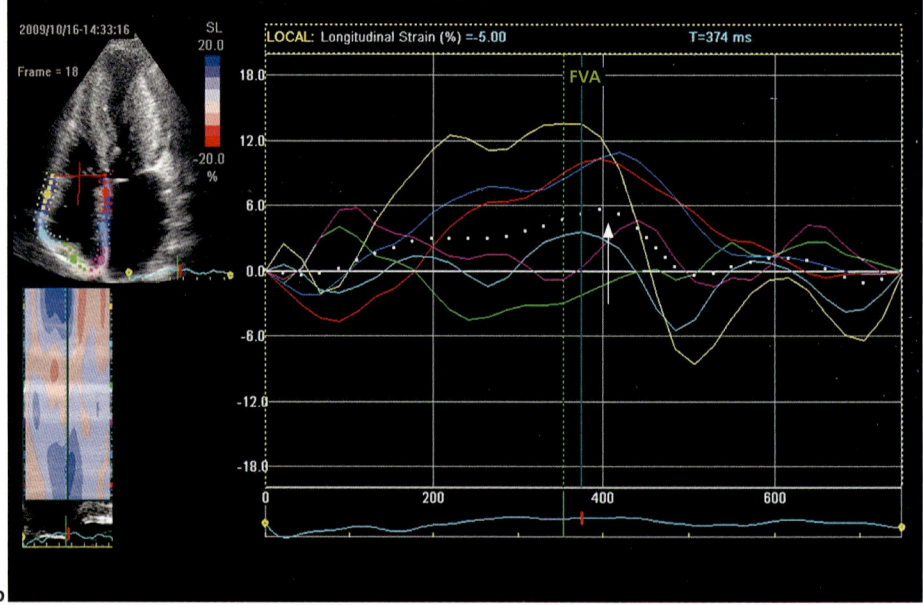

Figura 13.8 Deformação bidimensional longitudinal média (linha pontilhada) do átrio direito durante a fase de reservatório (seta); em um paciente normal (**a**), é de 60%; enquanto em um paciente com miocardiopatia hipertrófica, com hipertrofia do átrio direito, é reduzido a 6%. FVA: fechamento da valva aórtica.

A recidiva da FA depois da cardioversão elétrica é maior na presença de múltiplos fatores: idade, causa e duração da FA, capacidade funcional e grau da dilatação atrial. A gravidade da deterioração da função atrial avaliada pela redução da deformação e da velocidade da deformação bidimensional durante a fase de reservatório e diástole precoce[4] é um preditor independente da recidiva da FA (Figura 13.9).

A extensão da fibrose atrial detectada na RM cardíaca se correlaciona inversamente com a deformação e a velocidade da deformação atrial medida com varredura pontual.[20] Essa descoberta explica que a redução da deformação e da velocidade da deformação atrial de reservatório sejam preditores do desenvolvimento da FA e que, depois da ablação com radiofrequência, sejam preditores de recidiva.[18] Isso poderia sugerir a indicação de fármacos antiarrítmicos para os pacientes ablacionados que apresentarem deformação e velocidade da deformação atrial baixas (alto risco de recidiva) (Figura 13.10).

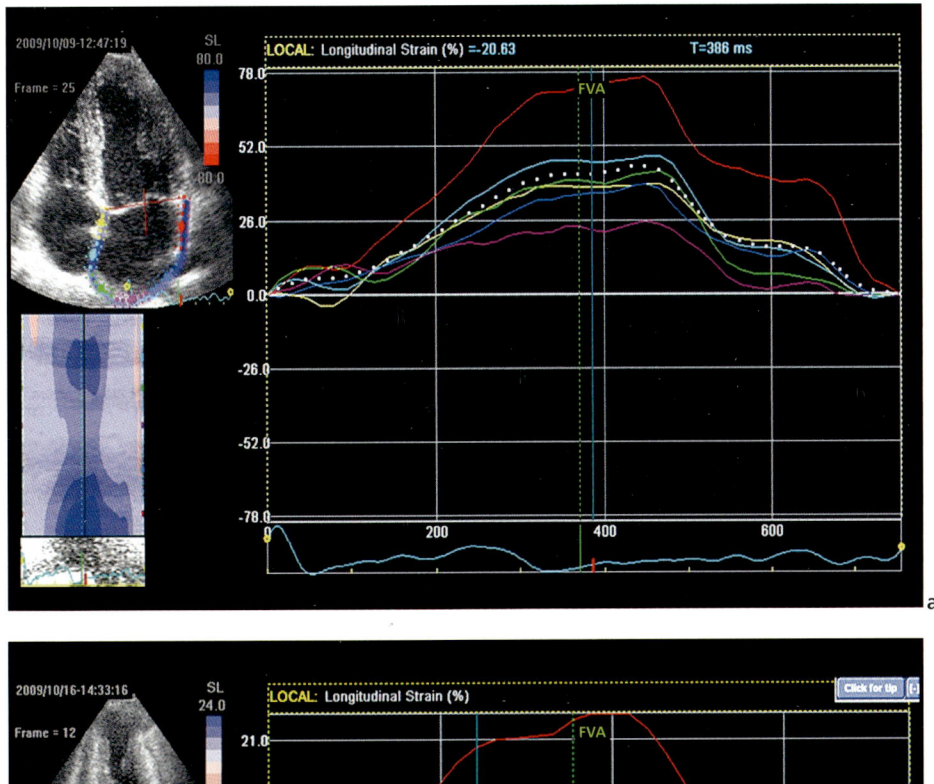

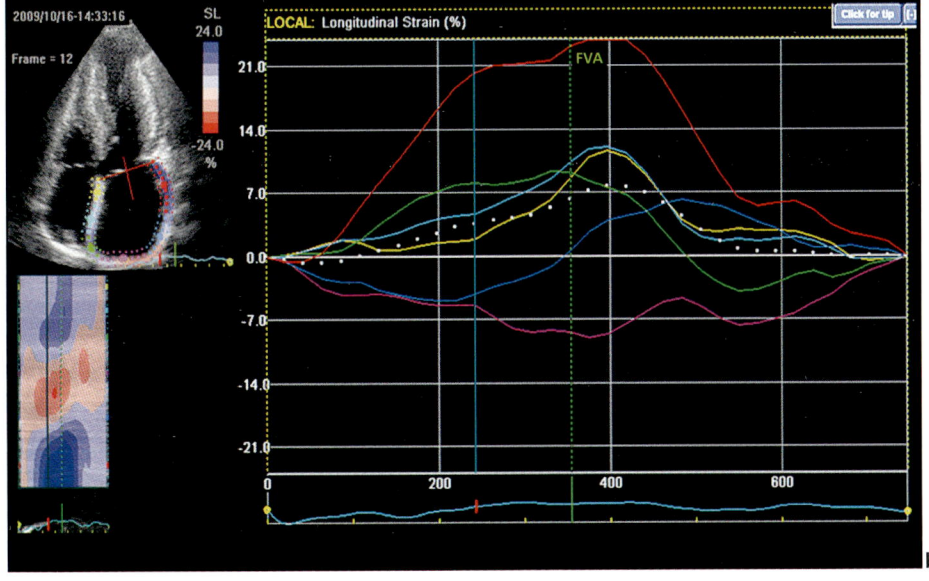

Figura 13.9 Deformação bidimensional longitudinal atrial esquerda durante a fase de reservatório em um indivíduo normal (**a**) e em um paciente com fibrilação atrial (**b**). Observa-se que a deformação média (linha pontilhada) é de 40% no indivíduo normal e de 7% no paciente com fibrilação atrial. FVA: fechamento da valva aórtica.

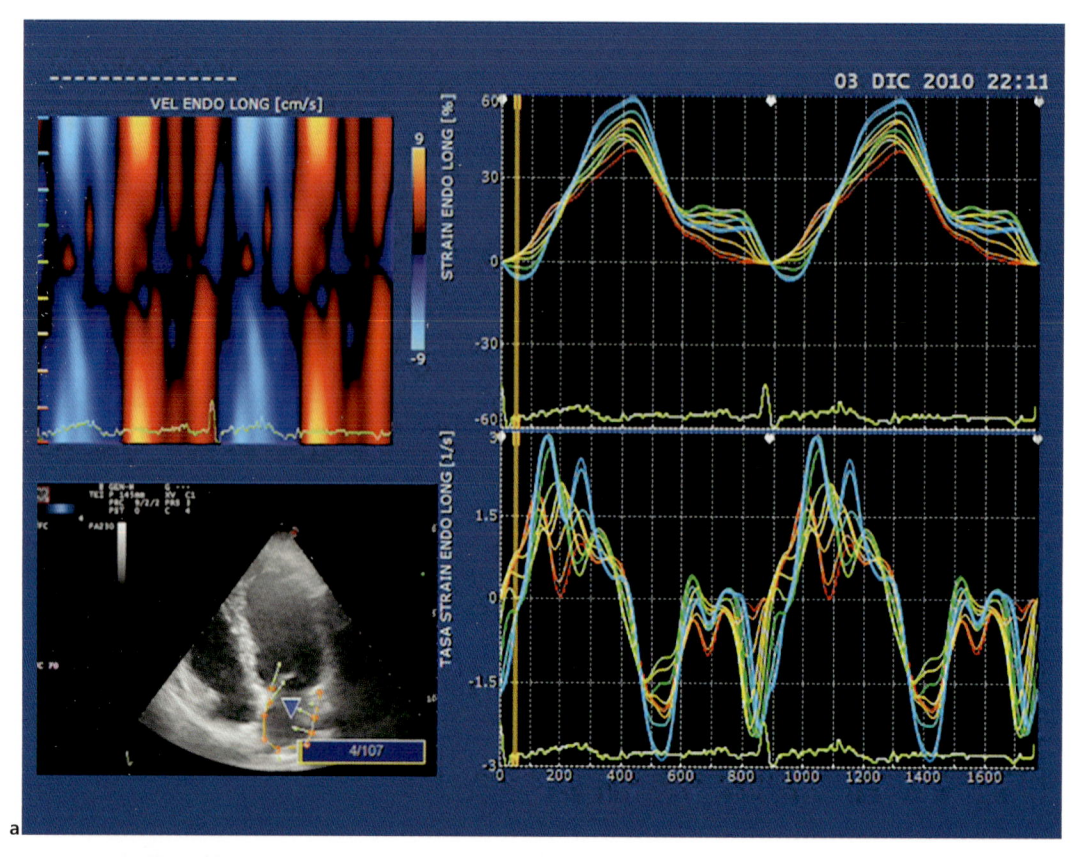

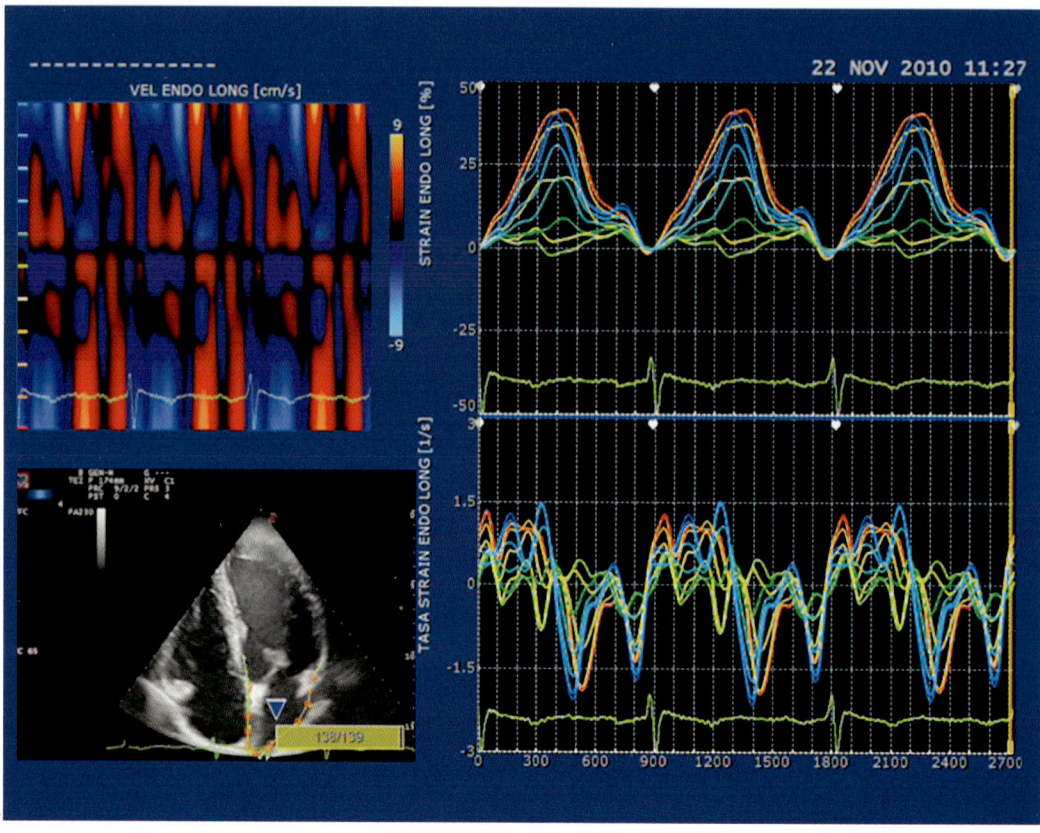

Figura 13.10 Deformação vetorial durante a fase de reservatório e velocidade da deformação vetorial do átrio esquerdo. Em um paciente com leve fibrose atrial (**a**), deformação atrial média de 45% e velocidade da deformação durante a fase de contração atrial de 2 s^{-1}. **b** Em um paciente com fibrose extensa (**b**), e com uma acentuada redução da deformação (25%) e da velocidade da deformação durante a contração atrial (1,3 s^{-1}).

O atordoamento atrial é caraterizado pela redução da função mecânica do AE depois do restauramento do ritmo sinusal na FA, que pode durar dias ou semanas e está associada a um aumento do risco tromboembólico. Thomas et al.[21] usaram a medição da deformação atrial telediastólica e demonstraram uma gradual recuperação da função de bombeamento do AE depois da cardioversão, o que prediz a conservação do ritmo sinusal pós-cardioversão.

Os pacientes com insuficiência cardíaca classe funcional III-IV, com QRS longo e assincronia intraventricular, beneficiam-se com a terapia de ressincronização cardíaca (TRC), como explicado no Capítulo 6 ("Terapia de ressincronização cardíaca"). Além do benefício clínico (aumento da capacidade funcional), comprovou-se um aumento da função sistólica do VE (aumento da fração de ejeção superior a 15%), um remodelamento reverso do VE (redução do volume do fim da sístole superior a 15%) e um aumento da função sistólica do VD. Essas mudanças veem acompanhadas de um remodelamento atrial reverso (redução da área e do volume do AE). Além disso, a função contrátil do AE, avaliada com deformação e velocidade da deformação bidimensional, aumenta após 3 meses do implante do marca-passo biventricular. A deformação atrial de reservatório e de conduto passivo também aumenta, o que indica a produção do aumento da distensibilidade atrial. Essas mudanças só são observadas em pacientes com resposta adequada da TRC.[22]

Na estenose mitral há aumento da pressão e do volume do AE, proporcional à gravidade da estenose. Apesar do aumento da pós-carga, a função de bombeamento do AE contribui menos para o enchimento ventricular, ainda que na presença do ritmo sinusal, porque a contração atrial não consegue vencer a obstrução mecânica. Então, a deformação atrial vai reduzindo à medita que o AE vai se dilatando[23] (Figura 13.11). Os pacientes com estenose mitral com maior deterioração da velocidade da deformação atrial de reservatório[24] desenvolvem mais eventos (FA, hipertensão pulmonar, necessidade de valvoplastia ou substituição valvar). Um desafio futuro será encontrar um valor da deformação atrial que seja preditor do desenvolvimento da FA e permita iniciar a anticoagulação em ritmo sinusal, antes do aparecimento da arritmia.

Há uma sobrecarga do volume do AE na insuficiência mitral, proporcional à gravidade da regurgitação, ainda que com menos disfunção sistólica do AE que na estenose mitral, inclusive muitos pacientes mostram aumento da velocidade da deformação durante a fase de reservatório, possivelmente em decorrência de um aumento da distensibilidade atrial. Também se observa um aumento da velocidade da deformação atrial na fase de conduto passivo, atribuível a aumento do gradiente durante a diástole precoce, coincidente com o aumento da velocidade pico E do fluxo transmitral. A função de bombeamento atrial esquerda diminui pelo aumento da pressão diastólica do VE, ou seja, pelo aumento da pós-carga atrial. O aumento da velocidade da deformação atrial durante as fases de reservatório e de conduto na insuficiência mitral pode explicar a diferente sequência temporal no desenvolvimento da FA entre a estenose e a insuficiência mitral.[23]

Na comunicação interatrial, a deformação atrial não apresenta mudanças com relação aos indivíduos saudáveis, mas, se compararmos os pacientes operados àqueles submetidos ao fechamento percutâneo, a deformação de ambos os átrios só fica reduzida nos pacientes com fechamento cirúrgico.[25]

CONCLUSÕES

A avaliação da função atrial pela deformação e velocidade de deformação bidimensional por varredura pontual é possível, reprodutível e com utilidade clínica. Com esta técnica pode-se avaliar de maneira confiável os três componentes da função de ambos os átrios.

Estes novos parâmetros de função atrial são mais sensíveis que os índices tradicionais de função atrial e podem ser incorporados ao exame de rotina de doenças cardíacas.

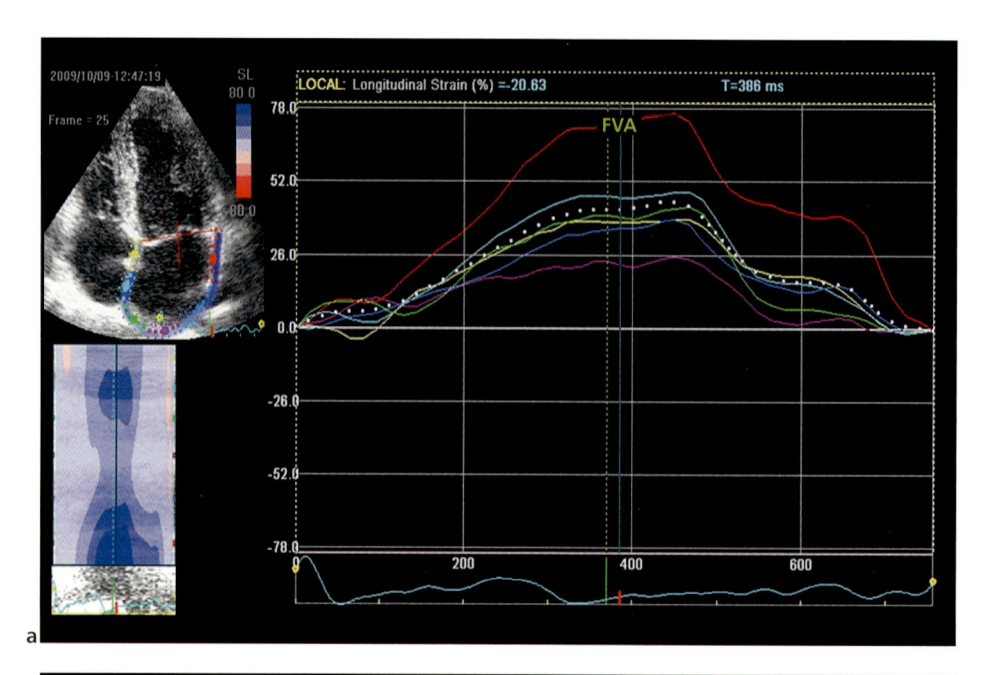

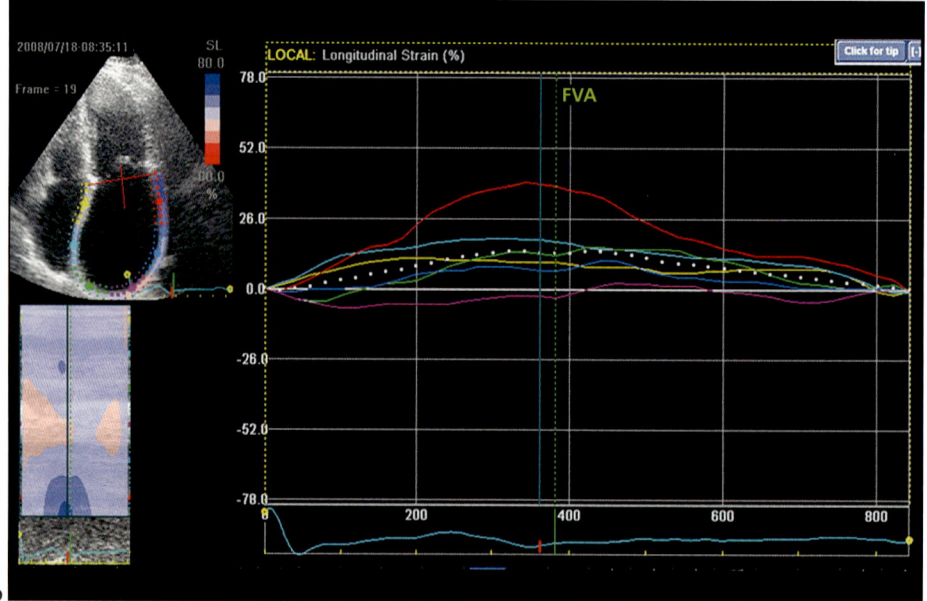

Figura 13.11 Deformação bidimensional longitudinal atrial esquerda durante a fase de reservatório em um indivíduo normal (**a**) com uma deformação de reservatório média (linha pontilhada) de 40% e em um paciente com estenose mitral (**b**) com uma acentuada redução da deformação (13%). FVA: fechamento da valva aórtica.

REFERÊNCIAS BIBLIOGRÁFICAS

1. Wang J, Khoury DS, Yue Y, Torre-Amione G, Nagueh SF. Preserved left ventricular twist and circumferential deformation, but depressed longitudinal and radial deformation in patients with diastolic heart failure. *Eur Heart J* 2008;29:1283-9.
2. Rossi A, Zardini P. Marino P. Modulation of left atrial function by ventricular filling impairment. *Heart Fail Rev* 2000;5:325-31.
3. Pérez-Paredes M, Gonzálvez M, Ruiz Ros JA *et al.* Assessment of Left Atrial Wall Velocities by Pulsed Wave Tissue Doppler Imaging. A New Approach to the Study of Atrial Function. *Rev Esp Cardiol* 2004;57:1059-66.
4. Di Salvo G, Caso P, Lo Piccolo R, Fusco A *et al.* Atrial myocardial deformation properties predict maintenance of sinus rhythm after external cardioversion of recent-onset lone atrial fibrillation: a color

Doppler myocardial imaging and transthoracic and transesophageal echocardiographic study. *Circulation* 2005;112:387-95.

5. Cameli M, Caputo M, Mondillo S *et al.* Feasibility and reference values of left atrial longitudinal strain imaging by two-dimensional speckle tracking. *Cardiovasc Ultrasound* 2009;8;7:6.
6. Di Salvo G, Drago M, Pacileo G *et al.* Atrial function after surgical and percutaneous closure of atrial septal defect: a strain rate imaging study. *J Am Soc Echocardiogr* 2005;18:930-3.
7. D'Andrea A, Caso P, Romano S *et al.* Association between left atrial myocardial function and exercise capacity in patients with either idiopathic or ischemic dilated cardiomyopathy: A two-dimensional speckle strain study. *Int J Cardiol* 2009;132:354-63.
8. Cianciulli TF, Saccheri MC, Lax JA, Bermann AM, Ferreiro DE. Two-Dimensional Speckle Tracking echocardiography for the assessment of atrial function. *World J Cardiol* 2010;2:163-170.
9. Vianna-Pinton R, Moreno CA, Baxter CM, Lee KS, Tsang TS, Appleton CP. Two-dimensional speckle-tracking echocardiography of the left atrium: feasibility and regional contraction and relaxation differences in normal subjects. *J Am Soc Echocardiogr* 2009;22:299-305.
10. Otani K, Takeuchi M, Kaku K *et al.* Impact of diastolic dysfunction grade on left atrial mechanics assessed by two-dimensional speckle tracking echocardiography. *J Am Soc Echocardiogr* 2010;23:961-7.
11. Wakami K, Ohte N, Asada K, Fukuta H, Goto T, Mukai S, Narita H, Kimura G. Correlation between left ventricular end diastolic pressure and peak atrial wall strain during left ventricular systole. *J Am Soc Echocardiogr* 2009;22:847-51.
12. Cameli C, Lisi M, Mondillo S *et al.* Left atrial longitudinal strain by speckle tracking echocardiography correlates well with left ventricular filling pressures in patients with heart failure. *Cardiovascular Ultrasound* 2010;8:14.
13. D'Andrea A, De Corato G, Scarafile R *et al.* Left atrial myocardial function in either physiological or pathological left ventricular hypertrophy: a two-dimensional speckle strain study. *Br J Sports Med* 2008;42:696-702.
14. Roca M, Popescu BA, Beladan CC *et al.* Left atrial dysfunction as a correlate of heart failure symptoms in hypertrophic cardiomyopathy. *J Am Soc Echocardiogr* 2010;23:1090-8.
15. Tsai WC, Lee CH, Lin CC *et al.* Association of Left Atrial Strain and Strain Rate Assessed by Speckle Tracking Echocardiography with Paroxysmal Atrial Fibrillation. *Echocardiography* 2009;26:1188-94.
16. Paraskevaidis IA, Farmakis D, Papadopoulos C *et al.* Two-dimensional strain analysis in patients with hypertrophic cardiomyopathy and normal systolic function: A 12-month follow-up study. *Am Heart J* 2009;158:444-50.
17. Cho GY, Jo SH, Kim MK, Kim HS *et al.* Left atrial dyssynchrony assessed by strain imaging in predicting future development of atrial fibrillation in patients with heart failure. *Int J Cardiol* 2009;134:336-41.
18. Hwang HJ, Choi EY, Rhee SJ, Joung B *et al.* Left atrial strain as predictor of successful outcomes in catheter ablation for atrial fibrillation: a two-dimensional myocardial imaging study. *J Interv Card Electrophysiol* 2009;26:127-32.
19. Leung DY, Boyd A, Ng AA, Chi C, Thomas L. Echocardiographic evaluation of left atrial size and function: current understanding, pathophysiologic correlates, and prognostic implications. *Am Heart J* 2008;156:1056-64.
20. Kuppahally SS, Akoum N, Burgon NS, Badger TJ *et al.* Left atrial strain and strain rate in patients with paroxysmal and persistent atrial fibrillation: relationship to left atrium structural redomeling detected by delayed-enhancement-MRI. *Circ Cardiovasc Imaging* 2010;3:231-9.
21. Thomas L, McKay T, Byth K, Marwick TH. Abnormalities of left atrial function after cardioversion: an atrial strain rate study. *Heart* 2007;93:89-95.
22. Yu CM, Fang F, Zhang Q, Yip GW, *et al.* Improvement of atrial function and atrial reverse remodeling after cardiac resynchronization therapy for heart failure. *J Am Coll Cardiol* 2007;50:778-85.
23. Shin MS, Kim BR, Oh KJ, Bong JM *et al.* Echocardiographic assessments of left atrial strain and volume in healthy patients and patients with mitral valvular heart disease by tissue Doppler imaging and 3-dimensional echocardiography. *Korean Circ J* 2009;39:280-7.
24. Caso P, Ancona R, Di Salvo G, Comenale Pinto S *et al.* Atrial reservoir function by strain rate imaging in asymptomatic mitral stenosis: prognostic value at 3 year follow-up. *Eur J Echocardiogr* 2009;10:753-9.
25. Abd El Rahman MY, Hui W, Timme J *et al.* Analysis of atrial and ventricular performance by tissue Doppler imaging in patients with atrial septal defects before and after surgical and catheter closure. *Echocardiography* 2005;22:579-85.

14 Função ventricular direita

Ricardo J. Méndez ■ Jorge J. Redruello

INTRODUÇÃO

Ainda que a função ventricular esquerda tenha sido amplamente estudada, há poucas informações sobre a função ventricular direita e isso se deve à especial disposição anatômica e à conformação estrutural do ventrículo direito. O ventrículo direito (VD) é formado por dois segmentos funcionais e estruturalmente diferentes: a via de entrada (VEVD) e a via de saída (VSVD). Ambos os segmentos do VD são separados entre si pela crista supraventricular. A VEVD contém a valva tricúspide, o aparelho subvalvar e os músculos papilares. Sua parede é composta de fibras circunferenciais subepicárdicas e longitudinais subendocárdicas. A VSVD, de conformação muscular e alongada, se estende até o plano valvar pulmonar. Ao contrário da VEVD, sua parede é composta de fibras de disposição longitudinal, tanto no subepicárdio quanto no subendocárdio.

Esta disposição anatômica do VD com formato triangular no eixo longitudinal, e semilunar no eixo transversal, que circunda parcialmente a anatomia ventricular esquerda, associada à disposição das fibras parietais, determina sua complexa geometria tridimensional e o seu padrão de contração não concêntrico.

As características descritas fazem com que a avaliação quantitativa regional e global do ventrículo direito seja um procedimento complexo. Da mesma forma, a análise visual do espessamento miocárdico com ecocardiografia bidimensional é subjetiva e depende da experiência do operador, de modo que as medições são obtidas com alta porcentagem de variabilidade.

Até agora a ecocardiografia bidimensional foi a ferramenta mais utilizada na prática clínica para a avaliação da função global do VD através do uso de vários índices, como volume cavitário, fração de ejeção e medida da excursão do plano anelar tricúspide. Entretanto, nenhum desses parâmetros permite a avaliação da função regional. A incorporação das novas tecnologias em ecocardiografia permitiu a quantificação da função global e regional do VD. Os resultados obtidos tanto com o Doppler tecidual colorido, quanto com a análise da deformação parietal derivada da ecocardiografia bidimensional são precisos e reprodutíveis (Figura 14.1).[1]

A maior vantagem das novas técnicas para a avaliação do VD com relação à ecocardiografia é a sua independência da geometria ventricular. Pode-se obter medições da deformação e da velocidade da deformação derivadas do Doppler tecidual colorido, bem como da ecocardiografia bidimensional, mesmo em pacientes com uma janela ultrassônica ruim.

Entretanto, quando estudamos o VD, só podemos avaliar a parede livre pela deformação longitudinal, porque a avaliação da deformação radial do VD não pode ser realizada a partir do eixo curto por causa da parede fina.

Para superar a limitação de obter imagens da deformação radial direita através da ecocardiografia transtorácica, Cho et al.[2] desenvolveram um estudo experimental usando a técnica epicárdica. Com corações suínos, avaliaram as mudanças na deformação da parede livre do ventrículo direito na presença do aumento agudo da pós-carga e demonstraram que a deformação circunferencial refletiu uma deterioração significativa e progressiva. Ainda que a informação seja promissora, os equipamentos de ecocardiografia ainda não permitem realizar essas medições.

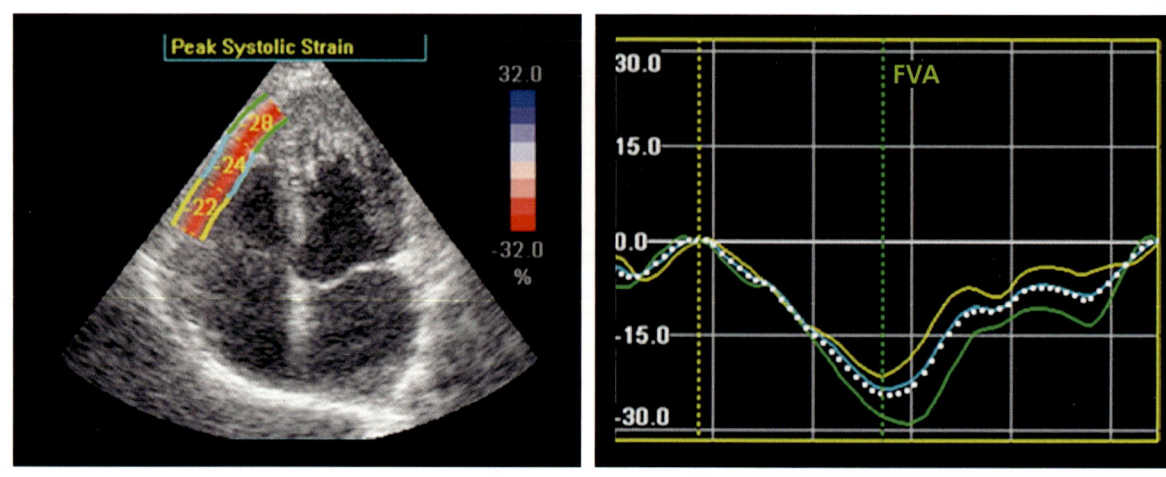

Figura 14.1 Deformação bidimensional longitudinal do ventrículo direito em um indivíduo normal. A deformação média (linha pontilhada) na parede livre do ventrículo direito é de –25%.

A vantagem do Doppler tecidual colorido sobre o Doppler pulsátil tecidual é sua possibilidade da análise posterior, que lhe permite a avaliação de múltiplos segmentos durante um mesmo ciclo cardíaco, evitando assim possíveis erros das diferenças entre os vários ciclos cardíacos.

Em contraposição, apresenta várias limitações: a deformação derivada do Doppler tecidual é dependente do ângulo e só é obtido a partir da janela apical de quatro câmaras. Isso permite a análise da deformação longitudinal da parede lateral do ventrículo direito, caso se consiga um alinhamento adequado dos segmentos basal e médio e, em menor grau, do segmento apical. Além disso, o eixo do segmento pesquisado com relação com o eixo do sinal Doppler emitido, deve conformar um ângulo inferior a 15°. Finalmente, é melhor a obtenção da deformação a partir da terceira batida após a manobra de apneia, para minimizar as mudanças da carga ventricular direita durante o ciclo respiratório.

A avaliação da deformação derivada da ecocardiografia bidimensional é obtida por análise quadro a quadro das diferentes escalas de cinza correspondentes ao granulado ultrassonográfico (espículas), que age como marcador acústico natural do miocárdio. Mesmo a qualidade da imagem obtida não sendo o ângulo de inclinação, deve-se conseguir um bom alinhamento da parede ventricular com o plano ultrassonográfico. A avaliação da função sistólica global se desprende da análise de apenas um plano ultrassonográfico ventricular, inferência que ainda requer confirmação. Finalmente, o algoritmo da avaliação varia segundo o equipamento ultrassônico com o qual o estudo é realizado; na falha de conseguir a uniformidade, pode-se obter a variabilidade na definição dos valores normais.

FUNÇÃO VENTRICULAR DIREITA

Um dos parâmetros mais usados para avaliar a função sistólica do VD é a medida da velocidade sistólica do anel tricúspide obtida com o Doppler pulsátil tecidual (Figura 14.2). Um valor inferior a 11,5 cm/s indica a disfunção sistólica do VD com uma sensibilidade de 90% e uma especificidade de 85%.[3]

Existe uma correlação linear entre a velocidade sistólica de pico do anel tricúspide obtida com Doppler tecidual por onda pulsada e a excursão sistólica do plano anelar tricúspide (ESPAT), obtida com ecocardiografia modo M (Figura 14.3).

A medida da velocidade sistólica do anel tricúspide obtida com o Doppler tecidual pode ser empregada em várias situações clínicas, como em pacientes com infarto inferior e comprometimento do VD, na hipertensão pulmonar, em miocardiopatias restritivas e hipertróficas, na doen-

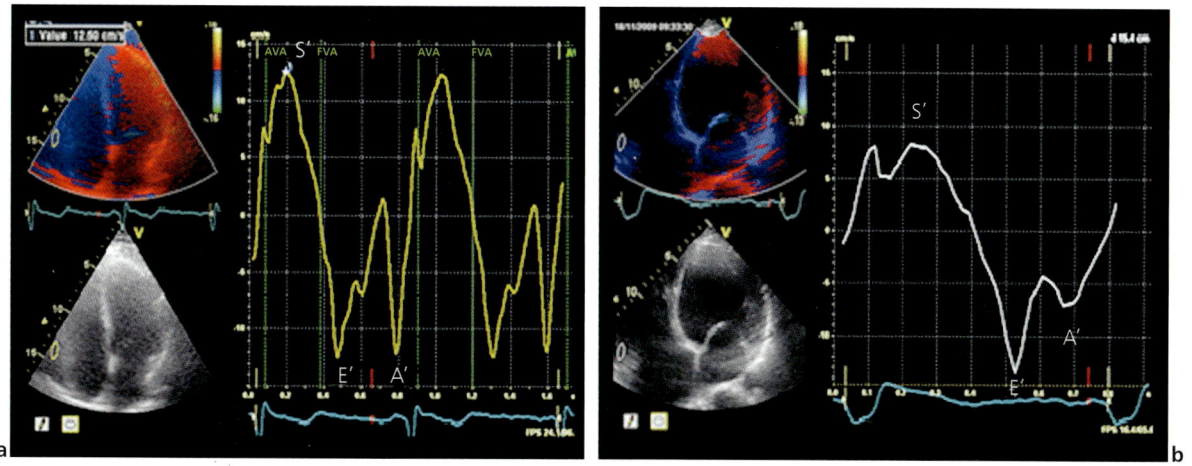

Figura 14.2 Doppler tecidual por onda pulsada derivado do Doppler tecidual colorido do anel tricúspide, que demonstra uma velocidade pico S' de 12,5 cm/s em um indivíduo normal (**a**) e de 8,5 cm/s em uma paciente com miocardiopatia dilatada e disfunção sistólica do ventrículo direito (**b**). Observa-se, também, uma acentuada redução da velocidade A' no paciente com disfunção ventricular direita.

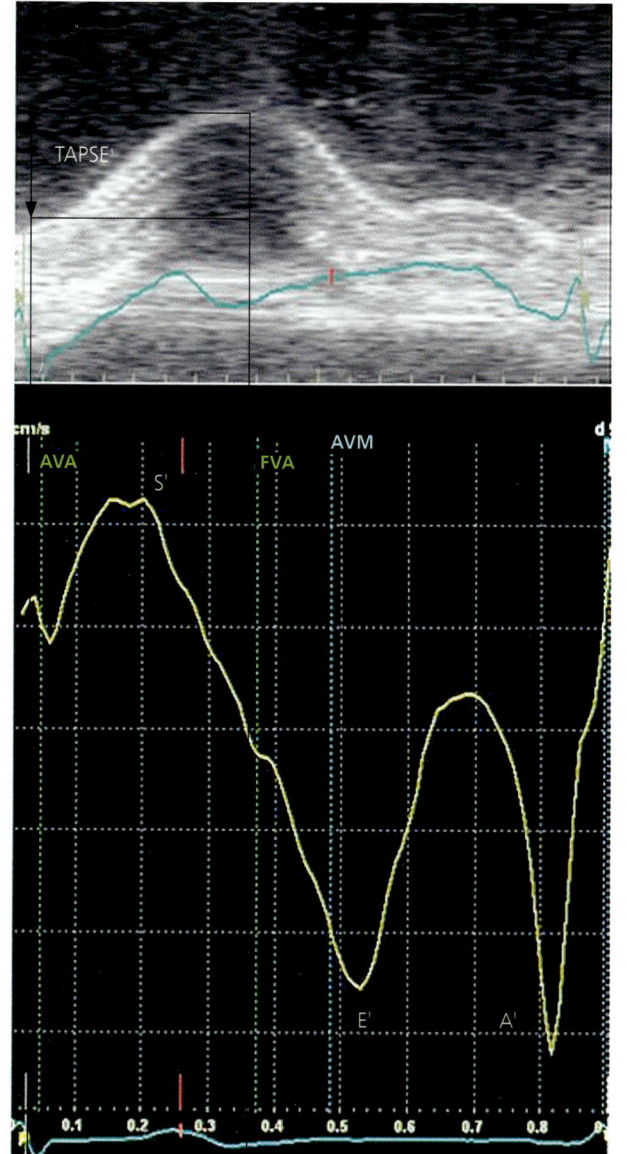

Figura 14.3 Excursão sistólica do plano anelar tricúspide avaliado com ecocardiografia modo M (acima) e Doppler tecidual por onda pulsada (abaixo). S': velocidade tecidual sistólica de pico; E': velocidade tecidual durante o enchimento ventricular rápido; A': velocidade tecidual durante a contração atrial.

te cardíaco e em algumas cardiopatias congênitas (CIA, tetralogia de Fallot). Em todos esses casos, a detecção da disfunção ventricular direita tem um forte valor prognóstico.

Outra medida usada para avaliar a função ventricular direita é a aceleração da contração isovolumétrica do anel tricúspide, empregando o Doppler tecidual. Esse índice não é afetado nem pelo formato do ventrículo direito, nem pelas condições de carga (Figura 14.4). Um valor superior a 1,1 m/s^2 prediz uma fração de ejeção do VD superior a 45% com uma sensibilidade de 91% e uma especificidade de 94%.[4]

Se o tempo do início da contração isovolumétrica ao pico da onda S' do Doppler tecidual do VD é superior a 190 ms, a hipertensão pulmonar é excluída com uma sensibilidade de 98% e valor preditivo negativo de 90%. Se é inferior a 130 ms, indica hipertensão pulmonar com uma especificidade e valor preditivo positivo de 93%.[5]

O índice de Tei do ventrículo direito combina índices sistólicos e diastólicos obtidos com a avaliação pulmonar e da valva tricúspide pelo Doppler. É definido pela soma da contração isovolumétrica com o relaxamento isovolumétrico, dividido pelo tempo de ejeção; sendo um parâmetro sensível para detectar a disfunção global e independente da frequência cardíaca e da pressão arterial. Sua maior desvantagem é que o intervalo entre o fim do fluxo tricúspide e o início do período de ejeção do VD não pode ser medido simultaneamente em um mesmo batimento em razão da disposição anatômica das vias de entrada e saída. Para superar essa desvantagem, usa-se o Doppler pulsátil tecidual do anel tricúspide (Figura 14.5), que registra, simultaneamente, os tempos sistólicos e diastólicos em um mesmo batimento com uma correlação muito boa com o obtido pelo Doppler convencional.[6] Um índice de Tei superior a 0,50 indica disfunção sistólica do ventrículo direito.

Figura 14.4 Medição do tempo de aceleração da contração isovolumétrica, obtida com Doppler pulsátil tecidual, derivado do Doppler tecidual colorido, do anel tricúspide em um indivíduo normal (1,3 m/s^2) (**a**). Está diminuída em um paciente com disfunção ventricular direita (0,8 m/s^2) (**b**).

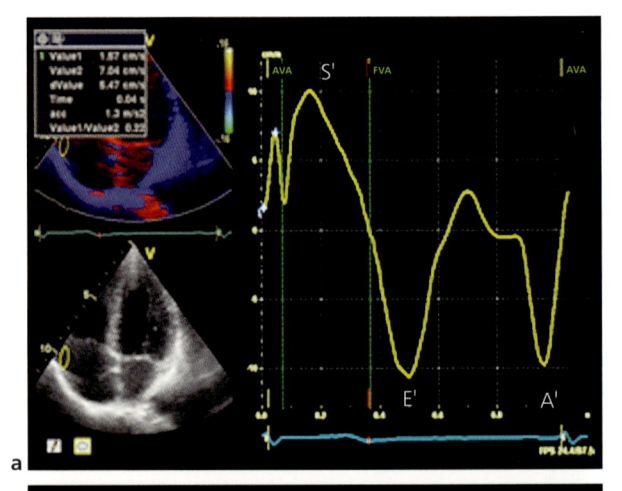

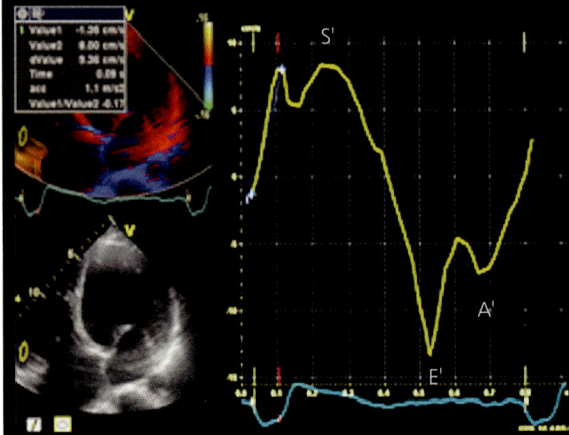

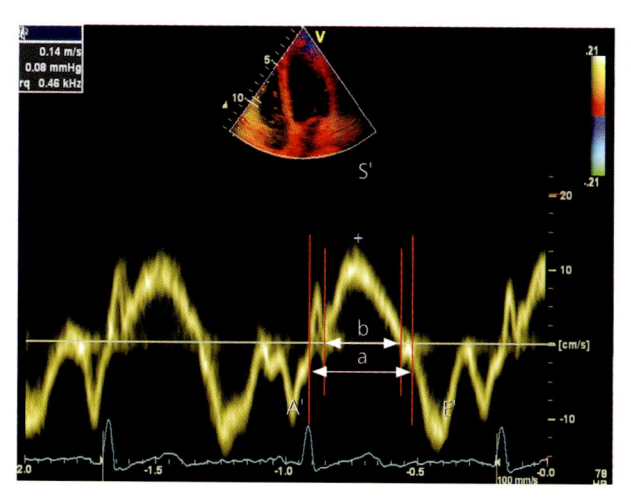

Figura 14.5 Índice de Tei obtido do Doppler tecidual por onda pulsada do anel tricúspide. Intervalo a: tempo entre o fim da contração atrial (A') e o início do enchimento ventricular rápido (E'). Intervalo b: duração da ejeção do ventrículo direito. O índice de Tei é calculado assim: (a-b)/b. S': velocidade sistólica; E': velocidade miocárdica durante o enchimento ventricular rápido; A': velocidade durante a contração atrial.

A relação entre a velocidade pico E do fluxo mitral e a velocidade pico E' tecidual medida no anel mitral superior a 12 identifica o aumento das pressões de enchimento ventricular esquerdo, Nageh et al.[7] avaliaram essa relação no lado direito do coração e comprovaram que uma relação entre a velocidade pico E do Doppler tricúspide e a velocidade pico E' tecidual do anel tricúspide superior a 6 indica uma pressão média do átrio direito superior a 10 mmHg, com uma sensibilidade de 79% e uma especificidade de 73%.

A medição da deformação bidimensional longitudinal da parede lateral do ventrículo direito é muito útil para avaliar a função sistólica em pacientes com hipertensão pulmonar primária e secundária, que apresentam valores muito diminuídos se comparados a indivíduos normais.[8,10]

Empregando a deformação e a velocidade da deformação derivada do Doppler tecidual colorido na parede basal do ventrículo direito, um ponto de corte inferior a 25% e menor que 4 s^{-1} teve uma sensibilidade de 81 e 85%, e uma especificidade de 82 e de 88% para predizer uma fração de ejeção do VD inferior a 50%.[11]

O deslocamento do anel tricúspide derivado do Doppler tecidual colorido inferior a 15 mm teve uma sensibilidade de 100% e uma especificidade de 41% para predizer uma fração de ejeção inferior a 45%.[12]

A Tabela 14.1 resume os pontos de corte dos parâmetros mais usados na avaliação da função ventricular direita.

OUTRAS APLICAÇÕES CLÍNICAS

A função ventricular direita é um marcador independente do estado clínico e do prognóstico em diferentes cardiopatias congênitas e adquiridas. A avaliação da deformação parietal permite quantificar o comprometimento regional e a função sistólica global, bem como as respostas às diferentes intervenções terapêuticas.

Desta forma, podemos avaliar o comportamento da função sistólica ventricular direita tanto diante das patologias que modificam as condições de carga, quanto em oposição às que geram dano miocárdico.

Na presença de uma sobrecarga de volume como a comunicação interatrial, o tamanho ventricular direito e a deformação bidimensional longitudinal da parede lateral apresentam valores maiores que os normais (Figura 14.6). Uma vez realizado o tratamento pelo fechamento do curto-circuito, a dimensão ventricular direita é reduzida e os valores da deformação parietal tendem a ser normais.[13]

Nos pacientes com sobrecarga de pressão ventricular direita é possível avaliar tanto o desenvolvimento da falha sistólica quanto a resposta às intervenções terapêuticas. Nesse contexto, a avaliação da deformidade demonstrou sua utilidade em diferentes patologias, como a hipertensão pulmonar e a estenose pulmonar.

ECOCARDIOGRAFIA – Novas Técnicas

Tabela 14.1 Parâmetros ecocardiográficos da função ventricular direita

Parâmetro	Obtido com	Ponto de corte	Indicação	Sensibilidade	Especificidade	Referência
Velocidade pico S' do anel tricúspide	Doppler tecidual colorido	< 11,5 cm/s	DSVD (Fe < 45%)	90%	85%	3
Aceleração da CIV	Doppler tecidual colorido	< 1,1 m/s^2	DSVD (Fe < 45%)	91%	91%	4
Índice de Tei: (a-b)/d	Doppler tecidual colorido	> 0,4	DSVD (Fe < 45%)	–	–	6
E tricúspide/E' tecidual	Doppler do fluxo tricuspídeo e Doppler tecidual colorido	> 6	Pressão média de AD > 10 mmHg	79%	73%	7
Deformação do anel tricúspide	Doppler tecidual colorido	< –25%	DSVD (Fe < 50%)	81%	82%	11
Velocidade da deformação do anel tricúspide	Doppler tecidual colorido	< –4 s^{-1}	DSVD (Fe < 50%)	85%	88%	11

CIV: contração isovolumétrica; DSVD: disfunção sistólica do ventrículo direito.

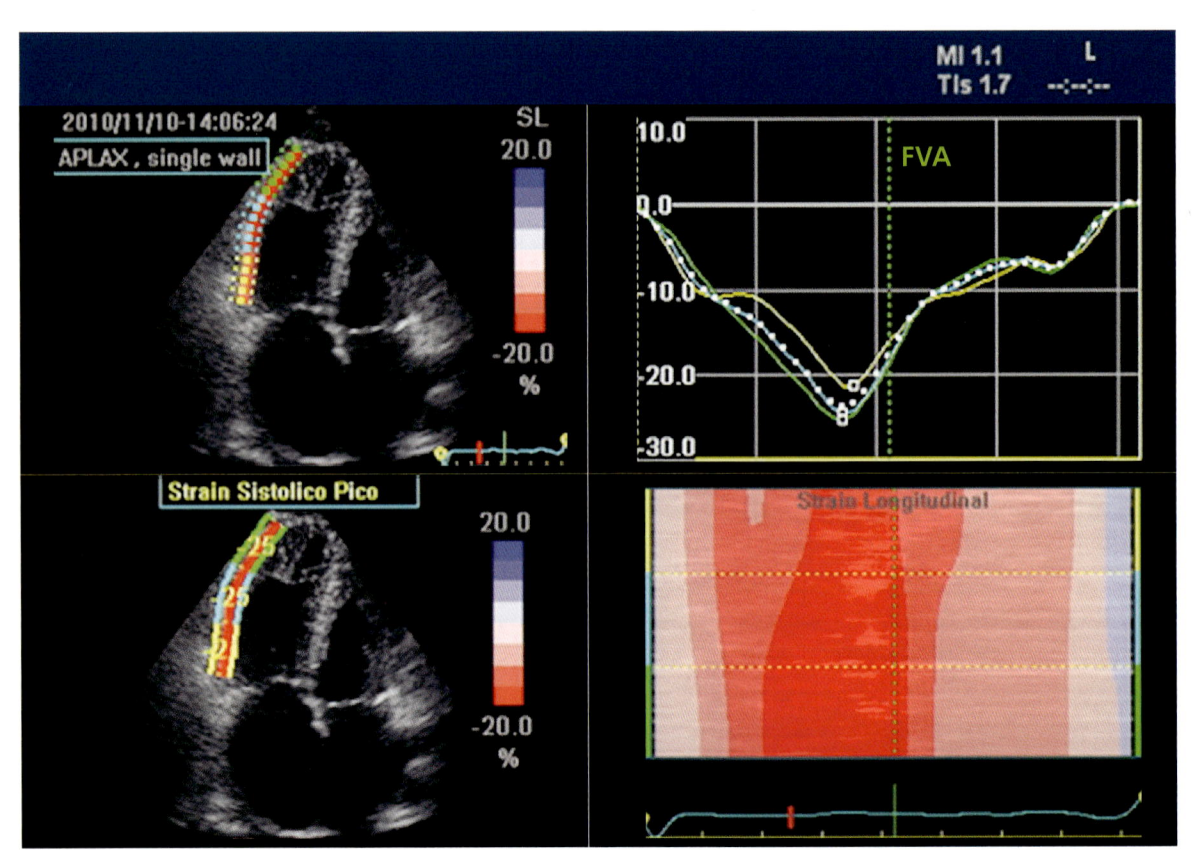

Figura 14.6 Paciente de 31 anos portadora de sobrecarga do volume ventricular direito secundário à presença da comunicação interatrial. A deformação média de –25% indica o adequado estado contrátil do ventrículo direito.

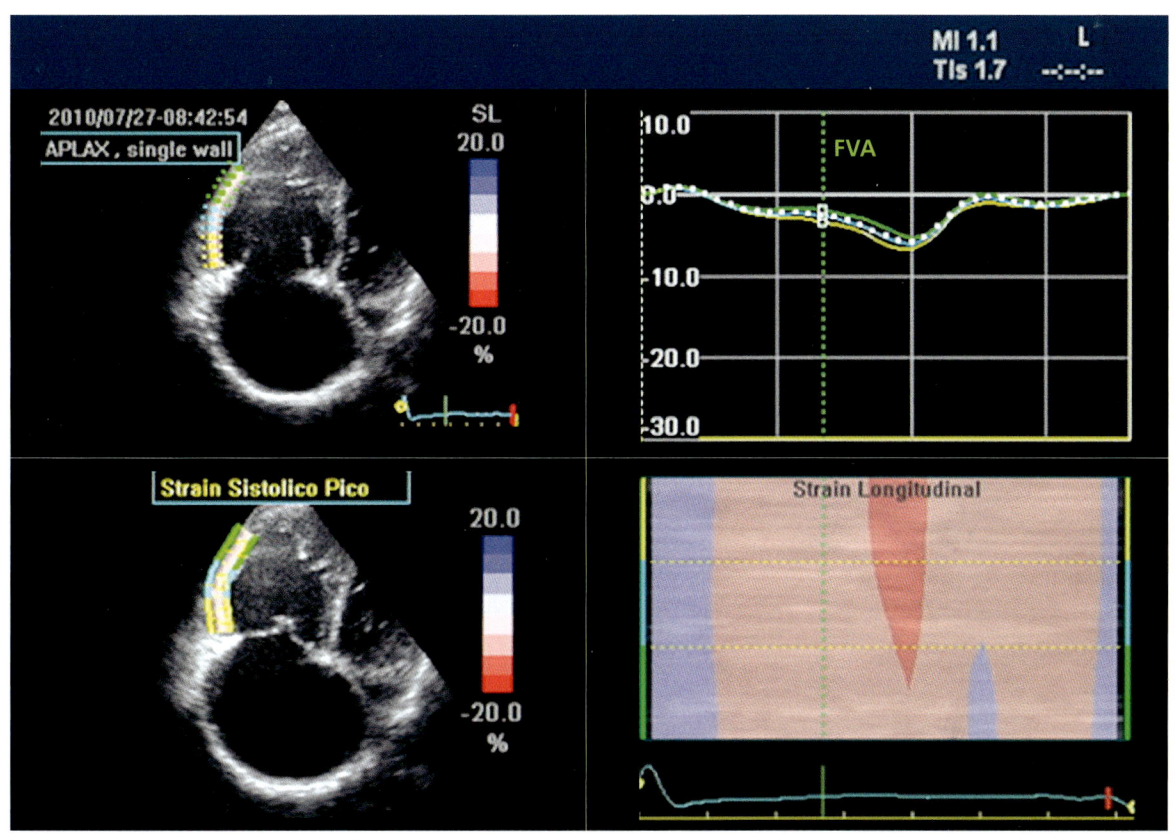

Figura 14.7 Paciente de 23 anos com hipertensão pulmonar secundária à embolia pulmonar aguda. Observa-se uma acentuada deterioração da função ventricular direita com deformidade longitudinal inferior a −5%.

A hipertensão pulmonar é uma entidade caracterizada por apresentar em repouso uma pressão arterial média na artéria pulmonar superior a 25 mmHg, medida por cateterismo; ou de uma pressão sistólica da artéria pulmonar superior a 40 mmHg calculada com uma ecocardiografia Doppler.[14] O aumento crônico da pressão pulmonar é associado à disfunção ventricular direita progressiva e isso pode ser avaliado pela análise da deformação. Então, os pacientes com hipertensão pulmonar apresentam curvas do VD com menor deformação longitudinal e com atraso do tempo ao pico, comparadas às curvas de indivíduos normais (Figura 14.7).

Após o tratamento com vasodilatadores (prostaciclinas, epoprostenol, sildenafil, bosentana), ou com o uso de trombolíticos pode ser observado, o aumento da deformação bidimensional longitudinal da parede lateral do VD e a normalização do tempo ao pico da deformação sistólica do VD como expressão da melhora na função sistólica.[15]

Quando se realiza o Doppler pulsátil tecidual do anel tricúspide em indivíduos normais, estima-se que o fim do período de ejeção do VD continue quase imediatamente com o movimento provocado no início da diástole pelo enchimento ventricular rápido. Ou seja, que praticamente não há um período de relaxamento isovolumétrico (Figura 14.8a). Entretanto, com o aumento da pressão ventricular direita ocorre um progressivo aumento do tempo de relaxamento isovolumétrico do VD (Figura 14.8b). A duração do tempo de relaxamento isovolumétrico se correlaciona com o valor da pressão pulmonar. Essa medida do tempo de relaxamento isovolumétrico é muito útil para diagnosticar a hipertensão pulmonar nos pacientes que não podem ter as pressões pulmonares medidas, por não padecerem de insuficiência tricúspide nem pulmonar.

Na estenose pulmonar, a sobrecarga da pressão ventricular direita é gerada, em mais de 90% dos casos, por um estreitamento valvar de origem congênita. A deformação bidimensional longitudinal da parede lateral do VD se acha claramente reduzida, mas os valores da deformação sistólica aumentam e podem ser normalizados após a valvoplastia pulmonar.[16]

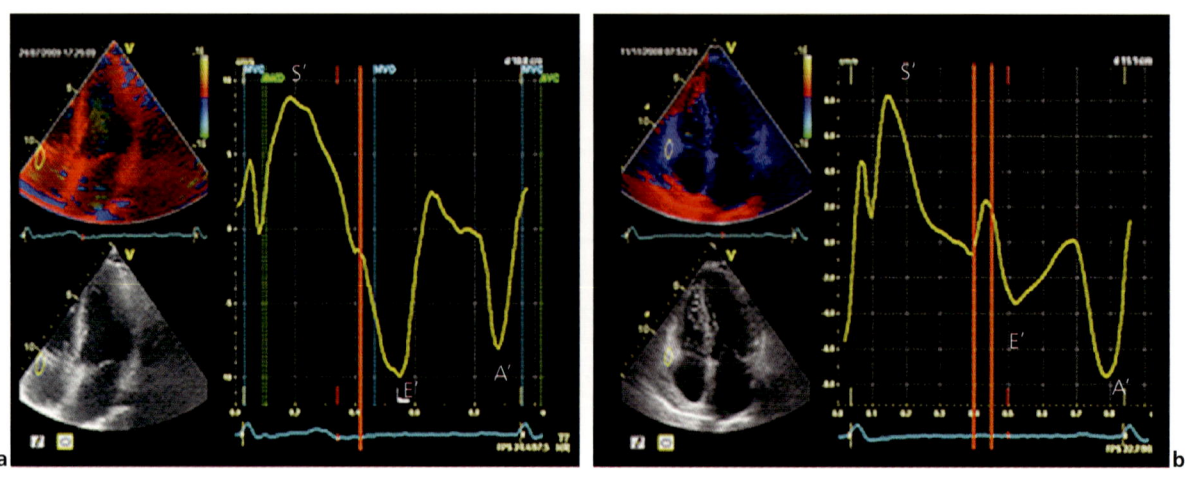

Figura 14.8 O Doppler tecidual do anel tricúspide em um indivíduo normal (**a**) não demonstra o período de relaxamento isovolumétrico, enquanto em um paciente com hipertensão pulmonar (**b**) há presença do tempo de relaxamento isovolumétrico (RIV), e quanto maior for a hipertensão pulmonar, maior ele será.

O dano ventricular direito também pode ser gerado por alterações inerentes ao miocárdio como na miocardiopatia hipertrófica e na displasia arritmogênica do VD ou secundárias à doença coronária.

A miocardiopatia hipertrófica é a miocardiopatia primária genética mais frequente e é caracterizada pelo desenvolvimento da hipertrofia ventricular esquerda com espessura parietal superior a 15 mm. Nos pacientes com miocardiopatia hipertrófica e comprometimento do ventrículo direito, a deformação bidimensional longitudinal da parede lateral do VD apresenta acentuada redução da porcentagem da deformação sistólica.

D'Andrea et al.[17] demonstraram a utilidade da análise da deformação do miocárdio ventricular direito derivada da ecocardiografia para distinguir entre a hipertrofia fisiológica em atletas à produzida pela miocardiopatia hipertrófica. Os resultados demonstram que a hipertrofia patológica se associa a uma acentuada deterioração da deformação miocárdica e que está diretamente relacionada com a grandeza da espessura septal. A presença da deformação longitudinal do ventrículo direito inferior a 16% identifica a hipertrofia como patológica com uma sensibilidade de 86% e uma especificidade de 92%.

Os mesmos autores destacam que em homens jovens portadores de miocardiopatia hipertrófica, a análise da deformação miocárdica derivada da ecocardiografia permite o diagnóstico da disfunção sistólica ventricular direita, ainda quando se observa uma variação escassa ou nula em outros índices (ESPAT; índice de Tei; Doppler tecidual) (Figura 14.9).

E, também, a disfunção diastólica regional do VD detectada pelo Doppler pulsátil tecidual em pacientes com menos de 35 anos pode ser um marcador precoce da presença de uma miocardiopatia hipertrófica antes do aparecimento da hipertrofia ventricular direita[18] (Figura 14.10).

A displasia arritmogênica do ventrículo direito (DAVD) foi definida como uma miocardiopatia primária hereditária caracterizada pela reposição fibroadiposa dos miócitos, predominantemente no ventrículo direito. Esse processo começa no epicárdio e progride para o endocárdio ventricular direito, comprometendo a via de entrada, o ápex e o infundíbulo, delimitando o "triângulo da displasia". Inicialmente, a doença se manifesta com a presença da arritmia ventricular sem outras mudanças morfológicas detectáveis. A progressão do dano celular provoca o engrandecimento ventricular direito, com áreas de hipocinesia, estreitamento parietal e desenvolvimento de aneurismas (Figura 14.11). Em estados finais pode ser somada ao comprometimento da função ventricular esquerda, mascarando o diagnóstico inicial.

Nos casos leves, a reposição fibroadiposa da parede ventricular pode-se limitar a uma manifestação ecocardiográfica, mas a deformação longitudinal da parede livre do VD é muito sensível para detectar as regiões com diminuição da deformação miocárdica[19] (Figura 14.12).

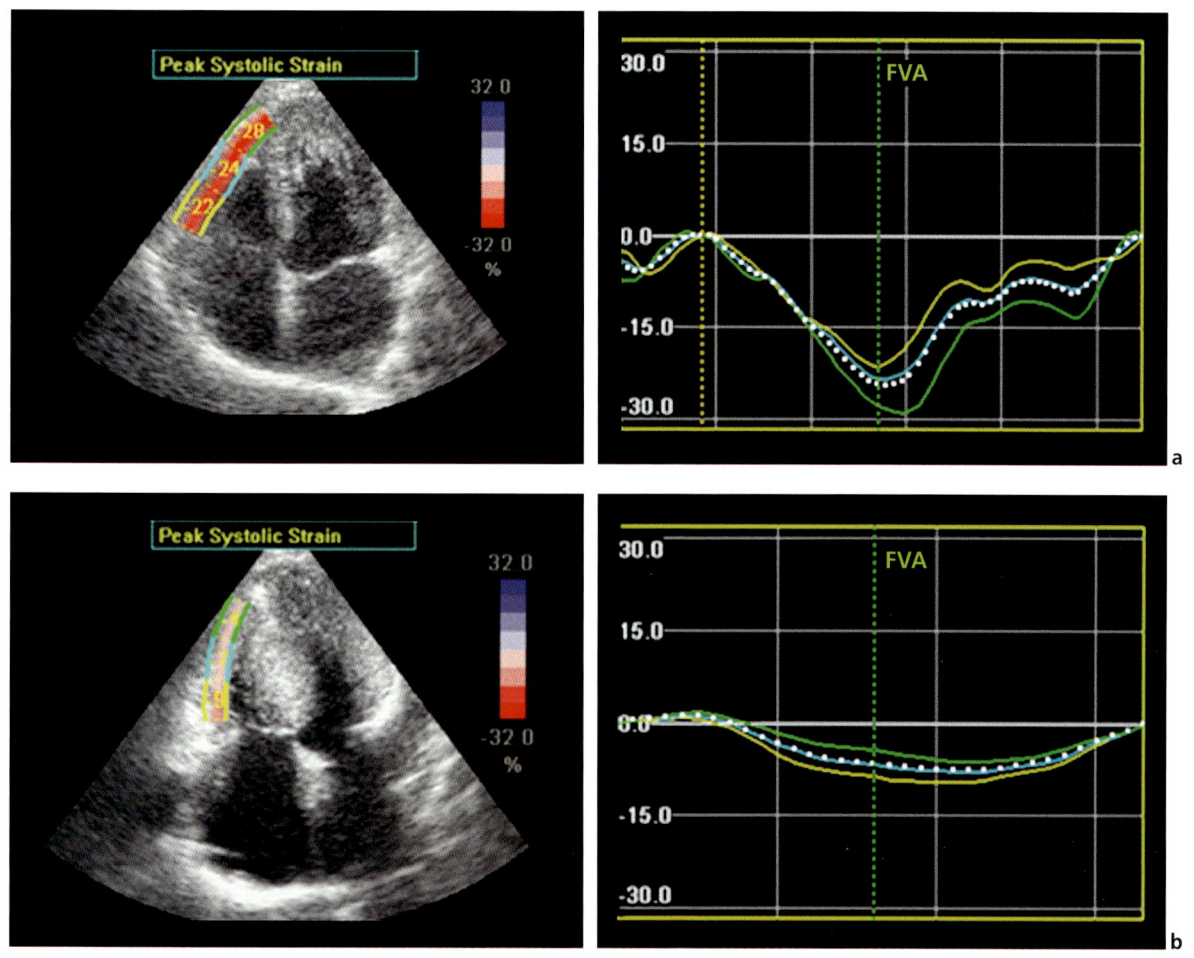

Figura 14.9 Deformação bidimensional longitudinal do ventrículo direito em um indivíduo normal (**a**) e em um paciente com miocardiopatia hipertrófica biventricular (**b**). Observa-se que a deformação (linha pontilhada) no indivíduo normal é de −25%, enquanto na miocardiopatia hipertrófica é reduzida a −6%.

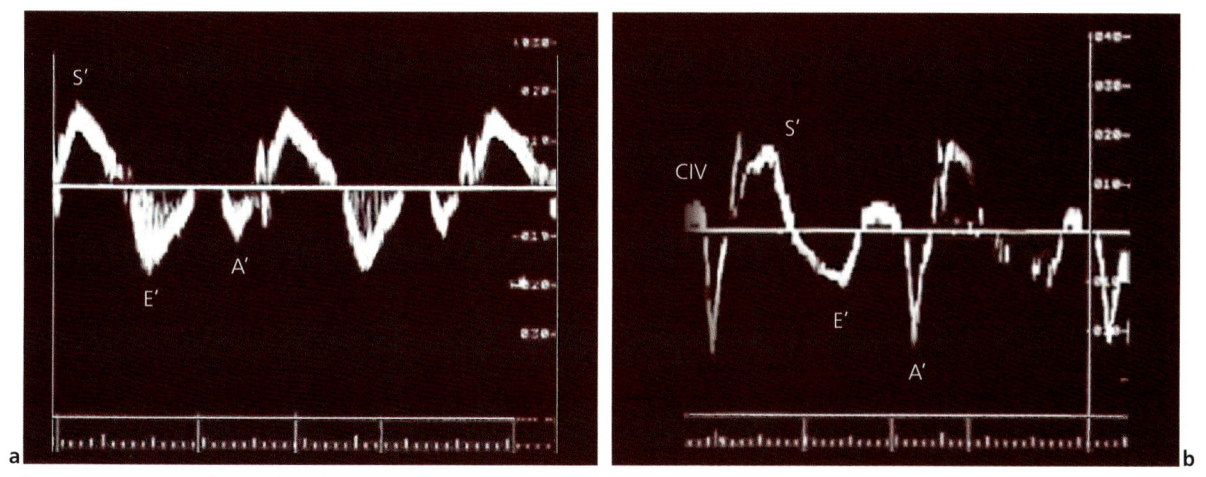

Figura 14.10 a Doppler tecidual de onda pulsada do ventrículo direito normal. **b** Homem de 19 anos, sem hipertrofia ventricular, com dois parentes de primeiro grau com miocardiopatia hipertrófica, com observação do desenvolvimento de um padrão de relaxamento prolongado no ventrículo direito. A': sístole atrial; E': enchimento ventricular rápido; S': contração sistólica; CIV: contração isovolumétrica.

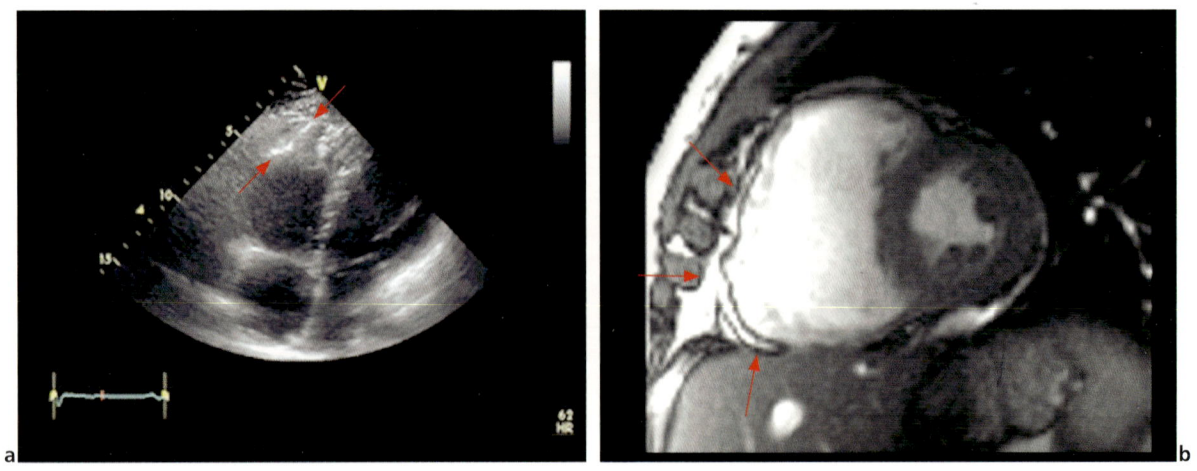

Figura 14.11 Displasia arritmogênica do ventrículo direito. **a** Ecocardiografia bidimensional. Janela apical das cavidades direitas com observação de estreitamento e fibrose no segmento ventricular lateroapical (setas). **b** Ressonância magnética que confirma as descobertas ecocardiográficas, com destaque da presença de uma deformação aneurismática no ventrículo direito com substituição do miocárdio normal por tecido fibroadiposo (setas), característica da displasia arritmogênica.

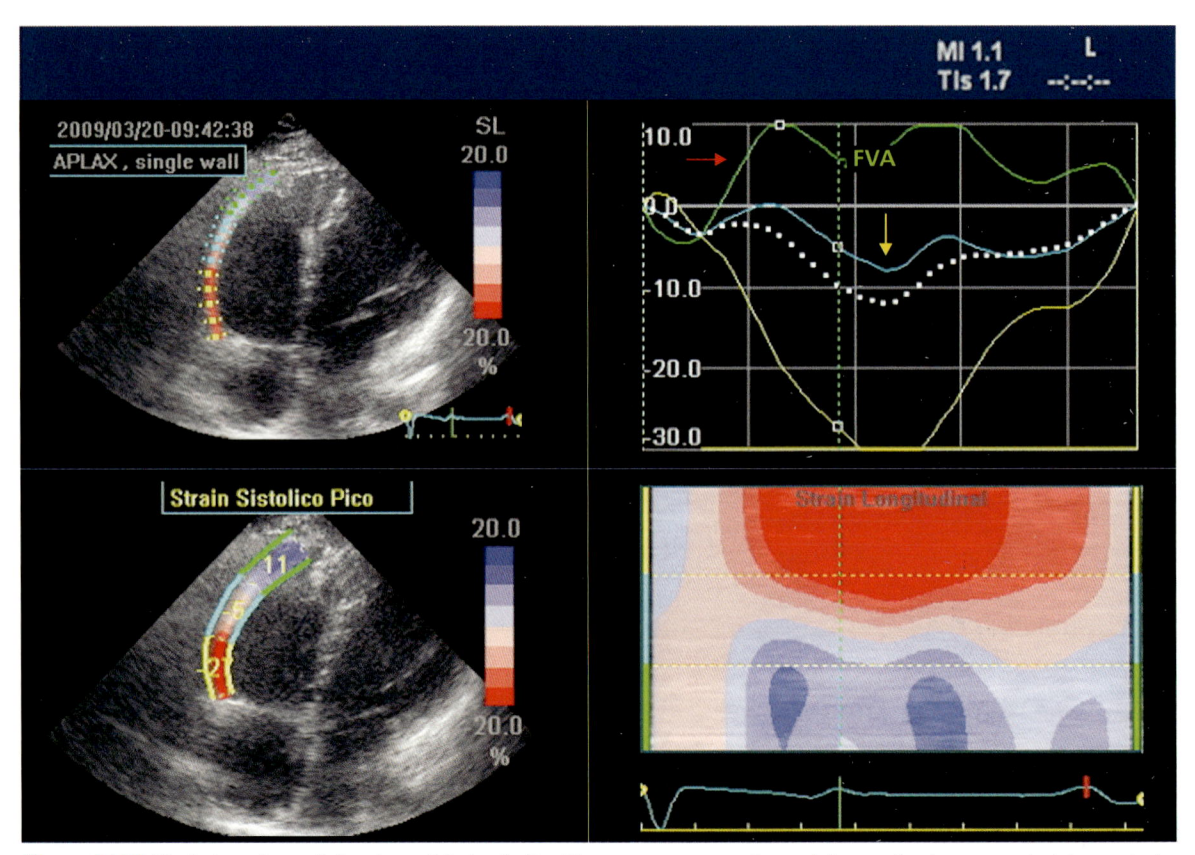

Figura 14.12 Displasia arritmogênica do ventrículo direito. Observa-se a anomalia na deformação do segmento lateroapical do VD, a deformação sistólica máxima é de 11% e a curva da deformação é positiva (seta vermelha), indicando que a parede lateroapical apresenta um alongamento sistólico em vez de um encurtamento das fibras. Além disso, observa-se a diminuição (–5%) na deformação do segmento lateromedial (seta amarela) e a sua conservação no segmento laterobasal (–27%), demonstrando o desenvolvimento progressivo da doença nos segmentos distais.

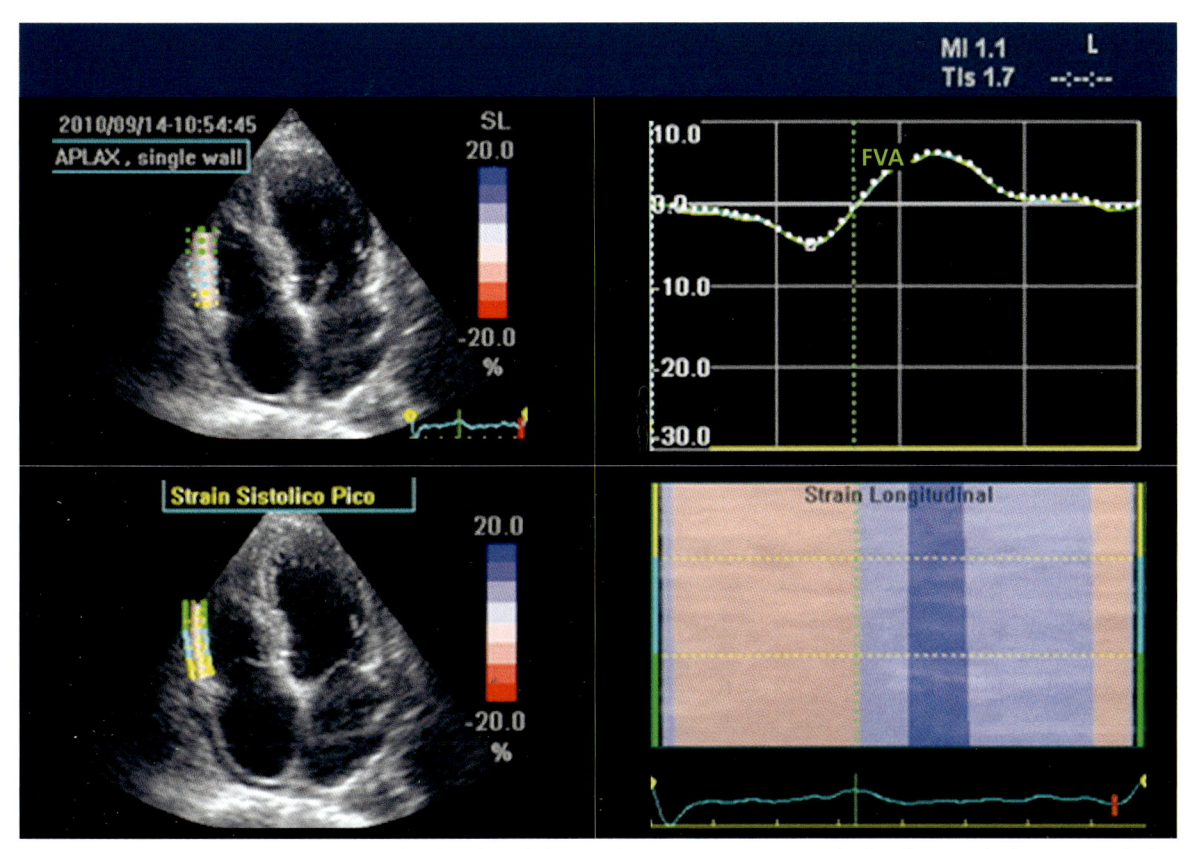

Figura 14.13 Paciente de 39 anos portador de infarto inferior. Observa-se uma acentuada deterioração da função ventricular direita expressa pela deformidade longitudinal de –5%.

Nos casos mais evidentes, a ecocardiografia identifica o VD dilatado, com áreas de acinesia e disfunção sistólica. Nesses casos, a deformação é reduzida uniformemente em toda a parede lateral do VD e o típico gradiente desaparece de uma ponta a outra, indicando que a parede livre do VD carece de função contrátil efetiva.

Os pacientes com infarto inferior mostram redução da velocidade sistólica de pico do Doppler tecidual por onda pulsada do anel tricúspide (inferior a 11,5 cm/s) mesmo na ausência de evidência eletrocardiográfica de infarto do VD.[20] A avaliação da deformação parietal também pode ser aplicada no infarto ventricular direito para a identificação dos segmentos comprometidos.

Nos pacientes com infarto inferior, a deformação longitudinal identificou menor deformação basal e medial direita nos casos associados ao comprometimento isquêmico do VD. Na presença de um infarto ventricular direito, a deformação da parede em uma porcentagem inferior a 18% na zona basal permite a identificação do infarto com uma sensibilidade e especificidade de 93%, enquanto uma deformidade do segmento medial inferior a 21% o identifica com uma sensibilidade de 87% e uma especificidade de 86%[21] (Figura 14.13).

Ao contrário do que acontece no infarto do ventrículo esquerdo, no VD não são observadas contrações pós-sistólicas, salvo quando associadas a algum grau de hipertensão pulmonar de outra etiologia.

CONCLUSÕES

O acesso à avaliação da deformação parietal do ventrículo direito por análise das curvas de deformação e velocidade da deformação longitudinal permitiu melhor compreensão da função ventricular em condições normais e nos diferentes estados patológicos agudos e crônicos.

Essas novas técnicas demonstraram os mecanismos colocados em ação para compensar as mudanças na pré- e pós-carga direita, facilitando o diagnóstico precoce das lesões miocárdicas primárias e, em alguns casos, identificando a resposta funcional perante as diferentes terapêuticas farmacológicas ou cirúrgicas. Entretanto, falta desenvolver a possibilidade de avaliar a deformação circunferencial atualmente limitada pelo estreitamento da parede direita. O desenvolvimento pleno dessas técnicas e sua aplicação generalizada expressará o seu verdadeiro potencial clínico.

REFERÊNCIAS BIBLIOGRÁFICAS

1. Marciniak A, Eroglu E, Marciniak M, Sirbu C et al. The potential clinical role of strain and strain rate imaging in diagnosing acute rejection after heart transplantation. *Eur J Echocardiogr* 2007;8:213-21.
2. Cho EJ, Jiamsripong P, Calleja AM, Alharthi MS, McMahon EM, Khandheria BK, Belohlavek M. Right ventricular free wall circumferential strain reflects graded elevation in acute right ventricular afterload. *Am J Physiol Heart Circ Physiol* 2009;296:413-20.
3. Meluzin J, Spinarova L, Bakala J, Krejci TJ, Hude P, Kara T, Soucek M. Pulsed Doppler tissue imaging of the velocity of tricuspid annular systolic motion:a new, rapid, and non-invasive method of evaluating right ventricular systolic function. *Eur Heart J* 2001;22:340-8.
4. Sade LE, Gulmez O, Ozyer U. Regional pulsed wave tissue Doppler of right ventricle for the evaluation of systolic function:validation against cardiac magnetic resonance imaging. *Eur Heart J* 2006;27:298.
5. McLean AS, Ting I, Huang SJ, Wesley S. The use of the right ventricular diameter and tricuspid annular tissue Doppler velocity parameter to predict the presence of pulmonary hypertension. *Eur J Echocardiogr* 2007;8:128-36.
6. Harada K, Tamura M, Toyono M, Yasuoka K. Comparison of the right ventricular Tei index by tissue Doppler imaging to that obtained by pulsed Doppler in children without heart disease. *Am J Cardiol* 2002;90:566-9.
7. Nageh MF, Kopelen HA, Zoghbi WA, Quiñones MA, Nagueh SF. Estimation of mean right atrial pressure using tissue Doppler imaging. *Am J Cardiol* 1999;84:1448-51.
8. Teske AJ, De Boeck BW, Olimulder M, Prakken NH, Doevendans PA, Cramer MJ. Echocardiographic assessment of regional right ventricular function:a head-to-head comparison between 2-dimensional and tissue Doppler-derived strain analysis. *J Am Soc Echocardiogr* 2008;21:275-83.
9. Lindqvist P, Calcutteea A, Henein M. Echocardiography in the assessment of the right heart function. *Eur J Echocardiogr* 2008;9:225-34.
10. Dambrauskaite V, Delcroix M, Claus P, Herbots L, D'hooge J, Bijnens B, Rademakers F, Sutherland GR. Regional right ventricular dysfunction in chronic pulmonary hypertension. *J Am Soc Echocardiogr* 2007;20:1172-80.
11. Vitarelli A, Conde Y, Cimino E, Stellato S et al. Assessment of right ventricular function by strain rate imaging in chronic obstructive pulmonary disease. *Eur Respir J* 2006;27:268-75.
12. Urheim S, Cauduro S, Frantz R et al. Relation of tissue displacement and strain to invasively determined right ventricular stroke volume. *Am J Cardiol* 2005;96:1173-8.
13. Jategaonkar SR, Scholtz W, Butz T. Two-dimensional strain and strain rate imaging of the right ventricle in adult patients before and after percutaneous closure of atrial septal defects. *Eur J Echocardiogr* 2009;10:499-502.
14. Rich, S. Executive summary from the World Symposium on Primary Pulmonary Hypertension. The World Health Organization. France: Evian, 1998.
15. Borges AC, Knebel F, Eddicks S, Panda A, Schattke S, Witt C, Baumann G. Right ventricular function assessed by two-dimensional strain and tissue Doppler echocardiography in patients with pulmonary arterial hypertension and effect of vasodilator therapy. *Am J Cardiol* 2006;98:530-4.
16. Moiduddin N, Asoh K, Slorach C, Benson LN, Friedberg MF. Effect of transcatheter pulmonary valve implantation on short-term right ventricular function as determined by twodimensional speckle tracking strain and strain rate imaging. *Am J Cardiol* 2009;104:862-7.
17. D'Andrea A, Caso P, Bossone E, Scarafile R et al. Right ventricular myocardial involvement in either physiological or pathological left ventricular hypertrophy:an ultrasound speckle tracking two-dimensional strain analysis. *Eur J Echocardiogr* 2010;5:2-9.
18. Saccheri MC, Cianciulli TF, Konopka IV et al. Usefulness of pulsed Doppler tissue imaging in the early detection of diastolic myocardial abnormalities in first-degree relatives of patients with familial hypertrophic cardiomyopathy. *Rev Esp Cardiol* 2006;59:41-9.
19. Prakasa KR, Wang J, Tandri H, Dalal D, Bomma et al. Utility of tissue Doppler and strain echocardiography in arrhythmogenic right ventricular dysplasia/cardiomyopathy. *Am J Cardiol* 2007;100:1473-8.
20. Alam M, Wardell J, Andersson E, Samad BA, Nordlander R. Right ventricular function in patients with first inferior myocardial infarction:assessment by tricuspid annular motion and tricuspid annular velocity. *Am Heart J* 2000;139:710-5.
21. Sevimli S, Gundogdu F, Aksakal E et al. Right ventricular strain and strain rate properties in patients with right ventricular myocardial infarction. *Echocardiography* 2007;24:732-9.

15 Cardiopatias congênitas no adulto

Claudio María Bussadori ■ Biagio Castaldi ■ Mario Carminati

Os avanços alcançados no campo do diagnóstico e do tratamento das doenças cardíacas congênitas causaram um aumento considerável no número de pacientes diagnosticados e tratados com sucesso. Por este motivo, nas 2 últimas décadas, registrou-se um aumento significativo de pacientes com correções cirúrgicas ou percutâneas que chegam à idade adulta, nos quais o exame ecocardiográfico fornece uma avaliação anatômica e funcional dos resultados de tais correções e das patologias cardíacas relacionadas com a idade do paciente.

Os parâmetros ecocardiográficos qualitativos e quantitativos utilizados para avaliar os pacientes com cardiopatias congênitas na fase adulta, geralmente, são os mesmos utilizados no estudo das cardiopatias adquiridas. Apesar de os parâmetros como a fração de ejeção do ventrículo esquerdo (VE) e a área de encurtamento fracional do ventrículo direito[1] serem técnicas válidas e amplamente utilizadas na prática clínica diária, é importante destacar que elas fornecem informações indiretas sobre a função ventricular global, já que não medem, diretamente, o grau de contração ventricular e dependem das condições de pré- e pós-carga da função segmentar e da remodelação geométrica e volumétrica dos ventrículos.

Além disso, essas medições se baseiam em suposições geométricas concebidas para ventrículos "normais". Nos pacientes com cardiopatias congênitas na fase adulta, a geometria ventricular encontra-se alterada em razão de doença e modificações induzidas pelo tratamento cirúrgico. Portanto, a avaliação da função ventricular, com critérios quantitativos dimensionais e volumétricos, poderia nos levar a conclusões insuficientes ou inexatas. Nos pacientes afetados por cardiopatias congênitas, o ventrículo direito (VD) está, frequentemente, envolvido na patologia, e os padrões ecocardiográficos à disposição do cardiologista são poucos e nem sempre aplicáveis.

A utilização de novas técnicas ecocardiográficas que avaliam a função miocárdica abriu um leque de possibilidades para quantificar a função ventricular, independentemente da forma dos ventrículos.

Os métodos de quantificação da deformação miocárdica são utilizados para definir a deterioração da função ventricular e para o acompanhamento pós-operatório de inúmeras cardiopatias congênitas na fase adulta. A possibilidade de avaliar, no mesmo paciente, ao mesmo tempo, tanto a função ventricular esquerda como a direita, permite melhor compreensão da função global e da interdependência ventricular. A análise ecocardiográfica da função ventricular direita é o ponto crítico do exame, sendo necessário fazer um diagnóstico complementar com ressonância magnética ou tomografia computadorizada. A impossibilidade de simplificar a geometria ventricular direita em uma ou mais formas geométricas "simples" dificulta o exame ecocardiográfico bidimensional; por outro lado, a obtenção tridimensional do VD apresenta importantes limitações, principalmente em pacientes que passaram por esternotomia e com deformações torácicas. A excursão sistólica do plano do anel tricúspide (ESPAT), habitualmente utilizada para avaliar a função sistólica do VD, não leva em consideração o componente radial da contração, que é uma importante limitação nos pacientes com hipertrofia do VD secundária à sobrecarga congênita de pressão do VD.

A diferente remodelação miocárdica do VD, com uma disposição mais radial dos miócitos, nos pacientes com tetralogia de Fallot, foi demonstrada em exames de autópsias.[2] Por este motivo, mesmo na ausência da obstrução residual na via de saída do VD, em pacientes adultos operados na infância em decorrência da tetralogia de Fallot, a deformação longitudinal global do VD está diminuída.[3] Nestes pacientes, tanto na presença de estenose residual como na de insuficiência pulmonar severa, observa-se um aumento progressivo das células conjuntivas, que são fibrosas ou gordurosas, e que causam um alargamento do QRS e alterações da repolarização ventricular, que podem ser a causa de arritmias ventriculares. Como o tecido conectivo é um componente rígido, que não contribui para a contração ativa, é possível encontrar nestes pacientes uma redução dos valores de deformação e velocidade de deformação miocárdica, que se correlacionam com os parâmetros eletrofisiológicos[4] e com a tolerância ao esforço (vídeo 34). Por outro lado, o tratamento cirúrgico ou percutâneo da patologia valvar coincide com um aumento dos parâmetros de deformação e velocidade de deformação.[5]

Nosso grupo estudou pacientes com cardiopatias congênitas no adulto, nos quais foi feito um implante percutâneo de uma válvula pulmonar biológica, montada sobre endoprótese (Melody®), e o grupo mais numeroso foi o dos pacientes com tetralogia de Fallot, corrigida na juventude, que apresentavam uma estenose do conduto pulmonar valvado utilizado para a reparação cirúrgica da insuficiência pulmonar. Três dias depois do implante foi observado um aumento da deformação longitudinal do septo direito, que estava relacionada com a redução do volume do VD (Figuras 15.1 e 15.2) e com o aumento do volume do VE. A deformação longitudinal do VD aumenta nos controles aos 3 e 12 meses (vídeo 35), juntamente com uma melhora do quadro clínico e da tolerância ao esforço, sem chegar a normalizar-se (Figura 15.3), como foi observado por outros autores.[6] O retorno à normalidade dos volumes do VE também leva a uma recuperação da função ventricular, demonstrada por um aumento da deformação e da velocidade de deformação miocárdica longitudinal, enquanto a fração de ejeção (FE) do VE não muda (vídeos 36 e 37). Tal fato evidencia a reduzida aplicação da FE na avaliação da função ventricular esquerda nas cardiopatias congênitas do adulto, com características morfológicas e funcionais cardíacas individuais (Figuras 15.4 e 15.5).

Nas patologias com aumento da pós-carga de um ventrículo morfologicamente normal, ao nascimento, a deformação e a velocidade de deformação miocárdica longitudinal do VD são frequentemente normais no princípio, e tendem a diminuir precocemente no caso de disfunção sistólica do VD. Em nossa experiência, no acompanhamento dos pacientes operados com a cirurgia de Ross, que desenvolvem estenose do homoenxerto, a deformação miocárdica do VD se normaliza depois da substituição do conduto estenosado.

A resposta da deformação miocárdica do VD à sobrecarga de volume adquirida depende da patologia e das condições clínicas da base. Nos pacientes que apresentam, primitivamente, uma sobrecarga de pressão com uma hipertrofia concêntrica patológica, o VD não se adapta a uma sobrecarga volumétrica adquirida. Nestes pacientes, a deformação do VD aumenta ligeiramente durante o período agudo, sem voltar à normalidade, para depois piorar na fase crônica, simultaneamente com o aumento da fibrose miocárdica e a dilatação do VD.[5] Um exemplo típico são os pacientes que, depois de uma intervenção de correção total da tetralogia de Fallot, desenvolvem uma sobrecarga volumétrica direita em virtude da regurgitação pulmonar severa.

Nos ventrículos direitos, que ao nascimento apresentam morfologia e função normais, o mecanismo de adaptação às condições das diferentes anomalias de carga ventricular é, no entanto, mais linear: a um aumento da carga volumétrica corresponde um aumento da deformação longitudinal da parede livre do VD e do septo direito, enquanto a velocidade de deformação, menos dependente das condições de carga, também aumenta, mas de modo menos significativo (vídeo 38).

Nos pacientes com comunicações interatriais (CIA) grandes são encontrados valores de deformação longitudinal parietal e septal direitos muito elevados, relacionados diretamente com o grau de curto-circuito da esquerda para a direita.[7] O fechamento da CIA normaliza os valores de deformação longitudinal parietal e septal direitos 24 horas depois do procedimento[8] (Figura 15.6).

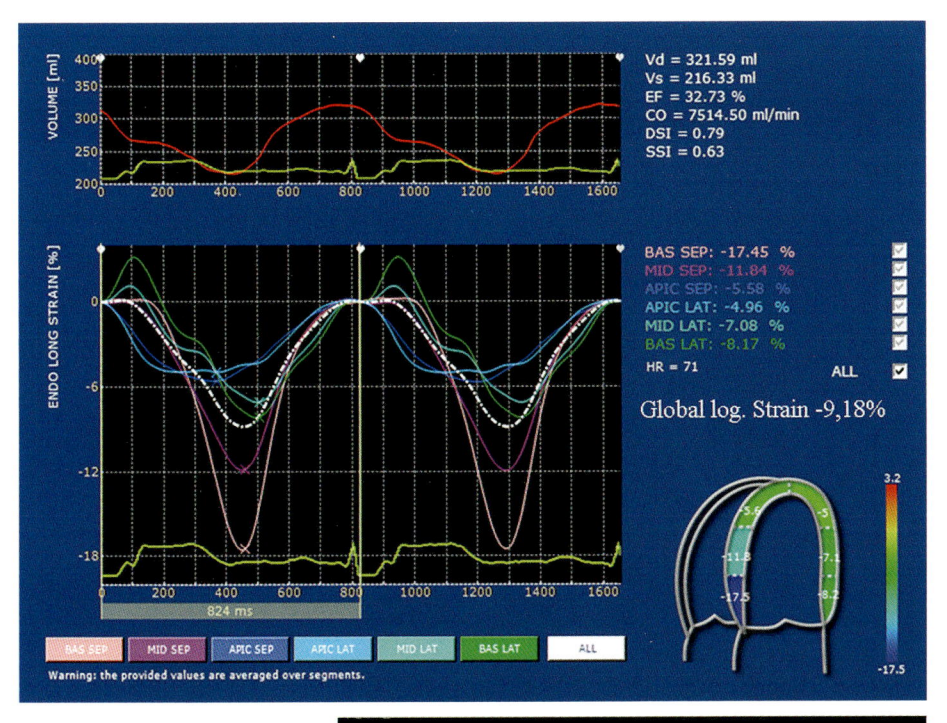

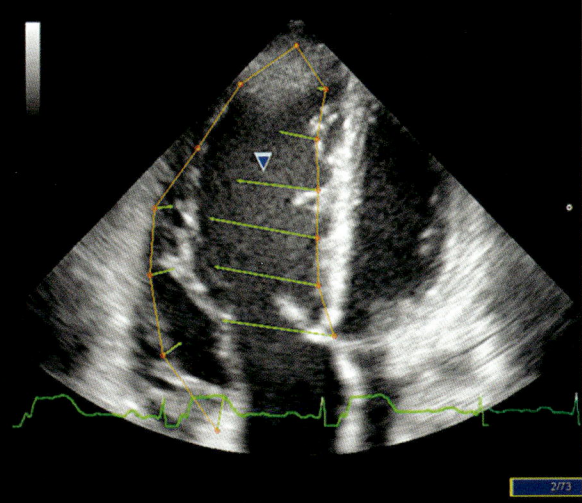

Figura 15.1 Deformação longitudinal do ventrículo direito em um paciente de 20 anos de idade com estenose de um conduto pulmonar (Contegra®) antes do implante da válvula pulmonar biológica Melody®. O cálculo da deformação do ventrículo direito para o *software* utilizado (Xstrain®) não é previsto pelas indicações do fabricante (Esaote); por este motivo foi utilizada a planilha do ventrículo esquerdo.

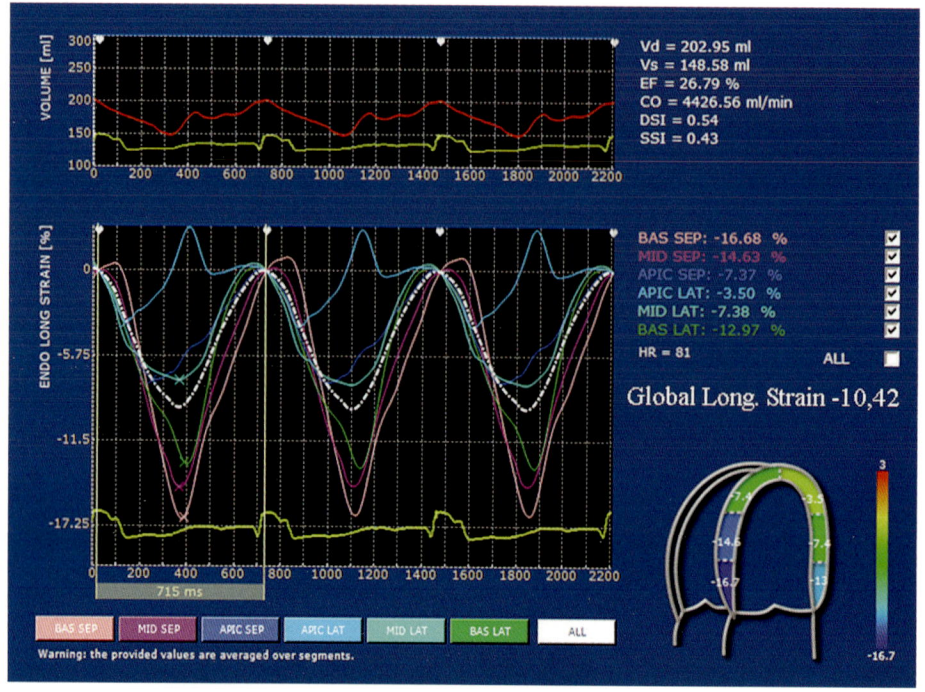

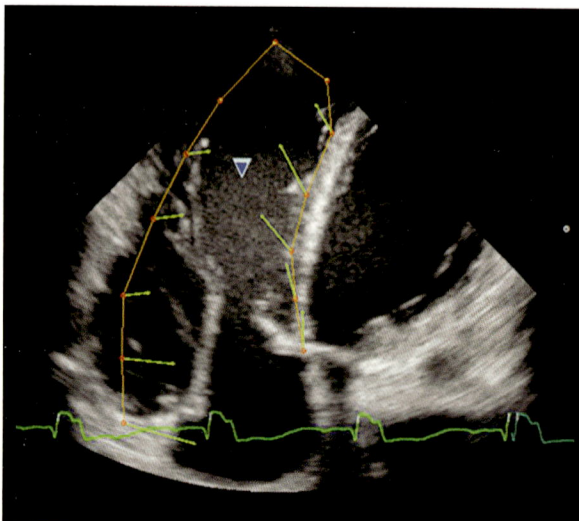

Figura 15.2 Deformação longitudinal do ventrículo direito do mesmo paciente da Figura 15.1, 3 dias depois do implante percutâneo da válvula pulmonar biológica Melody®. Observe a redução de 30% do volume diastólico direito e o discreto aumento da deformação longitudinal global do ventrículo direito de –9,18% a –10,42%.

15 | Cardiopatias congênitas no adulto **273**

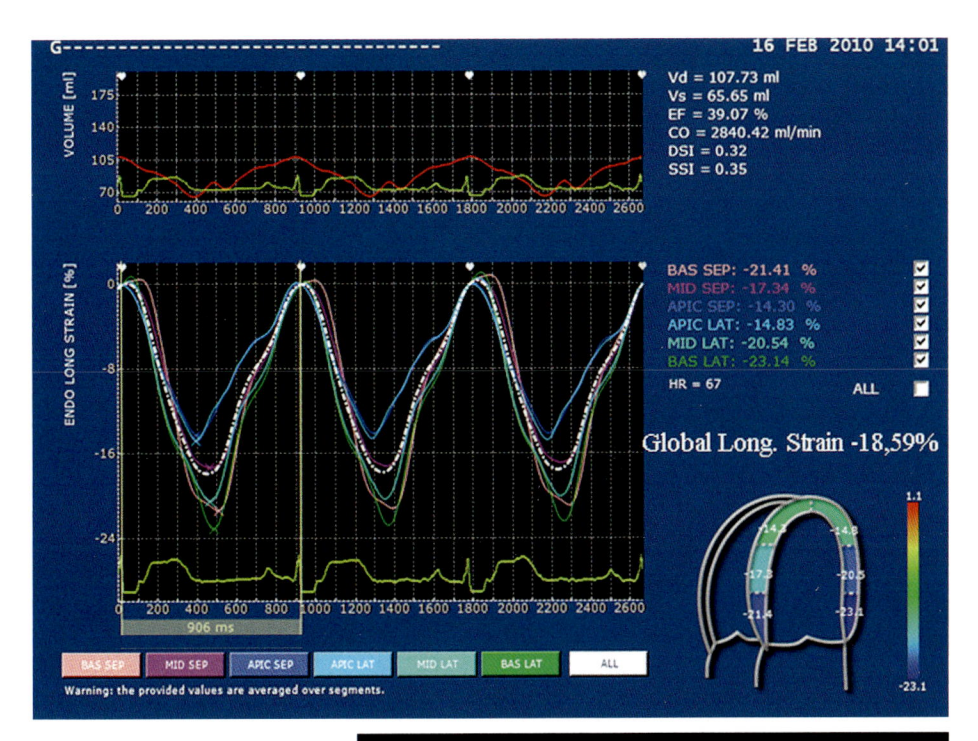

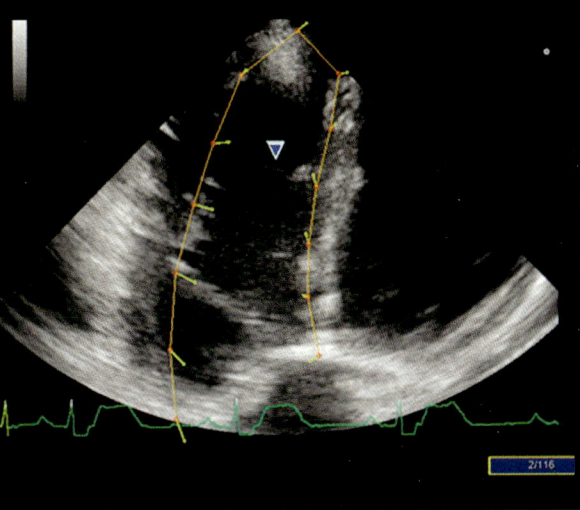

Figura 15.3 Deformação longitudinal do ventrículo direito do mesmo paciente das figuras anteriores, 3 meses depois do implante percutâneo da válvula pulmonar biológica Melody®; o volume diastólico direito foi reduzido para 1/3 do valor pré-operatório e a deformação longitudinal global foi duplicada, alcançando um valor de −18,59%.

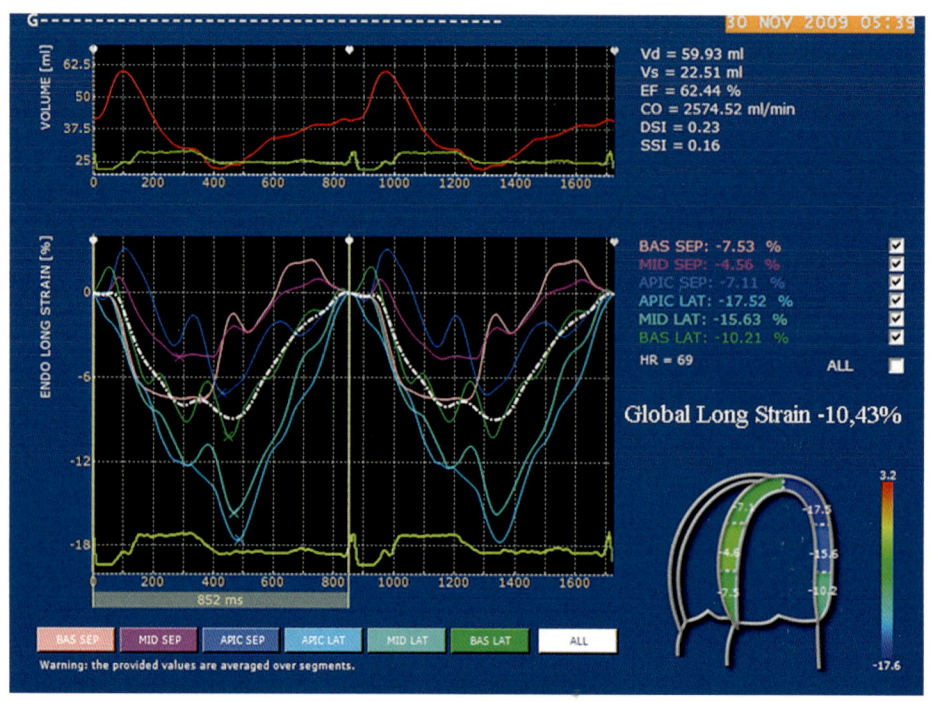

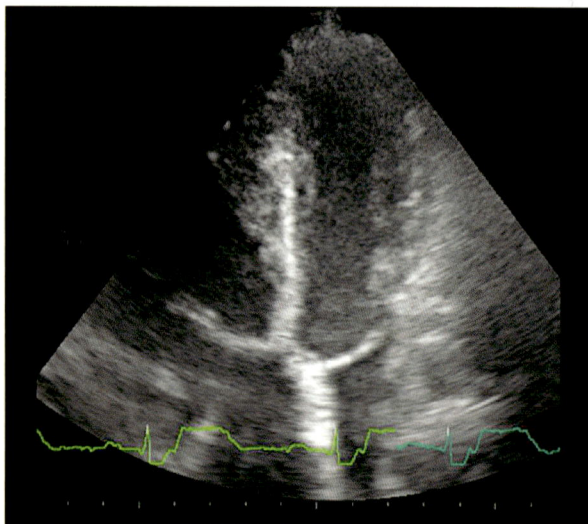

Figura 15.4 Deformação longitudinal do ventrículo esquerdo do paciente das figuras anteriores antes do implante da válvula pulmonar biológica Melody®. Observe os volumes ventriculares e a deformação global e do segmento extremamente reduzidos no ventrículo esquerdo, com FE normal. A deformação longitudinal sistólica de pico global do VE é de −10,43%.

15 | Cardiopatias congênitas no adulto 275

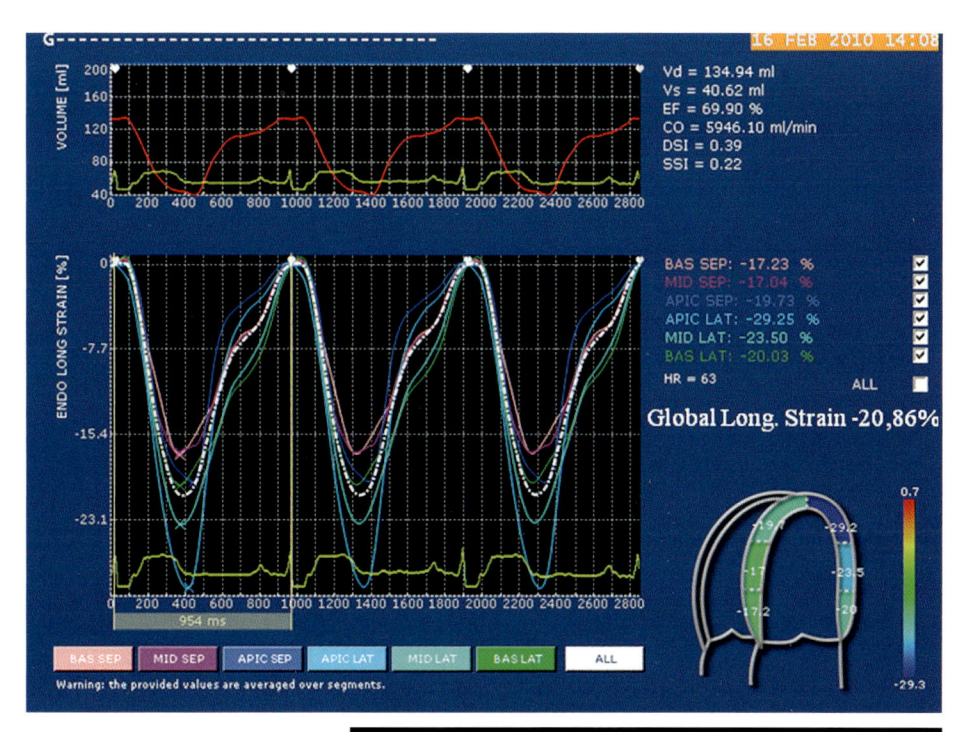

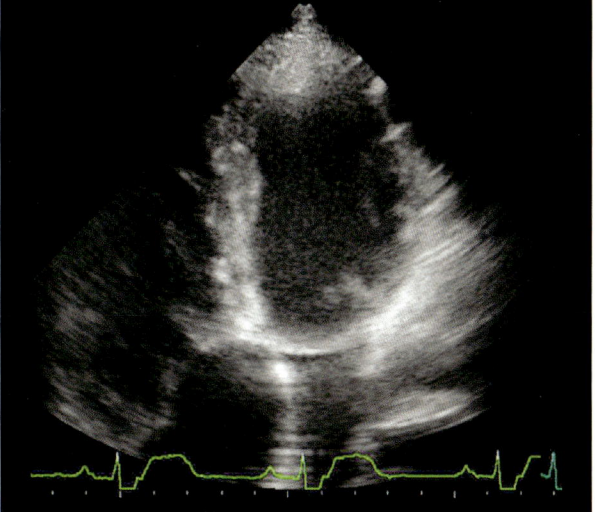

Figura 15.5 Deformação longitudinal do ventrículo esquerdo do paciente das figuras anteriores 3 meses depois do implante da válvula Melody®. Observe os volumes ventriculares e a deformação global do ventrículo esquerdo normalizada, alcançando um valor de −20,86%.

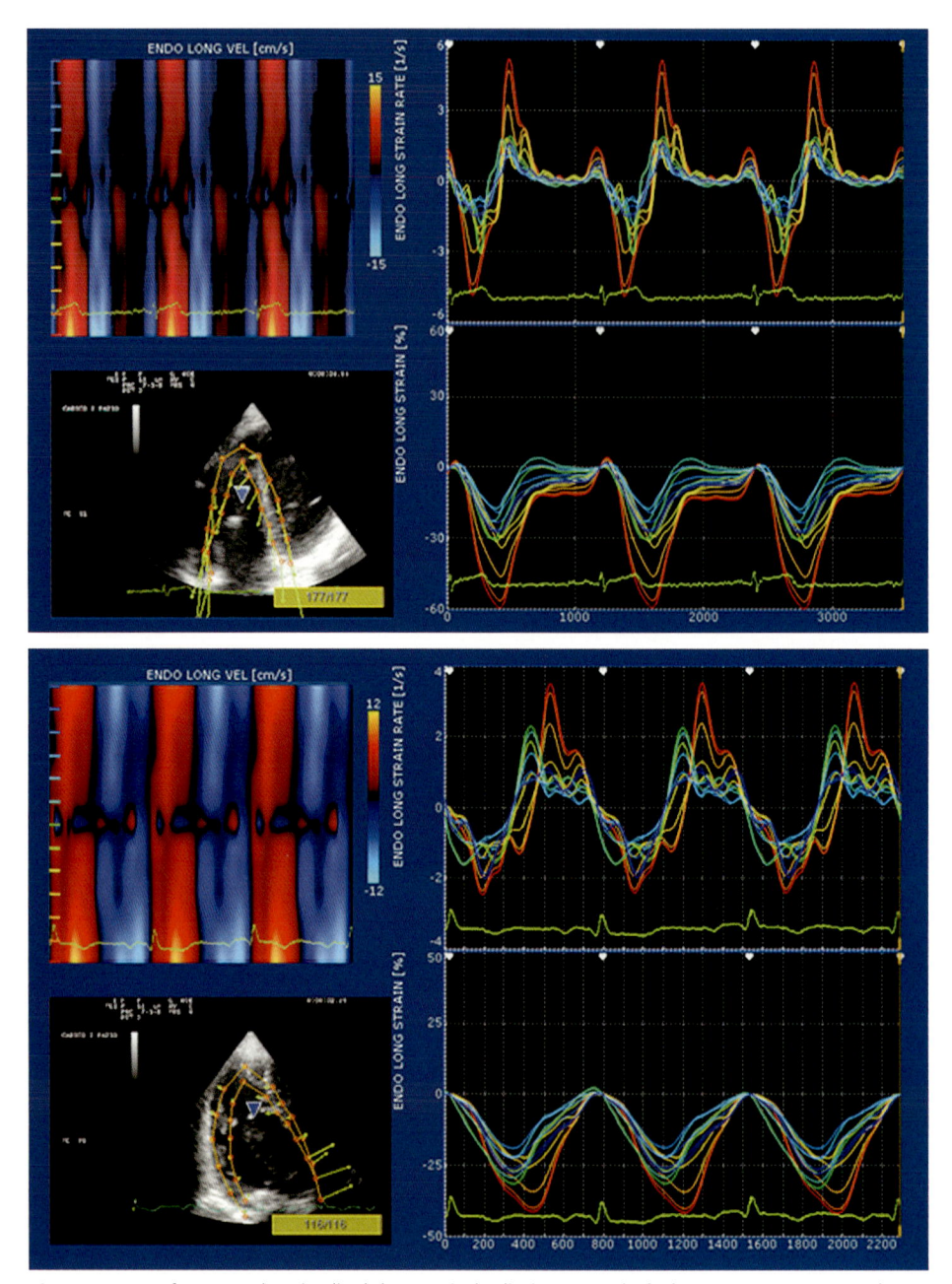

Figura 15.6 Deformação longitudinal do ventrículo direito antes do fechamento percutâneo de uma grande CIA (acima) e 24 horas depois do fechamento (abaixo). Observe a redução da deformação longitudinal global do ventrículo direito.

O exame ecocardiográfico dos pacientes com cardiopatias congênitas no adulto, com ventrículo direito sistêmico, deve incluir tanto a avaliação dos parâmetros bidimensionais e volumétricos indiretos, como a interpretação dos parâmetros diretos (deformação, velocidade de deformação e torção ventricular). Nos pacientes com transposição corrigida ou com transposição completa dos grandes vasos corrigida por uma intervenção de Mustard ou Senning, o exame da deformação com ressonância magnética cardíaca e com varredura pontual forneceu mais uma confirmação sobre a teoria da banda helicoidal ventricular.[9-11] Nestes pacientes, o VI em posição subpulmonar apresenta uma geometria cavitária alterada pela pós-carga diminuída, mas conserva as modalidades de contração e relaxamento do tipo torção, típicas de um ventrículo esquerdo (Figura 15.7) (vídeo 39). O ventrículo direito submetido a pressões sistêmicas conserva, por sua vez, as modalidades de contração e relaxamento determinadas pela maior orientação das fibras que o

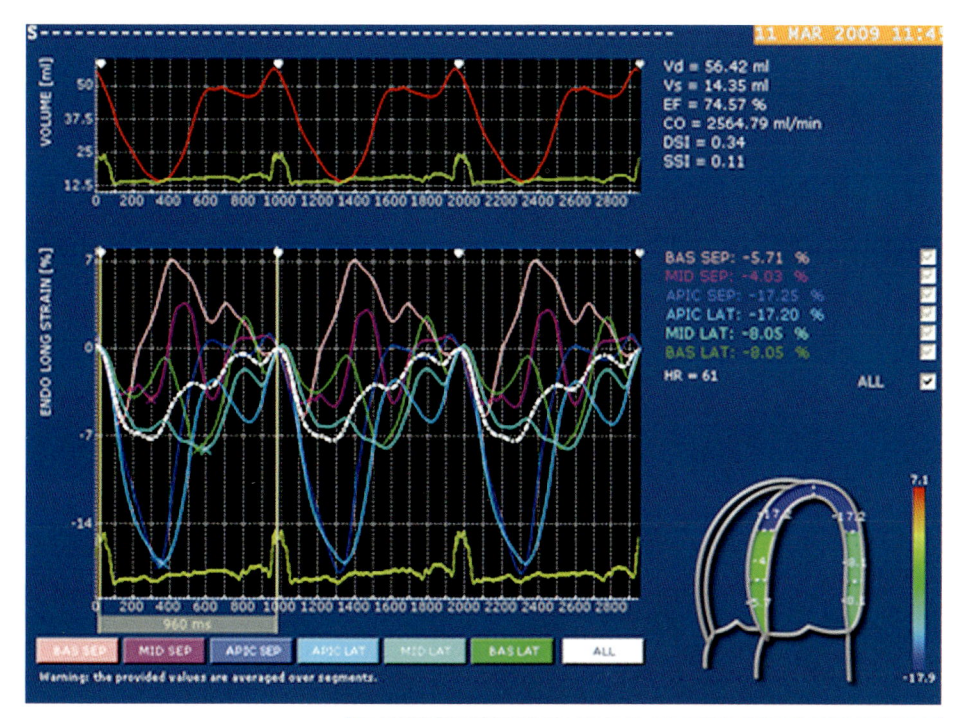

Figura 15.7 Análise da deformação longitudinal do ventrículo esquerdo em um paciente com transposição corrigida; o ventrículo esquerdo subpulmonar, em razão do alinhamento normal das fibras, apresenta um padrão de deformação normal, com uma deformação mais elevada no ápex. Como na Figura 15.1, para fazer o cálculo da deformação do ventrículo direito utilizou-se a planilha do ventrículo esquerdo.

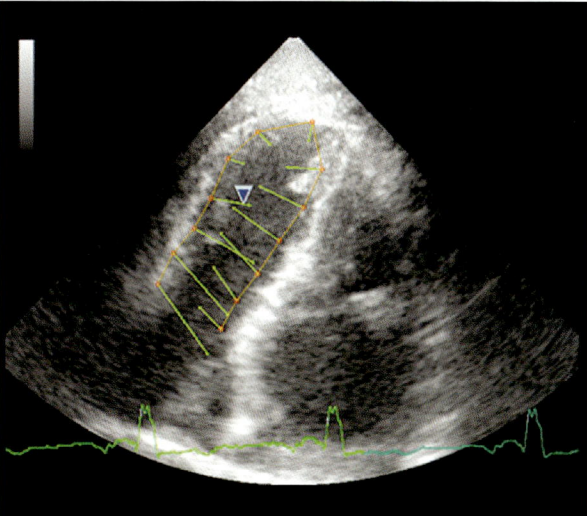

compõem, ou seja, predominantemente longitudinal (Figura 15.8). Depois que a hipertrofia concêntrica do VI se desenvolve, como consequência da pós-carga inadequada, observar-se-á um maior componente circunferencial e transversal da contração, sem que o ventrículo direito desenvolva um movimento próprio de torção ou distorção, semelhante com o do ventrículo esquerdo.[10]

Estudos feitos em pacientes operados com a técnica de Mustard ou Senning[12] demonstraram que a função do ventrículo sistêmico pode, inicialmente, ser avaliada pela deformação longitudinal (Figura 15.9), mas, com o desenvolvimento da hipertrofia,[13] as informações mais úteis são obtidas fazendo-se uma avaliação da deformação circunferencial (Figura 15.10) e radial na região medioventricular (Figura 15.11).

Nos pacientes com transposição dos grandes vasos corrigida com a técnica de Mustard ou Senning, foi demonstrada, recentemente, uma boa correlação entre a deformação radial do ventrículo sistêmico e a tolerância ao exercício[14] (vídeo 40).

O estudo do ventrículo esquerdo com métodos-padrão permite analisar a função sistólica e diastólica global, com uma possibilidade mínima de prever disfunções do tipo segmentar ou que

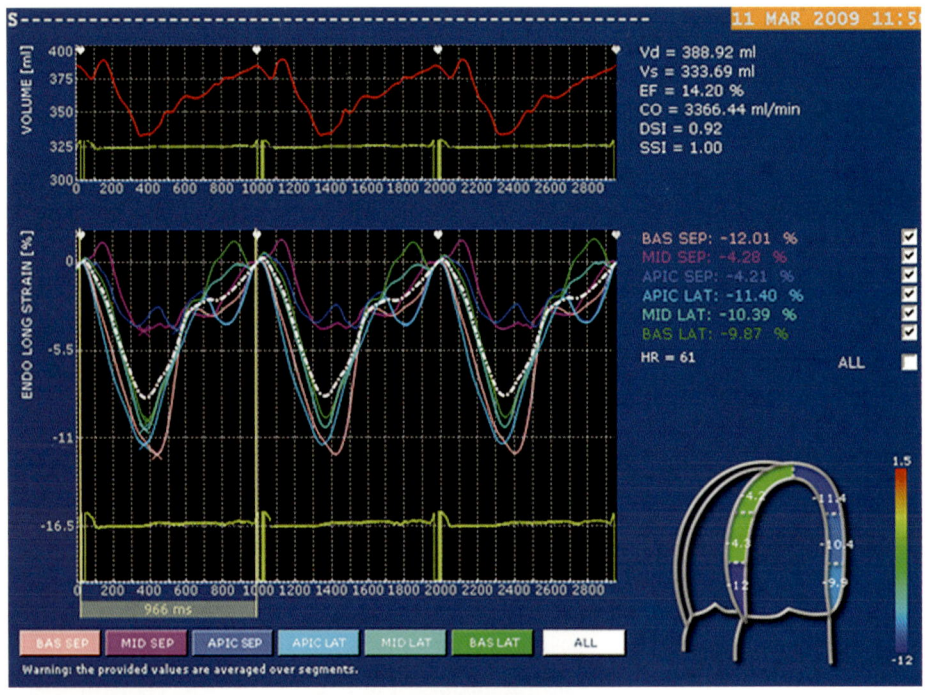

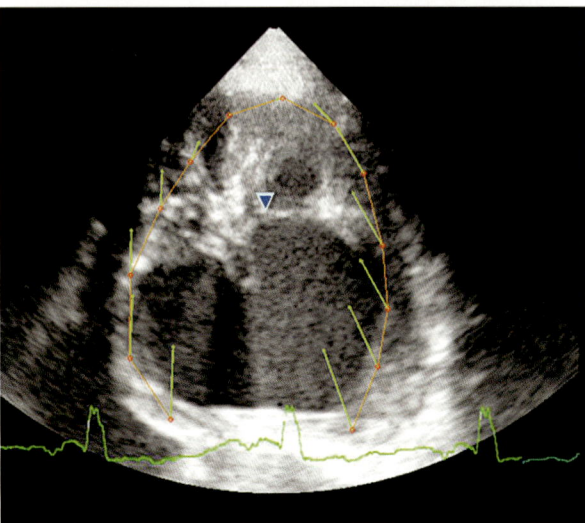

Figura 15.8 Análise da deformação longitudinal do ventrículo direito (sistêmico) no paciente da figura anterior com transposição corrigida; a direção da contração é predominantemente longitudinal, com valores de deformação muito baixos, principalmente na região do septo.

15 | Cardiopatias congênitas no adulto 279

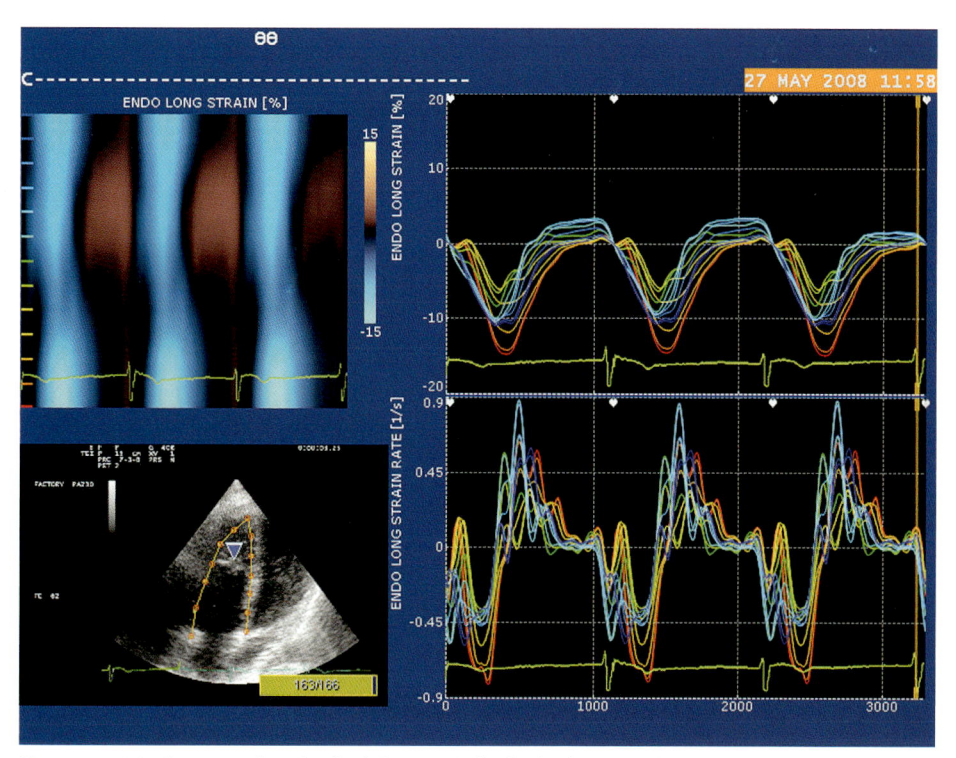

Figura 15.9 Deformação longitudinal do ventrículo direito (sistêmico), em uma paciente de 20 anos de idade, operada na infância, com uma intervenção de Mustard.

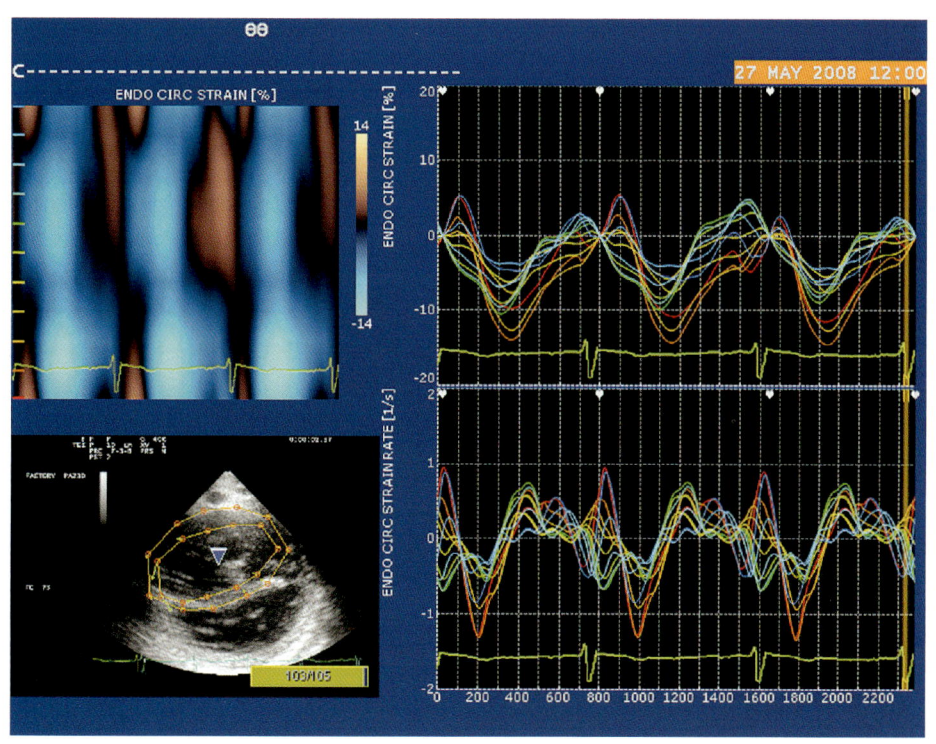

Figura 15.10 Deformação circunferencial do ventrículo direito (sistêmico) da paciente descrita na Figura 15.9.

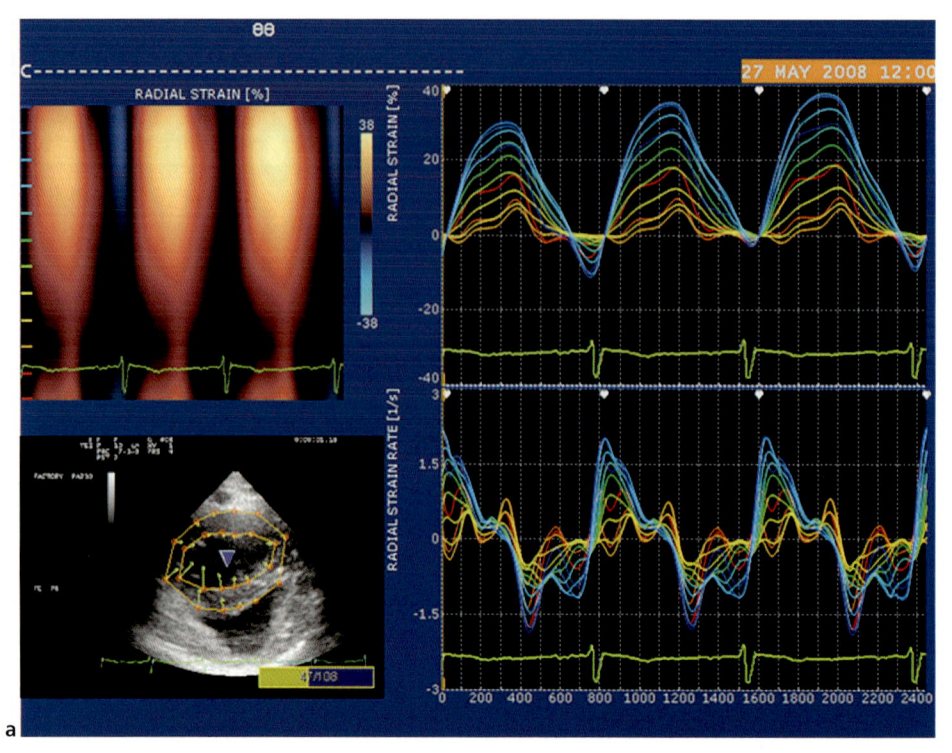

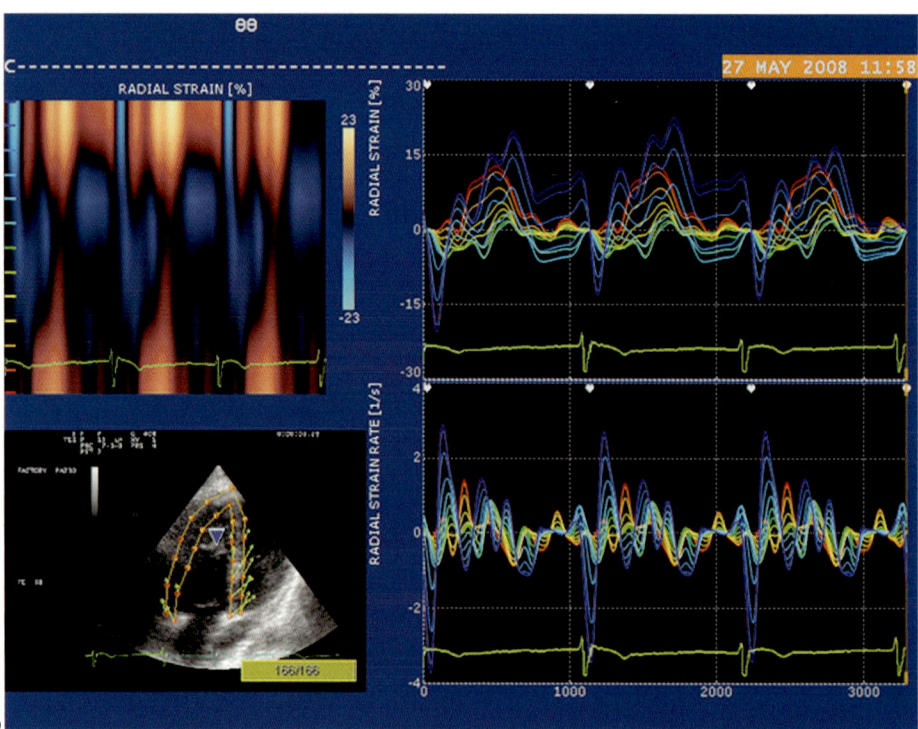

Figura 15.11 Deformação radial do ventrículo direito (sistêmico) na paciente da Figura 15.9. O método da deformação vetorial, acompanhando os bordos endocárdicos e epicárdicos em todas as direções e as projeções do ventrículo direito, permitem medir a deformação radial tanto no eixo curto (**a**) como no eixo longo (**b**).

não comprometam toda a espessura miocárdica. Existem vários trabalhos que demonstram a superioridade da deformação com relação à ecocardiografia bidimensional padrão no estudo da cardiopatia isquêmica, e a sensibilidade e especificidade da técnica são comparáveis às da câmara gama. Nos pacientes com cardiopatias congênitas, a deformação e a velocidade de deformação oferecem um valor complementar quando os mesmos são avaliados após a correção das cardiopatias, depois da circulação extracorpórea, para detectar áreas do miocárdio atordoado. Na presença de áreas acinéticas, a deformação e a velocidade de deformação mostram contrações pós-sistólicas que identificam o miocárdio viável.

A análise da deformação miocárdica também é útil para estudar o diferente impacto das técnicas cirúrgicas ou percutâneas sobre a função ventricular. Foi demonstrada a superioridade do fechamento percutâneo sobre o cirúrgico no tratamento da CIA. Nos pacientes com fechamento cirúrgico, o septo interventricular sofre maior deterioração da deformação que nos pacientes com fechamento percutâneo.[15,16]

A deformação longitudinal é o índice mais utilizado e mais convalidado como indicador precoce de disfunção ventricular esquerda. Uma deformação longitudinal inferior a –16%, com deformação radial, circunferencial e torção ventricular normais identifica os indivíduos com disfunção ventricular precoce, com uma sensibilidade e especificidade de 95%. No entanto, nas cardiopatias congênitas no adulto, este dado deve ser individualizado de acordo com a patologia da base, já que valores de deformação reduzidos também podem ser encontrados em pacientes em excelentes condições.

Para acompanhar as alterações da função ventricular nas cardiopatias congênitas no adulto, causadas por modificações hemodinâmicas em razão dos tratamentos percutâneos, a progressão da doença em curso ou da terapia farmacológica facilita a análise da torção ventricular (ou das variações da rotação basal e apical).

A função de torção do VE é uma expressão da sua função sistólica global e é influenciada por alterações da pré- e da pós-carga e pela interdependência ventricular. Por exemplo, depois do fechamento de uma CIA, observa-se um aumento da pré-carga do VE, que produz um nítido aumento da rotação da base, gerando um aumento da torção do VE.[17] Esta reposta imediata à normalização da carga diastólica ventricular esquerda é revelada imediatamente após o fechamento do defeito pelo aumento da deformação circunferencial dos segmentos basais (Figura 15.12). A recuperação da deformação é o indicador mais sensível da normalização hemodinâmica. De fato, nem a deformação longitudinal nem a radial do ventrículo esquerdo, nem a FE são modificadas depois do fechamento da CIA[8] (vídeo 41). Por outro lado, com a normalização da pré-carga do VE, depois do fechamento de um ducto ou de uma CIV, observa-se uma redução da rotação basal. No aumento da pós-carga do VD, como no caso das obstruções na via de saída do VD ou nos pacientes com hipertensão pulmonar, a rotação basal diminui e o tempo de pico aumenta, o que gera, consequentemente, uma redução dos valores de torção.

O aumento da pós-carga do VE, em pacientes com estenose valvar aórtica congênita ou coarctação da aorta, aumenta a rotação apical. Depois da correção cirúrgica ou percutânea, como resultado da redução da pós-carga, verifica-se um aumento da torção do VE.[18,19] A rotação apical também aumenta com o uso de fármacos inotrópicos positivos, que podem ser utilizados como resposta ao tratamento na unidade de terapia intensiva. Por um lado, a relativa reduzida dependência da deformação longitudinal com relação às condições de carga representa uma vantagem sobre os parâmetros volumétricos indiretos tradicionais na medida da função sistólica e diastólica. Por outro lado, a sensibilidade e a rapidez da resposta da torção e distorção às condições de carga podem representar uma ajuda adicional para compreender as mudanças fisiopatológicas e hemodinâmicas, em caso de os dados obtidos serem interpretados sabendo-se de todas as variáveis fisiológicas e fisiopatológicas em questão.

O aumento da pré-carga aumenta a rotação basal enquanto o aumento da pós-carga diminui a rotação apical. Esta última aumenta com a idade devido à redução da atividade das fibras subendocárdicas. Em todos esses casos a velocidade de distorção diminui.

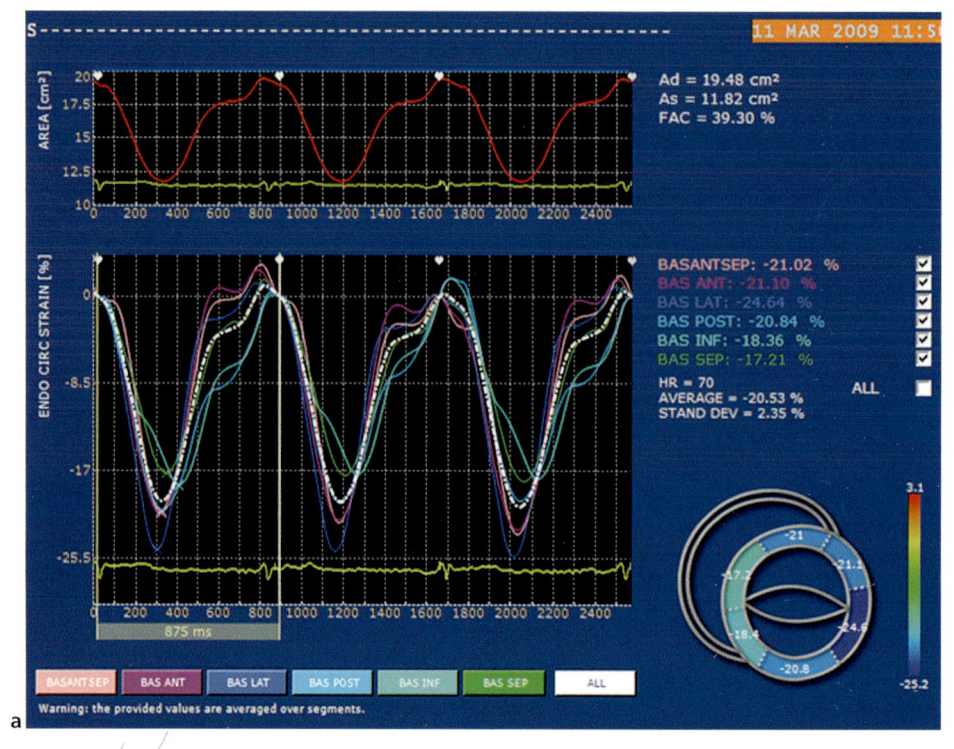

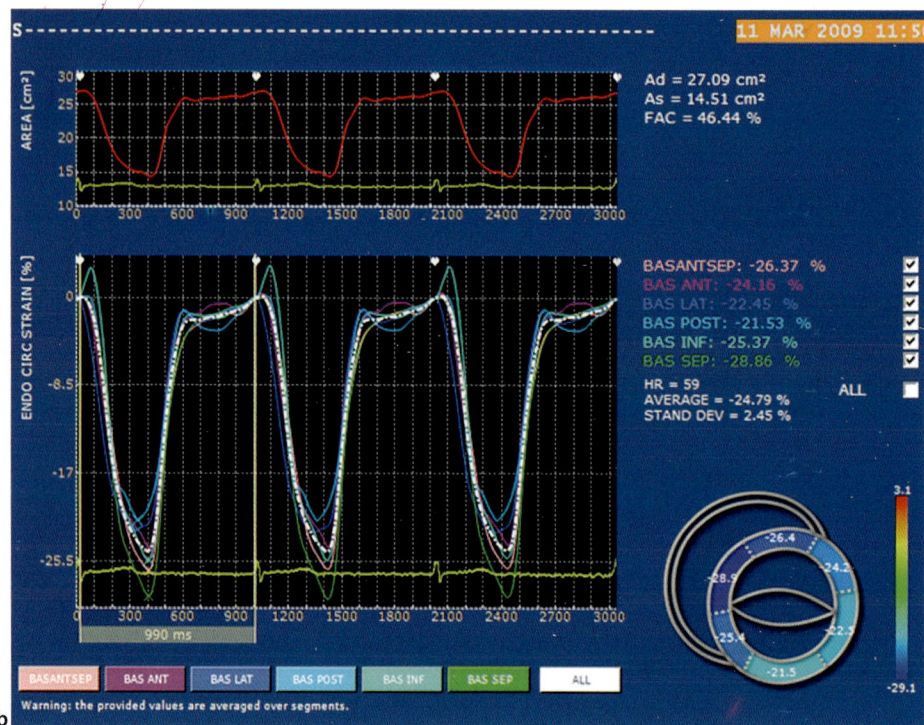

Figura 15.12 Deformação circunferencial basal antes (**a**) e 24 horas depois (**b**) do fechamento de uma grande CIA. O valor global aumenta de forma significativa.

Por outro lado, o aumento da contratilidade, induzido farmacologicamente ou pela atividade física, aumenta a rotação, principalmente na zona apical, além de também aumentar a velocidade de distorção.[20]

CONCLUSÕES

Atualmente, a pesquisa está focada em identificar índices ecocardiográficos quantitativos que contribuam para a tomada de decisões com relação ao tratamento e ao prognóstico. Certamente nenhum índice ecocardiográfico, por si só, pode responder às mais variadas perguntas. De fato, é inconcebível que somente um método possa estabelecer valores de corte que depois sejam determinantes nas complexas decisões, como no momento oportuno da realização de algumas intervenções.

É óbvio que tais decisões também devem ser tomadas com base em outros fatores, como a idade do paciente, o estado de saúde do mesmo e a duração prevista das próteses implantadas.

No entanto, a análise da deformação miocárdica oferece a possibilidade de uma nova aproximação quantitativa da função ventricular, muito útil nos pacientes com cardiopatias congênitas no adulto, cuja história clínica se caracteriza por um acompanhamento a longo prazo, mas com frequentes e imprevistas mudanças no estado hemodinâmico e funcional. Nestes pacientes, a identificação precoce dos sinais da deterioração funcional condicionam a eficácia das intervenções médicas ou cirúrgicas.

Se de um lado a deformação miocárdica leva a uma análise muito detalhada (já que analisa as diferentes situações das fibras miocárdicas), por outro lado oferece uma aproximação mais generalizada, que supera a separação puramente acadêmica entre funções diastólica e sistólica. Além disso, a deformação miocárdica por técnicas de velocidade vetorial pode fazer uma distinção entre o septo direito e o esquerdo, permitindo uma análise mais detalhada da fisiopatologia da interdependência ventricular.

Por muito tempo estes métodos demoraram a passar dos centros de pesquisa para os laboratórios ecocardiográficos. Atualmente, o novo *software* ecocardiográfico para a medição da deformação bidimensional melhorou consideravelmente e fornece dados em poucos minutos, favorecendo sua propagação e disponibilidade clínica nos laboratórios de ecocardiografia.

Como em todos os métodos com base em imagens, para que seja possível obter uma adequada avaliação da informação e oferecer resultados confiáveis, é preciso ter uma imagem de boa qualidade, com uma adequada resolução temporal, o que, às vezes, não é possível de conseguir com janelas ecocardiográficas subideais. A dilatação ventricular muitas vezes obriga a aceitar a resolução temporal a fim de melhorar a espacial.

Para se conseguir informações confiáveis e reproduzíveis das medições é fundamental que a obtenção seja feita com uma técnica ecocardiográfica a mais exata possível. Por exemplo, para as projeções apicais é importante que se inclua sempre o ápice real do ventrículo esquerdo, o que otimiza, ao máximo, o eixo longitudinal, e é necessário que os cortes transversais não sejam oblíquos (principalmente os cortes do ápice).

O emprego da quantificação da deformação miocárdica, além de representar uma vantagem para o paciente, se transforma em uma vantagem também para o cardiologista, pois lhe dá a oportunidade de compreender melhor a fisiopatologia das patologias que examina e de melhorar a precisão e a reprodutibilidade da própria técnica ecocardiográfica.

REFERÊNCIAS BIBLIOGRÁFICAS

1. Lang RM, Bierig M, Devereux RB, Flachskampf FA *et al.* Recommendations for chamber quantification: A report from the american society of echocardiography's guidelines and standards committee and the chamber quantification writing group, developed in conjunction with the european association of echocardiography, a branch of the european society of cardiology. *J Am Soc Echocardiogr* 2005;18:1440-63.

2. Cetin I, Tokel K, Varan B, Orun U, Aslamaci S. Evaluation of right ventricular function by using tissue doppler imaging in patients after repair of tetralogy of fallot. *Echocardiography* 2009;26:950-7.
3. Cheung EW, Liang XC, Lam WW, Cheung YF. Impact of right ventricular dilation on left ventricular myocardial deformation in patients after surgical repair of tetralogy of fallot. *Am J Cardiol* 2009;104:1264-70.
4. Scherptong RW, Mollema SA, Blom NA, Kroft LJ et al. Right ventricular peak systolic longitudinal strain is a sensitive marker for right ventricular deterioration in adult patients with tetralogy of fallot. InMoiduddin N, Asoh K, Slorach C, Benson LN, Friedberg MK. Effect of transcatheter pulmonary valve implantation on short-term right ventricular function as determined by two-dimensional speckle tracking strain and strain rate imaging. *Am J Cardiol* 2009;104:862-7.
5. Kutty S, Deatsman SL, Russell D, Nugent ML, Simpson PM, Frommelt PC. Pulmonary valve replacement improves but does not normalize right ventricular mechanics in repaired congenital heart disease: A comparative assessment using velocity vector imaging. *J Am Soc Echocardiogr* 2008;21:1216-21.
6. Jategaonkar SR, Scholtz W, Butz T, Bogunovic N, Faber L, Horstkotte D. Two-dimensional strain and strain rate imaging of the right ventricle in adult patients before and after percutaneous closure of atrial septal defects. *Eur J Echocardiogr* 2009;10:499-502.
7. Bussadori CO, P. Arcidiacono, C. Saracino, A et al. Right and left ventricular strain and strain rate in young adults before and after percutaneous atrial septal defect closure. *Echocardiography* 2011.
8. Delhaas T, Kroon W, Bovendeerd P, Arts T. Left ventricular apical torsion and architecture are not inverted in situs inversus totalis. *Prog Biophys Mol Biol* 2008;97:513-9.
9. Delhaas T, Kroon W, Decaluwe W, Rubbens M, Bovendeerd P, Arts T. Structure and torsion of the normal and situs inversus totalis cardiac left ventricle. I. Experimental data in humans. *Am J Physiol Heart Circ Physiol* 2008;295:197-201.
10. Kroon W, Delhaas T, Bovendeerd P, Arts T. Structure and torsion in the normal and situs inversus totalis cardiac left ventricle. Ii. Modeling cardiac adaptation to mechanical load. *Am J Physiol Heart Circ Physiol* 2008;295:202-10.
11. Bos JM, Hagler DJ, Silvilairat S, Cabalka A, O'Leary P, Daniels O, Miller FA, Abraham TP. Right ventricular function in asymptomatic individuals with a systemic right ventricle. *J Am Soc Echocardiogr* 2006;19:1033-7.
12. Eyskens B, Weidemann F, Kowalski M et al. Regional right and left ventricular function after the senning operation: An ultrasonic study of strain rate and strain. *Cardiol Young* 2004;14:255-64.
13. Di Salvo G, Pacileo G, Rea A, Limongelli G et al. Transverse strain predicts exercise capacity in systemic right ventricle patients. *Int J Cardiol* 2010;145:193-6.
14. Di Bella G, Gaeta M, Pingitore A, Oreto G et al. Myocardial deformation in acute myocarditis with normal left ventricular wall motion – a cardiac magnetic resonance and 2-dimensional strain echocardiographic study. *Circ J* 2010;74:1205-13.
15. Di Salvo G, Drago M, Pacileo G, Carrozza M et al. Comparison of strain rate imaging for quantitative evaluation of regional left and right ventricular function after surgical versus percutaneous closure of atrial septal defect. *Am J Cardiol* 2005;96:299-302.
16. Ding J, Ma G, Huang Y, Wang C et al. Right ventricular remodeling after transcatheter closure of atrial septal defect. *Echocardiography* 2009;26:1146-52.
17. van der Hulst AE, Delgado V, Holman ER, Kroft LJ, de Roos A, Hazekamp MG, Blom NA, Bax JJ, Roest AA. Relation of left ventricular twist and global strain with right ventricular dysfunction in patients after operative "correction" of tetralogy of fallot. *Am J Cardiol* 2010;106:723-9.
18. Laser KT, Haas NA, Jansen N et al. Is torsion a suitable echocardiographic parameter to detect acute changes in left ventricular afterload in children? *J Am Soc Echocardiogr* 2009;22:1121-8.
19. Pirat B, Khoury DS, Hartley CJ et al. A novel feature-tracking echocardiographic method for the quantitation of regional myocardial function: Validation in an animal model of ischemia-reperfusion. *J Am Coll Cardiol* 2008;51:651-9.
20. Sengupta PP, Tajik AJ, Chandrasekaran K, Khandheria BK. Twist mechanics of the left ventricle: Principles and application. *JACC Cardiovasc Imaging* 2008;1:366-76.

16 Outras aplicações das novas técnicas em ecocardiografia

María Fernanda Gonda ▪ Lorena R. Balletti ▪ Mabel Florentin
Juan Guerra

O constante desenvolvimento da ecocardiografia permitiu alcançar uma avaliação mais profunda e completa do paciente cardiológico. As novas ferramentas abordadas nos Capítulos anteriores têm demonstrado utilidade em outras áreas de grande importância clínica, como na avaliação da lesão miocárdica em pacientes com miocardite aguda, na detecção precoce de lesão secundária em razão de toxicidade por drogas quimioterápicas, no diagnóstico precoce da rejeição aguda depois de transplante cardíaco, na detecção precoce de lesão miocárdica induzida por doenças sistêmicas, como diabetes melito, esclerose sistêmica, distrofias musculares, acromegalia, doenças da tireoide ou pelo consumo de drogas anabólicas.

MIOCARDITE

Trata-se de uma patologia que tem diferentes etiologias. Entre as mais frequentes estão as infecciosas e, entre essas, as de causa viral.

Sua manifestação pode ser difusa, com dilatação das cavidades cardíacas e deterioração da função sistólica ventricular, acompanhada por diferentes graus de comprometimento hemodinâmico, com alterações na eletrocardiografia, ecocardiografia com diferentes graus de disfunção ventricular global ou regional e alteração dos marcadores sanguíneos da fase aguda, deixando pouca margem para dúvidas no diagnóstico. A confirmação histológica por biópsia endomiocárdica é feita somente em pacientes selecionados.[1]

Neste grupo de pacientes foi observado que, passada a fase aguda, quando a função sistólica já se normalizou, persistem as alterações regionais na deformação longitudinal, como demonstrado na Figura 16.1.

Mas também se reconhece uma variação focal da miocardite, que costuma estar presente em cavidades cardíacas de tamanho normal, função sistólica ventricular conservada, quadro clínico proteiforme e que pode chegar, inclusive, a simular uma síndrome coronariana aguda.

Representa não mais que 40% dos casos de miocardite,[2] e o diagnóstico pode ser um pouco difícil com relação ao método complementar mais adequado para fazê-lo.

A biópsia endomiocárdica costuma ser o padrão ouro para o diagnóstico, mas, em pacientes com função sistólica global e segmentar preservada, pode ser desnecessária ou estar contraindicada.[1,2]

Nestes pacientes, inúmeros trabalhos têm apresentado a ressonância magnética cardíaca (RMC) como o método de escolha para o diagnóstico precoce da miocardite.[3] Este método oferece a possibilidade de detectar, na fase aguda, em imagens em T2, um padrão subepicárdico manchado, sugestivo de edema. Na fase crônica observa-se o desaparecimento deste padrão e o aparecimento, com a técnica de realce tardio, de um aumento do sinal na mesma área, compatível com fibrose, resultado do processo de cicatrização do miocárdio.

Outros autores também relatam casos de pacientes com suspeita clínica de miocardite aguda focal, que apresentavam ecocardiografia com função sistólica e diastólica conservada, tanto na

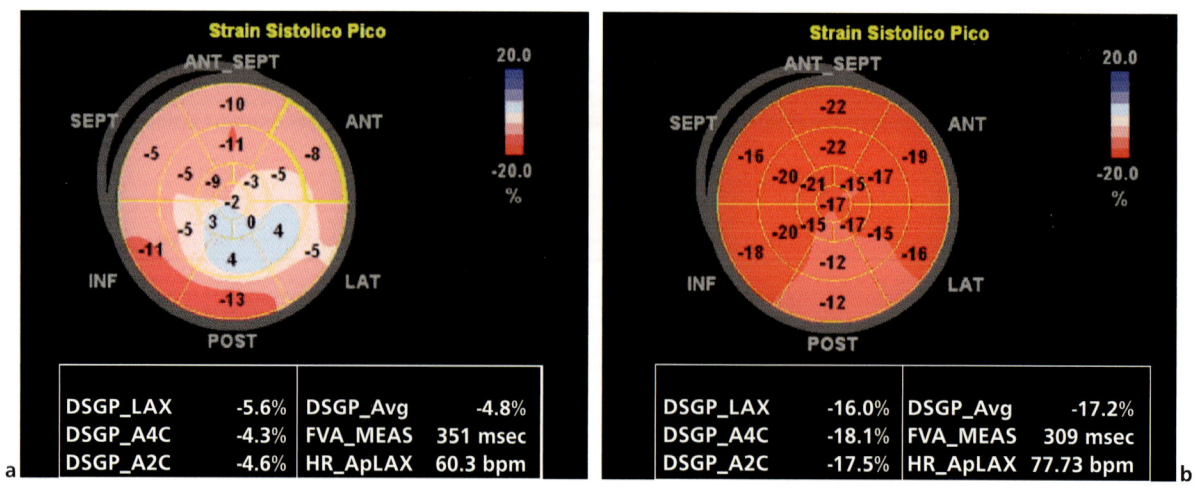

Figura 16.1 Imagem em "olho de boi" que representa, graficamente, a deformação longitudinal sistólica de pico em um paciente com miocardite difusa. **a** Durante a fase aguda observa-se uma nítida redução da deformação em todos os segmentos miocárdicos, nos quais se alcança uma deformação média de –4,8%. **b** No período de recuperação, depois da resolução do infiltrado inflamatório e da recuperação da fração de ejeção, a deformação se normaliza na maioria dos segmentos, chegando a uma média de –17,2%.

fase aguda como no acompanhamento.[4] Neles foram encontradas, na RMC, imagens com realce focal em T1 e T2, compatíveis com inflamação aguda do miocárdio. Essa discrepância entre os achados ecocardiográficos e os da RMC poderia ser atribuída à típica localização da lesão miocárdica (edema e fibrose), que preserva o subendocárdio durante a miocardite, contrariamente ao que acontece durante o infarto, em que a lesão sempre engloba a porção subendocárdica.[5] Como já foi explicado em capítulos anteriores, a razão mecânica para este fenômeno pode ser atribuída à presença do gradiente de espessamento do miocárdio, que sempre é maior nas camadas subendocárdicas e menor nas subepicárdicas; as primeiras são as que contribuem, em grande parte, para o espessamento sistólico.

A RMC oferece a possibilidade de caracterizar, histologicamente, o processo que se desenvolve no miocárdio, sem a necessidade de se fazer uma biópsia.[1] Além disso, apresenta a vantagem de ter uma alta resolução espacial, utilizar radiação não ionizante e um contraste não iodado.[5]

Aproveitando o desenvolvimento das novas tecnologias, começou-se a avaliar a deformação miocárdica, por ecocardiografia, na miocardite (Figura 16.2). Em 2003 foi apresentado o caso de um atleta olímpico que apresentou taquicardia ventricular sustentada e autolimitante, em que a ecocardiografia e a RMC foram normais, mas as velocidades miocárdicas medidas com o Doppler tecidual estavam reduzidas nos segmentos médio e distal da parede lateral.[6] Nestes pacientes foi feito o diagnóstico de miocardite crônica pela biópsia endomiocárdica. Ficou assim postulada a utilidade do Doppler tecidual como método não invasivo para o diagnóstico desta entidade clínica, mesmo em pacientes com RMC, sem alterações.

Em 2008, pela primeira vez, foi publicado o caso de um paciente com suspeita de miocardite, confirmada pela RMC, em que se observou, nas imagens em T2, o realce (compatível com edema) na camada subepicárdica da parede lateral, nos segmentos basal e médio.[7] A ecocardiografia convencional não demonstrou alterações da mobilidade parietal global nem da segmentada. A deformação derivada do Doppler tecidual colorido foi normal nas paredes anterior, inferior e septal. Por outro lado, na parede lateral, não só foram observados valores diminuídos (–2%) como também a presença de contrações pós-sistólicas (–3%).

Também foi analisada a deformação global e regional avaliada por ecocardiografia bidimensional (varredura pontual) em pacientes com miocardite focal aguda, com lesão miocárdica, que preserva o subendocárdio na RMC, mas sem transtornos da mobilidade global nem da segmentar na ecocardiografia.[2] Foi quantificada a deformação longitudinal, radial e circunferencial utilizando um modelo de 16 segmentos para dividir o ventrículo esquerdo. A RMC evidenciou a presen-

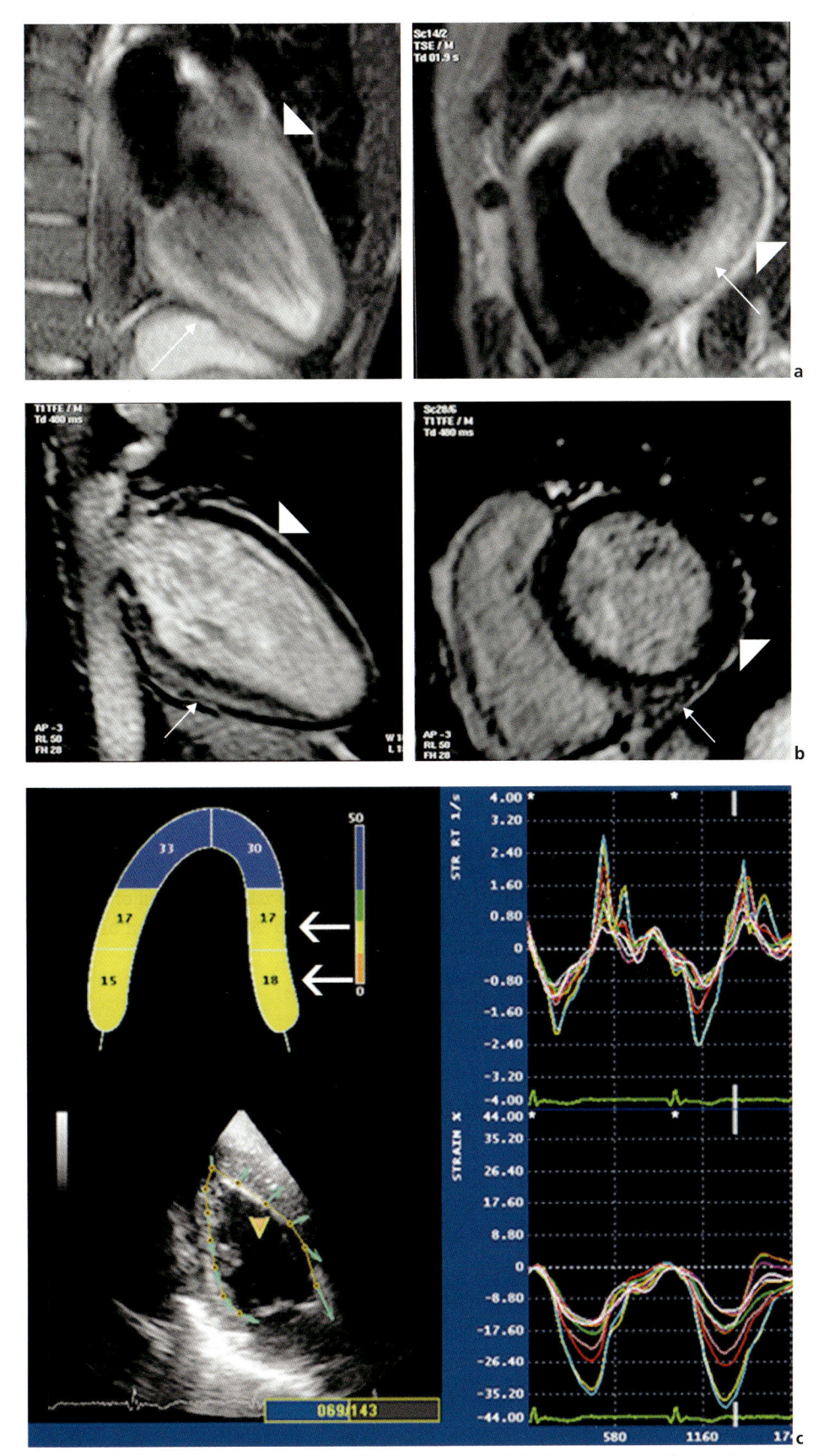

Figura 16.2 Imagens de RMC. **a** Imagens na sequência STIR. **b** Imagens sequenciais de realce tardio. No painel da esquerda demonstra-se o eixo longo vertical, e no da direita o eixo curto nos segmentos basais do ventrículo esquerdo. As setas mostram a presença de lesão subepicárdica em razão da presença de edema e fibrose na parede inferior, e as pontas da seta mostram um pericárdio com realce maior e um ligeiro derrame pericárdico. Com a utilização do Xstrain® revela-se no painel **c**, abaixo à direita, a redução da deformação longitudinal nos segmentos basais e médios da parede inferior e anterior, e a redução da velocidade de deformação, acima à direita, nos mesmos segmentos. Tanto a deformação como a velocidade de deformação longitudinal, derivadas da ecocardiografia bidimensional, foram obtidas da espícula do endocárdio vetorial. Cortesia do Dr. Gianluca Di Bella, Universidade de Messina, Itália.

ça de áreas com realce tardio em camadas subepicárdicas em 26% dos segmentos avaliados, sendo que 83% destes segmentos encontravam-se na parece inferolateral e anterolateral. Também foi nestes segmentos onde se observou o maior grau de envolvimento transmural. A análise da deformação mostrou uma significativa diminuição da deformação longitudinal em todas as paredes do VI, com significativa diminuição da deformação circunferencial, somente na parede lateral, em pacientes com miocardite, em comparação com o grupo-controle, e sem diferença na deformação radial entre ambos os grupos.

Em todos os segmentos com realce tardio foi demonstrada a presença de uma diminuição da deformação longitudinal, independentemente da transmuralidade do comprometimento miocárdico, enquanto a diminuição da deformação circunferencial foi observada apenas nos segmentos que apresentavam mais de 25% da espessura da parede alterada.

A utilização de um valor menor ou igual a –21% em dois ou mais segmentos adjacentes como ponto de corte para medir a deformação longitudinal revelou sensibilidade de 100%, especificidade de 62%, certeza diagnóstica de 81%, valor previsível positivo de 72% e valor previsível negativo de 100% para o diagnóstico de miocardite aguda.[2]

Tanto a deformação longitudinal como a circunferencial estavam alteradas em pacientes com miocardite aguda, com função sistólica preservada e com evidências de lesão subepicárdica. A deformação longitudinal estava afetada em todas as paredes ventriculares, independentemente da presença ou ausência de realce tardio. Nos segmentos que apresentaram realce tardio, a alteração da deformação longitudinal foi maior que nos pacientes que não apresentaram. Tal constatação sugere que o subepicárdio contribui, junto com o subendocárdio, na deformação longitudinal. A explicação anatômica se baseia na orientação das fibras dentro do miocárdio: disposição longitudinal no subendocárdio, circunferencial no mesocárdio e novamente longitudinal no subepicárdio.

A deformação circunferencial foi encontrada diminuída nos segmentos que apresentavam mais de 25% de espessura da parede comprometida. A relação entre a transmuralidade do comprometimento do realce tardio e a alteração da deformação circunferencial provavelmente depende das fibras miocárdicas que apresentam disposição circunferencial. A deformação radial, por outro lado, não foi afetada, já que é resultante, principalmente, do encurtamento das fibras longitudinais subendocárdicas.

Também detectou-se que a deformação longitudinal encontra-se difusamente alterada na miocardite aguda, enquanto a circunferencial sofre alterações localizadas nas áreas de lesão subepicárdica e, especificamente, nos segmentos que apresentam maior envolvimento transmural. Desta forma, a alteração da deformação longitudinal e circunferencial em pacientes com função sistólica preservada pode ser uma ferramenta útil no diagnóstico não invasivo da miocardite aguda focal.

TOXICIDADE POR QUIMIOTERÁPICOS

Os avanços alcançados na Oncologia possibilitaram a sobrevida, a longo prazo, dos pacientes com câncer que, em muitos casos, ficam curados. As drogas quimioterápicas, combinadas ou não à radioterapia, possibilitam alcançar este objetivo. Muitas destas drogas (Tabela 16.1) provocam cardiotoxicidade em tempo variável (curto ou longo prazo). Assim surgiu um novo cenário na Cardiologia: detectar e tratar pacientes expostos a este tipo de drogas. Isso deve ser feito tanto durante o processo de tratamento oncológico, onde às vezes o cardiologista ecocardiografista e o oncologista devem tomar diferentes decisões de acordo com os efeitos causados (suspender o tratamento ou modificar a droga), como no acompanhamento a longo prazo.

De todas as drogas detalhadas na Tabela 16.1, o grupo das antraciclinas é o mais utilizado, mas também é o mais estudado com relação à cardiotoxicidade.

A doxorrubicina (nome comercial Adriamicina), daunorrubicina e epirrubicina apresentam cardiotoxicidade dose-dependente, vinculada à dose total acumulada, ao período de tratamento e à combinação com outras drogas. Sua cardiotoxicidade, em função do tempo de surgimento, po-

Tabela 16.1 Drogas quimioterápicas cardiotóxicas

Droga	Efeito colateral cardíaco	Características
Antraciclinas		
Doxorrubicina Epirrubicina Daunorrubicina	• Disfunção ventricular esquerda • Insuficiência cardíaca	• Maior risco em: jovens/idosos, pós-radioterapia mediastinal, sexo feminino, história de doença cardíaca • Depende da dose acumulada
Alquilantes		
Cisplatino	• Isquemia • Hipertensão arterial • Insuficiência cardíaca	• Risco maior de ICC em idosos, pós-radioterapia mediastinal ou pós-tratamento com antraciclinas
Ciclofosfamida	• Pericardite • Miocardite • Insuficiência cardíaca	• Miocardite hemorrágica com altas doses • Insuficiência cardíaca com doses acumulativas elevadas
Antimetabólicos		
Paclitaxel	• Bradicardia sinusal/BAV/TV/ICC/hipotensão	• Hipotensão por hipersensibilidade • ICC associada a antraciclinas
Agentes biológicos		
Rituximab	• Hipotensão • Angioedema • Arritmias	• Habitualmente como reações transfusionais • Reações graves em 1% dos pacientes
Trastuzumab	• Insuficiência cardíaca congestiva	• Associada a antraciclinas

ICC: insuficiência cardíaca congestiva; BAV: bloqueio atrioventricular; TV: taquicardia ventricular. (*Modificação de referência bibliográfica 8.)

de ser aguda, subaguda (6 a 12 meses) ou crônica (10 a 15 anos); esta última é a de maior incidência e pior prognóstico. Na cardiotoxicidade aguda é pouco frequente a deterioração da função ventricular, que apresenta arritmias, derrame pericárdico ou dor precordial. Por outro lado, nas etapas subaguda e crônica, costuma-se ver uma diminuição da fração de ejeção. Sendo assim, é neste período que o monitoramento cardiológico deve ser mais abrangente.

Habitualmente interrompe-se a quimioterapia quando a fração de ejeção (FE) é inferior a 55%, quer seja nos pacientes que desenvolvem insuficiência cardíaca clinicamente evidente, ou em pacientes que, embora permaneçam assintomáticos, apresentam uma diminuição superior a 10% com relação ao valor inicial. A identificação precoce da cardiotoxicidade por antraciclinas (lesão miocárdica) possibilita que a suspensão do tratamento quimioterápico possa reverter a disfunção ventricular sistólica, já que não se pode reconhecê-la precocemente e a lesão miocárdica será irreversível.[9]

No entanto, sabe-se que a FE pode falhar na detecção de mudanças sutis da função ventricular esquerda. Atualmente, sabe-se que não só é importante identificar precocemente a disfunção sistólica do ventrículo esquerdo, mas também detectar precocemente a disfunção ventricular subclínica antes que a FE diminua, permitindo uma reversão mais rápida da lesão miocárdica. Por este motivo é necessário utilizar novas técnicas ecocardiográficas.

Foi dito que a deformação e a velocidade de deformação seriam úteis para o diagnóstico precoce da disfunção ventricular, mesmo antes que outros parâmetros convencionais, como a fração de encurtamento e a fração de ejeção, estejam alterados (Figuras 16.3 e 16.4).

Em um modelo experimental feito em ratos, nos quais foi administrada doxorrubicina por um período de 10 a 12 semanas, observou-se uma redução significativa da deformação radial, em comparação com o grupo-controle que não recebeu a droga.[10] Chegou-se à conclusão de que a deformação radial derivada da ecocardiografia bidimensional é altamente sensível na detecção precoce de lesão cardíaca induzida por doxorrubicina (Figura 16.5). Além disso, a redução da deformação radial apareceu associada a marcadores histológicos de miocardiopatia por doxorrubicina.

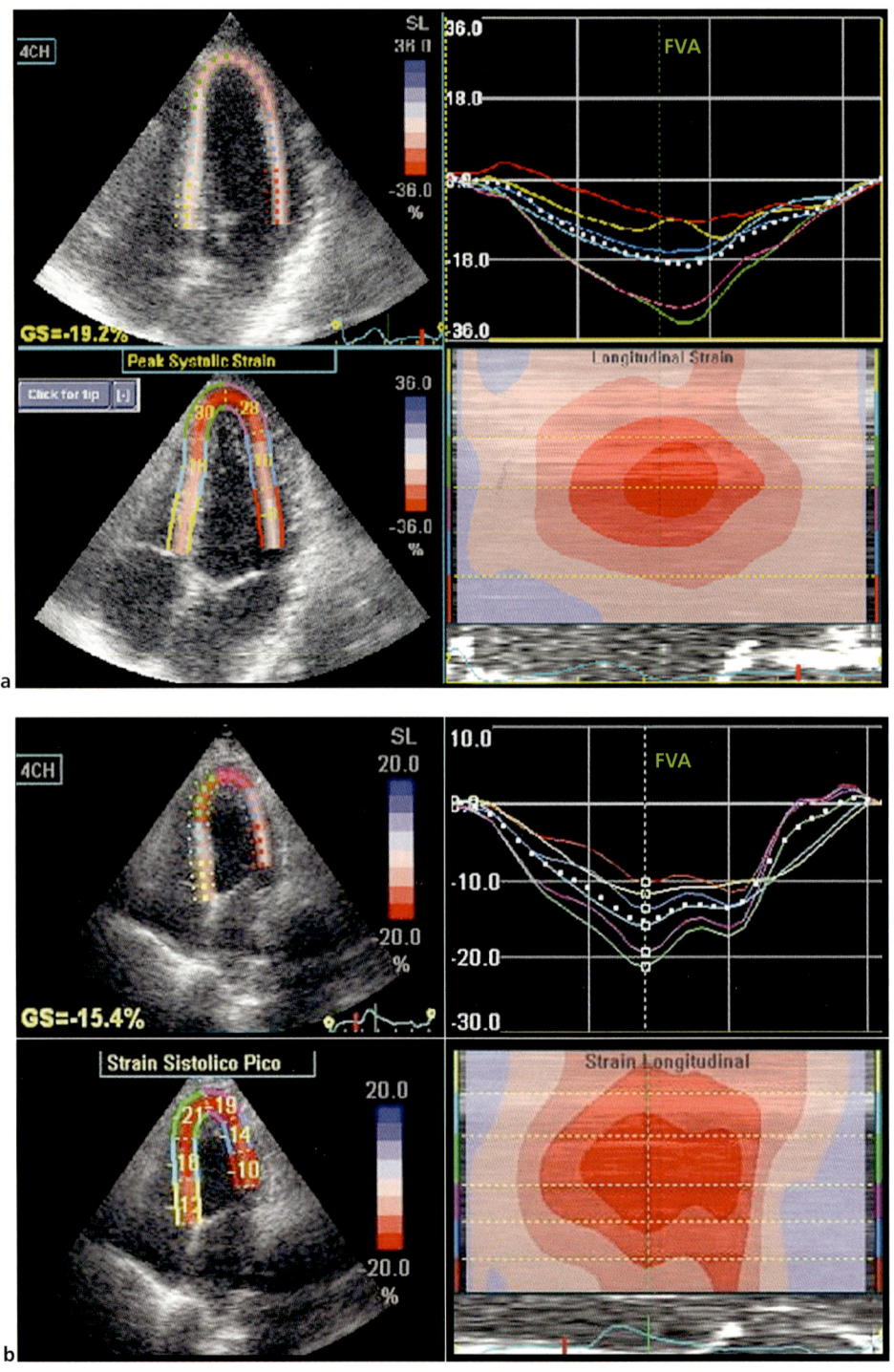

Figura 16.3 Paciente portadora de câncer de mama que recebeu tratamento com antraciclinas. Observa-se, inicialmente, uma deformação miocárdica globalmente conservada (−19,2%) com variações regionais (**a**), que se acentuam depois de 2 meses do início do tratamento, e uma diminuição da deformação miocárdica global (−15,4%) (**b**), apesar de manter uma fração de ejeção normal. Nas curvas de deformação observa-se uma diminuição mais acentuada nos segmentos apicais.

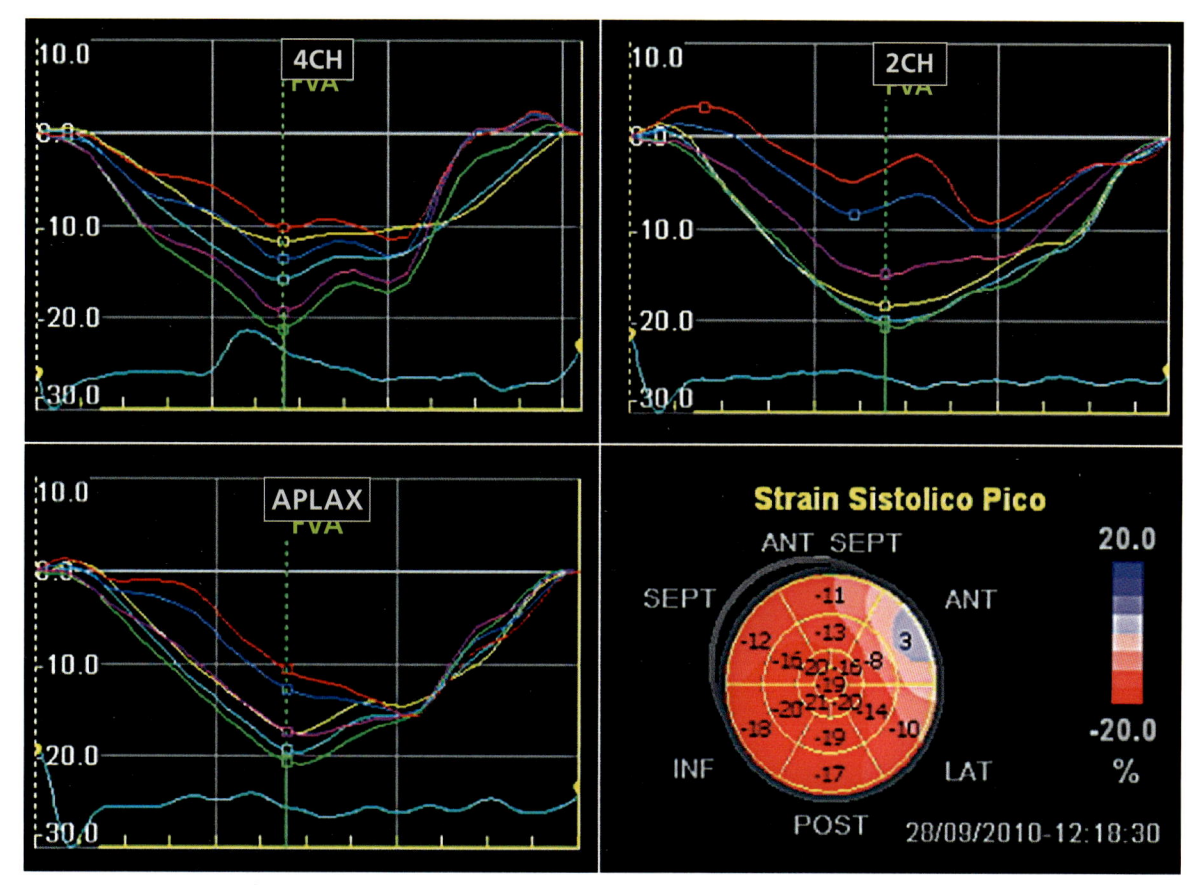

Figura 16.4 Curvas de deformação e "olho de boi" em outra paciente portadora de câncer de mama, tratada com antraciclinas. Observa-se uma redução da deformação longitudinal sistólica global de pico de –15%, com fração de ejeção normal, depois de 3 meses do início do tratamento. A redução é mais evidente nas regiões anterobasal e anteromedial.

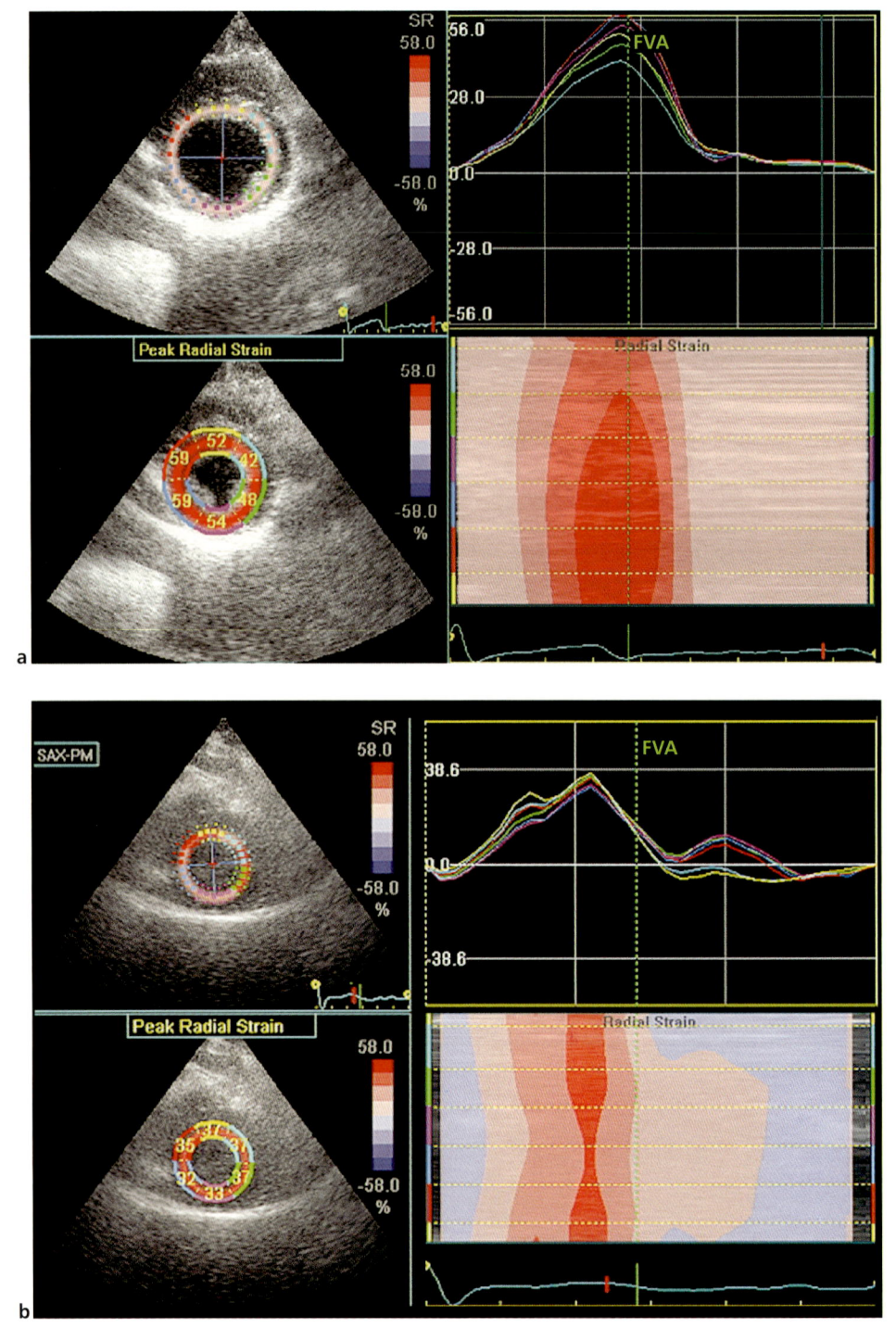

Figura 16.5 Na mesma paciente da Figura 16.4 observa-se uma deformação radial inicial normal (52%) (**a**), que se encontra reduzida depois de 3 meses do início do tratamento (35%) (**b**), sem alterações na fração de ejeção. A imagem do modo M anatômico curvo e os valores da deformação miocárdica mostram uma redução mais nítida no segmento inferoposterior.

Em uma população de pacientes assintomáticos que tinham sido tratados com antraciclinas, avaliou-se a presença de cardiotoxicidade tardia (crônica).[11] Para isso, foi utilizada a combinação de Doppler tecidual e protocolo utilizando dobutamina com o objetivo de revelar uma disfunção latente. Estes pacientes apresentaram velocidades sistólicas (onda S') em repouso significativamente reduzidas no VE, a nível septal, e no VD, em comparação com o grupo-controle, medidas com Doppler pulsado derivado do Doppler tecidual colorido. Também foram observadas diferenças significativas na função diastólica de ambos os ventrículos durante a infusão de dobutamina. Portanto, o uso do Doppler tecidual durante o eco de estresse com dobutamina pode fornecer informações valiosas para a detecção subclínica da cardiotoxicidade tardia.

Em uma coorte de pacientes com câncer que foram tratados com um regime que incluía epirrubicina, observou-se uma significativa redução da deformação e da velocidade de deformação miocárdicas, mesmo com doses consideradas não tóxicas, associada a um aumento de reagentes na fase aguda (interleucina-6, peptídeo natriurético e troponina I). Também foi observado que a função sistólica foi alterada mais precocemente que a diastólica.[12]

Embora o Doppler tecidual permita detectar uma redução da velocidade sistólica como expressão da toxicidade precoce por quimioterapia, a deformação sistólica segmentar derivada da ecocardiografia bidimensional é mais fácil de ser aplicada. Uma redução da deformação global de pico longitudinal superior a 10% identifica os pacientes com lesão miocárdica por antraciclinas, que terão a FE reduzida nos próximos três meses.[13] Os pacientes que não cumprirem este requisito poderão continuar com o tratamento quimioterápico, pois assumem que a FE não diminuirá nos próximos 3 meses.[13]

Com relação aos marcadores séricos de lesão miocárdica, um aumento da troponina prevê, de forma similar à diminuição da deformação global longitudinal, uma lesão miocárdica precoce e sugere a necessidade de suspender o tratamento quimioterápico. Por outro lado, o BNP (peptídeo natriurético cerebral) não ajuda na decisão precoce de suspender a quimioterapia porque, quando o BNP se eleva, indica um aumento das pressões de enchimento por insuficiência cardíaca congestiva, com lesão já irreversível.

A detecção precoce da lesão miocárdica com troponina ou a deformação miocárdica avaliada por ecocardiografia bidimensional ajuda a decidir sobre quando iniciar o tratamento com betabloqueadores mais IECA (inibidores da enzima conversora de angiotensina) e prosseguir ou suspender o tratamento quimioterápico.

TRANSPLANTE CARDÍACO

A detecção precoce da rejeição aguda subclínica é o objetivo principal do tratamento de pacientes com transplante cardíaco.

Atualmente, o tratamento de referência para o diagnóstico é a biópsia endomiocárdica. Entretanto, este procedimento é caro, invasivo e não está isento de complicações, com incidências de morbidade e mortalidade que oscilam entre 0,5% e 1,5%.[14] Esta técnica é utilizada de forma rotineira em pacientes transplantados, e está associada à lesão da válvula tricúspide, perfuração cardíaca, arritmias e infecções. O desenvolvimento da insuficiência tricúspide severa se correlacionou com o número de biópsias feitas.[15]

Foi estudado o desenvolvimento de técnicas alternativas não invasivas, como a ecocardiografia e a RMC, mas nenhuma delas conseguiu ser suficientemente confiável para substituir a biópsia endomiocárdica.[15]

As medições ecocardiográficas convencionais da cavidade ventricular (fração de encurtamento ou fração de ejeção) são medidas indiretas da função ventricular e não servem para detectar alterações precoces em pacientes com rejeição aguda. As novas técnicas, como a deformação ou a velocidade de deformação derivadas do Doppler tecidual colorido e da ecocardiografia bidimensional (varredura pontual) permitem avaliar a deformação da parede miocárdica, já que refletem a função sistólica e diastólica do ventrículo esquerdo. O Doppler tecidual é ângulo-dependente e não pode analisar o ápice por encontrar-se perpendicularmente ao feixe ultrassônico; por outro lado, a ecocardiografia bidimensional não apresenta tais limitações, não é ângulo-dependente, permite analisar o ápice e, nos eixos curtos, possibilita medir a deformação e a velocidade de deformação radial e circunferencial.

Estas técnicas parecem ser mais sensíveis e podem detectar, inclusive, ligeiros níveis de rejeição não associados a mudanças hemodinâmicas, o que permite o diagnóstico da rejeição subclínica.[14]

Foi avaliada a capacidade da deformação e da velocidade de deformação miocárdicas derivadas do Doppler tecidual colorido para detectar rejeição em pacientes com transplante cardíaco. A deformação sistólica e a velocidade de deformação diastólica de pico foram previsores independentes para identificar os pacientes com rejeição. O ponto de corte foi de –27,4% para a deformação sistólica média e de –2,8 s^{-1} para a velocidade de deformação diastólica de pico.[14]

A deformação obtida a partir da ecocardiografia bidimensional é muito útil no monitoramento da função ventricular pós-transplante. A deformação sistólica de pico obtida em pacientes que foram submetidos à biópsia endomiocárdica mostra uma nítida redução dos valores em pacientes com rejeição aguda grau 1B ou maior (Figura 16.6). As alterações são ainda mais nítidas quando a biópsia mostra rejeição de grau 3 (Figura 16.7).[16]

Uma súbita redução da deformação radial abaixo de 15% em pacientes com transplante cardíaco tem um alto valor preditivo para detectar a rejeição aguda.[17] Inclusive nos pacientes com ligeiro grau de rejeição, que não apresentam nenhuma alteração nos parâmetros ecocardiográficos convencionais, podem ser reveladas mudanças importantes na deformação e na velocidade de deformação (Figura 16.8).

A avaliação da deformação também é útil no monitoramento da eficácia do tratamento imunossupressor, já que mostra a melhora nos valores de deformação e de velocidade de deformação miocárdica à medida que se impede o desenvolvimento da rejeição.

Nos pacientes sem-alterações da mobilidade parietal, a deformação derivada da ecocardiografia bidimensional poderia, também, detectar doença coronariana do enxerto antes do desenvolvimento de estenoses significativas detectáveis pela angiografia.[18]

Em uma população de 31 pacientes transplantados foi analisada a deformação e a velocidade de deformação longitudinal do septo interventricular (SIV), da parede lateral do ventrículo esquerdo (VE) e da parede livre do ventrículo direito (VD). Também foi analisada a deformação radial na parede posterior do VE. Nos pacientes com rejeição de grau 1B ou maior, a deformação sistólica de pico longitudinal e a velocidade de deformação estavam diminuídas nos segmentos basais e apicais da parede livre do VD e nos segmentos basais e médios da parede lateral do VE (Figura 16.9). A deformação sistólica de pico radial e a velocidade de deformação miocárdica também estavam diminuídas nos pacientes com rejeição. Um valor de deformação radial da parede posterior menor ou igual a 30% e uma velocidade de deformação inferior a 3 s^{-1} poderiam prever um grau de rejeição maior ou igual a 1B. A deformação e a velocidade de deformação do SIV estavam diminuídas em todos os pacientes transplantados, independentemente de apresentarem ou não rejeição, em comparação com os pacientes não transplantados.[16,19]

Uma possível fonte de erro no diagnóstico da rejeição aguda é a coexistência de doença vascular do enxerto, que pode causar uma diminuição da deformação miocárdica regional dos segmentos afetados. No entanto, os segmentos isquêmicos têm um padrão de deformação distinto, tanto em repouso como durante a infusão de dobutamina, com redução da deformação sistólica e presença de contrações pós-sistólicas dos segmentos isquêmicos, o que indica a existência de doença coronariana.[20] Esta é uma evidência totalmente diferente da que é encontrada em pacientes com rejeição aguda.

A deformação bidimensional fornece informações prognósticas na seleção de pacientes na lista de espera para transplante cardíaco. Nos pacientes com fração de ejeção semelhante, os que apresentaram rápida deterioração clínica e que necessitaram de suporte inotrópico, apresenta-

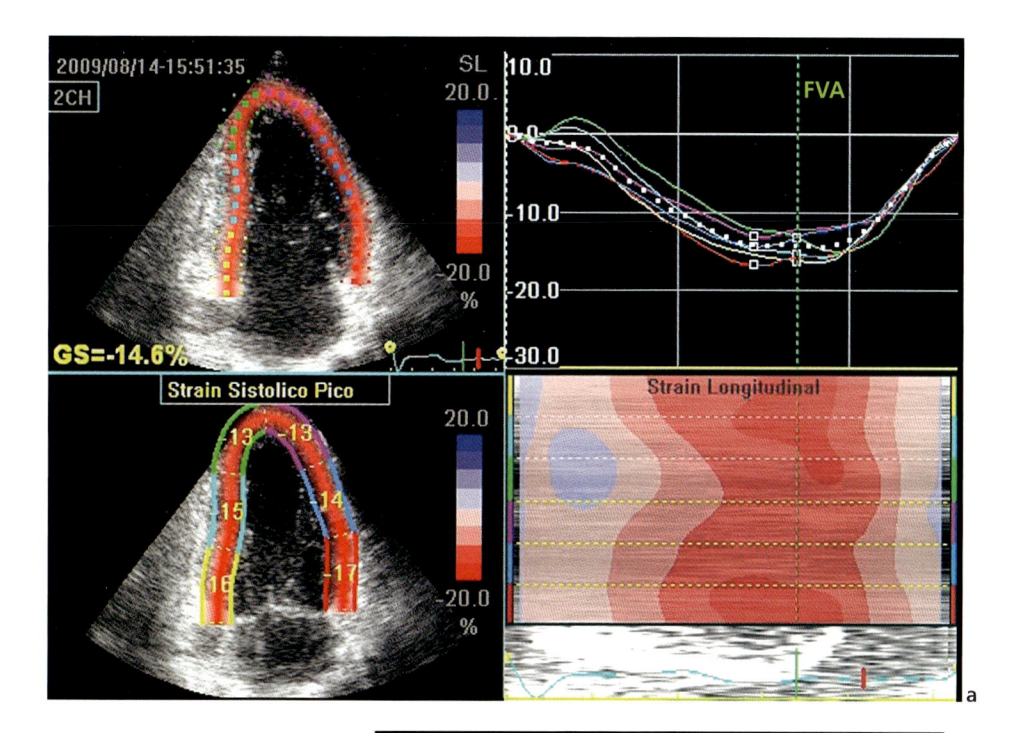

Figura 16.6 Paciente com antecedente de transplante cardíaco que apresentou, em biópsia de rotina, uma rejeição de grau 1B, com fração de ejeção normal, assintomática. No corte apical de duas câmaras observa-se uma diminuição da deformação longitudinal de −14,6% (**a**) e diminuição da deformação global de −14,3% (**b**).

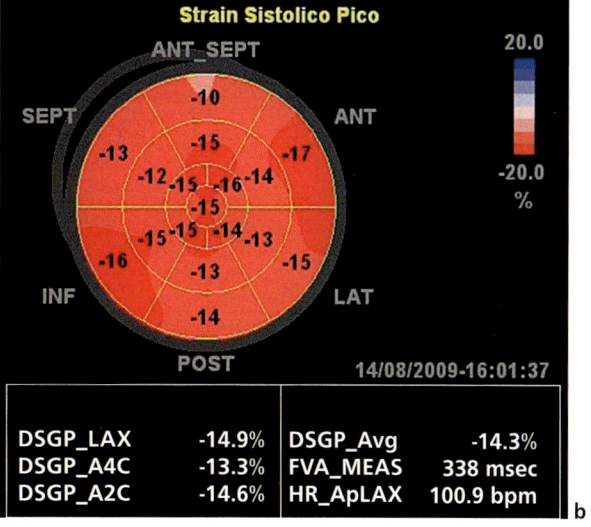

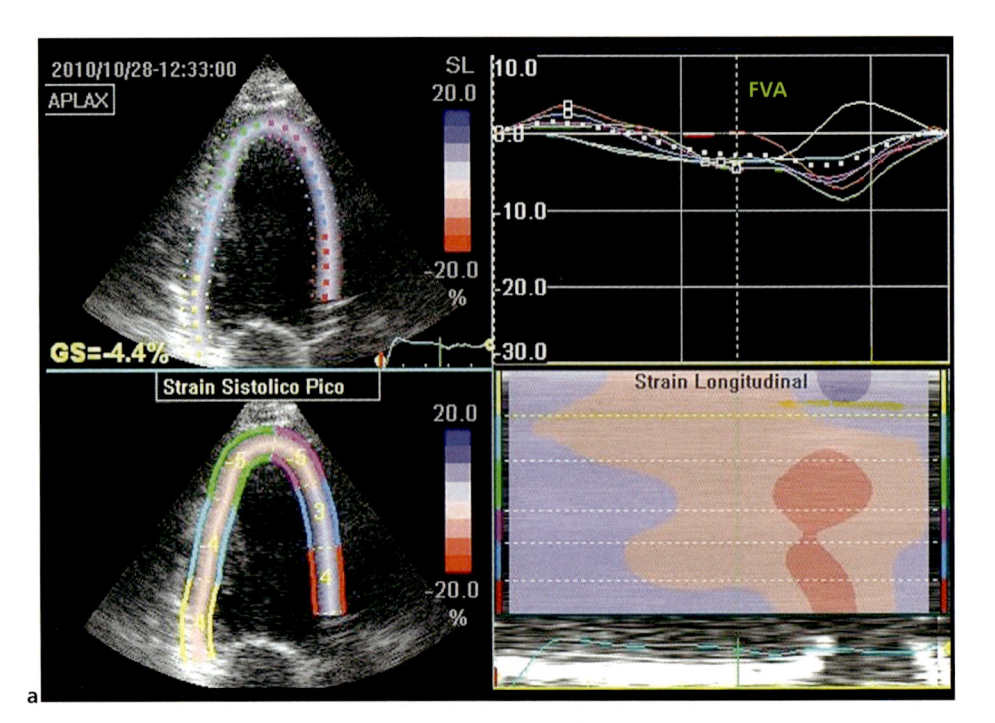

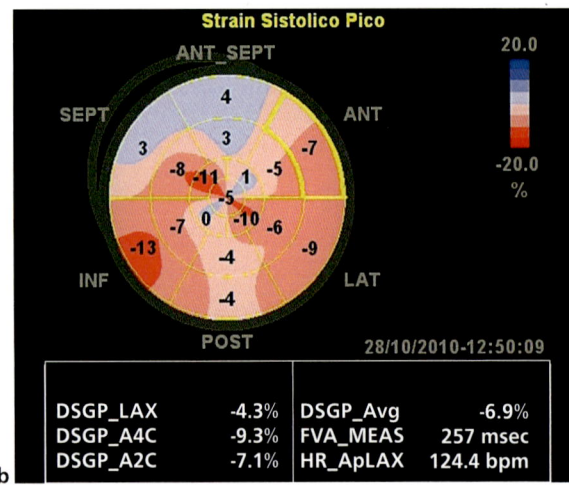

Figura 16.7 Alterações da deformação derivada da ecocardiografia bidimensional durante episódio de rejeição aguda, confirmado por biópsia endomiocárdica (grau 3A), em um paciente sintomático. Observa-se, no eixo longo apical, uma diminuição da deformação longitudinal de –4,4% (**a**) e uma diminuição da deformação global de –6,9% (**b**).

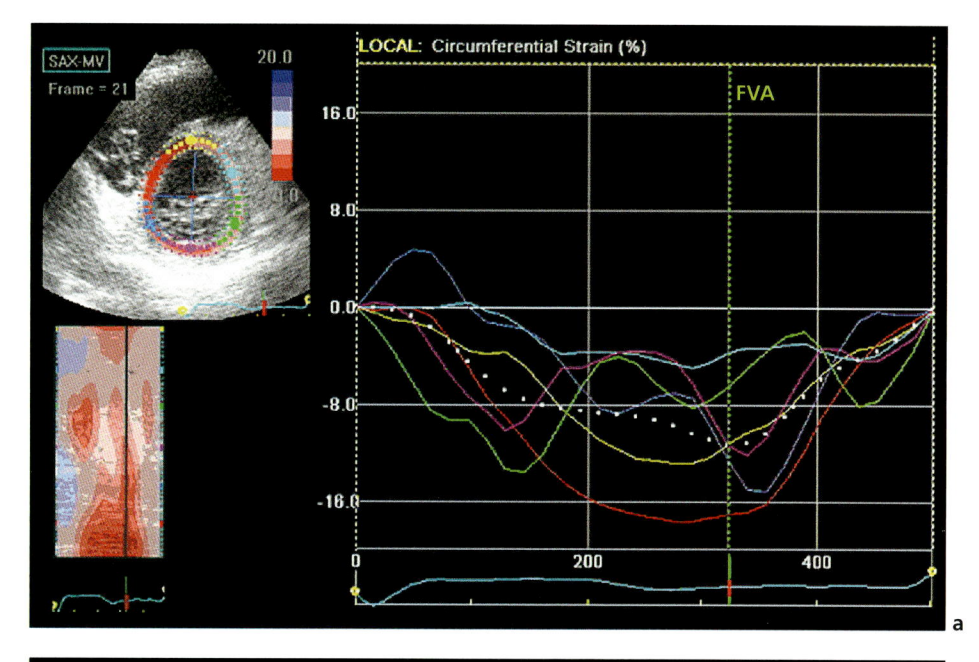

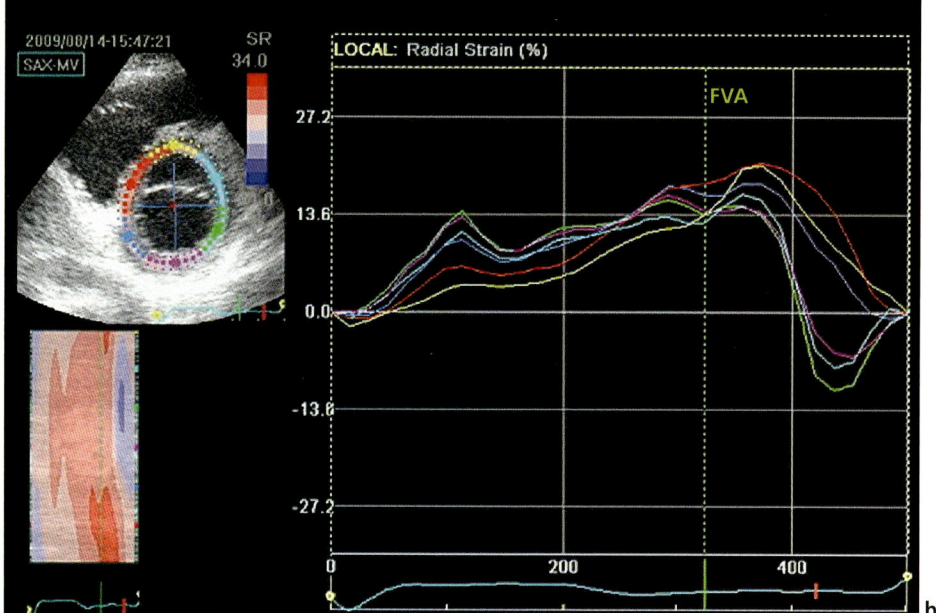

Figura 16.8 Em um paciente assintomático, com rejeição aguda grau 3A, nota-se a manifestação de uma nítida diminuição da deformação circunferencial (**a**) e radial (**b**), ambas derivadas da ecocardiografia bidimensional.

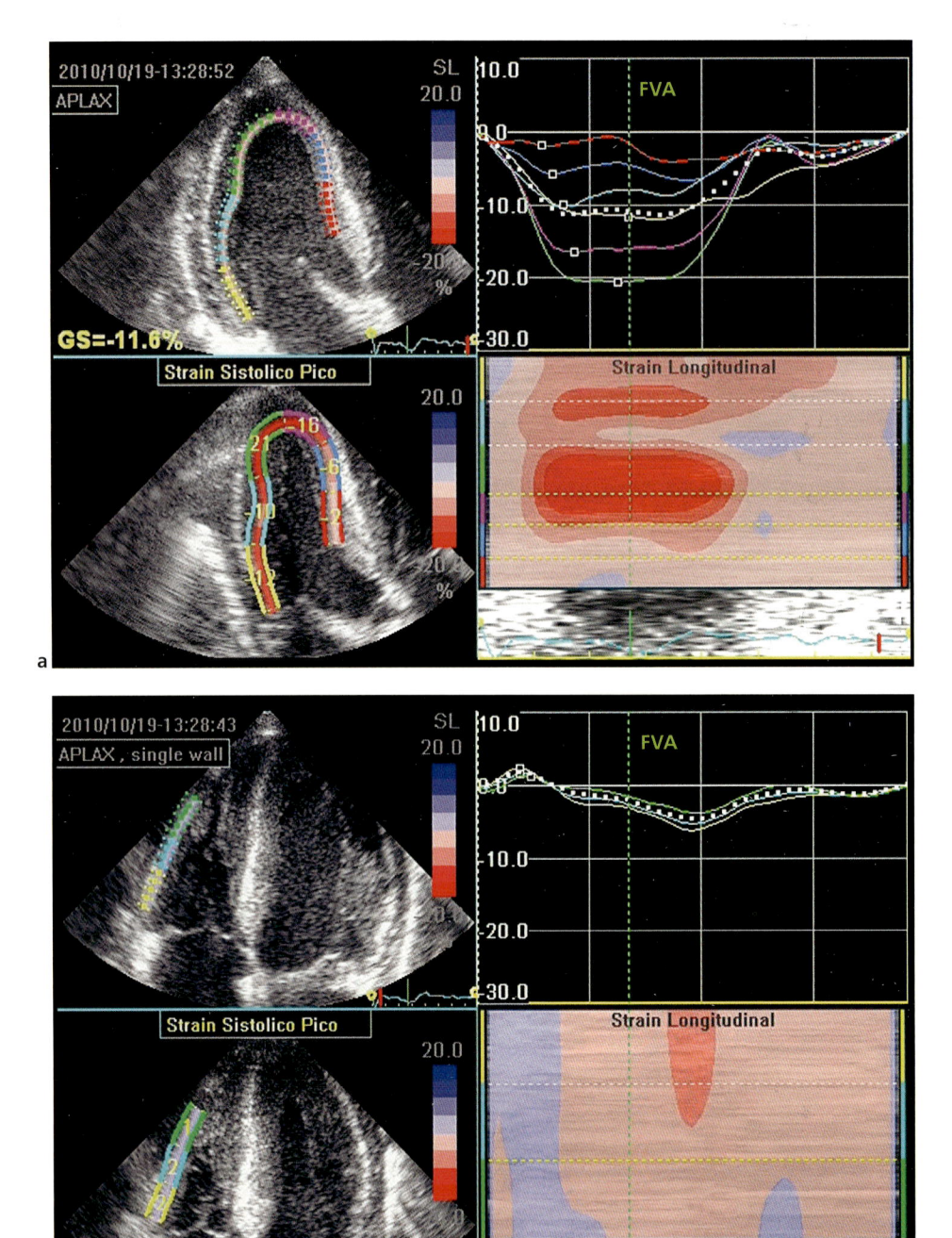

Figura 16.9 Paciente assintomático, com rejeição mista humoral e celular, dois meses depois do transplante. Apresenta um importante aumento da espessura das paredes, secundário à rejeição. A função sistólica encontra-se preservada. **a** Mudanças na deformação longitudinal do ventrículo esquerdo, com diminuição da deformação global de −11,6%. **b** Mudanças da deformação longitudinal no ventrículo direito, com diminuição da deformação global de −2%.

ram maior assincronia intraventricular e menor deformação do que aqueles que permaneceram estáveis.[18]

Nos pacientes com dispositivo de assistência ventricular foi demonstrado que a deformação e a velocidade de deformação são úteis para avaliar a recuperação do miocárdio e determinar o momento para remover o dispositivo.[18]

A deformação bidimensional também pode revelar alterações na mobilidade parietal não visíveis na ecocardiografia convencional e, assim, detectar doença coronariana do enxerto. Para isso foi avaliada a deformação e a velocidade de deformação circunferencial e radial no eixo curto, e a deformação e a velocidade de deformação longitudinal nos cortes apicais de três e quatro câmaras. Os pacientes com lesões demonstradas na angiografia apresentaram valores menores de velocidade de deformação sistólica global (circunferencial, radial e longitudinal) em comparação com os pacientes sem doença coronariana.[17] Para a velocidade de deformação sistólica de pico global radial, valores menores que 1,1 s^{-1} se correlacionaram muito bem com a detecção de doença coronariana angiograficamente significativa.[18]

A velocidade de deformação miocárdica global permite detectar, precocemente, pacientes com doença coronariana do enxerto, mas não permite diferenciar entre doença difusa ou estenoses focais. É possível determinar essa diferenciação por análise da deformação regional, em que são utilizados índices de assincronia de contração.

As imagens de deformação e velocidade de deformação são relativamente fáceis de serem obtidas, têm alta sensibilidade, não são caras nem invasivas e podem ser analisadas continuamente. A alta sensibilidade da deformação e da velocidade de deformação derivadas do Doppler tecidual colorido, como da ecocardiografia bidimensional para a detecção precoce de disfunção miocárdica, posiciona tais técnicas como novos métodos não invasivos para detectar a rejeição aguda subclínica.[18] A aplicação clínica das mesmas possivelmente permitiria decidir pela instauração de tratamento nas etapas iniciais da rejeição, avaliar a resposta e selecionar pacientes com maior risco de deterioração clínica, que se beneficiariam com um transplante de forma mais precoce. Se assim fosse feito, haveria uma diminuição do número de biópsias endomiocárdicas ou, até mesmo, elas seriam substituídas por este método.

DIABETES MELITO

A miocardiopatia diabética é a disfunção do miocárdio associada a esta doença, que ocorre independentemente da presença de outros fatores, como hipertensão arterial ou doença coronariana. Sua origem é multifatorial e, na fase inicial, caracteriza-se pela presença de disfunção diastólica com fração de ejeção preservada. Nestes pacientes, a análise da velocidade miocárdica com o Doppler tecidual e o estudo da deformação e da velocidade de deformação (derivados da ecocardiografia bidimensional) são índices mais sensíveis da função sistólica do ventrículo esquerdo, já que pacientes assintomáticos, com diabetes melito, apresentam alterações, tanto em repouso como durante a prática de atividades físicas. Sua detecção, de forma precoce, permitiria identificar os pacientes com risco de desenvolver insuficiência cardíaca antes da manifestação dos sintomas.

Com o objetivo de constatar se os pacientes com diabetes melito do tipo II apresentam disfunção miocárdica subclínica e se esta última está relacionada com o controle dos fatores de risco, foi feita uma avaliação da função ventricular regional em repouso e durante o exercício, com ecocardiografia convencional e Doppler tecidual colorido.[21,22] Os pacientes diabéticos, na fase precoce da cardiopatia, com fração de ejeção normal, apresentam diminuição da velocidade sistólica de pico longitudinal em todos os segmentos avaliados, tanto em repouso como durante a prova de estresse com dobutamina, o que é uma demonstração da deterioração da função sistólica em repouso e da alteração da reserva contrátil durante a atividade física. Por outro lado, a velocidade sistólica de pico radial é maior. Isso sugere que a lesão miocárdica estaria localizada, principalmente, no subendocárdio e que a deterioração da contratilidade das fibras subendocárdicas é compensada por maior encurtamento das fibras mesocárdicas, motivo pelo qual se consegue manter a fração de ejeção do ventrículo esquerdo dentro dos limites normais.

Também foi comprovado que, apesar de todos os pacientes do grupo diabetes apresentarem uma relação E/A normal do fluxo transmitral, com tempo de desaceleração da onda E normal e fluxo de veias pulmonares preservado, 86% deles apresentavam disfunção diastólica evidenciada por alteração da relação E'/A' (tecidual), velocidade máxima da onda E' inferior a 8 cm/s ou velocidade de propagação do fluxo mitral inferior a 45 cm/s.[21]

Em outros estudos também foi observada uma diminuição da velocidade sistólica de pico (S') longitudinal e da velocidade diastólica precoce (E') em pacientes diabéticos avaliados com Doppler pulsado derivado do Doppler tecidual colorido, e diminuição da deformação e da velocidade de deformação longitudinal também derivadas do Doppler tecidual colorido; esta diferença era mais acentuada quando os pacientes também apresentavam hipertrofia ventricular esquerda.[23] Por outro lado, a deformação e a velocidade de deformação radial avaliadas a partir do Doppler tecidual colorido[23,24] e da ecocardiografia bidimensional[25] encontravam-se conservadas.

Se tomar como ponto de corte uma velocidade de 3,9 cm/s para a onda S' longitudinal, os valores menores identificam, com uma sensibilidade de 60% e uma especificidade de 64%, os pacientes diabéticos (Figura 16.10). Uma velocidade de 4,7 cm/s para a onda E' como ponto de corte permite identificar, por sua vez, os pacientes diabéticos com uma sensibilidade de 66% e uma especificidade de 60%. Uma deformação sistólica de pico longitudinal de −22% tem uma sensibilidade de 68% e especificidade de 75% para diferenciar os pacientes diabéticos. Um ponto de corte de 1,6 s^{-1} para a velocidade de deformação tem uma sensibilidade de 68% e uma especificidade de 74% para diferenciar ambos os grupos de pacientes.[24]

A implicância clínica destes achados seria o diagnóstico da miocardiopatia diabética na fase subclínica (Figuras 16.11 e 16.12). A simples avaliação da fração de ejeção e do fluxo transmitral

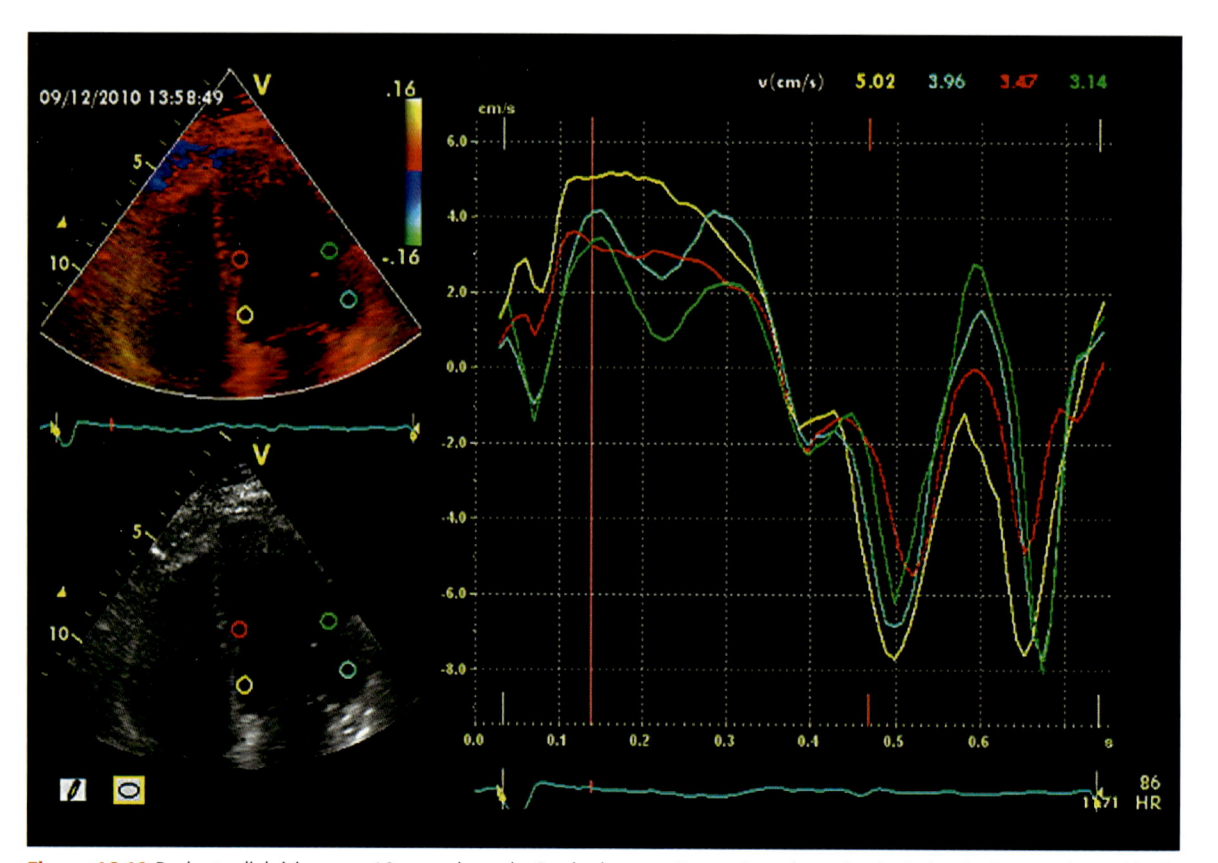

Figura 16.10 Paciente diabética com 10 anos de evolução da doença. Com o Doppler pulsado derivado do Doppler tecidual colorido são observadas velocidades diminuídas da onda S', mais evidentes nos segmentos médio, septal e lateral. Observa-se também uma diminuição das velocidades da onda E', com inversão da relação E'/A'.

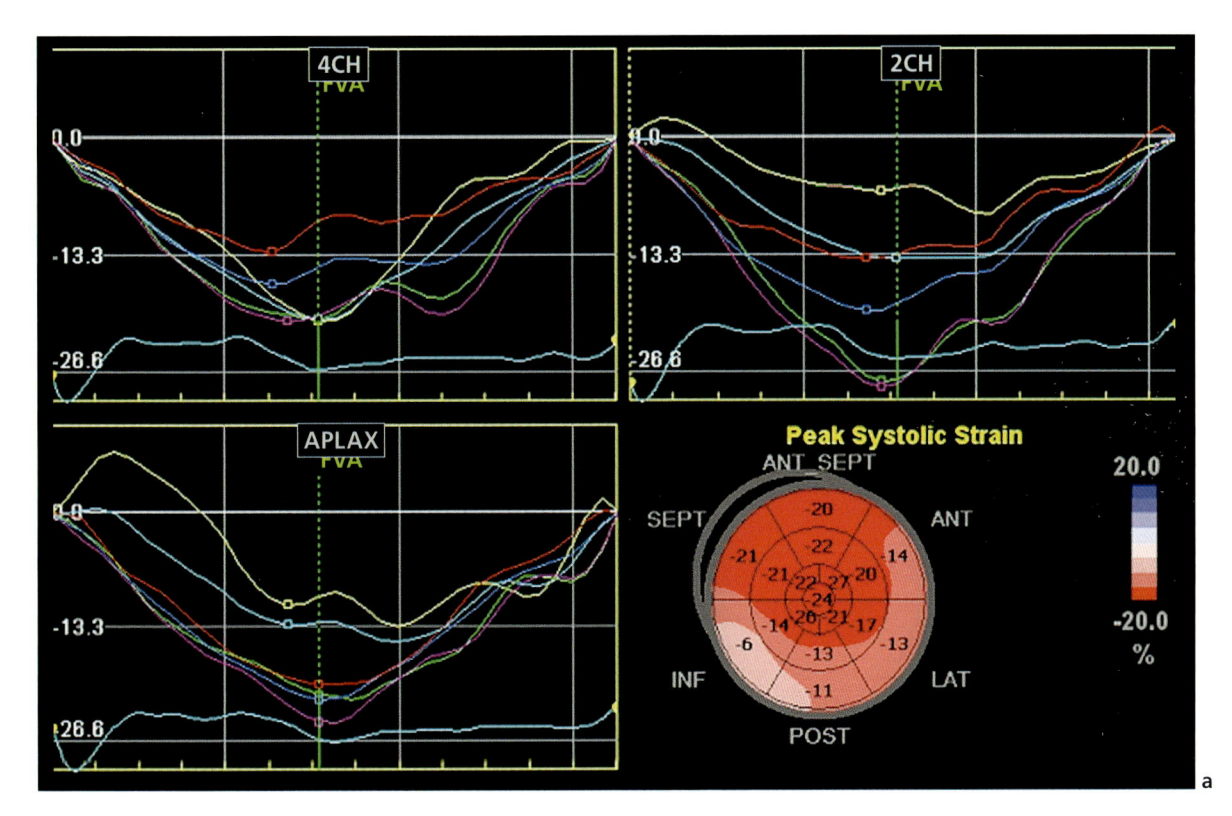

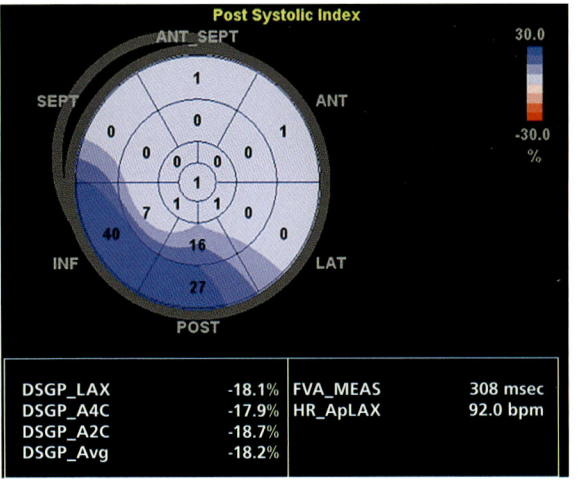

Figura 16.11 Paciente de 63 anos de idade, com diagnóstico de diabetes já há 8 anos, com ecocardiografia convencional, dentro de limites normais. Observa-se (**a**) redução da deformação longitudinal, com predomínio de segmentos basais e médios da parede inferior, posterior e lateral. Em tais segmentos observa-se a presença de contrações pós-sistólicas (**b**).

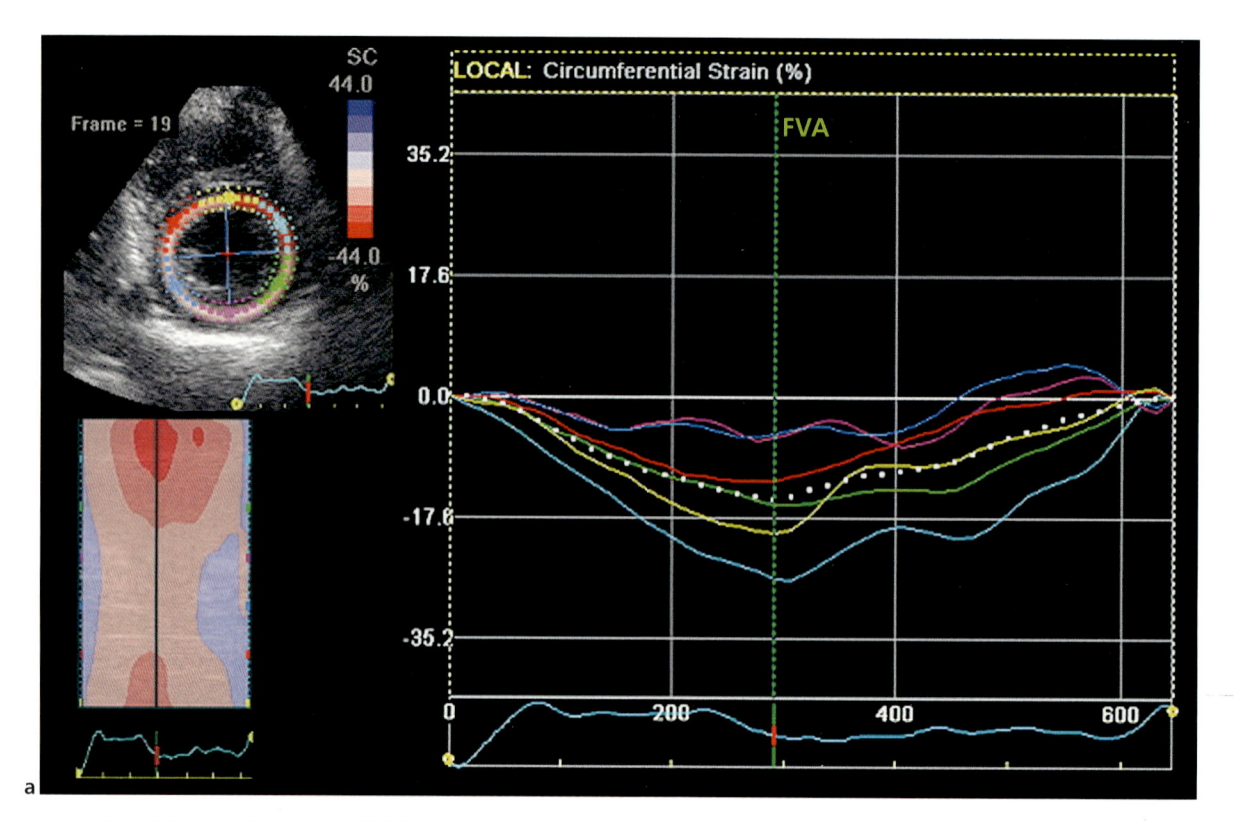

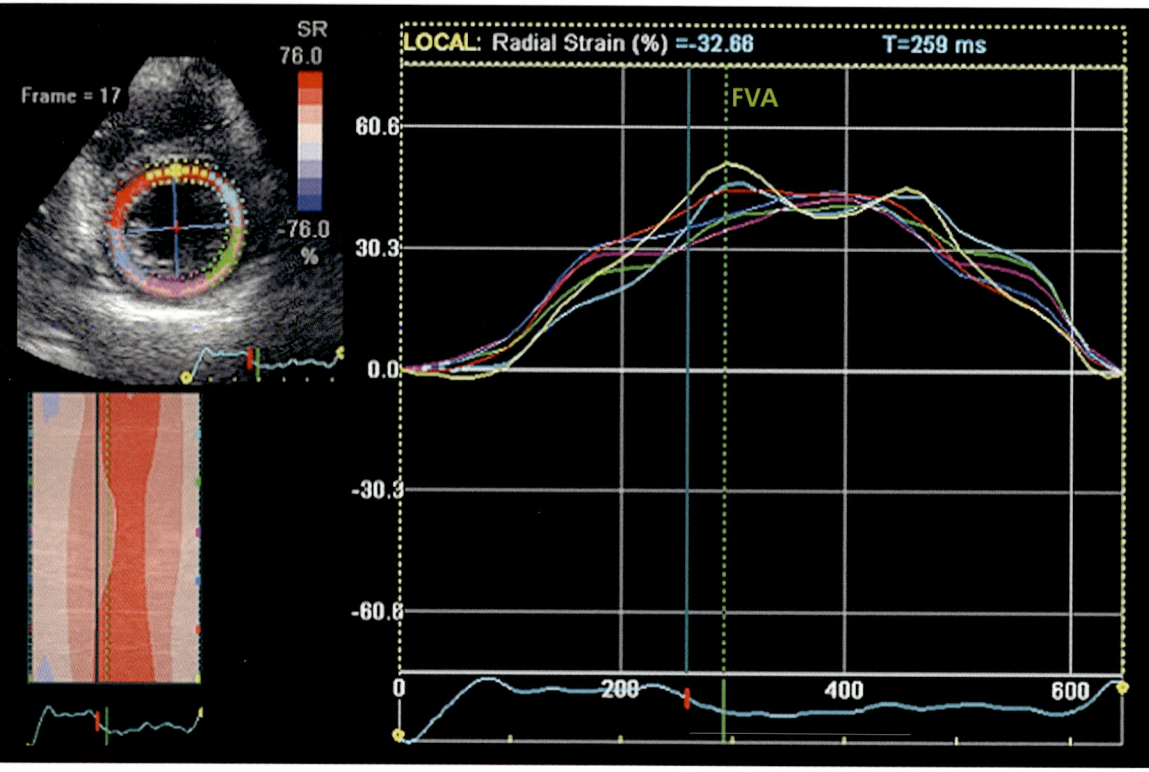

Figura 16.12 Imagem no eixo curto, nos músculos papilares do paciente da Figura 16.11. Observa-se, acima (**a**), redução da deformação circunferencial, mais evidente no septo posterior e nas paredes inferior, posterior e lateral. Abaixo (**b**), nos mesmos segmentos, observa-se deformação radial no limite inferior ao normal.

com o Doppler pulsado poderia subestimar a gravidade do comprometimento miocárdico. Como foi demonstrado que a disfunção subclínica, tanto em repouso como durante a atividade física tem correlação com o controle glicêmico (avaliado através da medição da hemoglobina glicosilada), com o perfil lipídico (avaliado com a medição do colesterol LDL), com a pressão arterial diastólica e com a idade,[21] a incorporação das novas tecnologias na prática cotidiana servirá como ferramenta para o monitoramento e eventual ajuste no tratamento médico destes pacientes.

ESTEROIDES ANABÓLICOS ANDROGÊNICOS

Os esteroides anabólicos androgênicos (EAA) pertencem ao grupo das drogas ergogênicas ou otimizadoras de desempenho. São substâncias sintéticas derivadas da testosterona, desenvolvidas para imitar as funções de crescimento da mesma, mas com mínimos efeitos masculinizantes. Foram introduzidos na prática esportiva na década de 1940 e, paralelamente à sua utilização, os médicos notaram seus efeitos secundários. Sua utilização cresceu até 1975, quando foram proibidos.[26]

Dentro dos efeitos cardiovasculares indesejáveis podem ser citados a sobrecarga hidrossalina, a hipertensão arterial, o aumento de colesterol LDL e a diminuição do colesterol HDL. Também foram relatados casos de arritmia ventricular, insuficiência cardíaca e trombose arterial.[27] O efeito direto sobre as estruturas cardiovasculares ainda é tema de debate. A anatomia patológica detectou a presença de hipertrofia e um aumento localizado de colágeno, que poderia responder a mecanismos de reparação de lesão miocárdica direta.[28]

Quando foram avaliados fisiculturistas usuários e não usuários de EAA e se fez uma comparação dos mesmos com um terceiro grupo-controle, notou-se que os fisiculturistas apresentavam valores de espessura parietal, espessura parietal relativa e índice de massa ventricular esquerda superiores aos do grupo-controle, com índices de fluxo transmitral pelo Doppler pulsado similares nos três grupos. No grupo dos usuários de EAA foi observado que, quando se fez uma comparação deles com os não usuários, houve uma significativa redução da deformação e da velocidade de deformação no septo interventricular e na parede lateral do VE (Figuras 16.13 e 16.14), assim como uma redução na relação E'/A' do Doppler pulsado derivado do Doppler tecidual

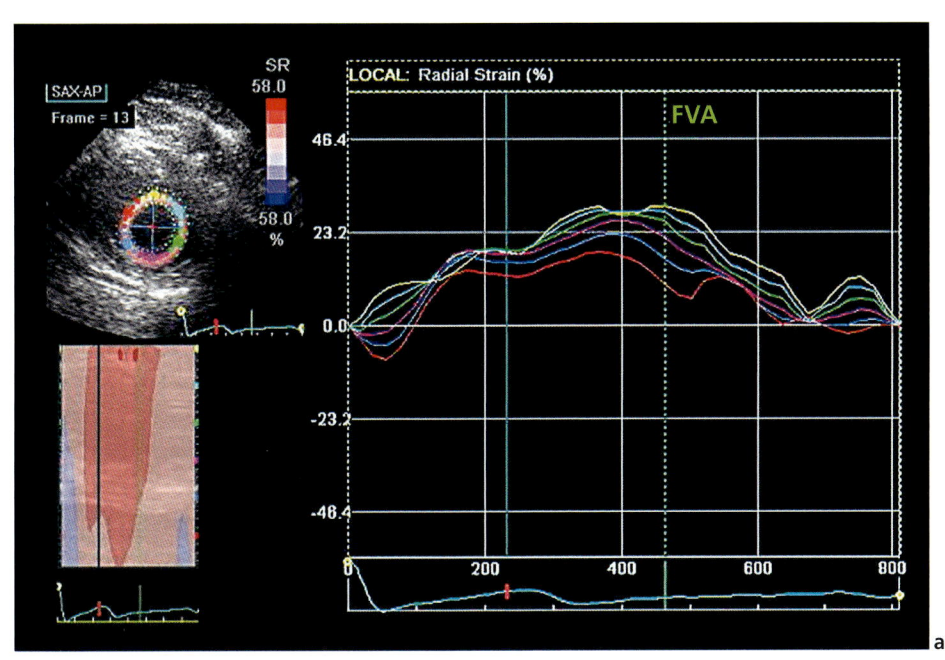

Figura 16.13 Diminuição da deformação radial nas regiões apical (**a**) e na basal (**b**) em paciente usuário de esteroides anabolizantes. *(Continua.)*

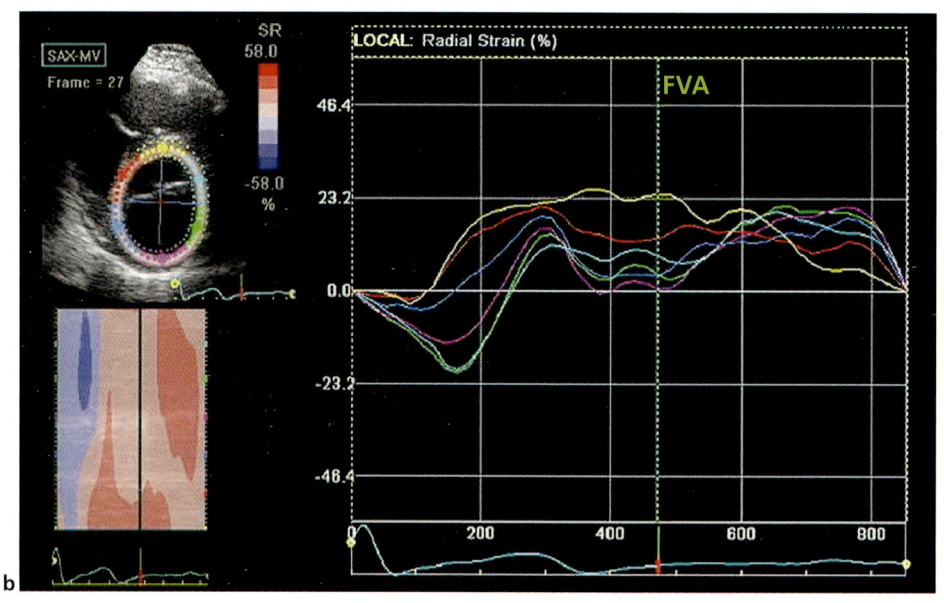

Figura 16.13 *(Cont.)* Diminuição da deformação radial na região apical (**a**) e na basal (**b**) em paciente usuário de esteroides anabolizantes.

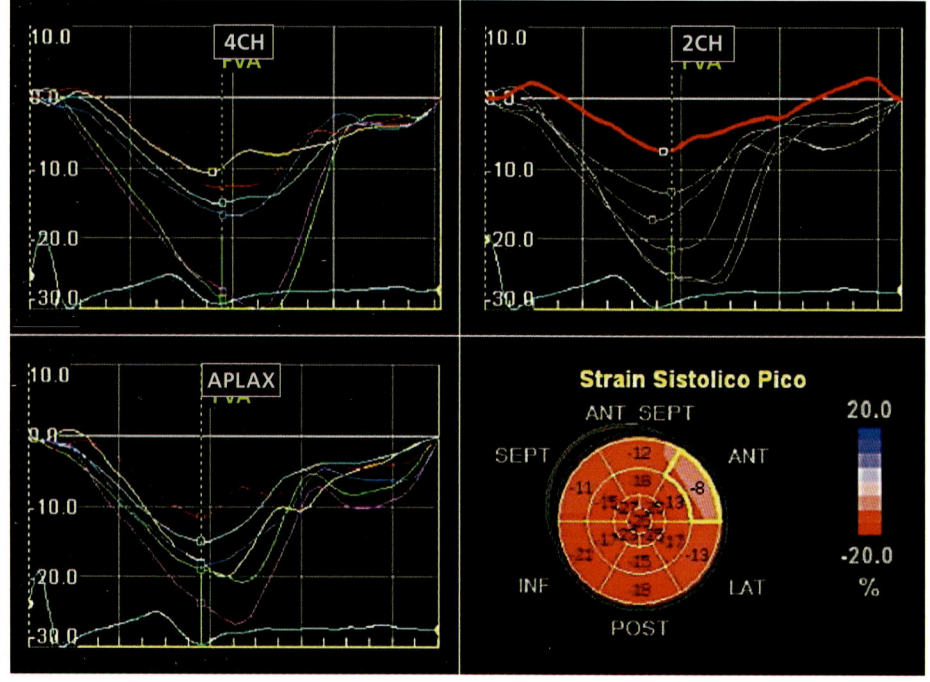

Figura 16.14 No mesmo paciente, observa-se diminuição da deformação longitudinal nos segmentos septal basal, anterosseptal basal, anterobasal e laterobasal.

colorido.[29] Tal fato poderia revelar uma alteração precoce da função sistólica e diastólica do ventrículo esquerdo, em uma fase em que os parâmetros convencionais permanecem dentro dos limites normais.

Além disso, nos usuários de EAA, descreve-se uma diminuição da velocidade sistólica de pico (S') na zona basal da parede lateral e nos segmentos basal e médio da parede anterior, assim como uma redução da velocidade diastólica de pico (E') nos segmentos basal e médio da parede inferior[30] (Figura 16.15).

Desta forma foi demonstrada, pela primeira vez, a importância destas técnicas para detectar a disfunção ventricular esquerda subclínica relacionada com a utilização crônica de esteroides androgênicos.

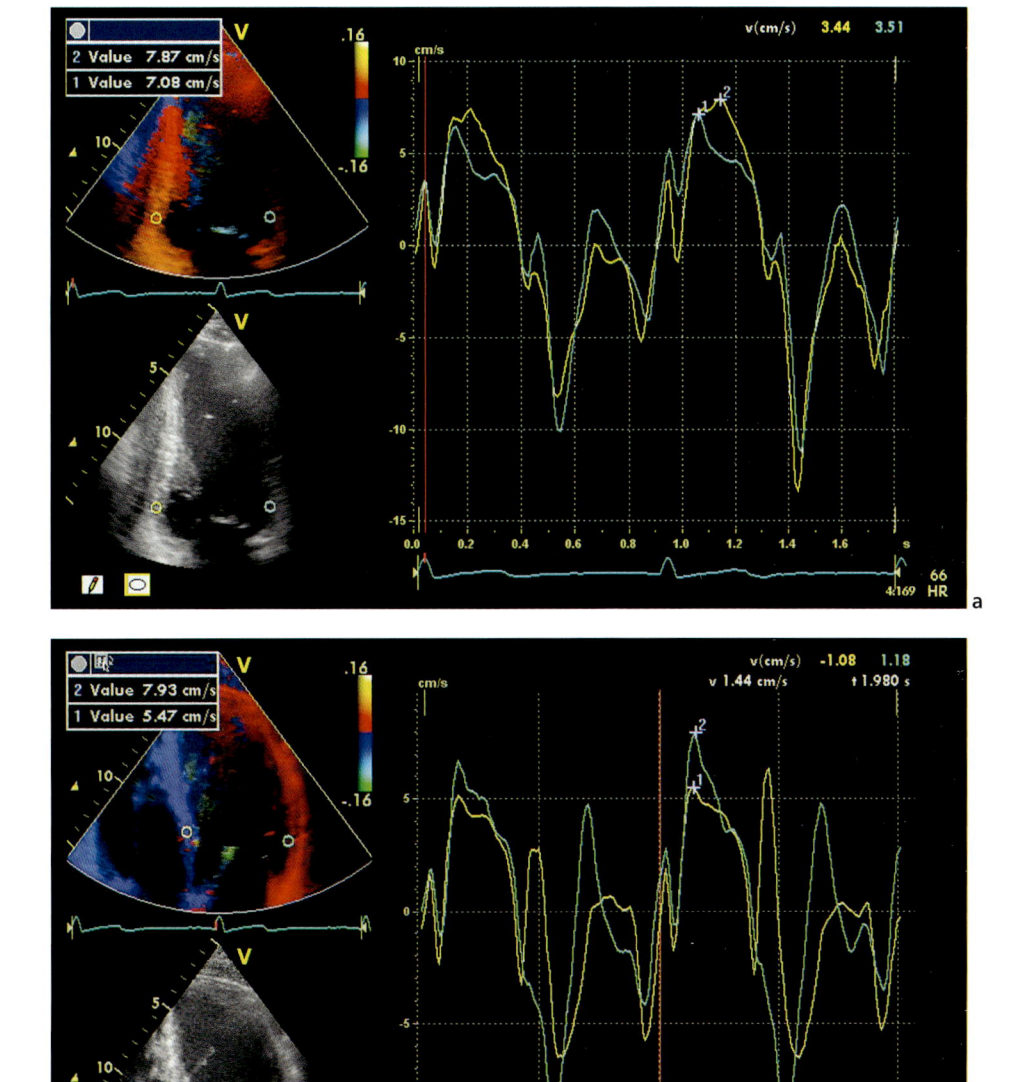

Figura 16.15 Paciente usuário de esteroides anabolizantes, com fração de ejeção normal. Observa-se uma diminuição da onda S' na zona basal das paredes anterior, inferior (**a**), septal e lateral (**b**), que produz uma média de 7,08 cm/s.

ACROMEGALIA

Em pacientes portadores de acromegalia, o nível elevado do hormônio do crescimento e do fator de crescimento 1 insulina símile (IGF-1) pode, segundo o que foi sugerido na bibliografia, provocar miocardiopatia específica.[31] De fato, o tratamento crônico com octreotide pode diminuir os níveis de ambas as substâncias e alcançar uma redução do índice de massa ventricular esquerda.

Em pacientes assintomáticos, portadores de acromegalia, com ecocardiografia normal, foi avaliada a presença de comprometimento cardíaco subclínico[32] (Figura 16.16). Foi determinada a presença de uma alteração da função diastólica avaliada pelo Doppler pulsado derivado do Doppler tecidual (alteração da relação E'/A' na zona basal de ambos os ventrículos [Figuras 16.17 e 16.18], e uma significativa diminuição da velocidade de deformação sistólica e diastólica

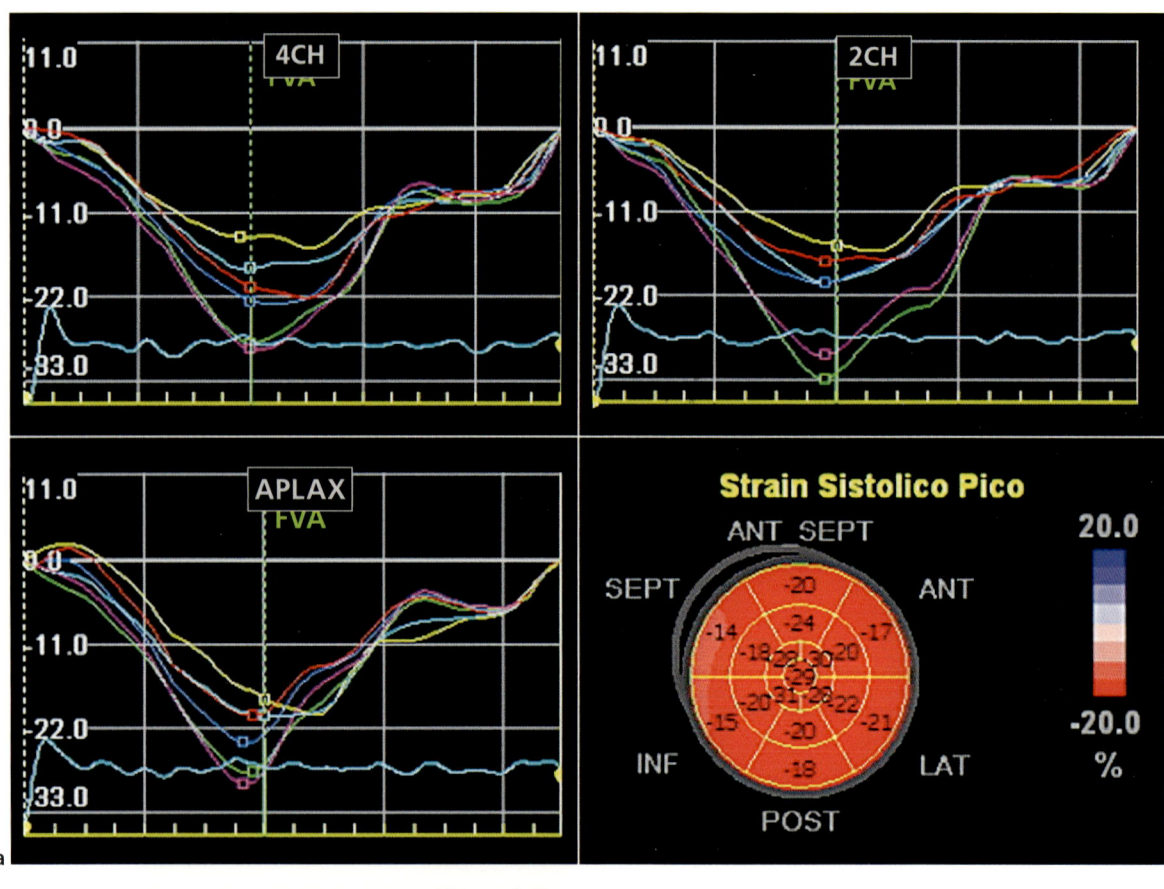

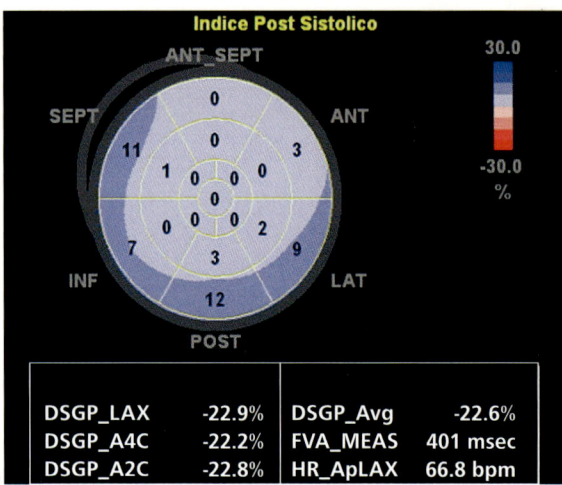

Figura 16.16 Paciente portadora de acromegalia diagnosticada há 8 anos, com ecocardiografia convencional normal. **a** Curvas de deformação derivadas de ecocardiografia bidimensional. Apesar de manter os valores médios de deformação dentro dos limites normais, esta encontra-se predominantemente reduzida nos segmentos basais. **b** Nos mesmos segmentos são observadas contrações pós-sistólicas.

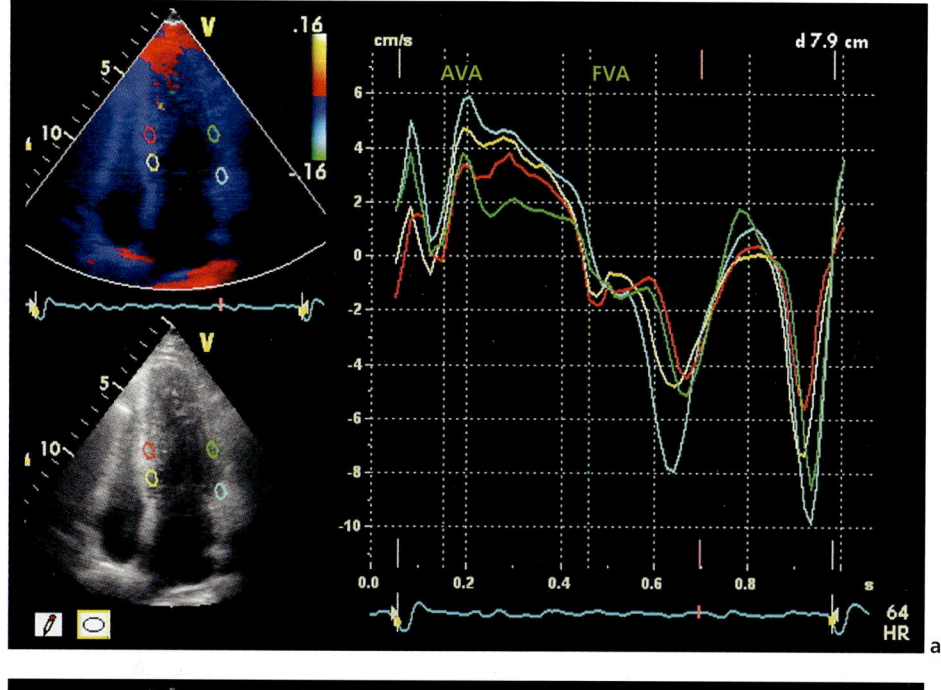

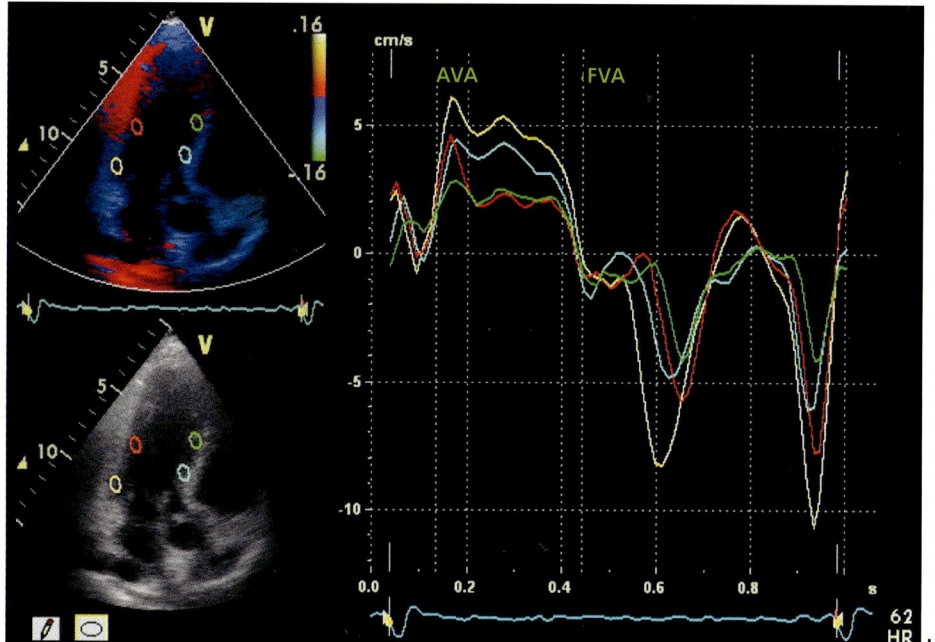

Figura 16.17 Na mesma paciente da Figura 16.16 as velocidades sistólicas de pico longitudinais, obtidas com Doppler pulsado derivado do Doppler tecidual colorido, encontram-se muito reduzidas nos segmentos basais e médios, já que não alcançam os 6 cm/s em nenhum registro. As velocidades diastólicas de pico precoces (E') e tardias (A') também encontram-se alteradas, evidenciando uma disfunção diastólica. **a** Corte apical de quatro câmaras. **b** Corte apical de três câmaras.

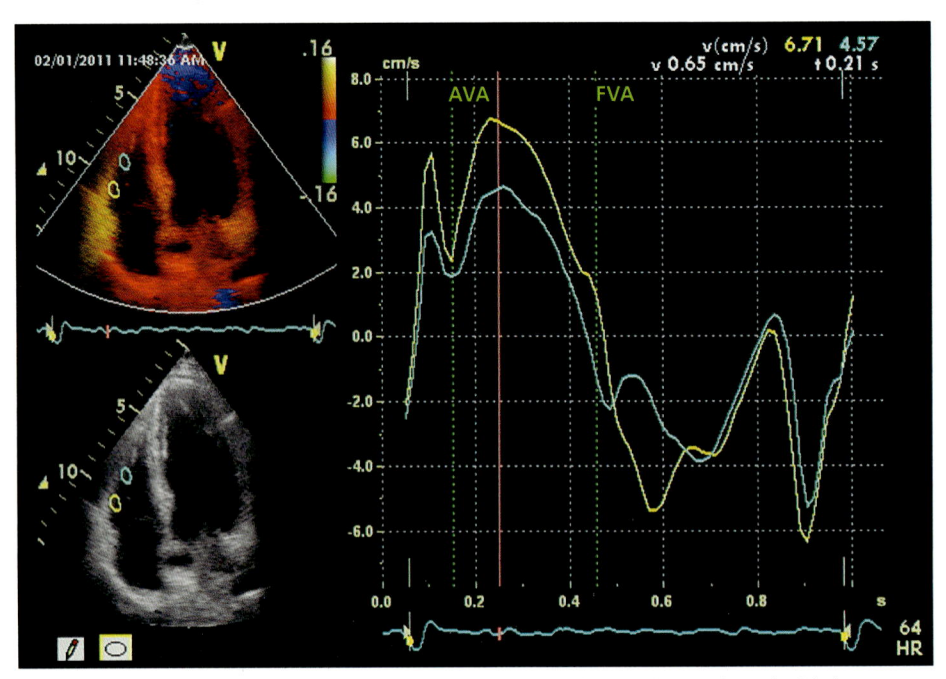

Figura 16.18 Na mesma paciente das Figuras 16.16 e 16.17 foram observadas velocidades sistólicas reduzidas na parede livre do VD. A relação E'/A' está alterada, revelando uma disfunção diastólica subclínica.

precoce, avaliadas pelo Doppler tecidual colorido nas paredes livres de ambos os ventrículos a partir do corte apical de quatro câmaras, nos segmentos basais e médios, diferentemente dos apicais, nos quais não houve a manifestação de tais achados.

O que foi dito anteriormente sugere que, nos pacientes acromegálicos, com ecocardiografia normal, o Doppler tecidual colorido, com avaliação da deformação miocárdica, poderia mostrar um comprometimento cardíaco precoce subclínico.

DOENÇA DA TIREOIDE

O quadro clínico que acompanha o hipo e o hipertireoidismo é acompanhado por modificações características no sistema cardiovascular. Tais modificações podem ser revertidas se o paciente for levado para o estado de eutireoidismo.[33]

No hipotireoidismo clínico foram avaliadas a função miocárdica com ecocardiografia convencional, as velocidades teciduais com o Doppler pulsados e a deformação e a velocidade de deformação teciduais derivadas do Doppler tecidual colorido nos três segmentos (apical, médio e basal) das paredes anterior, inferior, lateral e septal.[34] Nos pacientes hipotireóideos, foram observadas alterações na função diastólica e sistólica com a ecocardiografia convencional: prolongamento do tempo de relaxamento isovolumétrico e do tempo de desaceleração da onda E mitral, e prolongamento do tempo de contração isovolumétrica. Nestes pacientes, a deformação sistólica de pico longitudinal (S') foi significativamente menor, assim como a velocidade de deformação sistólica de pico e as velocidades de deformação diastólica precoce (E') e tardia (A') em todos os segmentos avaliados. A deformação e a velocidade de deformação se correlacionaram negativamente com os valores de TSH e positivamente com os valores de T3L (tri-iodotironina livre) e T4L (tiroxina livre).

Nos pacientes portadores de hipotireoidismo subclínico, fez-se também uma comparação da função miocárdica com diferentes técnicas.[35] Observou-se uma alteração da função sistólica na ecocardiografia convencional, expressa pelo tempo de contração isovolumétrica e pelo período de pré-ejeção (PPE), prolongados com relação a indivíduos eurotireóideos, com a consequente relação PPE/PEVE (período de ejeção ventricular esquerda) aumentada. A função diastólica também se mostrou alterada pelo método convencional, com prolongamento do período de relaxamento isovolumétrico, diminuição da velocidade das ondas E e A, e relação E/A significativamente reduzida. A alteração da função diastólica também refletiu nas velocidades miocárdicas, com diminuição da velocidade máxima da onda E', aumento da onda A' e alteração da relação E'/A', assim como alteração da função sistólica, com diminuição da onda S' septal e lateral. A deformação e a velocidade de deformação sistólicas avaliadas nos segmentos médios das paredes septal e lateral também demonstraram redução significativa com relação aos pacientes eurotireóideos.

Para se ir mais além, compararam-se pacientes portadores de hipotireoidismo subclínico com controles eutireoidianos; ambos os grupos apresentavam velocidades miocárdicas semelhantes das ondas S' e E' em repouso, avaliadas pelo Doppler pulsado derivado do Doppler tecidual colorido, com o volume de amostra situado no segmento basal do septo interventricular.[36] Submetidos à atividade física, observou-se que, no primeiro grupo, a ondas S' e E' alcançavam menor intensidade, durante o esforço máximo, que os controles normais, evidenciando uma diminuição da reserva funcional sistólica e diastólica longitudinal em pacientes com hipotireoidismo subclínico e parâmetros de repouso normais.

Com relação à função ventricular direita, também foi detectada a presença de disfunção sistólica e diastólica evidenciada por Doppler pulsado derivado do Doppler tecidual colorido, e a posterior reversão da mesma depois do tratamento com hormônio tireoidiano.[37]

A recente introdução das novas tecnologias ecocardiográficas demonstrou a presença de alterações na função sistólica e diastólica como marcadoras de disfunção ventricular subclínica. Isso poderia transformar-se em uma ferramenta a mais na hora de se decidir pelo início do tratamento hormonal substitutivo em pacientes com hipotireoidismo subclínico.

Nos pacientes portadores de hipertireoidismo subclínico foi detectada disfunção diastólica por ecocardiografia convencional (diminuição da velocidade da onda E, aumento da onda A, alteração da relação E/A, prolongamento do tempo de desaceleração da onda E e do tempo de relaxamento isovolumétrico). Nestes pacientes a deformação e a velocidade de deformação miocárdica derivadas do Doppler tecidual colorido mostraram uma hiperdeformação sistólica precoce e hipercontratilidade, juntamente com alteração das fases diastólicas ativa e passiva[38] (Figuras 16.19 a 16.22).

Com relação à reversibilidade da disfunção miocárdica causada pelo hipertireoidismo subclínico, avaliou-se um grupo de pacientes sob terapia supressora com T4 por doença neoplásica da glândula, nos quais se suspendeu o tratamento durante um período de 6 meses.[39] Estes pacientes apresentavam, inicialmente, uma disfunção sistólica demonstrada pela velocidade de pico da onda E diminuída, alteração da relação E/A, prolongamento do tempo de desaceleração da onda E e do tempo de relaxamento isovolumétrico, assim como da velocidade das ondas E' e A', medidas com Doppler pulsado derivado do Doppler tecidual colorido. Ao fim de 6 meses, estes parâmetros melhoraram, demonstrando uma reversibilidade, pelo menos parcial, relacionada com o tratamento específico nos casos de hipertireoidismo subclínico.

DISTROFIAS NEUROMUSCULARES

Na distrofia muscular progressiva de Duchenne observa-se fibrose miocárdica que compromete, inicialmente, as camadas subepicárdicas da parede posterior do ventrículo esquerdo. Em pacientes com fração de encurtamento normal, foi avaliada a deformação radial no eixo curto longitudinal do VE com o Doppler tecidual colorido, na tentativa de avaliar a utilidade desta técnica para detectar o comprometimento subclínico precoce. Foi detectado que, na parede posterior, a deformação radial sistólica de pico encontrava-se diminuída com relação a pacientes saudáveis, enquanto no septo interventricular esta diferença não existia.

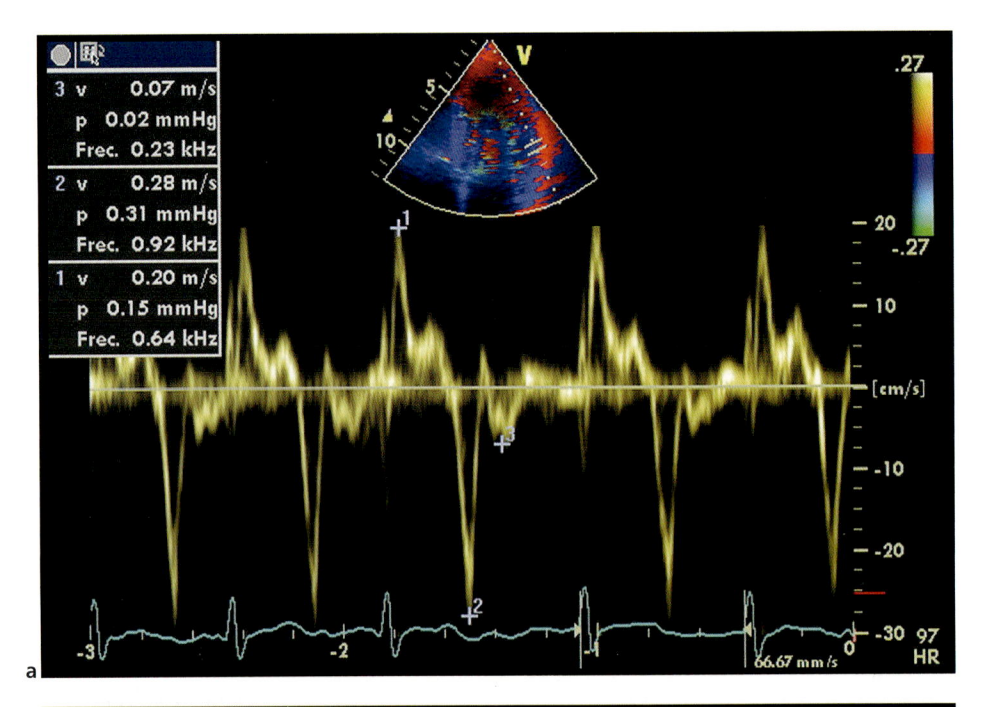

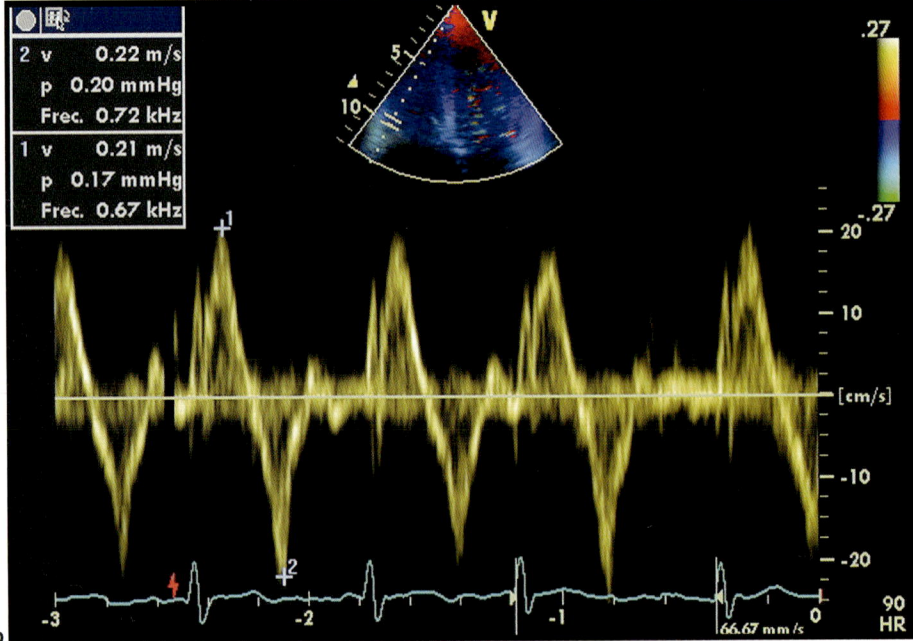

Figura 16.19 Paciente de 27 anos de idade com diagnóstico recente de hipertireoidismo. As velocidades medidas com Doppler pulsado derivado do Doppler tecidual colorido do ventrículo esquerdo (**a**) e do ventrículo direito (**b**) encontram-se elevadas, tanto na sístole (onda S') como na diástole (onda E').

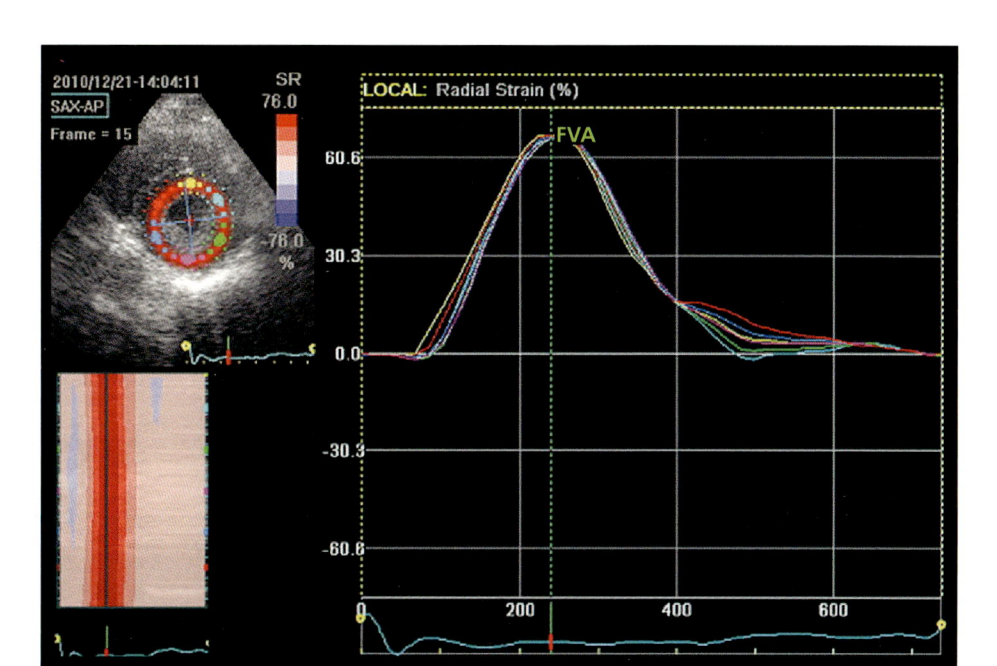

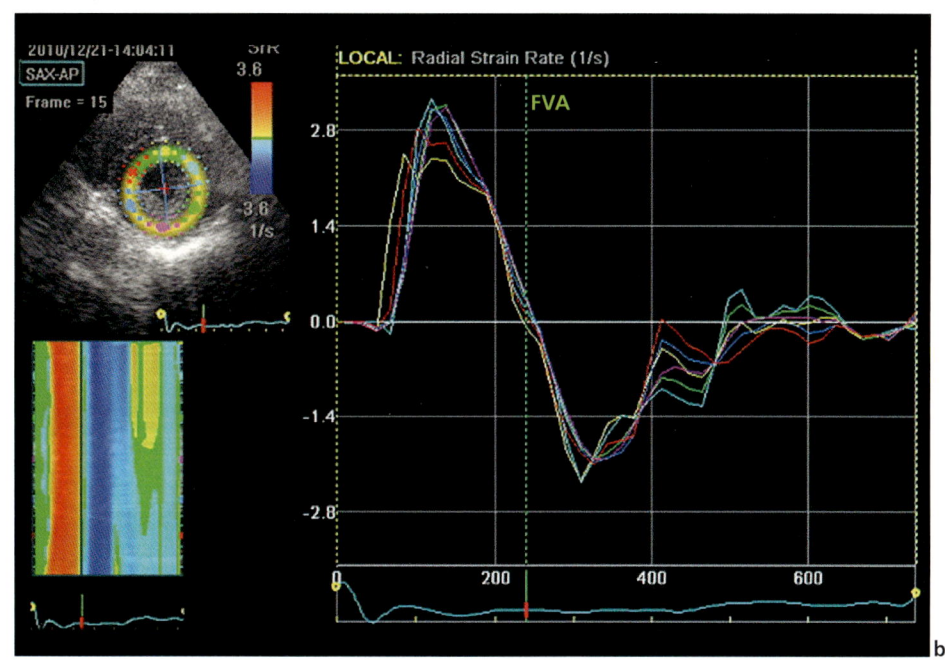

Figura 16.20 No mesmo paciente da Figura 16.19 observa-se aumento da deformação radial (**a**) e da velocidade de deformação radial (**b**) nos três eixos curtos do VE.

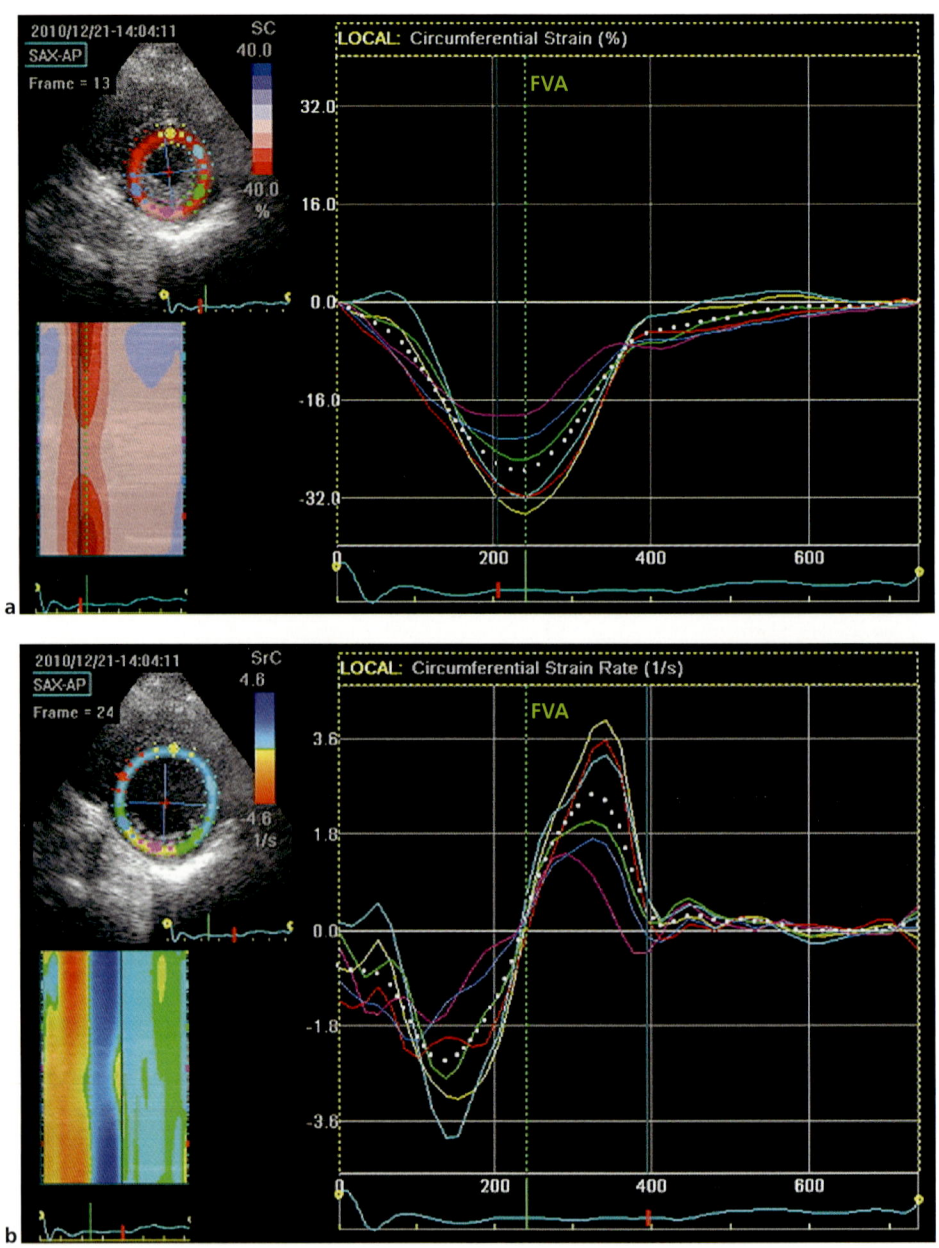

Figura 16.21 A deformação circunferencial (**a**) e a velocidade de deformação circunferencial (**b**) também se encontram aumentadas no mesmo paciente das Figuras 16.19 e 16.20.

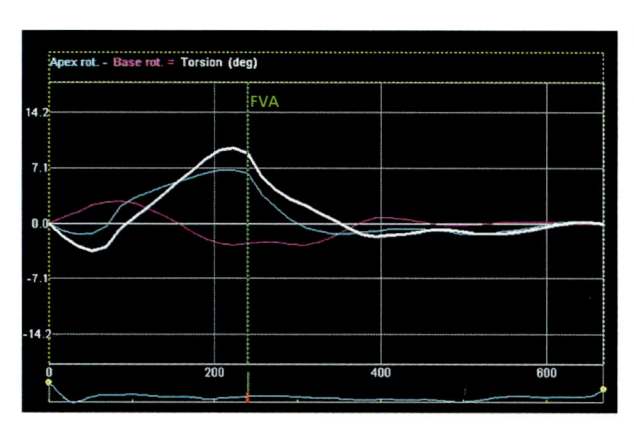

Figura 16.22 Tendência a aumento da rotação nas zonas apical (curva celeste) e basal (curva violeta) do ventrículo esquerdo, com aumento da torção (curva branca).

Se tomarmos como ponto de corte um valor de 61%, poderíamos determinar a diferença entre ambos os grupos com uma sensibilidade e uma especificidade de 92%.

Sendo assim, em pacientes com distrofia muscular progressiva de Duchenne existe uma diminuição da deformação radial sistólica de pico localizada na parede posterior, mesmo com uma ecocardiografia convencional normal. Neste tipo de paciente, esta ferramenta pode ser de grande utilidade para detectar precocemente uma disfunção miocárdica regional.[40]

ESCLEROSE SISTÊMICA

A esclerose sistêmica é uma entidade clínica caracterizada pelo envolvimento sistêmico. Frequentemente apresenta um comprometimento cardíaco, assintomático. A ecocardiografia é normal, com velocidades teciduais também normais, mas com uma redução da velocidade de deformação diastólica de pico precoce, e da deformação e da velocidade de deformação sistólica no septo interventricular basal e médio, e na parede lateral basal e média do VE. O VD também apresenta redução da deformação e da velocidade de deformação. Portanto, o uso combinado destas técnicas pode ser útil para identificar, precocemente, o comprometimento miocárdico subclínico em pacientes assintomáticos, com ecocardiografia bidimensional normal e velocidades teciduais também normais, que poderiam se beneficiar com um ajuste da terapêutica.[41,42]

PRÓXIMOS AVANÇOS

São esperados novos avanços em um futuro próximo, além de uma melhora na qualidade da imagem da ecocardiografia bidimensional, uma redução do ruído e maior rapidez no tempo do processamento das imagens. Isto possibilitará ampliar o campo de aplicação clínica das novas técnicas ecocardiográficas descritas neste livro.

A dependência do ângulo e do impacto dos artefatos do Doppler tecidual colorido e a baixa resolução temporal da ecocardiografia bidimensional são fatores limitantes destas duas técnicas. Uma combinação das vantagens oferecidas por cada uma delas aumentará o valor prático e diminuirá o tempo de processamento.

A RMC permite calcular a deformação em três dimensões. Com o recente avanço da ecocardiografia tridimensional será possível analisar a deformação em três dimensões durante o mesmo ciclo cardíaco, o que, provavelmente, será o próximo passo no desenvolvimento destas técnicas.

REFERÊNCIAS BIBLIOGRÁFICAS

1. Baughman KL, Feldman AN *et al.* The Role of Endomyocardial Biopsy in the Management of Cardiovascular Disease: A Scientific Statement From the American Heart Association, the American College of Cardiology, and the European Society of Cardiology. Endorsed by the Heart Failure Society of America and the Heart Failure Association of the European Society of Cardiology. *J Am Coll Cardiol* 2007;50:1914-31.

2. Di Bella G, Gaeta M, Pingitore A *et al.* Myocardial Deformation in Acute Myocarditis with Normal Left Ventricular Wall Motion. *Circ J* 2010;74:1205-13.
3. Di Bella G, de Gregorio C, Minutoli F *et al.* Early Diagnosis of focal miocarditis by cardiac magnetic resonance. *Int J Cardiol* 2007;117:280-1.
4. Kontogianni DD, Kouros NT, Papoulia EP, Goranitou GS, Grassos HA, Babalis DK. Discordance between echocardiographic and MRI findings in two cases of acute myocarditis mimicking myocardial infarction. *Int J Cardiol* 2007;114:21-3.
5. Di Bella G, Carerj S, Coglitore S. Acute myocarditis with normal systolic thickening: inside physiopathological mechanisms and diagnostic imaging techniques. *Int J Cardiol* 2008;127:393-4.
6. Urhausen A, Kindermann M, Böhm M, Kindermann W. Diagnosis of Myocarditis by Cardiac Tissue Velocity Imaging in an Olympic Athlete. *Circulation* 2003;108:21-2.
7. Di Bella G, Coglitore S, Zimbalatti C, Minutoli F, Zitto C, Patane S, Carerj S. Strain Doppler echocardiography can identify longitudinal myocardial dysfunction derived from edema in acute myocarditis. *Int J Cardiol* 2008;126:279-80.
8. Tajer CD, Santos D, Gastaldello N, Merletti PG, Antonietti L, Chacón R. Efectos adversos de fármacos comunes usados en cardiología o con cardiotoxicidad potencial. En Doval HC, Tajer CD *Evidencias en Cardiología: de los ensayos clínicos a las conductas terapéuticas.* V Edición. Buenos Aires: EDIMED-GEDIC, 2008:63-104.
9. Cardinale D, Colombo A, Lamantia G *et al.* Anthracycline-Induced Cardiomyopathy: Clinical Relevance and Response to Pharmacologic Therapy. *J Am Coll Cardiol* 2010;55:213-20.
10. Migrino RQ, Aggarwal D, Konorev E *et al.* Early detection of doxorubicin cardiomyopathy using two-dimensional strain echocardiography. *Ultrasound in Med & Biol* 2008;34:208-14.
11. Yildirim A, Tunaoǧlu FS, Pinarli FG *et al.* Early diagnosis of anthracycline toxicity in asymptomatic long-term survivors: dobutamine stress echocardiography and tissue Doppler velocities in normal and abnormal myocardial wall motion. *Eur J Echocardiogr* 2010;11:814-22.
12. Mercuro G, Cadeddu C, Piras A *et al.* Early Epirubicin-Induced Myocardial Dysfunction Revealed by Serial Tissue Doppler Echocardiography: Correlation with Inflammatory and Oxidative Stress Markers. *The Oncologist* 2007;12:1124-33.
13. Sawaya H, Sebag I, Plana JC, Jannuzzi JL, Ky B *et al.* Early Detection and Prediction of Cardiotoxicity in Chemotherapy-Treated Patients: An Echocardiographic and Biomarker Study. *J Am Soc Echocardiogr* 2010;23:25.
14. Kato TS, Oda N, Hashimura K, Hashimoto S, Nakatani T, Ueda HI, Shishido T, Komamura K. Strain rate imaging would predict sub-clinical acute rejection in heart transplant recipients. *Eur J Cardiothorac Surg* 2010;37:1104-10.
15. Pieper GM, Shah A, Harmann L, Cooley BC, Ionova IA, Migrino RQ. Speckle-tracking 2-dimensional strain echocardiography: A new non invasive imaging tool to evaluate acute rejection in cardiac transplantation. *J Heart Lung Transplant* 2010;29:1039-46.
16. Marciniak A, Eroglu E, Marciniak M, Sirbu C, Herbots L, Droogne W, Claus P, D'hooge J, Bijnens B, Vanhaecke J, Sutherland GR. The potential clinical role of ultrasonic strain and strain rate imaging in diagnosing acute rejection after heart transplantation. *Eur J Echocardiogr* 2007;8:213-21.
17. Dandel M, Lehmkuhl, Knosalla C, Hetzer R. Non-Doppler two-dimensional strain imaging for early detection of heart transplant recipients with coronary stenoses. *Circulation* 2007;116:322.
18. Dandel M, Hetzer R. Echocardiographic strain and strain rate imaging. Clinical applications. *Int J of Cardiol* 2009;132:11-24.
19. Eroglu Elif, Herbots L, Van Cleemput J, Droogne W, Claus P, D'hooge J, Bijnens B, Vanhaecke J, Sutherland GR. Ultrasonic strain/strain rate imaging. A new clinical tool to evaluate the transplanted heart. *Eur J Echocardiography* 2005;6:186-95.
20. Eroglu E, D'hooge J, Surtherland GR, Marciniak A *et al.* Quantitative dobutamine stress echocardiography for the early detection of cardiac allograft vasculopathy in heart transplant recipients. *Heart* 2008;94:3.
21. Vinereanu D, Nicolaides E, Tweddel AC *et al.* Subclinical left ventricular dysfunction in asymptomatic patients with Type II diabetes mellitus, related to serum lipids and glycated haemoglobin. *Clin Sci* 2003;105:591-9.
22. Galderisi M, de Simone G, Innelli P, Turco A *et al.* Impaired Inotropic Response in Type 2 Diabetes Mellitus: a Strain Rate Imaging Study. *Am J Hypertens* 2006;20:548-55.
23. Fang ZY, Yuda S, Anderson V, Short L, Case C, Marwick T. Echocardiographic Detection of Early Diabetic Myocardial Disease. *J Am Coll Cardiol* 2003;41:611-7.
24. Fang ZY, Leano R, Marwick TH. Relationship between longitudinal and radial contractility in subclinical diabetic heart disease. *Clin Sci* 2004;106:53-60.
25. Ng A, Delgado V, Bertini M, van der Meer R *et al.* Findings from Left Ventricular Strain and Strain Rate Imaging in Asymptomatic Patients With Type 2 Diabetes Mellitus. *Am J Cardiol* 2009;104:1398-1401.
26. Rojas, J. L. [www.drogas.cl] Consultado el 26 de octubre de 2010.

27. Nieminen MS, Rämö MP, Vitasalo M, Heikkilä P, Karjalainen J, Mäntysaari M, Heikkil A J. Serious cardiovascular side effects of large doses of anabolic steroids in weight lifters. *Eur Heart J* 1996;17:1576-83.
28. Payne JR, Kotwinski PJ, Montgomery HE. Cardiac effects of anabolic steroids. *Heart* 2004;90:473-5.
29. D´Andrea A, Pio Caso, Salerno G, Scarafile R *et al*. Left ventricular early myocardial dysfunction after chronic misuse of anabolic androgenic steroids: a Doppler myocardial and strain imaging analysis. *Br J Sports Med* 2007;41:149-55.
30. Montisci R, Cecchetto G, Ruscazio M, Snenghi R *et al*. Early myocardial dysfunction after chronic use of anabolic androgenic steroids: Combined pulsed-wave tissue Doppler imaging and Ultrasonic Integrated Backscatter Cyclic variations analysis. *J Am Soc Echocardiogr* 2010;23:516-22.
31. Lombardi G, Colao A, Ferone D, Marzullo P, Landi ML *et al*. Cardiovascular aspects in Acromegaly: Effects of treatment. *Metabolism* 1996;45:57-60.
32. Vitarelli A, Conde Y, Cimino E *et al*. Early Detection of Myocardial Involvement by Strain Doppler Echocardiograhpy in Patients with Acromegaly. *J Card Fail* 2004;10:3.
33. Klein I, Danzi S. Thyroid Disease and the Heart. *Circulation* 2007;116:1725-35.
34. Tiryakioglu SK, Tiryakioglu O, Ari H, Cem Basel M, Ozkan H, Bozat T. Left Ventricular Longitudinal Myocardial Function in Overt Hypothyroidism: a Tissue Doppler Echocardiograpic Study. *Echocardiography* 2010;27:505-11.
35. Aghini-Lombardi F, Di Bello V, Talini E, Di Cori A *et al*. Early textural and functional alterations of left ventricular myocardium in mild hypothyroidism. *Eur J Endocrinol* 2006;155:3-9.
36. Akcakoyun M, Kaya H, Kargin R, Pala S *et al*. Abnormal Left Ventricular Longitudinal Functional Reserve Assessed by Exercise Pulsed Wave Tissue Doppler Imaging in Patients with Subclinical Hypothyroidism. *J Clin Endocrinol Metab* 2009;94:2979-83.
37. Turhan S, Tulunay C, Cin MO, Gursoy A, Kilickap M *et al*. Effects of Thyroxine Therapy on Right Ventricular Systolic and Diastolic Function in Patients with Subclinical Hypothyroidism: A Study by Pulsed Wave Tissue Doppler Imaging. *J Clin Endocrinol Metab* 2006;91:3490-3.
38. Di Bello V, Aghini Lombardi F, Monzani F, Talini E *et al*. Early abnormalities of left ventricular myocardial characteristics associated with subclinical hyperthyroidism. *J Endocrinol Invest* 2007;30:564-71.
39. Smit JWA, Eustatia-Rutten CFA, Corssmit EPM *et al*. Reversible Diastolic Dysfunction after Long-Term Exogenous Subclinical Hyperthyroidism: A Randomized, Placebo-Controlled Study. *J Clin Endocrinol Metab* 2005;90:6041-7.
40. Mori K, Hayabuchi Y, Inoue M, Suzuki M *et al*. Myocardial Strain Imaging for Early Detection of Cardiac Involvement in Patients with Duchenne's Progressive Muscular Dystrophy. *Echocardiography* 2007;24:598-608.
41. D'Andrea A, Stisi S, Caso P, Uccio FS, Bellissimo S *et al*. Associations Between Left Ventricular Myocardial Involvement and Endothelial Dysfunction in Systemic Sclerosis:Noninvasive Assessment in Asymptomatic Patients. *Echocardiography* 2007;24:587-97.
42. Kepez A, Akdogan A, Sade E, Deniz A, Kalyoncu U *et al*. Detection of Subclinical Cardiac Involvement in Systemic Sclerosis by Echocardiographyc Strain Imaging. *Echocardiography* 2008;25:191-7.

Índice Remissivo

Os números em *itálico* são referentes às figuras e os que estão em **negrito** são referentes às tabelas.

A

Acromegalia, 306
  sintomas, 306
Amiloidose cardíaca, *228*
Anderson-Fabry
  doença de, 63
Aorta
  raiz da, 98
Apêndice atrial
  esquerdo, 100
    análise da anatomia, 100
Assincronia
  avaliação da, 160
    exemplo de, *162*
  interventricular, 132, *134*
  índices da, 135
Atleta
  coração do, 194
Átrio
  esquerdo, 87

B

Biópsias, 227

C

Câmaras apicais, *137, 138*
Cardiopatia isquêmica, 100
Cardiopatias congênitas
  no adulto, 269-284
Cateter ventricular
  locais alternativos para
    colocação do, 166
CIA, 270
Contrações
  pós-sistólicas, 49
    derivada do Doppler, *50*
Cortes
  apicais bidimensionais, *30*
Curvas
  de deslocamento longitudinal, *40*
  de deslocamento transversal, *40*
  de velocidade de deformação, *39*
  de velocidade miocárdica, *38*

D

Defeitos septais
  e fechamento percutâneo, 111
Deformação miocárdica, 15-53
  bidimensional, 139, 202
    derivada da varredura pontual, *21, 28*
    longitudinal, *23, 271*
    velocidade de, 202
  cálculo da, *16*
  circunferencial, *24, 34, 143, 146*
  curvas, *214*
  comparação, 37
  contrações pós-sistólicas, 49
  derivada da velocidade vetorial, *29*
  derivada do Doppler, *18*
  direções da, *16*
  extensão da varredura pontual
    para 4D, *46*
  introdução, 15
  metodologias, 17
  outras considerações, 37
  radial, *25*
  sistólica, *177*
  velocidade da, *17*
    mapeamento da, 20
Deslocamento
do miocárdio, 10
  radial, *44*
Diabetes melito, 299
  miocardiopatia diabética, 299
Displasia arritmogênica, *266*
Dissincronia
  análise de, 132
Distrofias neuromusculares, 309
DNA
  fotografia de uma molécula de, *56*
Doença
  coronária, 173-184
    índice pós-sistólico, 176
    infarto do miocárdio, 176
    viabilidade pós, 181
    IPS, 175
    ultrassonografia de estresse
      isquemia e viabilidade, 183
  da tireoide, 308

quadro clínico, 308
de Anderson-Fabry, 63
Doppler
    do fluxo aórtico, *29*
    pulsado convencional, 135, 136
        curvas do, *212*
    tecidual, *126*, 199
        colorido
            deformação e velocidade de deformações derivadas do, 17
        imagens de sincronização tecidual
        modo M anatômico curvo e deslocamento, 1-14
            deslocamento do miocárdio, 10
                avaliação do, *13*
                e cores correspondentes, *12*
            exemplo de um, *3*
            imagens de sincronização tecidual, *5*
            visão das, *6*
            introdução, *1*
            pulsado e colorido, 1, 126
Duchenne
    distrofia muscular de, 309

E

Ecocardiografia, 1
    de estresse
        e contraste ultrassônico, 100
    modo M, 11
    novas técnicas
        outras aplicações das, 285-315
    tridimensional, 69-116, 151, *152, 153*
        3D
            na avaliação da função cardíaca, 78
                anatomia e morfologia, 901
                      átrio esquerdo e apêndice atrial, 100
                      cardiopatia isquêmica, 100
                      estenose mitral, 91
                      insuficiência mitral, 92
                          próteses valvares, 97
                          válvula aórtica, 98
                          válvula mitral, 90
                      átrio esquerdo, 87
                      complicações mecânicas, 101
                      miocardiopatias, 103
                          ecocardiografia tridimensional, 109
                      ventrículo direito, 88
                      ventrículo esquerdo, 78
                      análise da função segmentar, 80
                      deformação, varredura pontual, imagens paramétricas, 86
                      massa miocárdica, 80
                      volumes e fração de ejeção, 78
                          imagens, *79*
            esquema, 72
            introdução, história e evolução técnica, 69
            modelo, *70*
            no fechamento da CIA e do FOP, 109
            situação atual, 73
                ecocardiografia transesofágica, 77
                ecocardiografia transtorácica, 73
                      nomenclatura, 77
                      obtenção de imagens, 73
                      esquema, *74*
                      processamento de dados, 76
Esclerose sistêmicas, 313
    características, 313
ESPAM, 10
Estenose
    aórtica, 189
        grave, *190*
        sinais e sintomas, 189
    mitral, 91
Esteroides anabólicos androgênicos, 303
    efeitos cardiovasculares dos, 303
Estudo
    da deformação bidimensional, 22

F

Feixes musculares, 57
Fibras subepicárdicas, 58
Fração de ejeção
    em pacientes com miocardiopatias, 103
Função cardíaca
    avaliação da, 78
Função atrial, 218, 241-255
    alterações na, 241
    aplicações clínicas, 248
    atordoamento, 253
    parâmetros, 253
    deformação ventricular, 243
Função ventricular
    direita, 257-268
        introdução, 257
        outras complicações clínicas, 261
        parâmetros ecocardiográficos, *262*

G

Gradiente
    de deformação, 173
    do deslocamento do miocárdio, 12

H

Hipertrofia
    fisiológica e patológica, 193-210
        aplicação de novas tecnologias, 198
            Doppler tecidual, 199
        avaliação da função do ventrículo direito, 206
        causas da, **193**
        deformação bidimensional, 202
        função atrial, 203
        introdução, 193
        miocardiopatia hipertrófica, 196
        o coração do atleta, 194
        ventricular esquerda, 203

I

Imagens
    bidimensionais, *33*
    de sincronização tecidual, *5*, 139
        a partir do corte apical, 5
        visão das, *6*
    formatos e processamento das, 73
    paramétricas, 86
    quadráticas, *27*
    significado das cores nas, *6*
Índice
    pós-sistólico, 176
Infarto
    agudo do miocárdio, 101, 176
        complicações mecânicas do, 101
    anterosseptal, *52*
    inferoposterior, *51*
    segmento comprometido no, 20
Isquemia
    e viabilidade, 183
Insuficiência aórtica, 187
    grave, *188*
Insuficiência cardíaca, 117-129
    deformação longitudinal, *121-123*
    deslocamento longitudinal, *125*
    diastólica
        avaliação, 127
    estimativa das pressões de enchimento, 117
Insufciência mitral, 92, 185

grave, *186*
sintomas, 185
IPS, 51

M

Mapas
    polares, *81, 153*
Mapeamento
    colorido, 20
Marca-passos
    definitivos, 159-172
        avaliação da assincronia, 160
            exemplo de, *162*
        consequências
            fisiopatológicas, 160
        locais alternativos para
            colocação de, 166
Massa miocárdica, 80
    cálculo da, *84*
Miocárdio
    deslocamento do, 10
        avaliação do, *13*
        e cores correspondentes, *12*
        em três situações, *14*
        exemplo de, *13*
        gradiente do, 12
    infarto do, 181
    viabilidade pós, 181
Miocardiopatia(s), 103
    avaliação do grau de hipertrofia, 104
    caracterização morfológicas
        das, 104
    hipertrófica(s), 64, 104, 211-225
        comprometimento ventricular
            direito, 217
        estratificação de risco de morte
            súbita, 221
        fase pré-clínica, 220
        função atrial, 218
        no coração do atleta, 196
        tratamento
            avaliação do, 222
    localização, 104
    não compactada, 108
    restritivas, 227-239
        classificação das, **227**
        diagnóstico de, **227**
        diferenças, *238*
Miocardite, 285

definição, 285
sintomas, 285
Modo M, 135
    anatômico, 3
    curvo, 8, 22
Morte súbita
    risco de, 221

P

Próteses
    valvares, 97

Q

Quimioterápicos
    toxicidade dos, 288
        drogas cardiotóxicas, *289*

R

Ressincronização cardíaca
    terapia de, 131-158
        análise de dissincronia, 132
        deformação bidimensional, 139
        Doppler pulsado
            tecidual, 135, 136
        ecografia tridimensional, 151
        imagens de sincronização
            tecidual, 139
        introdução, 131
        modo M, 135
        resumo, *157*
        rotação e torção, *151*
Ressonância magnética
    cardíaca, 23
Rotação e torção
    miocárdicas, 55-67, 151
    apical
        análise da, *59, 61*
    basal, *57*
        análise da, *58, 63*

S

Sincronização tecidual
    imagens de, 5, 9, 139, *140*
        representação gráfica das, *8*
        técnica de, 5
        visão das, 6
    intraventricular, 80
        análise de, 163

T

Tireoide
    doença da, 308
Torção ventricular, 64
Transdutor
    da matriz esparsa, *71*
Transplante cardíaco, 293

U

Ultrassonografia
    de estresse, 183

V

Válvula
    aórtica, 98
        avaliação morfológica da, 98
    mitral, 90
        imagem da, *95*
Valvulopatias, 185-192
    estenose aórtica, 189
    insuficiência aórtica, 187
    insuficiência mitral, 185
Varredura
    pontual, 139
        deformação miocárdica
            bidimensional derivada da, 21
    para 4D
        extensão da, 46
Velocidade
    de deformação circunferencial, 43
    vetorial
        deformação miocárdica
            derivada da, 29
        técnica da, 36
Ventrículo
    direito, 88
        ápice do, 160
        avaliação dos volumes, 88
        deformação longitudinal do, 273
        função do
            avaliação da, 206
    esquerdo
        deformação longitudinal do, 275
        volumes e fração de ejeção, 78
Vias
    apicais, 7
Volumes
    ventriculares, 103

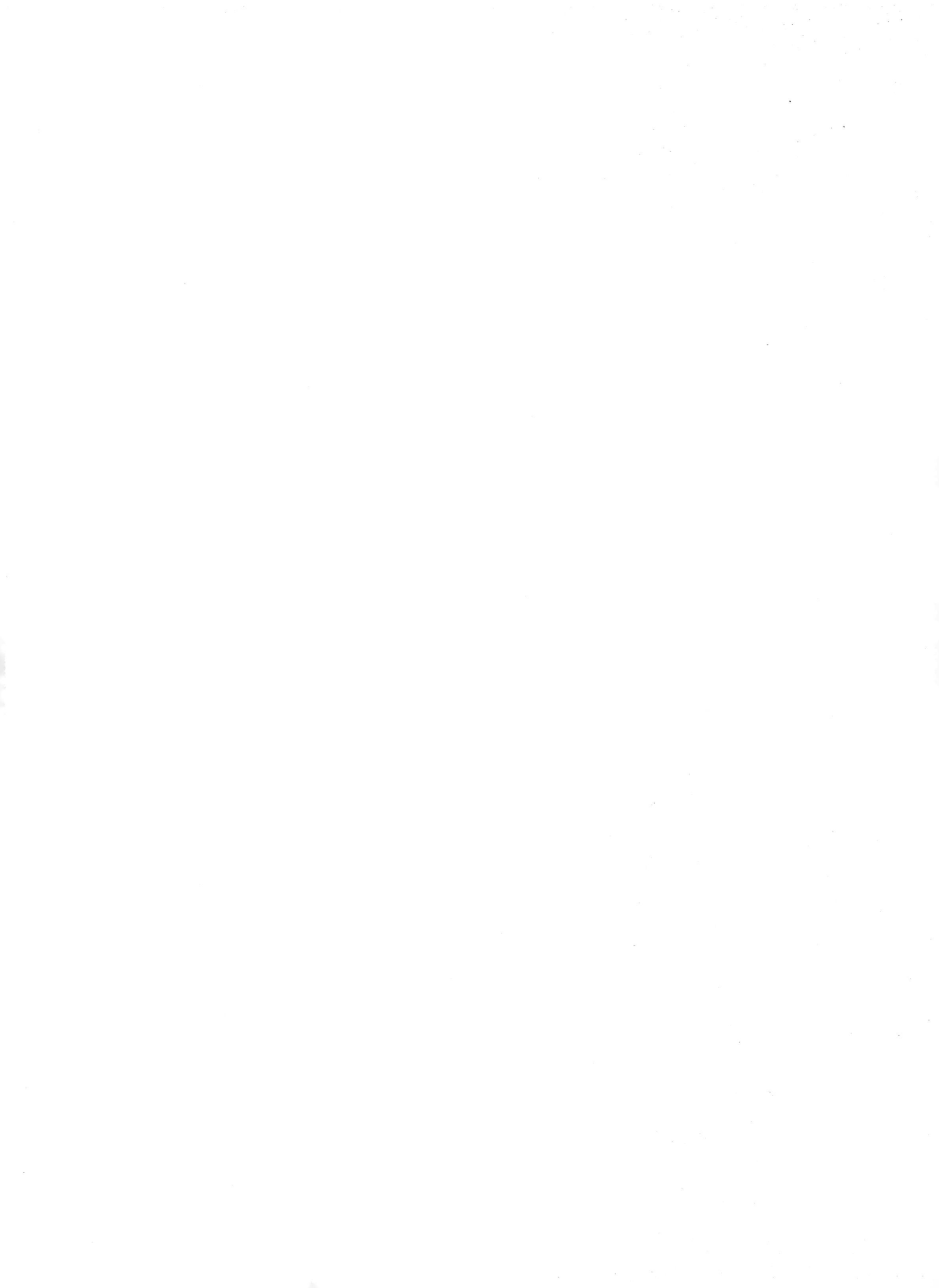